临床诊疗指南

疼痛学分册

中华医学会　编著

人民卫生出版社

图书在版编目(CIP)数据

临床诊疗指南·疼痛学分册/中华医学会编著.
—北京:人民卫生出版社,2007.1

ISBN 978-7-117-08351-5

Ⅰ.临… Ⅱ.中… Ⅲ.①临床医学-指南②疼痛-诊疗-指南 Ⅳ.①R4-62②R441.1-62

中国版本图书馆CIP数据核字(2006)第149043号

策划编辑 杜 贤 姚 冰
周春桃 刘 盛
责任编辑 卢 媛
封面设计 郭 淼
版式设计 马 煜

临 床 诊 疗 指 南

疼痛学分册

编　　著:中华医学会
出版发行:人民卫生出版社(中继线 010-59780011)
地　　址:北京市朝阳区潘家园南里19号
邮　　编:100021
E - mail:pmph @ pmph.com
购书热线:010-59787592　010-59787584　010-65264830
印　　刷:北京虎彩文化传播有限公司
经　　销:新华书店
开　　本:787×1092　1/16　**印张:**25.25
字　　数:457千字
版　　次:2007年1月第1版　2024年1月第1版第16次印刷
标准书号:ISBN 978-7-117-08351-5/R·8352
定　　价:45.00元
打击盗版举报电话:010-59787491　E-mail:WQ @ pmph.com
(凡属印装质量问题请与本社市场营销中心联系退换)

内容提要

《临床诊疗指南·疼痛学分册》重点介绍各种急、慢性疼痛的诊疗技术，涵盖头面部、颈肩部、上肢、胸背部、腰骶部和下肢等全身多个部位疼痛，并对内脏疼痛、周围血管性疼痛、癌痛、神经病理性疼痛和中枢性疼痛、软组织和骨关节疼痛、周围神经疾病疼痛、特殊疼痛以及非疼痛性疾病的疼痛科诊疗技术进行了详细阐述。同时全面介绍了疼痛科的常用药物。本书条理分明，简明扼要，具有较强的科学性、权威性、规范性和实用性，适合各级医疗机构临床疼痛科、骨科、康复科、神经科、麻醉科、外科医生使用。

序

在卫生部的领导和财政部的支持下，由中华医学会、中华口腔医学会、中华护理学会组织50多个专科分会的近千名医学专家编写的《临床诊疗指南》问世了。作为一名卫生管理工作者和医务工作者，我感到由衷的高兴，并热烈祝贺我国《临床诊疗指南》的出版。

随着医学科学技术的飞速发展和人民群众对医疗卫生工作要求的不断提高，无论是卫生管理部门还是广大临床医务人员，都希望能有一部全国权威性的学术著作，指导和规范临床医务工作者的诊断，治疗和护理行为，使各级医疗机构的医务人员在日常医疗、护理工作中有章可循。《临床诊疗指南》第一版的出版，是我国临床医学发展史上的重要里程碑。

中华医学会人才荟萃，汇集了我国卫生界的医学专家和学术权威。多年来，中华医学会在开展学术交流、引导和推动学术发展、培养医学人才方面发挥了积极而重要的作用。由中华医学会牵头组织的数千名来自全国各地的专家中有老一辈的医学专家，有担当医疗、教学、科研重任的医学骨干，也有近年来崭露头角的后起之秀。他们集中了我国医学界老、中、青医务人员的智慧，汇集了广大临床医学工作者的宝贵经验。专家们的广泛参与和认真讨论，保证了《临床诊疗指南》的代表性和可操作性。《临床诊疗指南》的编写，可谓是一项浩大的工程。借此机会，我代表卫生部对中华医学会、中华口腔医学会、中华护理学会以及各位专家为编写《临床诊疗指南》付出的心血和努力表示衷心的感谢！

《临床诊疗指南》的出版必将极大地推进我国医疗工作科学化、规范化、法制化的进程。卫生部要求我国广大医务工作者在临床实践中认真学习、领会、应用《指南》，为人民群众提供更高质量的临床医疗服务。

《临床诊疗指南》作为洋洋数千万字的医学巨著，第一版的问世难免存在不足之处。希望广大医务人员和医疗卫生管理工作者在医疗服务的实践过程中，及时向中华医学会、中华口腔医学会和中华护理学会反映《指南》中存在的不足。随着医学科学技术的发展，我们将对《指南》不断修订再版，使其日臻完善。

2004年9月

序

在国家卫生部的重视和领导下，中华医学会组织编写的《临床诊疗指南》出版了。这是继《临床技术操作规范》出版后，我国医疗卫生管理界的又一项开创性的出版工程。这部旨在指导全国广大医务工作者临床诊疗行为的巨著的成功出版，是全国军地医疗卫生界数千名专家教授精诚合作的成果。我谨代表全军广大卫生人员，向为本书编写和出版工作付出辛勤劳动的军地医学专家、中华医学会和人民卫生出版社，致以崇高的敬意和衷心的感谢！

出版与《临床技术操作规范》相配套的《临床诊疗指南》，是加强军队医院科学化管理、保证正常医疗秩序、提高医疗工作质量的前提。随着我国社会主义市场经济的迅猛发展，信息技术、生物技术和其他高新技术在各领域的广泛应用，临床诊疗新理论、新技术、新方法不断涌现，医学学科之间、医学学科与人文社会学科之间也广泛相互渗透、影响，形成了一大批引人注目的医学新学科。同时，人口的老龄化、疾病谱的变化、全民卫生保健意识的不断增强，对广大医务工作者的临床诊疗技术和执业能力提出了更高的要求。学习新理论，掌握新技术，不断提高诊治水平，是军地广大医务人员所面临的共同任务，更是提高我国医疗事业整体水平的紧迫需要。

中华医学会组织编写的这部《临床诊疗指南》，全面、系统地介绍了医学科学的最新进展，既有科学可靠的临床诊断标准，又有优化先进的临床治疗方案，充分体现了科学性、先进性、权威性的有机统一，这部巨著的出版，对于加强军队医院科学化管理，保证正常医疗秩序，提高医疗工作质量，确保医疗安全，都具有重要的指导意义。我希望，军队各级医疗机构以及全体医疗工作者，在严格执行《临床技术操作规范》的同时，重视抓好《临床诊疗指南》的学习和使用。以一流的业务技术，一流的医疗质量，一流的服务水平，为广大患者提供更优质的服务，为繁荣我国军地卫生事业，不断做出更大的贡献。

总后卫生部部长 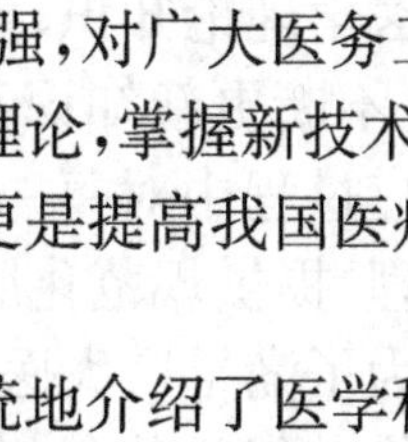

2004年10月

前 言

《临床诊疗指南》是由国家财政部支持、卫生部领导、中华医学会组织编写的指导全国临床医务人员诊断治疗行为的第一部医学学术巨著。

现代临床医疗工作随着信息技术、生物技术和其他高新技术的发展和应用，临床新技术不断涌现，各相关学科的专业分化和交叉更加明显，对疾病的预防、诊断、治疗和转归、康复的认识更加深入，推动着临床医疗事业日新月异的向前发展。尤其是近年发展起来的循证医学采用信息技术，经过大样本的分析研究，在取得充分可靠证据的基础上，提出科学可靠的诊疗方案，实现优化的临床诊断治疗。人类疾病纷繁复杂，病人的病情千变万化，探求疾病预防、诊断、治疗、转归、康复的规律，是对广大医务人员的挑战，更是面临着新的发展机遇。

随着我国社会主义市场经济和社会事业的协调发展，人民生活水平的不断提高，对医疗服务的质量和水平提出了愈来愈高的要求。医务人员必须具备全面的医学理论知识、熟练的医疗技术操作能力、丰富的临床实践经验和良好的医德；要不断更新知识和技术，提高临床诊断治疗水平才能胜任临床医疗工作；要在医疗过程中对每一个病人进行连续、严密的观察，及时准确地做出分析、判断和处理，提供规范化服务。

为了满足广大医务人员学习提高业务水平的需要，对医务人员临床诊断、治疗工作进行具体的指导，使诊疗行为有章可循、有据可依，以有利于提高医务人员的综合素质，提高医疗服务的质量，有利于加强医疗工作的管理，有利于提高人民群众的健康水平，制定符合我国国情的临床诊断治疗指南，成为我国医疗事业发展过程中的一件大事。正是基于这样的考虑，在国家财政部的支持下，卫生部委托中华医学会组织专家编写了《临床诊疗指南》。

自2001年开始，《临床诊疗指南》在卫生部的领导下，中华医学会牵头组织了中华口腔医学会和临床专业密切相关的56个专科分会，由数千名专家教授历经4年编写而成。《临床诊疗指南》内容丰富翔实，具有科学性、权威性、先进性、指导性的鲜明特点，供全国各级医疗机构及其医疗专业人员在临床医疗工作中参照使用。大家在实践中如发现有什么问题或意见和建议，希望能及时反馈给中华医学会，以便再版时进行修订。

《临床诊疗指南》按学科以分册的形式将陆续出版发行。

中华医学会

2004年9月

临床诊疗指南

领导小组名单

组　长　王陇德

副组长　蒋作君　佘　靖　黄洁夫　马晓伟　陈啸宏　李建华
张雁灵　钟南山

成　员（以姓氏笔画为序）

王　羽　王正国　王忠诚　王海燕　王澍寰　巴德年
史轶蘩　白书忠　朱晓东　庄　辉　刘　俊　刘彤华
汤钊猷　祁国明　买买提明·牙生　李兰娟　吴明江
吴孟超　吴咸中　沈倍奋　张震康　张耀华　陆道培
陈可冀　陈洪铎　金连弘　郝希山　胡亚美　顾玉东
高润霖　郭应禄　黄人健　韩济生　韩晓明　戴建平
魏于全

领导小组办公室

主　任　张宗久　韩晓明（兼）

副主任　赵明钢　姜永茂

临床诊疗指南

编辑委员会名单

临床诊疗指南·疼痛学分册

编写说明

疼痛医学是现代医学中的一门新学科，临床实践已充分证实现代疼痛诊疗在医学中的积极作用。我国疼痛医学历经多年的飞速发展，已形成了一个从业人员众多和深受患者欢迎的临床学科。现代疼痛医学集中了基础医学、临床医学、生物医学工程，以及多种边缘科学中与疼痛有关的基本理论和诊疗技术，形成了疼痛学科的自身理论和诊疗技术体系，成为一个具有多学科理论和技术、临床与基础密切结合的综合性学科。

为了进一步提高疼痛诊疗的质量，使疼痛性疾病的诊断、治疗和疗效评价更趋科学化和规范化，在卫生部和中华医学会的领导下，由中华医学会疼痛学分会组织全国多学科专家共同参与编写了《临床诊疗指南·疼痛学分册》。本书以现代疼痛医学理论为基础，总结汲取国内外最新的疼痛学科研究成果，结合我国的实际情况，介绍各类疼痛性疾病的诊疗知识和技术，对与疼痛性疾病诊治密切相关的医疗技术也进行了全面阐述。

本书共分15章，以专题形式系统介绍了各种急、慢性疼痛的诊疗技术，涵盖头面部、颈肩部、上肢、胸背部、腰骶部和下肢等全身多个部位疼痛，并对内脏疼痛、周围血管性疼痛、癌痛、神经病理性疼痛和中枢性疼痛、软组织和骨关节疼痛、周围神经疾病疼痛、特殊疼痛以及非疼痛性疾病的疼痛科诊疗技术进行了详细阐述。最后，本书还对疼痛科的常用药物进行了全面介绍。

本书条理分明，简明扼要，阐述的大部分疼痛诊疗技术来自各位编者多年的临床实践，具有较强的科学性、权威性、规范性和实用性，适合各级医疗机构使用。主要读者对象是各级医院的临床疼痛科、骨科、康复科、神经科、麻醉科、外科医生和基层专业人员，关注疼痛诊疗的其他科室医生也可借鉴。

本书的作者大多为国内知名的临床专家，肩负着繁重的医疗、教学和科研甚至行政事务管理等工作，在百忙之中编写本书，疏忽之处在所难免。由于参与编写的作者较多，在一些章节内容的深度、广度甚至写作风格上，难以避免出现差异。加上编写经验不足，书中难免会出现这样或那样的缺点，衷心希望广大读者批评指正，以便再版时改进。

中华医学会疼痛学分会主任委员 韩济生

2006年12月

临床诊疗指南 · 疼痛学分册

编 写 说 明

[illegible]

[illegible]

2006年12月

临床诊疗指南·疼痛学分册

编著者名单

主　编	韩济生	中国科学院院士	北京大学医学部
	倪家骧	教授	首都医科大学附属北京宣武医院
副主编	樊碧发	教授	中日友好医院
	王福根	主任医师	解放军总医院
	李仲廉	主任医师	天津市第一中心医院
	严相默	教授	延边大学医学院附属医院
主　审	崔健君	教授	中国医科大学盛京医院
	于生元	教授	解放军总医院

编　委（以姓氏笔画为序）

于生元	教授	解放军总医院
王　昆	副教授	天津医科大学肿瘤医院
王家双	主任医师	广东省红十字会医院
王福根	主任医师	解放军总医院
刘延青	主任医师	首都医科大学附属北京天坛医院
严相默	教授	延边大学医学院附属医院
李仲廉	主任医师	天津市第一中心医院
李全成	副主任医师	哈尔滨医科大学第二附属医院
吴卫平	教授	解放军总医院
罗　建	主任医师	中国医学科学院肿瘤医院
郑宝森	教授	天津医科大学第二医院
郎森阳	教授	解放军总医院
倪家骧	教授	首都医科大学附属北京宣武医院
高海生	主任医师	石家庄市第六医院
高献书	教授	北京大学第一医院
郭　政	教授	山西医科大学
崔健君	教授	中国医科大学盛京医院

韩济生	中国科学院院士	北京大学医学部
樊碧发	教授	中日友好医院
薛富善	教授	中国医学科学院整形外科医院

编 者（以姓氏笔画为序）

于生元	教授	解放军总医院
王 昆	副教授	天津医科大学肿瘤医院
王家双	主任医师	广东省红十字会医院
王福根	主任医师	解放军总医院
扬金利	副主任医师	天津中医学院第一附属医院
任玉娥	副教授	河北医科大学第二医院
刘延青	主任医师	首都医科大学附属北京天坛医院
严相默	教授	延边大学医学院附属医院
李仲廉	主任医师	天津市第一中心医院
李全成	副主任医师	哈尔滨医科大学第二附属医院
李勇杰	教授	首都医科大学附属北京宣武医院
吴卫平	教授	解放军总医院
张丽红	教授	中国医科大学盛京医院
张淑兰	教授	中国医科大学盛京医院
陈伟民	教授	解放军总医院
罗 建	主任医师	中国医学科学院肿瘤医院
郑汉光	主任医师	浙江省红十字会医院
郑宝森	教授	天津医科大学第二医院
郎森阳	教授	解放军总医院
赵 群	教授	中国医科大学盛京医院
姜 达	教授	河北医科大学第四医院
贾友海	教授	中国医科大学盛京医院
倪家骧	教授	首都医科大学附属北京宣武医院
徐 晶	副主任护师	天津医科大学第二医院
徐世元	教授	南方医科大学珠江医院
高海生	主任医师	石家庄市第六医院
高献书	教授	北京大学第一医院
郭 政	教授	山西医科大学
郭建荣	教授	中国医科大学盛京医院

黄一飞	教授	南方医科大学珠江医院
崔健君	教授	中国医科大学盛京医院
屠伟峰	教授	广州军区广州总医院
蒋宗滨	教授	广西医科大学第一医院
韩济生	中国科学院院士	北京大学医学部
蒲传强	教授	解放军总医院
樊碧发	教授	中日友好医院
薛富善	教授	中国医学科学院整形外科医院

目　　录

第一章　疼痛诊疗概述

第一节　疼痛的分类

为了便于临床诊断、治疗和研究工作，有多种不同标准的疼痛分类方法。

一、根据病因分类

（一）外伤性疼痛

有明确的机械性创伤和物理性创伤病史，包括术后急性疼痛。此类疼痛一般多表现为开始比较剧烈，随着时间的延长而疼痛减轻。

（二）病理性疼痛

分为炎性疼痛和缺血性疼痛。

（三）代谢性疾病引起的疼痛

（四）神经源性疼痛

（五）组织、器官畸形引起的疼痛

（六）心理性疼痛

（七）复合因素引起的疼痛

二、根据病程分类

（一）短暂性疼痛

呈一过性疼痛发作。

（二）急性疼痛

与损伤有关的短时间疼痛。

（三）慢性疼痛

疼痛持续时间较长或间断性发作。

三、根据疼痛程度分类

（一）微痛

常与其他感觉如痒、麻、酸、沉等症状同时出现，大多不被患者重视。

（二）轻痛

疼痛局限且轻微。

（三）甚痛

疼痛较显著，患者要求止痛治疗。

（四）剧痛

疼痛难忍，痛反应剧烈，多需立即处理。

四、疼痛的临床综合分类

临床综合分类方法是以解剖部位为基础，并包含疼痛涉及的器官、病因、病理和诊断名称，在临床上较为常用。

（一）头痛

1. 颈源性头痛；
2. 紧张型头痛；
3. 偏头痛　先兆型头痛、非先兆型头痛；
4. 丛集性头痛；
5. 损伤性头痛；
6. 血管源性头痛；
7. 颅压异常性头痛；
8. 炎性头痛；
9. 外伤后头痛。

（二）颌面部痛

1. 三叉神经及其分支痛；
2. 舌咽神经痛；
3. 耳部带状疱疹及疱疹后神经痛；
4. 面部器官源性疼痛。

（三）项枕部疼痛

1. 枕大神经痛、枕小神经痛、耳大神经痛、枕后神经痛；
2. 乳突痛、乳突炎；
3. 颈项部肌筋膜痛。

（四）颈肩痛

1. 颈椎关节病；
2. 颈肩综合征；
3. 寰枕畸形、颈肋等；
4. 甲状腺疾病；

5. 喉、咽病变；

6. 颈部淋巴结病变；

7. 肩周炎。

（五）上肢痛

1. 上肢血管性疼痛　雷诺病、大动脉炎；

2. 肱骨外上髁炎；

3. 腕管综合征；

4. 前斜角肌综合征；

5. 胸廓出口综合征。

（六）胸部痛

1. 肋间神经痛；

2. 带状疱疹及疱疹后神经痛；

3. 胸部外伤、肋骨骨折；

4. 乳腺疾病；

5. 胸内脏器疾病。

（七）腹痛

1. 腹壁外伤性疼痛；

2. 壁静脉炎；

3. 腹壁疝及嵌顿；

4. 腹内脏器疾病　穿孔、炎症、缺血、阻塞、痉挛、肿瘤等。

（八）腰腿痛

腰部疾病除了表现腰痛外，往往还表现有下肢痛。反之，下肢疾病除了表现下肢疼痛之外，也可出现腰部疼痛。

1. 脊柱外伤、骨折、炎症；

2. 脊柱退行性病变；

3. 脊柱先天性畸形；

4. 脊柱肿瘤；

5. 下肢缺血性疼痛、脉管炎、动脉栓塞等；

6. 下肢末梢神经炎；

7. 痛风；

8. 免疫性疾病　风湿、类风湿；

9. 软组织疾病　损伤、炎症等；

10. 其他。

五、根据疼痛的部位、发生原因和性质分类

（一）末梢性疼痛

1. 浅表痛　疼痛大多剧烈，定位准确，呈局限性，如刀割、针刺样。

2. 深部痛　常表现为灼痛，定位不十分准确，多发生在内脏、关节、胸、腹膜等部位受刺激所致。

3. 牵涉痛　指从疼痛刺激部位扩散至其他部位而呈现的疼痛，如：胆囊炎表现右肩痛，心肌梗死表现左肩痛等。

（二）中枢性疼痛

由脊髓、脑干、丘脑、大脑皮层发出的刺激而引起的疼痛，一般神经阻滞无效，常需作用于大脑皮层的麻醉性镇痛药方能有效。

（三）心理性疼痛

无明确的病变和组织损害而患者感到有顽固性疼痛，并受精神因素影响。

第二节　疼痛的定性和定量诊断

一、概　　述

疼痛是一种主观感受，没有一种仪器能够评价疼痛的性质和强度，因此疼痛的定性和定量诊断是非常困难的工作。疼痛与损伤的关系确实存在，但是损伤的程度与疼痛的强度并不存在完全对等的关系，损伤与疼痛之间的联系具有高度的可变性：有损伤可以无疼痛，有疼痛不一定伴有损伤。因此，疼痛是一种复杂的现象，伤害性刺激仅是引起疼痛的因素之一。心理学及人类学的研究表明：至少在人类，疼痛不是身体损伤程度的简单反映。感知的疼痛的质和量，还取决于以往的经验和记忆、对疼痛的原因和后果的认识，甚至所受的教育在疼痛的感知和反应中亦起重要的作用。因此，疼痛是病理生理、心理、文化修养和生活环境等诸多因素，通过神经中枢对这些信息的调整和处理，最终得出的主观感受。

随着对疼痛的研究不断深入，逐渐认识到疼痛很少具有一对一的关系，组织损伤程度与疼痛程度常常是不相符的，尤其是慢性疼痛（包括癌症疼痛）会因心理因素的参与而更加复杂。疼痛会受恐惧、抑郁、焦虑、文化背景、宗教信仰和所处的状态（如职业状况、经济状况和人际关系等）等多种因素的影响。

定性诊断是治疗疼痛的重要步骤，其主要目的是判断“疼痛是否存在?”、“是什么性质的疼痛?”（如辨别属于自主神经性疼痛、躯体神经性抑或是混合

性疼痛），这对做出正确的诊断并进而制定治疗方案，具有特别重要的意义。通过疼痛定性诊断，可以确定疼痛的性质、强度、分类、部位和范围等特点（情况），为临床选择疼痛治疗方法提供参考依据。

疼痛的定量：主要目的是评估疼痛的程度（强度），这不仅是选择治疗手段和药物的重要依据，更是评价疗效的重要标准之一。

二、疼痛定性诊断的方法和内容

（一）疼痛定性诊断的方法

如何定性疼痛？遗憾的是至今还没有精确客观的手段，主要的方法是依靠患者表达和医生的询问及观察。

1. 医患交流　疼痛患者到医院就诊时，医生应该逐步博得患者的信任。良好的医患关系对疼痛的评估是非常必要的，这样可以得到患者的配合。慢性疼痛患者在到疼痛门诊治疗之前，可能有过多次医治经历。治疗无效的后果使患者感到失望、悲观、愤怒和痛苦，因此这类患者对医生的信任度是很低的，培养和建立患者的自信心和信任是困难而重要的工作。医生应以富有同情心的态度对待患者，给予充满体贴的照顾；给患者带来安全感和信任感，使患者坚信，医生所作的治疗对自己是有帮助的。医生应使患者感到，医生对患者的疼痛非常感兴趣，并使患者知道，患者有责任和能力帮助医生解决疼痛问题。

2. 交流范围　医生在接诊疼痛患者时，首先要告知患者有关的方法和步骤，因为有患者良好的合作和配合是十分必要的。医生和患者在建立良好信任基础上，可以毫不困难地与患者讨论病情和治疗问题，用患者能够理解的语言和词汇解释诊治的计划与过程。为了达到准确的诊断，注意不要用过去定性和定量诊断的结果代替目前患者的疼痛情况，因为患者的病情有可能发生了变化。有些病例在进行全面的定性定量诊断后发现，先前的诊治过程存在诊断依据不足、治疗不当的问题，收集更多的资料，会对治疗方案提供更多的帮助。在测量疼痛过程中，全面的询问病史和系统的体检是很重要的，既往治疗情况更多的是依靠病史的采集来了解。对于慢性疼痛患者常需要进行心理和行为评价，有时需要心理或其他专科医生会诊，共同分析和研究患者的诊断和治疗。影像学检查和化验检查对疼痛患者也是非常重要的，最好是根据病史和体检有针对性地选择必要的影像学检查和实验室检查。

（二）疼痛定性诊断的内容

从临床实际角度考虑，对患者进行全面客观的定性定量诊断是合理治疗的基础。因此，在对疼痛患者进行定性定量诊断的过程中应注意顺序和内容，避免遗漏。现将基本内容总结如下：

1. 采集疼痛的详细病史。

2. 完成详细的体格检查，尤其是神经系统检查。

3. 测量疼痛强度。

4. 疼痛的定性诊断。

5. 评价患者的心理状态。

6. 确定疼痛的原因。

7. 询问疼痛既往治疗史。

8. 恰当的影像学检查和化验检查。

9. 考虑缓解疼痛的可选择的方法。

10. 注意疼痛患者同时合并其他疾病的情况。

11. 指导患者和家属学会报告和记录疼痛。

12. 及时进行疼痛治疗效果的评价。

疼痛的定性定量诊断不能等同于疼痛的测量，其是将临床诊断、疼痛的病理生理、疼痛强度测量方法、疼痛治疗、疼痛心理、社会人文背景、疼痛疗效评价等内容有机结合在一起，并综合应用于患者的治疗过程中。

面对疼痛我们有很多问题需要了解，目前尚无科学的、精确的客观指标对疼痛进行定性定量的测定。疼痛是一种主观的感受和体验，临床上衡量疼痛在很大程度上依赖于患者与医务人员之间的交流，充分相信患者的主诉是十分重要的。医务人员应去询问患者的疼痛情况，并把患者的主诉作为评价疼痛的原始资料。采取单纯观察患者的行为表现作为疼痛强度的指标是困难的和不恰当的，因为有时疼痛患者的行为表现与主观感受并不一致。患者在主诉疼痛时会有许多不同的含义，表达的方式也是多变的，因此我们必须确切了解每个患者所主诉的疼痛真实含义是什么，寻找出患者所主诉疼痛的原因，这些有时并不能单从患者的症状和体征中获得，需要全面的采集病史和检查患者，通过综合分析和评价，明确导致疼痛的因素。同时在治疗过程中必须反复进行评价，因为只有对治疗效果进行反复的评价，才能合理选择治疗方案。

慢性疼痛患者常处于疲劳、乏力、失眠、焦虑或抑郁、神经质状态，因此在收集病史时最好是在患者处于较舒适的状态下进行，尽可能保持轻松愉快的气氛。在了解病史过程中，医生应避免表现出草率和不耐烦的情绪，耐心和全神贯注倾听患者对疼痛病史的叙述，与患者交流尽量使用通俗易懂的语言，甚至可以使用方言，使患者有亲切感，愿意与医生进行沟通。在了解病史的过程中，有规律地按一定顺序询问患者，既可以避免遗漏，又避免重复。这对获得病史非常有价值。在患者叙述发病的整个过程中，要尽量减少打断患者的描述。不恰当的过多提问，可能会误导患者的病史，使病史失去连续性和准确性，给诊断带来混乱。然而，患者对病史的任意描述，也会给医生带来困惑。因此，引导患者按一定顺序和规范去叙述病史是很重要的。有时患者仅将注意力放在疼痛症状上，对其他的重要伴随症状不注意，医生必须采取提示的方法引导患者，以获得需要的临床资料。对逻辑描述能力差的患者，应及时引导患者到正确叙述病史的轨道上来，以避免造成概念上的混乱。对伴有痛苦和恐惧的患者，应注意简洁、明确地仔细询问患者，避免发生重要病史的遗漏，影响治疗效果。病史应清晰和简明地记录，保留有价值的描述，去除与诊断和治疗无关的内容。

在询问疼痛的病史时，需详细了解疼痛的部位、性质、分布范围、强度、持续时间和发作方式。疼痛是如何发生的？疼痛是突然发作还是逐渐出现？疼痛部位有过损伤吗？损伤后疼痛是立即出现还是几周、几个月后出现？使疼痛加重或减轻的因素是什么？疼痛是逐渐加重还是减轻？既往和现在的治疗有效吗？疼痛干扰患者的睡眠吗？表 1-1 列出了询问病史需要收集的内容。

表 1-1 了解病史的主要内容

病史的主要内容
1. 主诉
2. 现病史
疼痛的发生过程
疼痛的部位
疼痛的性质
疼痛的强度
疼痛的诱发因素
疼痛加重或缓解的因素
疼痛的伴随症状
目前的治疗
3. 既往史
过去身体健康状况
既往是否出现过类似症状
曾经是否有手术或外伤史
过去接受过何种治疗
是否存在其他疾病
是否有药物过敏史和药物滥用史

续表

病史的主要内容
是否有烟酒嗜好
4. 家族史
家族成员是否有类似的疼痛症状
家族成员有无其他的疼痛症状
家族成员有无伤残性疾病
死亡家属的死亡原因
家族有无遗传性疾病
5. 职业和社会环境
是否有过战争经历
曾接受过何种教育
目前从事的职业
目前是否因疼痛丧失了工作能力
目前家庭经济状况
能否参加休闲娱乐活动
能否满足医疗费用的需要
疼痛是否影响了你的人际关系
6. 婚姻状况

（三）疼痛征象的采集顺序

疼痛患者的病史采集需要一定的程序和技巧，与患者当面交流的形式可以对患者有更多的了解，同时也容易获得患者的信任。另外还可以采用填写表格的方式，填写表格的方法可以提供全面的病史，但容易使患者对医生的能力产生怀疑。为了使医生在病史的采集时与患者更容易交流，现将询问病史的要点叙述如下：

1. 疼痛是如何发生的、疼痛的发展过程　首先提出的问题是为了使患者叙述发病的整个过程，按患者的思路和语言描述有关疼痛的问题。医生要耐心地倾听患者的主诉。了解患者的痛苦是什么？必要时可以对叙述模糊的地方进行更详细的提问。在提问时要使患者的叙述按一定的时间顺序，注意疼痛的时间、特点，如损伤后疼痛是立即出现，还是在几天、几周或几个月后出现；疼痛程度是比较稳定还是逐渐加重。

2. 疼痛像什么、如何描述感受到的疼痛　这一提问实际上包含了对疼痛性质的描述，允许患者使用自己的语言描述，根据患者的描述再提供给患者规范的描述词汇和常用术语。由于疼痛性质的描述有助于疼痛的分类，正确地反映患者对疼痛的感受是极为重要的。

3. 疼痛的部位和向何处放射 疼痛的部位与病变的部位有一定的相关性，但有些患者的疼痛定位不确切，这与导致疼痛的病变部位和范围有关，因此在诊断时应结合其他临床资料。在描述疼痛部位时，应使用人体轮廓图，请患者在图上标明疼痛的部位和范围，并将不同部位的疼痛轻重加以区别。注意识别患者是否存在牵涉痛，如有应标出疼痛的放射部位和范围。

4. 疼痛的强度如何 疼痛的严重程度是患者最为关心的问题，因其受患者的体质、耐受力、心理状况、文化背景、社会环境等因素的影响，患者对疼痛强度的感受个体差异非常大。疼痛强度的评估一般对诊断无太大的帮助，但对治疗效果的评价却非常有价值。

5. 疼痛与时间有何关系、疼痛的时间特点是什么 疼痛每天、每周、每月、每个季节有什么变化？疼痛在时间方面有无规律？如偏头痛是否与月经周期有关？关节痛会因为天气寒冷而加重吗？疼痛的时间因素可以为临床诊断提供有价值的依据，在询问病史时应特别注意。

6. 使疼痛减轻或加重的因素是什么 在询问病史时，要注意对减轻或加重疼痛的原因加以了解，帮助患者明确诱发或加重疼痛的因素，并指导患者如何避免。有些诱发或减轻疼痛的因素可能对诊断有帮助。

7. 疼痛发生时有无伴随症状 疼痛的伴随症状常常可以提示疼痛的原因和性质，为诊断提供线索。例如恶心呕吐、大汗淋漓、颜面潮红、疼痛部位皮肤温度的变化等，对临床诊断均有价值。

8. 疼痛发生后接受过哪些治疗、治疗效果如何、有无并发症的发生 对现在和过去有关疼痛治疗的询问，有助于诊断和进一步的治疗。过去治疗的效果和治疗并发症是评价的要点，因为有些治疗结果可以为诊断提供重要的线索，对疼痛治疗方案的选择具有重要的参考价值。

9. 疼痛对日常生活影响的程度 疼痛肯定对患者的生活产生不同程度的影响，了解疼痛对患者生活造成的干扰对评估病情和治疗均有帮助。例如，疼痛造成患者失眠了吗？患者因为疼痛丧失工作能力了吗？患者因为疼痛失去工作了吗？疼痛使患者家庭的收入减少而支出增加？疼痛是否使患者失去了生活乐趣？疼痛是造成患者人际关系紧张的原因吗？

10. 是否伴有其他疾病 患有心肺疾病的患者在治疗前，必须对相应的疾病作检查，以防止发生误诊、误治。患有糖尿病的患者，注意有发生末梢神经炎的可能。

11. 是否存在药物滥用的病史、是否存在精神障碍、是否使用过特殊药

物 这些对患者的治疗都具有重要的意义，了解和分析患者这些病史，可以避免严重的治疗并发症。

（四）体格检查

对身体的检查主要是通过体检验证从病史中得到的可疑症状，提出初步的诊断。体格检查应该有合理的计划和顺序，并且要向患者简单说明检查的目的，在检查疼痛部位时应提醒患者，并得到患者的理解和配合。检查范围包括精神状态、脑神经、运动神经、感觉神经、身体协调功能和步态等，必要时可进行影像学或实验室检查。

1. 精神状态

（1）患者的意识、语言状态、能否合作。

（2）识别物体能力、判断力和观察能力。

（3）记忆力、计算和拼写能力。

2. 生命体征 呼吸、心率、体温、血压。

3. 一般检查

（1）体位：自主体位、被动体位、强迫体位。

（2）姿势：正常人的姿态协调自如，由于疼痛的原因，患者常出现特殊的姿态。

（3）皮肤颜色：可以显示可能存在的交感神经功能障碍、炎症、带状疱疹皮损等疾病。

（4）不对称出汗、局部组织血液灌注不足、肌肉萎缩可能存在神经功能障碍。

（5）步态有无共济失调、有无偏瘫。

4. 脑神经检查 对患有头痛和颈部疼痛的患者，应进行脑神经检查。

5. 感觉功能检查

（1）浅感觉：浅感觉包括痛觉、温度觉、触觉。

（2）深感觉：深感觉包括震动感、位置感（关节肌肉定位感或运动感）、两点辨别觉、压迫感觉、重量感觉。

（3）本体感觉检查。

6. 四肢的肌力、肌张力和关节检查。

7. 深浅反射 反射是神经活动的基本形式，深浅反射是检查神经功能的方法之一，包括上肢的肱二、肱三头肌肌腱反射，腹壁反射，下肢跟腱、膝腱反射等。检查反射时应注意两侧对称，如果出现不对称的反射，常常表示有器质性病变的存在。

8. 病理反射 以上是基本的检查内容，在临床工作中，可以根据患者的病史，对与主诉密切相关的部位作重点检查，但上述检查的内容是需要常规采用，以避免遗漏重要的体征。

在我们收集资料之后，需要对病变的症状和体征进行综合分析、连贯思索。注意利用对疾病的初步诊断去解释临床的症状和体征。如果许多症状及体征可以获得满意的解释，则诊断正确的可能较大；反之，如有许多症状和体征无法用预想的诊断说明，则诊断的正确性很值得怀疑。因此，正确的解释体征是验证诊断和判断病情（评估疼痛）的一个重要步骤。

三、疼痛的定性诊断

由于疼痛是伤害性刺激作用于机体引起的主观感受，对于疼痛的定性诊断主要依赖患者对疼痛的描述，因此采用适当的词汇表达疼痛的特点是非常重要的，这些特殊的词汇可以帮助医生确定疼痛的性质，提供助于定性诊断的依据。

（一）疼痛性质的描述

为了便于患者选择常见疼痛性质的词汇，我们将表达疼痛性质的常见词汇归纳如表 1-2，患者可以根据疼痛的感受选择相应的词汇。

表 1-2 疼痛的感受选择词汇

胀痛，肿痛	酸痛，酸胀痛，酸麻痛
绞痛，刀绞痛	刺痛，针刺痛，针扎痛
刀割痛，切割样痛	坠痛，下坠痛，坠胀痛
跳痛，搏动样痛	压痛，挤压痛，压样痛
钻心痛，揪心痛	痉挛痛，揪样痛
钝痛	放射痛，放散痛
串痛，游走样痛，转移样痛，气串痛	烧灼痛，火烧火燎痛，火辣辣痛，烧痛，热痛，灼痛
干痛	撕裂痛，撕痛，撕拉痛
牵拉痛，拉样痛	抽痛，抽搐痛，抽动痛
锐痛	麻痛，麻木痛，麻胀痛
痒痛，麻痒痛	电击样痛，过电样痛
沉重样痛	冷痛
牵涉痛	饥饿样痛

（二）疼痛的部位、范围和发生过程

下列内容是用来确定疼痛部位范围，根据人体图所示精确划出范围，并依据各部位疼痛程度不同分别标出。认真体会疼痛的时间特性，标出形容时间过

程的内容。

1. 弥漫的，弥散的、全身性的（同时有两处疼痛、三处疼痛、四处疼痛、五处及五处以上疼痛）；局部的，局限的。

2. 深痛，深部疼痛；浅痛，浅表疼痛。

3. 固定的，疼痛部位固定不变的；不固定的，疼痛部位常常变化的。

4. 持续的，长期的；阵发的、间断的、短暂的、瞬时的、反复的、发作性的、偶发的。

5. 定时的，规律的，周期性的；不规律的。

6. 急性的，急剧的；慢性的，缓慢的。

（三）影响疼痛的因素

1. 加重的因素　体位的改变、活动（运动）、劳累、冷或热、呼吸、咳嗽、吞咽或按压等。

2. 减轻的因素　按压（压迫、按摩）、休息、热敷、冷敷或体位制动等。

（四）常见疾病疼痛的特点

临床上医生可以根据患者对疼痛的描述考虑疼痛的性质，进而为诊断提供参考依据。下面将常见疾病可能出现疼痛的特点分别描述如下：

1. 风湿性疼痛　常被描述为慢性持续性的、折磨人的疼痛、酸胀痛、冷痛、钝痛常见，也可见刀割样疼痛。

2. 偏头痛　常描述为搏动样疼痛、跳痛。

3. 三叉神经痛　常见触电样痛、电击样痛、过电样痛。

4. 周围神经损伤　可见麻木痛、烧灼痛、热痛、灼痛、放射痛、放散痛等。

5. 内脏痛　常描述为绞痛，刀绞痛、痉挛性痛，揪样痛、钝痛、牵涉痛等。

6. 肌肉的疼痛　多见压痛、沉重样痛，有时也描述为痉挛性痛。

痛觉是人体对伤害性刺激的一种感受，同时还常常伴有疼痛反应，详细观察患者的疼痛反应有助于疼痛定性诊断。疼痛几乎总伴有程度不同的惊慌、害怕、悲伤、焦虑、不愉快、愤怒、烦躁等情绪改变，有些患者可能伴有疲倦、厌恶、沮丧、恐怖、畏惧、悲观等情绪问题，尤其慢性严重疼痛患者更为常见。相对而言，锐痛和刺痛常为躯体浅表痛，一般定位明确，持续时间较短，情绪变化较少。钝痛是内脏或较深部位伤害性刺激引发的疼痛，持续时间较长，定位不明确，有时伴有烧灼感，患者常伴有明显的情绪和躯体反应。

疼痛有关的体征也有助于疼痛定性诊断，如三叉神经痛发作时痛苦的表情、触及扳机点时诱发出疼痛、痛性抽搐、患侧皮肤粗糙；风湿性关节炎患者肢体晨僵表现；肩周炎患者上肢活动受限等对定性诊断均有参考价值。

诊断性神经阻滞和药物治疗有助于疼痛定性诊断，如偏头痛患者试用麦角胺后头痛常可以缓解。应该注意的是不同性质的疼痛对不同药物治疗的反应是不同的，可以根据疼痛的性质选择相应的镇痛治疗药物，也可以根据疼痛对不同药物的反应推定疼痛的性质，如肌肉痉挛性疼痛对阿片类药物不敏感，而痛点注射有效；神经痛对吗啡反应不佳，需要联合使用抗抑郁药物和抗惊厥类药物。总之，疼痛的定性诊断对患者的治疗具有重要意义，在临床上需要给予足够的重视，如果镇痛治疗效果不佳，需要重新进行疼痛的定性诊断，则有可能找出治疗效果不佳的原因。

四、疼痛的定量诊断

临床疼痛患者的研究是对患者疼痛进行观察和分析，并对治疗效果进行评价，具有实用性，但临床疼痛患者的疼痛刺激难以客观测量，疼痛刺激的性质也很难确定。本节主要阐述临床疼痛测量的方法，对实验研究和正常人群疼痛的研究不作过多的描述。临床测定疼痛不需要刺激来获得精神物理学标准，而是测量疼痛的主观感受。

（一）疼痛的测量

对周围神经损伤后烧灼性疼痛、内脏钝痛或痉挛性疼痛之描述，常常可以提供关键性的诊断依据，甚至提示治疗方法的选择。但对这些描述词用法和意义的研究发现，患严重疼痛的患者试图向医生描述疼痛的感受时，缺乏相应的词汇。实际上这是由于我们在日常生活中很少使用这一类的词汇，同时这些词汇没有客观参考，正如一个男人无法说明分娩痛的性质和特点。另外，这些词汇有些似乎不合理，不够准确，令患者感到费解。而相比之下，形容疼痛强度比形容疼痛的性质似乎略为容易；进而将疼痛强度加以量化，更易于进行动态的比较和评估疼痛程度，现将常用的疼痛评价量表和方法叙述如下：

1. 疼痛强度简易描述量表（Verbal Rating Scale，VRS）　是将疼痛测量尺与口述描绘评分法相结合构成，特点是将描绘疼痛强度的词汇通过疼痛测量尺图形表达，使描绘疼痛强度的词汇的梯度更容易被患者理解和使用。

本方法是通过患者口述描绘评分，让患者根据自身的疼痛强度选择相应关键词，但在临床上患者常常感到准确选择描绘疼痛强度的词汇是困难的，常需要使用更多描述语言加以模拟说明。口述描绘评分的方法使医务人员和患者进行交流更加容易，由于患者的文化素养和理解能力的差异，需要医务人员对表

达疼痛强度的关键词汇加以解释和描述，使患者能够正确理解和使用口述描绘评分的方法表达自身的疼痛强度。在使用该方法时，观察者应注意患者在表达疼痛强度时会受到情绪的影响，要正确对待患者的情绪化因素并进行评价。

2. 视觉模拟量表（Visual Analogue Scale，VAS）　VAS是图解评分量表进化的方法，是一种简单，有效，在表达疼痛强度时，最低限度的受到其他因素参与的测量方法。已广泛地应用于临床和研究工作中。VAS对能够改变疼痛过程的药理学和非药理学的处置比较敏感，它与疼痛测量的词语和数字评定量表高度相关；让患者及时评价不同点疼痛的绝对值，如药物治疗前后对比疼痛的变化，可以得到更恰当的结果，患者可以恰当明确地表达对疼痛强度的感受，并按照自己的意愿精细地区分以增加其灵敏度。

作为一种测量疼痛感觉强度的方法，VAS主要的优点是它的比例衡量性质。比例的衡量性适合于准确表达从多个时间点或多个独立的个体样本获得的VAS测量的百分率差异。另外，操作与评分的方便简捷、最低限度的参与性、给患者提供了恰当明确的说明。VAS方法的最大不足是仅对疼痛强度的测量，忽略了疼痛内含的其他问题。

在患者初次使用VAS方法时，因为患者不习惯用这种方法表达疼痛的程度，应用的关键是医务人员对该方法的解释和说明，对患者应充分理解和耐心，根据患者的具体情况，采用贴近患者的语言和词汇进行多角度的解释和说明，使患者能够充分理解并能正确与自身的疼痛强度相对应，建立起将感受到的疼痛强度用线性图形正确表达出来的概念。VAS法是一种两点量表，选择好两端点的词汇并充分说明是十分重要的。大多数的患者在了解线性模拟概念上没有困难，然而，在老年人、儿童、精神错乱和服用镇静剂的患者，以及晚期癌痛患者情绪不好时，一般难以完成VAS评价。通常VAS方法用于八岁以上，能够正确表达自己感受和身体状况的患者。

（1）VAS测量方法：VAS方法是在白纸上画一条10cm的粗直线，一端为无疼痛，另一端为难以忍受的剧烈疼痛，患者根据自己感受到的疼痛程度，在直线上的某一点上表达出来，然后使用直尺测量从起点到患者确定点的直线距离，用测量到的数字表达疼痛的强度。另外也可以使用疼痛测量尺，正面是无刻度的10cm长的滑道，上面有一个可以滑动的标定物，患者根据疼痛的强度滑动标定物至相应的位置，疼痛测量尺的背面标有具体的刻度，根据标定物的位置可以直接读出疼痛程度指数。在测量时要求患者视觉和运动功能是正常的。

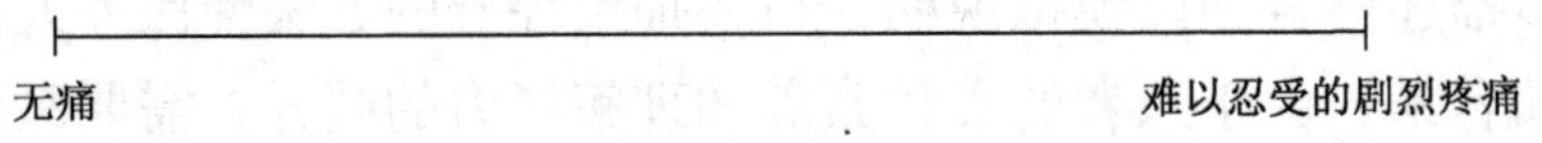

（2）改良 VAS 测量方法：有些医生为了便于临床使用，修改了 VAS 方法，将线段延长到 20～50cm，疼痛的缓解量表常常使用百分比的形式。有些学者将线段划为竖立的形式，如同体温计一样，便于患者的理解，这在儿童使用得较多。

（3）VAP 方法：VAS 方法可以用于评价疼痛缓解的情况，在线的一端标上“疼痛无缓解”，另一端标上“疼痛完全缓解”。疼痛的缓解评分是初次疼痛评分减去治疗后的评分，此方法称为疼痛缓解的视觉模拟评分法（VAP）。

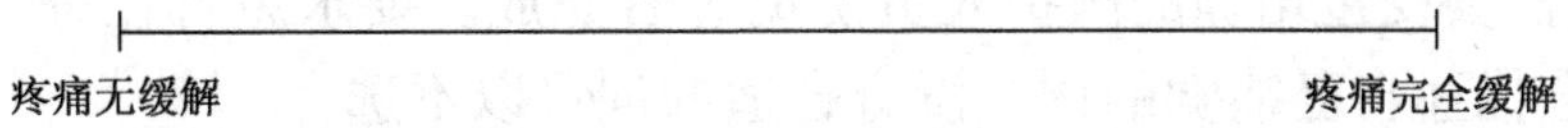

3．0～10 数字疼痛强度量表（Numerical Rating Scale，NRS）　是 VAS 方法的一种数字直观的表达方法，其优点是较 VAS 方法更为直观，患者被要求用数字（0～10）表达出感受疼痛的强度，由于患者易于理解和表达，明显减轻了医务人员的负担，是一种简单有效和最为常用的评价方法。不足之处是患者容易受到数字和描述字的干扰，降低了其灵敏性和准确性。

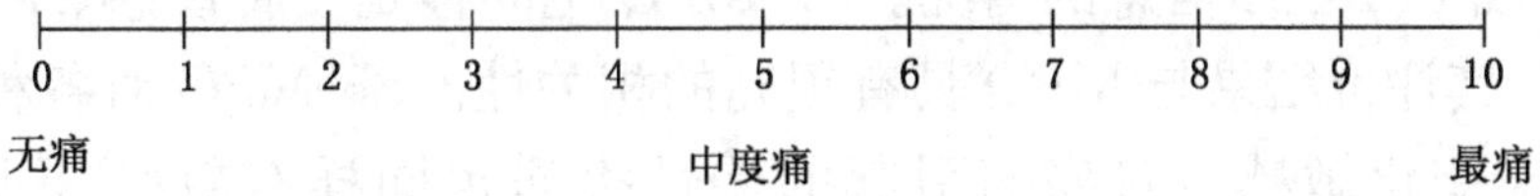

NRS 方法可以用口述或书面的形式使用，此外，在临床上也用于生活质量的评价。NRS 方法可以教会患者和家属使用，在评价疼痛治疗效果时，患者在家中能够详细记录每日的动态变化，利于对比治疗前后疼痛强度的变化，为治疗提供参考依据。

4．McGill 疼痛问卷（McGill Pain Questionnaire，MPQ）　一种测量方法最重要的要求是它的有效、可靠、一致和实用性。McGill 疼痛问卷（MPQ）似乎能满足所有这些要求。由于它不仅仅局限于疼痛强度的单一评估，而是从多方面、多角度评估疼痛问题，已在疼痛研究和临床上应用广泛，我国也引进并汉化。MPQ 在不同的文化程度的人群可以得到相一致的结果，因为疼痛是一种个体体验，就像没有一个男人能知道分娩的感觉。MPQ 可以提供一种参考指征。但 MPQ 所使用的词汇有些较为抽象难以理解和使用，在使用时耗时较多，有些词汇难以表达疼痛的细微差异，高度的焦虑和其他心理障碍都可能有较高的情感得分，从而影响调查结果。MPQ 不适合用于癌痛患者治疗效果的评价。目前对 MPQ 的感觉、情感和评价三组之间的区别的可靠性和有效性仍有争论。

（1）麦吉尔疼痛调查量表（MPQ）：是 Melzack 和 Torgerson（1971）提出的评价疼痛性质的方法。MPQ 包括人体图像指示疼痛的部位，78 个字分为

4个组20个亚类，分别表达从时间、空间、压力、热和其他性质等方面来描述疼痛的感觉特性的词；从紧张、恐惧和自主性质等方面描述疼痛的情感特性的词；描述受试者全部疼痛过程总强度的评价词；其他相关杂类。

1）感觉类（sensory）：1～10组。

2）情感类（affective）：11～15组。

3）评价类（evaluation）：16组。

4）其他相关类（miscellaneous）：17～20组。

MPQ需要受过培训的医护人员协助患者完成。要求患者在每一组词中选择出最适合描述自己痛觉的词，没有合适的词可以不选。

（2）简化的McGill疼痛问卷（SF-MPQ）：由于MPQ包括内容多，检测花费时间长且较繁琐，Melzack又提出了内容简洁、费时较少的SF-MPQ。SF-MPQ是由MPQ的15个代表词组成，11个为感觉类，4个为情感类，每个描述语都让患者进行强度等级的排序：0-无，1-轻度，2-中度，3-严重。使用PPI和VAS提供总强度的指数。SF-MPQ适用于检测时间有限，需要得到的比VAS或PPI更多信息的情况。SF-MPQ也同样是一种敏感、可靠的疼痛评价方法，其评价结果与MPQ具有很高的相关性。SF-MPQ对各种疼痛治疗产生的临床变化敏感，对癌痛引起的慢性疼痛也同样有效。SF-MPQ应与VAS和PPI同时使用，以便于进行总的疼痛强度评分。

表1-3 短式的McGill疼痛问卷表

	无疼痛	轻度	中度	严重
跳动的	0）_ _	1）_ _	2）_ _	3）_ _
射穿的	0）_ _	1）_ _	2）_ _	3）_ _
刺伤的	0）_ _	1）_ _	2）_ _	3）_ _
锐利的	0）_ _	1）_ _	2）_ _	3）_ _
痉挛的	0）_ _	1）_ _	2）_ _	3）_ _
剧痛的	0）_ _	1）_ _	2）_ _	3）_ _
热-烧灼的	0）_ _	1）_ _	2）_ _	3）_ _
隐痛的	0）_ _	1）_ _	2）_ _	3）_ _
沉痛的	0）_ _	1）_ _	2）_ _	3）_ _
触痛的	0）_ _	1）_ _	2）_ _	3）_ _
分裂痛的	0）_ _	1）_ _	2）_ _	3）_ _
疲劳的-筋疲力尽	0）_ _	1）_ _	2）_ _	3）_ _
令人厌恶的	0）_ _	1）_ _	2）_ _	3）_ _
可怕的	0）_ _	1）_ _	2）_ _	3）_ _
惩罚的-令人痛苦的	0）_ _	1）_ _	2）_ _	3）_ _

5. 45区体表面积评分法 45区体表面积评分法主要是用于反映疼痛的范围及其变化，也是定量分析的重要内容，既能表示疼痛的范围，又可以反映疼痛的强度。此方法是将身体表面人为地分为45个区域（图4-3），每个区域内标上对应的号码，人体前面分为23个区，人体背面分为22个区，全身共分成45个区。请患者将自己相应的疼痛部位在图中标出。如果患者疼痛只在一个区域内，为一个疼痛记分；无标记的区域为0分，意味着这些区域患者无疼痛或疼痛消失，对不同时段的结果进行前后对比，则更有意义，可以分析出疼痛范围的动态变化。此方法的评分标准为：

每个区域疼痛覆盖的范围无论大小均1分，即使疼痛的范围仅占该区域的一小部分也为1分。

在疼痛的区域有不同的颜色涂抹用来表示疼痛的不同；或使用不同形状的线条或图形来表示疼痛的程度。一般将疼痛分为无痛、轻度疼痛、中度疼痛及重度疼痛四个等级。具体方式可以在使用图表前进行约定。

通过这些疼痛区可以计算疼痛所占的体表面积百分比，可以得出疼痛的范围的体表面积，为临床疼痛的评估提供了更为全面的手段。由于各区的面积不同，占体表面积的比例不同，表1-4列出各区所占的体表面积。

表1-4 列出各区所占的体表面积

疼痛区号码	各占体表面积百分比
25、26、27	0.5
4、5、16	1.00
3、8、9、10、11、30、31、32、33	1.50
1、2、21、22、23、24、44、45	1.75
6、7、12、13、28、29、36、37	2.00
38、39	2.50
14、15	3.00
19、20、42、43	3.50
34、35	4.00
17、18、40、41	4.75

6. 手术后疼痛评分（Prince-Henry法） 手术后疼痛的测量有其特殊性，首先手术后疼痛是逐渐减轻的过程；此外，疼痛会因活动（如咳嗽、翻身、行走等）加重。因此，术后疼痛的测量应包括静息状态和活动状态下的疼痛情况。Prince-Henry法包含了不同状态下的疼痛情况，并分为5个等级，下面我们详述如下：

（1）0分：咳嗽时无疼痛。

（2）1分：咳嗽时才有疼痛。

（3）2分：深呼吸时即有疼痛发生，安静时无疼痛。

（4）3分：静息状态下即有疼痛，但较轻，可以忍受。

（5）4分：静息状态下即有剧烈疼痛，难以忍受。

7. 行为测定　疼痛常常对人体的生理和心理造成一定的影响，患者在疼痛时会表现出一些行为变化，可以间接地反映患者疼痛的程度。最近通过对疼痛行为测量的研究，产生了大量复杂的观测技术和评分方法，用来评价与疼痛过程相伴的客观行为，给临床提供一些疼痛的客观依据。当与患者的主观自我测量一同使用时，行为测量可以提供疼痛更完整的资料。但是，疼痛的主观体验和疼痛的行为可能是同一神经过程的反映。大脑的功能复杂性表明：尽管主观体验和行为常常高度相关，但两者绝不能混为一谈，患者的心理状态可以掩盖行为表现。患者对疼痛自我评价和接受过培训的医护人员的评价很少一致，即使医生与患者的评价基本一致时，医生的评价疼痛强度也明显地低于病人的自我评价。应注意行为测量的方法不能代替患者的自我评价，我们应该牢记，因为疼痛是主观的感受。所以，对疼痛过程最有效的测量方法是患者的自我报告，要相信患者的主诉。

（1）行为测定主要用于：

1）婴儿；

2）缺乏语言表达能力的儿童；

3）言语表达能力差的成年人，意识不清、不能进行有目的交流的患者；

4）需要与患者主观自我评价一同使用时。

（2）行为测定主要观察内容：

1）躯体行为：患者求医用药行为；

2）功能损害：疼痛使患者的运动和活动减少、保护性体位、睡眠状况、人际关系的破坏等；

3）疼痛的表情：表现出疼痛患者面部表情扭曲、惊恐和呻吟。

（3）疼痛行为量表（Pain Behavior Scale，USA）：是对疼痛引起的行为变化做定量的测定。此评分法将10种疼痛行为按严重程度和出现时间作三级评分（0、1/2、1），患者的各项行为指标的总积分即为其疼痛行为的得分。UAS是一种使用简便、可靠、结果可信的疼痛间接评价方法，为提高评价结果的准确性，检测人员需要接受必要的训练，以统一检测标准。

五、儿童疼痛的评估

疼痛是主观体验，需要患者将感受到的疼痛用语言表达出来，由于小儿尤其是婴幼儿缺乏表达能力，因此小儿的疼痛评估问题较为困难。我们在临床上通过观察患儿的行为异常、生理改变来判断疼痛情况，对于6岁以上的儿童也可以使用视觉模拟尺来达到评估疼痛的目的。应该注意的是，儿童的疼痛问题更为复杂和特殊，不能用评估成人疼痛的方法和观点用于儿童疼痛的测量。

（一）行为评估方法

对于新生儿、婴幼儿疼痛的评估，行为评估的方法对于急性疼痛的评估有其临床价值。行为评估的方法包括：

1. 哭声　根据哭声的强弱、持续的时间、次数来评估疼痛程度。高调、紧张、无声的、强烈的哭闹具有代表性。

2. 面部表情　代表着婴幼儿对疼痛天生的反应，与疼痛有关的表情包括眉毛凸出、挤眼后闭上、鼻唇沟加深、张嘴、撅嘴、下巴抖动等。

3. 躯体疼痛行为表达　疼痛时婴幼儿肢体的反应包括：肢体的踢打、摆动、肢体的紧张、身体僵硬、肢体活动减少等。

以上行为观察对疼痛的评估一般应用在急性短暂的疼痛，对于慢性疼痛的行为评估方法有待于今后更加深入的研究。

（二）生理评估方法

生理评估常常受到其他因素的影响，有些指标的紊乱也会受到体内其他因素的干扰，如饥饿，因此生理评估对疼痛不是特异性的，在临床上有时并不适合使用。

生理评估的内容包括心率、血压、出汗等指标。

（三）面部表情量表

是由一组表达不同痛苦程度表情的脸谱组成，可以用来测量3～12岁儿童疼痛强度。有效性的研究表明，儿童能够按照正确的顺序将画面进行分类，其评分与视觉模拟尺的评分方法高度相关。其偏重疼痛强度的评估，已经证实儿童可以按照疼痛的严重程度将面部表情进行排序，并且对面部表情的感性认识具有强烈的一致性。

将疼痛强度用0～10（或0～100）之间的数字表示，数字旁有从笑至哭9个不同的脸谱，0为无痛，10（或100）为最痛，让小儿选择与疼痛相当的脸谱。

六、疼痛治疗效果的评价

在给予患者镇痛治疗后，疼痛缓解的程度是患者和医生都很关心的问题。对于患者而言，完全无痛是最为理想的治疗效果。对于医生来讲，治疗后疼痛缓解的程度是评价目前治疗的效果和决定下一步治疗的参考指标。

疼痛治疗效果的评价方法有几种，医生可以根据治疗的需要采用。根据VAS评分的方法，观察疼痛减轻的程度是较为客观准确的方法。

（一）根据疗效评估法

1. 显效　疼痛减轻2度以上。

2. 中效　疼痛减轻约1度。

3. 微效　疼痛稍有减轻，远不到一度。

4. 无效　疼痛无缓解。

（二）疼痛缓解度的四级评估法

1. 完全缓解（CR）　疼痛完全缓解消失。

2. 部分缓解（PR）疼痛明显减轻，睡眠基本不受干扰，能正常生活。

3. 轻度缓解（MR）　疼痛有些减轻，但仍感有明显疼痛，睡眠、生活仍受干扰。

4. 无效（NR）　疼痛无减轻感。

（三）疼痛缓解度的五级评估法

1. 0度　未缓解（疼痛未减轻）；

2. 1度　轻度缓解（疼痛约减轻1/4）；

3. 2度　中度缓解（疼痛约减轻1/2）；

4. 3度　明显缓解（疼痛约减轻3/4）；

5. 4度　完全缓解（疼痛消失）。

（四）百分数治疗后疼痛评估法

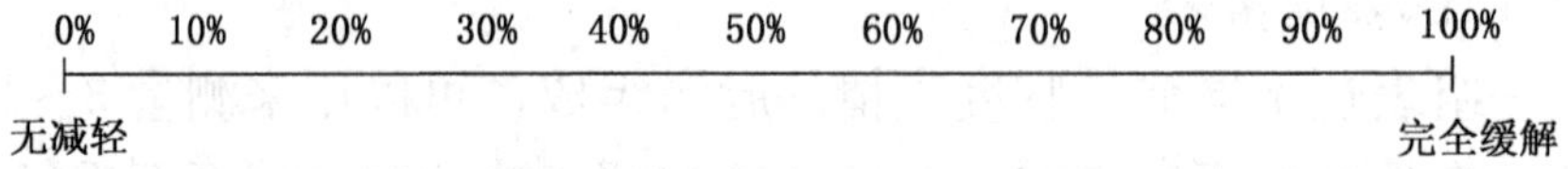

（五）VAS加权计算方法

疼痛减轻的百分数＝ $A-B/A\times 100$

A＝用药前VAS评分；B＝用药后VAS评分

（1）临床治愈：VAS加权值 $A-B/A\times 100\geqslant 75\%$

（2）显效：VAS加权值 $A-B/A\times 100\geqslant 50\%\sim 75\%$

（3）有效：VAS加权值 $A-B/A\times 100\geqslant 25\%\sim 50\%$

（4）无效：VAS加权值 $A-B/A\times 100\leqslant 25\%$

疼痛是一种个人的主观体验，它受文化水平、所处的状态、注意力、社会环境和心理学变量的影响。测量疼痛的方法包括语言、词汇和数字的自我评价量表、行为观察量表和生理的反应。疼痛过程的复杂性提示：来自这些方面的测量不总是高度一致的。因为疼痛是主观的，尚无客观方法得出患者疼痛的程度。相信患者的主诉是重要的态度，来自患者自己所报告的疼痛是最有效的测量。在临床实践和研究中，VAS 和 MPQ 是目前最常用的方法。

第三节 疼痛的诊断

一、疼痛诊断的思维方法

诊断是在调查研究、最大程度地掌握资料的基础之上，通过去伪存真、由表及里，从众多现象（症状）中采用“排除法”以及逻辑分析，最后找出其本质（即诊断）的过程。由于疼痛是一种主观感觉，就诊患者多以主诉为主；且目前尚缺少疼痛定性、定量的客观诊断指标，加之疼痛还与情绪的关系密切。因此，对痛症的诊断要比其他疾病困难。

诊断在医疗行为中的重要性，已是众所周知。正确的诊断是获得治疗效果的基础，一旦诊断“差之毫厘”，治疗则“谬之千里”。其结果是轻者贻误治疗，重者将会危及生命。

诊断学是医学的重要的组成部分，亦是各级医生必须掌握的基本功之一。诊断需要广泛的知识，尤其是与其相关的临床医疗知识和基础医学知识。诊断的技巧、水平和诊断符合率，可以通过经验积累、学习、总结规律而不断提高。

作者通过实践体会到，在执行临床诊断工作中除具备上述各种条件外，还应做到“四要”和“四忌”。

（一）四要

1. 要仔细询问病史　详细地了解病情至关重要，应全面、仔细了解有关疾病发生、发展的全过程（详见问诊）。在一般情况下，有经验的医生通过问诊，可以对近半数的病例提供诊断的基本内容。

2. 要认真实行体检　体检是物理诊断的重要组成部分，绝不可省略或草率从事。

3. 要合理应用特殊检查　特殊检查（包括影像学、实验室、内镜、病理等检查以及其他有关的现代化手段的检查），是物理检查的延续。有临床学者形象地比喻特殊检查是医生在物理检查时手的延长。而且各项特殊检查都有其适应证，应合理的应用。

4. 要反复核实诊断的正确性　诊断的正确与否，需要实践（治疗效果）来检验。因此，在复诊时、治疗后应详细问诊和检查。必要时应修正原诊断。

（二）四忌

1. 忌轻视诊断　“轻诊断、重治疗”，是一种不正常的医疗态度，必须及时纠正。

2. 忌“先入为主”　认识事物的规律，应该是结论产生在调查研究之后，认识（诊断）疾病更是如此，绝不可未经详细问诊和全面检查、分析，只凭片面现象和主观想像、推测，在这种情况下所做出的诊断，其结果必然是错误的。

3. 忌“东一榔头，西一锤子”　问诊和体检时都应有顺序，按部就班地进行，不可东问一句、西问一句；也不要不按顺序进行体格检查。避免造成“头痛医头、脚疼治脚”的谬误。

4. 忌过分依赖特殊检查　尽管特殊检查具有现代化的优势，但决不能代替传统物理检查。照片或各种报告单只能作为参考，要结合临床检查才能做出诊断。特殊检查用来证实你的初步诊断，或者作为原诊断之依据。切忌仅依据特检的意见就做出临床诊断。

二、疼痛的诊断要点和方法

疼痛病症的种类很多，在治疗疼痛之前，进行正确的诊断和鉴别诊断对有效的治疗至关重要。因此诊断是治疗的前提。

在诊断疼痛患者时，应正确判断致痛病因，搞清楚疼痛的性质，分清病变所在的组织、脏器和系统，辨认致痛部位及其深浅，掌握发病日期和病程长短，并把握全身重要器官、脏器的功能状态，这是非常重要的。

其诊断要点和方法，归纳起来有：询问病史、体格检查（包括神经功能检查、感觉功能的检查、各种反射的检查、病理反射、自主神经检查）、理学特殊检查以及影像学诊断、实验室检查、诊断性神经阻滞等方法。

（一）问诊

1. 询问病史　问诊包括如下内容：

（1）疼痛部位。

（2）疼痛发生的时间。

（3）有无其他的疾病。

（4）疼痛与季节、气候的关系。

（5）疼痛的规律，一天中何时最痛？

（6）疼痛的性质：如针刺样、火烧样、刀割样、蚁走样、丝丝拉拉、绳绑样、异物样，或其他具体的感觉形容。

（7）疼痛的程度：微痛、轻痛、中度痛、重痛及剧痛，最好按 VAS 评估。

(8) 疼痛的变化：发作性、持续性、搏动性、其他。

(9) 有没有诱发疼痛的原因：如吃饭、体动、风吹、触摸、温热、寒冷、劳动、饮酒和其他。

(10) 缓解疼痛的方法：比如安静、温暖、冷敷、服药、体位及其他。

(11) 因疼痛而带来的最大困难是什么？工作、膳食、睡眠、烦恼、其他。

(12) 进行过何种疼痛治疗？效果如何？

2. 病历书写　将上述的问诊内容，按“疼痛临床诊疗志”（见附图）的要求逐项做记录，即年月日、姓名、性别、年龄、职业、地址或单位；主诉、现病史、疼痛性质、程度、疼痛变动因素（季节、天气、月周、日内）；既往史，合并症，常用药物，家族史，医师签名。必要时用画图方式表示。

（二）临床体检要点

身体某部位的疼痛，其病因不一定就在疼痛之部位，有时很可能是来自其他部位或内脏器官。因此在询问病史取得初步线索的基础上，应进行全面而重点地检查，以免遗漏或误诊、误治。

1. 疼痛

(1) 局部疼痛：疼痛部位与病变部位相一致，是周围神经及感受器受冷、热、压、刺等刺激所致，比如一条周围神经受到损害时，该神经分布区感到疼痛，其部位与神经干的位置一致。

(2) 牵涉痛：内脏脏器有病变时，除有该脏器局部痛之外，还有远离该脏器的体表部位疼痛或深部组织痛。例如心脏（$T_1 \sim T_4$）痛投射到左胸前、左肩背、左手尺侧；胃（$T_7 \sim T_8$）痛投射到上腹部；幽门（$T_8 \sim T_9$）痛的牵涉痛区为脐上；小肠、阑尾（$T_9 \sim T_{10}$）痛的牵涉痛区为脐周；升、横、降、乙状结肠、直肠（T_{12}，L_1，$S_2 \sim S_4$）痛在耻骨上、骨盆深部、肛门有牵涉痛；肝、胆（$T_7 \sim T_8$）痛在右上腹、肩部有牵涉痛；肾、输尿管（T_{12}，$L_1 \sim L_2$）痛在腰、腹股沟有牵涉痛；膀胱底（$T_{11} \sim T_{12}$，L_1）痛投到耻骨上；膀胱颈（$S_2 \sim S_4$）痛投到会阴和阴茎；子宫底、颈（$T_{11} \sim T_{12}$，L_1，$S_2 \sim S_4$）痛投到耻骨上、下腹、会阴。

(3) 放射痛：从受累部位局部痛放射到该神经所支配的区域，临床上常见于神经干、神经根受刺激时。例如腰椎椎间盘突出时可引发坐骨神经痛。

(4) 扩散痛：神经干某一支受刺激时，疼痛可扩散至其他分支，例如三叉神经痛。

(5) 烧灼痛：临床见于交感神经不全性损伤时。例如正中神经、坐骨神经中的交感神经纤维受损所致，表现为局部发红、毛发增加、指或趾甲增厚等营养障碍表现。

2. 感觉异常 在外界无刺激的情况下，主观上感觉到酸痛、麻木、针刺、蚁走、吹凉风等感觉，是由于神经不完全性损伤所致。

轻微的刺激引起强烈的感觉，疼痛感觉过敏，是由于感觉神经受损伤性刺激所致，常出现于病变早期。

痛、温觉缺失，但触觉尚存在，疼痛感觉分离，见于脊髓空洞症、脊髓肿瘤等。

当感觉神经受到破坏性损伤时，感觉减退、消失，因冲动全部或部分不能传导所引起。

3. 各种反射异常

（1）深反射减弱或消失：提示末梢神经受侵犯，例如椎间盘突出症所致神经压迫。

（2）反射亢进：提示脊髓以上中枢的病变存在（锥体障碍），例如脑脊髓肿瘤、出血等。

4. 自主神经检查

（1）皮肤及黏膜：观察有无苍白、潮红、发绀、红斑、色素沉着等，表面是否光滑、变硬、增厚、湿润、干燥、脱屑等，注意有无水肿、溃疡、褥疮等情况。

（2）出汗：观察有无出汗过多或过少、无汗。

（3）指甲及毛发：观察有无指甲变形变脆、多毛、少毛、脱毛。

（4）皮肤划痕试验：用棉签棒在皮肤上画一条线，几秒后先出现白线条，而后变为红线条为正常反应。如果白线条持续时间长为交感神经兴奋性过高；而红线条增宽甚或隆起，为副交感兴奋性高或交感神经麻痹。

（5）眼心反射：与三叉神经、迷走神经相关。计1分钟脉搏次数，双手压迫两侧眼球20～30秒，再数脉搏次数，正常时每分钟减慢10～12次。但迷走神经紧张者显著减慢，迷走神经麻痹者无反应。交感神经紧张者不减慢，甚或加快。

5. 骨关节检查

（1）观察病变部肿胀、肿块、畸形、皮肤颜色、肉芽创面、窦道、瘢痕、皮下静脉以及肢体姿势、步态、活动度等情况。

（2）注意局部压痛、皮温、肿块等。压痛是最主要的疼痛客观体征。压痛范围可小得如针尖，大至整个关节。如疼痛范围广而无压痛点者，可能为放射痛或牵涉痛，应继续寻找痛源来自何处。为让患者放松肌肉，检查时应取卧位。

（3）检查关节的活动范围：根据不同部位的关节，各有其正常之活动范围，对颈椎关节、肩关节、肘关节、腕关节、胸腰椎关节、髋关节、膝关节、踝关节检查其活动范围，超过或不及者均属不正常。

（三）疼痛的影像学诊断

1. X线透视　这是X线检查中最常见、简便易行、立即获得结果的方法。疼痛临床中主要用于胸部疼痛患者，检查胸腔、内脏情况。胸透应注意观察：两侧肺野，肋膈角有无变钝或消失；纵隔和肺门的轮廓有无肿块或淋巴结肿大；主动脉弓和心脏形态、大小、搏动，必要时做食管钡餐透视，尤其在发现肺门、纵隔、主动脉弓有肿块时，依次观察食管有无受压移位、隆突下淋巴结肿大。

2. X线平片　这是影像诊断学初步手段之一，适合于任何部位，可显示2mm以上的早期病灶等细微结构，能显出透视不易发现的病变。疼痛临床中常用于如下几个方面：

（1）脊柱的检查：脊椎生理弯度有无改变，骨质结构；有无骨质破坏、疏松、硬化、压缩呈楔形变、椎体周缘骨赘；椎间隙有无狭窄或前窄后宽；有无椎体脱位、融合及棘突畸形；椎管骨性前后径，脊柱前、后纵韧带及颈项韧带有无钙化；椎体前后软组织情况，小关节是否错位及椎体上下关节突有无骨赘等。

（2）四肢骨和关节的检查：骨皮质、髓质的骨小梁结构；干骺端的骨结构；有无骨膜增生反应；关节囊、关节间隙、关节面结构。

（3）胸部平片：观察病变在肺、纵隔内的前后位置和分布情况，对诊断肺内肿块、肺不张、纵隔肿瘤等很有帮助。可能检出的病变，例如结核空洞、小的肿块病灶、胸膜肿块、包囊积液。

3. 电子计算机断层扫描（CT）　包括椎间盘突出，脊髓囊受压，神经根增粗，侧隐窝增大，椎骨骨质增生，黄韧带肥厚，椎管狭窄，脊椎脱位，蛛网膜下腔及脊髓受压，椎管内血肿等病理形态改变及椎骨骨折等表现。

4. 磁共振　磁共振（简称MRI）与X线、CT相比有许多优点，在疼痛诊疗中常用的疾病有：脊椎MRI（颈椎病、椎间盘突出症、脊髓肿瘤及结核、脊髓创伤）、关节系统的韧带损伤、半月板损伤、软组织肿瘤等许多疾病。

5. 诊断性神经阻滞　神经阻滞已广泛应用于疼痛治疗，成了疼痛科治疗方法的主体，并且在许多病例中有利于疼痛的正确诊断或预后的判定，尤其适用于那些以定性诊断方法难以做出诊断的疼痛。

（1）诊断性神经阻滞的理论基础：进行诊断性神经阻滞的前提是对所有适应于进行神经阻滞的患者，进行诊断上所必要的详细病史询问、查体、临床化验检查、影像学检查，若能做心理学评价和 MMPI 则更好。如果用上述的方法仍难以确定疼痛原因时，可考虑进行诊断性神经阻滞。

鉴别性硬膜外或蛛网膜下腔阻滞则只适用于部分疼痛患者的诊断，例如下肢、上腹部、骨盆、腰部等局限部位的疼痛。其方法有单次蛛网膜下腔阻滞、连续蛛网膜下腔阻滞、连续硬膜外阻滞。连续法的优点是，不必将穿刺针留置于体内维持长久侧卧位。硬膜外阻滞较蛛网膜下腔阻滞效果出现得缓慢，且其效果不确定。在施行此法时必须于急救准备齐全的情况下（生命指征监测、静脉开通、气道通畅器具等）进行。在选用单次蛛网膜下腔阻滞时，穿刺针须留在体内、维持侧卧位的情况下进行检查，为使患者不知道注入什么药物，注射器的样子、大小必须相同。在注入药物前、后 5 分钟，用针作感觉试验，用皮肤温度计测温，并且用交感神经性电流反应来检查交感神经功能状态。蛛网膜下或硬膜外均于首次注入安慰剂（placebo），即对照剂。一般用 0.9%生理盐水。如果依此获得止痛效果，则评价患者为“安慰剂反应者”，但这并不完全否认器质性病变，理由是器质性病变所致的疼痛患者中，约 30%～35%具有安慰剂效果，当然安慰剂效应是一过性的。若获得长期安慰剂止痛效果者，则属于心理性疼痛的可能性很大。

其次用低浓度局部麻醉药进行疼痛部位交感神经阻滞，蛛网膜下腔阻滞选用 0.25%利多卡因，硬膜外阻滞选用 0.5%利多卡因。如果出现交感神经阻滞的体征，如在感觉正常的情况下获止痛效果，则表示疼痛与交感神经有关，因而对交感神经阻滞起了反应。

交感神经阻滞后若仍残留疼痛，则选用较高浓度局部麻醉药进行阻滞，蛛网膜下腔阻滞选用 0.5%利多卡因，硬膜外阻滞选用 1%利多卡因。用针刺皮肤确认感觉消失后疼痛消失，则可断定这是体神经源性疼痛，治疗可选用外周神经阻滞。

若感觉神经阻滞也得不到止痛效果时，可再次注入高浓度局部麻醉药，蛛网膜下腔阻滞选用 1%或更高浓度的利多卡因，硬膜外阻滞选用 2%利多卡因，依次完全阻断运动神经。如果此法可获得止痛效果，则可认为这是躯体神经源性疼痛，宜选用外周神经阻滞。如果躯体神经虽被完全阻滞仍得不到止痛效果，则可认为疼痛源位于比阻滞部位更高的中枢侧，此时采用外周神经阻滞、末梢部手术均不可能奏效。用上述方法达不到止痛效果者，常见于中枢神经障碍、心理性疼痛。

鉴别性蛛网膜下腔或硬膜外阻滞的合并症有：头痛、腰痛、出血（硬膜外血肿）和因交感神经阻滞所致的血压下降。因此，在做此术之前应事先向患者交代清楚为好。

（2）诊断性神经阻滞的临床应用方法：诊断性神经阻滞可用于任何部位的疼痛，其应用范围较鉴别性蛛网膜下腔或硬膜外阻滞更广泛。特别是可以通过选择性地只阻滞交感神经，能够预测如果永久性地阻断交感神经传导通路之后，能否获得预期的止痛效果。

选择与疼痛起源最有可能的部位。例如，当与交感神经有关的面部疼痛时，可阻滞星状神经节止痛。若与体神经有关的三叉神经痛时，可选用半月神经节或三叉神经分支阻滞来止痛。

首次诊断性神经阻滞的药物为安慰剂 0.9%生理盐水，若出现止痛效果也不能完全否认有器质性病变，但是有器质性病因的患者，其效果大多是短暂的；而用安慰剂阻滞后长期有效时，则可认为是心理性疼痛。

用安慰剂获止痛效果后，下一步要作交感神经阻滞。例如，星状神经节阻滞能选择性地阻断支配头、颈、上肢的交感神经，而不能阻断体神经。在做出诊断之前，首先要确认支配疼痛部位的交感神经是否已被阻滞，为此查看皮肤温度是否上升，交感神经电反应是否消失，还应确认感觉并未被阻滞。如果交感神经阻滞后获止痛效果，则应反复进行交感神经阻滞，依次改善疼痛达到治痛目的。

若用交感神经阻滞达不到止痛时，可阻滞支配该疼痛部位的体神经。例如，用星状神经节阻滞不能消除手部疼痛，则可选用臂丛神经阻滞或相应的各部位末梢神经阻滞，如此，在很多情况下疼痛会消失。选用体神经阻滞后疼痛消失时，则可继续进行该神经阻滞治疗。应该指出，末梢神经也包含交感神经纤维，因此为搞清引发疼痛的机制，应首选交感神经阻滞为好，然而某些病例的疼痛机制却很复杂，与交感神经和体神经均有关。

如果交感神经阻滞和体神经阻滞均很完善，疼痛仍然不能缓解、消失，则表示疼痛病因在中枢。用神经阻滞不能消除疼痛的病症有：中枢神经病变、心理因素等，此时采用神经阻滞疗法则难以奏效。

（四）实验室检查

1. 血常规 疼痛伴发热患者，急性细菌感染白细胞总数常升高，严重者可达 20×10^9/L 以上，有明显核左移。

2. 红细胞沉降率（ESR）

（1）风湿热、结核病有无活动性。

（2）疼痛伴肿块的患者，有助于明确肿块性质，良性时正常。

（3）对初诊患者判断有无炎症及其类型。血沉增快＋白细胞总数增多，可能为细菌性急性炎症，血沉增快＋抗“O”增高；可能为风湿热。

（4）对某些疼痛患者，可用血沉判定是功能性或器质性疾病。如心前区痛，心肌梗死时血沉增快，心绞痛时血沉正常。创伤致组织坏死时血沉增快。

（5）多发性骨髓瘤，血沉明显增快，系统性红斑狼疮、肝硬化等血沉也增快。

（6）老年、体弱、慢性消耗性疾病时血沉增快。

3. 出血时间、凝血时间　对进行疼痛治疗的患者需判断是否有出血性疾病，例如，选用硬膜外置管法等有创治疗时，需作此项。

4. 血浆尿酸测定

（1）夜间突发性关节痛患者、慢性关节痛伴结节患者，可疑痛风发作时，痛风患者此项显著增高。

（2）痛风患者判断治疗效果时。

（3）与其他项目配合作为判断肾功能的指标而用。

（4）糖尿病患者血中尿酸增高说明病情较重。

5. 抗链球菌溶血素“O”　协助诊断风湿热，应与临床症状、血沉、白细胞总数等结合作全面分析。

6. 类风湿因子凝集试验　用于诊断类风湿性关节炎。正常人约有1%～4%呈弱阳性。某些结缔组织炎、慢性肝炎、结核可呈弱阳性反应。

7. 血清钙　主要用于疼痛临床常见的骨质疏松症病因的鉴别诊断及治疗过程中血清钙动态变化，防止高钙血症的发生。

8. 尿常规　对以下情况应检查尿常规：

（1）腰痛有脊肋角压痛或叩击痛时应作尿常规检查。

（2）末梢神经炎患者应查尿排除糖尿病或作为动态观察指标。

（3）腹痛、怀疑胰、肝疾病时应检查。如肝脏有损害，尿胆红素呈阳性，胰腺炎患者尿淀粉激活性增高。

（4）尿铅、砷、汞、氟定量检验，有助于相应毒物中毒的确诊。

9. 脑脊液　临床仅在可疑有中枢神经系统疾病时才作CSF检查，包括脑炎、脑膜炎、脑血管病、脑肿瘤。除了解各项正常值以外，还应注意压力（成人侧卧：70～180mmH_2O）。当蛛网膜下腔出血时，脑脊液颜色呈均匀血性。

第四节　疼痛性疾病的治疗原则

疼痛性疾病的病因复杂，表现的症状各异，患者对疼痛耐受的程度和治疗的反应个体差异很大。因此，在临床上治疗的个体化、灵活性也较大，目前、很难界定统一的治疗标准。反之，也正因此而很有必要制定一个从宏观上概括的，且为多数人认同的治疗原则，以保证医疗质量和医疗安全。现归纳如下：

（一）先诊断、后治疗的原则

1. 重视诊断和鉴别诊断　多数疼痛性疾病的诊断较为困难，且常被疼痛症状掩盖了原发疾病，以致误诊、漏诊、延误病情。如是，轻者给患者增加痛苦和经济负担；重者可因失去治疗的最佳时机而致残或丧生。因此，必须树立“治痛先诊断”这一正确的、传统的医疗行为观念，走出“轻诊断、重治疗”的误区，应该牢记：诊断是“矢”，治疗是“的”，在医疗过程中要“有的放矢”，如果诊断差之毫厘，治疗将谬之千里。

2. 诊断性（或症状性）治疗，必须目的明确　众所周知，疼痛性疾病并非一次检查所能确诊，但在多数情况下患者疼痛难忍，常需即时（暂时）止痛。为此，从“以患者为中心”、“痛患者之所痛”的角度，应该采取对症（症状性）治疗，暂时控制/缓解疼痛，这也是医生的职责。然而，这种措施绝不是最终目的，更不是不再需要进一步诊断和确诊，应该说这是一种诊断性治疗，因此，必须密切观察“治疗”后的反应，以有助于确诊。切忌发展形成“头痛医头、脚痛医脚”的形而上学的思想作风。

3. 复诊时应核实诊断的正确性　对复诊患者，应通过首诊的各项特检、检验结果和（或）治疗效果，复核、证实首诊诊断是否正确，如有错误应即时予以纠正或进一步检查。二次复诊仍无法作出诊断或诊断性治疗无疗效者，应请上级医师会诊乃至邀请相关学科会诊，务求得出明确的诊断。

（二）合理用药，以有效、安全为主的原则

合理用药的定义是“用药正确、保证疗效、剂量恰当、治疗期限合理，而且用药后产生的危害性极小”（WHO）。

1. 药物治疗　是应用最多的治疗方法，所用药物应以最新的、科学的、成功的研究结果为依据。

2. 规范用药　规范用药是保证有效、安全的关键，仅以应用最广泛、频率最高的止痛药为例，对癌性疼痛应按照 WHO 三阶梯药物治疗，口服为主，主动按时给药、按阶梯给药、个体化给药的原则。

对非癌性疼痛疾病、应用 NSAIDS 药物时，要坚持疗程，不宜频繁更换和/或同类药物重叠使用。尤其是非甾体类抗炎镇痛药物重叠使用不仅不能提高疗效，反而增加不良反应。

特别对糖皮质激素（甾体类）药物，应严格掌握适应证和禁忌证，注意和记录用药剂量、日期和总剂量。

3. 及时评价疗效选择和判定药物的疗效，不应以一时的短期疗效来判定，必须以远期预后为终点，作为疗效评价。

4. 联合用药　要注意配伍禁忌，提倡单方剂对症下药，不推荐多种药物混合，尤其是向关节腔内、硬膜下间隙注药。反对用药配伍的随意性。

（三）先简后繁，先无创、后有创，保护组织，先可逆后毁损的原则

1. 选择治疗措施应以安全、有效和术者熟练掌握者为首选方法，不可追求技术不成熟的方法，或盲从选择、实施其他疗法。

2. 实施各种治疗措施，应按照先简单易行、无创伤、痛苦小；后复杂、有创、风险多的顺序考虑选用。即以能用简单、无创、安全的措施达到治疗目的为原则。例如，先考虑口服给药、经皮电神经刺激疗法，后采用注射、阻滞疗法及介入疗法。

3. 神经阻滞疗法应根据疼痛部位，判定其支配的神经，再决定预阻滞的神经性质和部位。并应遵照“先末梢后中枢、先可逆后不可逆（损毁）”的原则。比如治疗初发的三叉神经痛，应先阻滞患病（疼痛）支，效果不佳或无效时，再阻滞半月神经节。所用药物或方法，也应是首选可逆性、不破坏神经功能者，必要时再施以药物或物理性毁损的方法。

（四）相辅相成，综合治疗的原则

1. 疼痛诊疗科治疗痛症是以神经阻滞为重要手段（措施），但并不应排斥其他疗法，要和局部、全身治疗相辅应用、以获得最佳疗效和最小副作用为原则。

2. 疼痛性疾病患者，常并存（夹杂）几种疾病及合并心理障碍，应根据不同/或多种病因之特点，身心兼顾，标本兼治。

3. 实践证明，不少疼痛性疾病只靠某一专科（尤其是年轻的疼痛科）或单一一种疗法很难奏效，应虚心向相关学科学习，采用中西医药、跨学科、多元化措施治疗，以提高疗效和不断发展。

（五）节省医疗资源，减轻医疗负担的原则

1. 在选择各种疗法和所用药物时，应考虑患者获益和经济负担之比，依据获益、风险和经济负担择优而定。

2. 在“以患者为中心”的前提下，注意将有限的医疗资源及最小的代价，获取最高的医疗质量（效果）。

3. 合理利用医疗资源，发挥各级医疗机构的特点和功能，对某些慢性疼痛性疾病在条件允许的情况下，可以开展家庭病床。

（六）保护患者生理功能，提高生活质量的原则

1. 尊重患者的意愿，在医疗行为中尊重患者的知情权。选择各种治疗，尤其是风险较大、后遗症、合并症较多的治疗措施之前，应向患者、家属解释清楚，并征得同意后方可施行；必要时应由家属签字，甚至需经科（院）级领导批准及经有关部门履行法律手续。

2. 在选择治疗方法和实施过程中，应严格执行保护组织、保护患者生理功能的基本要求；必须首先考虑术后患者的尊严和伦理道德不受损害，决不可轻率地采取破坏组织、器官；损毁仪容或损害生理功能的治疗措施。

3. 施行特殊治疗或试验性治疗及开展新疗法之前，应持科学态度，须经周密的准备和预试验，并经请示院（科）级领导（有条件最好能征得该专业专家）审核、批准。

第五节 疼痛诊疗的管理

疼痛门诊是疼痛科对疼痛性疾病的患者进行诊断、治疗工作最基本的单元，是开展该项业务的起始点；也是接待疼痛患者和宣传有关疼痛治疗专业的前哨阵地。它的规范化管理，不仅直接影响着每一位来诊患者的疗效和安危，而且关系到整个疼痛专业的诊疗范围、医疗质量和健康发展。故而对疼痛门诊、包括病房的管理，决不可等闲视之，必须符合三准入（人员、项目、业务）的要求，建立健全各项规章、制度和质量控制目标管理，以保障医疗质量和医疗安全。

一、疼痛（诊疗）门诊工作的管理

1. 疼痛（诊疗）门诊是一个独立的特色门诊，行政管理隶属于门诊部（门诊办公室），必须接受其领导，遵守医院、门诊部的有关规章、制度。其医疗业务、行政领导由科主任直接负责，或指派专人具体负责疼痛（诊疗）门诊的具体工作。

2. 门诊须有固定的诊室、治疗室、观察室和候诊区；由门诊部统一安排在适当的区域（位置），以便利患者挂号、取药、就诊和治疗。

3. 门诊须有固定开诊日期、时间及应诊人员，并应公布于众，以利患者就诊和监督。

4. 门诊应直接对外开放、挂号，具有独立诊断和处置疾病以及邀请和接受科间会诊的权利和义务。

5. 门诊须制定作息时间，并做好开诊前准备和结诊后的安全工作、按时开诊和结诊。

6. 门诊应执行首诊医师负责制和三级医师会诊制度。

7. 门诊应固定高年资医师或一年轮换，以利工作。其他低年资医护人员可定期轮转、培训，但起码固定半年。

8. 候诊区布置有有关疾病的防治、疼痛诊疗知识以及就诊须知/或注意事项等内容的宣传栏。

二、疼痛（诊疗）门诊医生的职责

1. 树立良好的医疗作风，以患者为中心。对患者应热情接待、耐心解释，积极为控制和缓解患者的疼痛采取相应措施。

2. 认真询问病情、仔细检查，合理利用各项特殊检查，如MRI、CT、ECT、Dopplar等。

3. 重视诊断、鉴别诊断，务求每位就诊患者有印象或诊断。掌握循证诊疗原则，切忌“头痛医头、脚痛医脚。”

4. 合理选择治疗方法，以有效、安全、经济为原则。

5. 尊重患者的知情权，有责任向患者或家属讲清病情，诊治方法和后果，征得同意和谅解。

6. 对疑难、待诊病例，应主动请示上级医师和/或请有关科室会诊。

7. 合理用药、严格无菌操作，避免医源性合并症、杜绝医疗缺陷的发生。

8. 具有科学态度，刻苦钻研业务，进行临床试验和研究工作，不断提高诊疗、技术水平。

三、疼痛（诊疗）门诊的场地和器械、药品管理

1. 门诊须有固定的诊室、专用的无菌治疗和观察室各一至数间。彼此应相邻以利工作。

2. 诊室内应配备必要的设施，诸如诊桌、椅，检查床，屏风、照明，看片灯，血压表及上下水道等医疗用具。

3. 治疗室应具备空气消毒设备，符合无菌要求、杜绝院内感染的设施条件。

4. 治疗室内应常备心肺复苏急救器械（设备）、药品、大输液及氧气，并保证随时可用、用之有效。

5. 实施深部神经阻滞的治疗室，应常规备有生命监护仪。

6. 治疗器材应严格、定期消毒，并应有监测标志及有效日期，注射器尽量使用一次性，以防医源性交叉感染。

7. 观察室（无条件者必须设有观察床）应紧邻治疗室/或诊室，或设有专人负责监护，以保证能及时发现患者治疗后的变化。

8. 观察室应备有急救呼叫系统及必需的急救措施，以备不测。

9. 候诊区应有舒适的座椅、长凳，供患者休息和疼痛剧烈者躺卧。

10. 疼痛（诊疗）门诊区应有导诊台，备轮椅、平车以便利因疼痛而行动

不便之患者。

11. 基本（常用）药品应准备一定的基数，尤其是循环、呼吸急救药品，应由门诊护士专人管理、定期清理。

12. 不存放与急救、神经阻滞无关之药品，尤其是剧毒麻醉药品及处方限制药品，应按规定随用随取，以策安全。

13. 药品的使用，严格执行三查三对制度，不使用过期、非本院药剂科发出的药品。

14. 使用非医保和国家基本药品范围内之药品，应事先与患者讲清，征得同意，以免引起纠纷。

四、疼痛（诊疗）门诊的病历书写

1. 严格病历书写制度，凡挂号来诊者已构成法律效力之医患关系，必须建立病历。病历由本科登记、保管（或医院统一管理）。参加医保患者如需要可为其复制病历。

2. 病历书写内容应扼要、简明，必须包括主诉、现病史、检查（查体）、诊断（印象）和处理。

3. 疼痛的主诉应包括发病时间、疼痛性质、疼痛部位、时间、程度，有无规律等内容。

4. 病历书写字迹要清晰，忌用自造字，并应签名。

5. 首诊病例须详细填写患者（真实）姓名、性别、年龄、住址、联系方式（电话号码）以及就诊日期，留档备查并具有应用价值。

6. 复诊患者必须书写复诊病历，包括治疗效果、不良反应及复查首诊诊断的符合率。

7. 病历是宝贵的资料和法律的依据，应认真积累、登记、分类保管，以便进行随访、总结和科研。

五、疼痛（诊疗）门诊的患者接待和随诊

1. 提高与患者交流的技巧　疼痛患者、特别是慢性疼痛患者，常伴有心理障碍，医生在门诊对患者的接待就是心理治疗的开始和治疗的重要部分。医护人员对患者要热情接待、耐心听取其诉说病情，关心其痛苦和不幸。注意语言、行为的医疗保护作用。

2. 强化“痛患者所痛”的观念　对患者的痛苦应表示理解、同情，详细了解患者致痛的诸多因素（包括心理、社会、家庭等因素）、尽心尽力为其缓解/解除疼痛。鼓励其增强信心，与医生密切配合，调动其战胜疾病的积极因

素，树立“三分治、七分养”的理念。并保护患者的隐私，提高其精神生活质量。

3. 坚持“以人为本”的指导思想　尽量简化诊疗手续，制度要便利患者，可采取一次诊查、多次治疗和一次挂号、收费；连续治疗等便民措施；减轻患者的医疗费用和就诊时间的负担。

4. 每次接诊（复诊或治疗）都应热情接待，主动、详细询问治疗效果，评估疼痛强度之变化，并详细记录，按疗程记录疗效及所用药物。

5. 每年进行一次随访，可采取书面问答或口头询问，对特殊病例应约来复查，以便积累资料。向患者学习，丰富经验，进行总结及临床研究。

6. 对特殊病例、罕见或诊断不清、有教学意义以及对疼痛诊疗提高、发展有价值的病例，应建立通讯联系，根据需要进行随诊。

第六节　疼痛病房的管理

一、疼痛病房医护人员的职责

（一）医师职责

1. 医生应以患者为中心，全心全意为患者服务。

2. 急性疼痛患者入院后，值班医生应即刻检查，并首先做紧急疼痛处理。常规入院患者入院后例行常规检查和处理，主管医生应于 24 小时内完成住院病历书写，并向上级医生汇报。

3. 疼痛患者如合并有并发症，应及时向上级医生汇报病情，并根据上级医生指示及时妥善处理。

4. 主管医生应每天巡视病房 1～2 次，主治医生应每天巡视患者 1 次，科主任每周至少查房 1 次。

5. 对疑难患者治疗前进行全科病例讨论，确定详尽的诊断与治疗计划。治疗期间主管医生应随时向上级医生汇报治疗过程。

6. 主管医生应如实向患者交代病情、治疗方案、治疗效果以及可能出现的合并症等，并由患者或家属全权代表签署手术志愿书。

7. 危险性较大的治疗除由家属全权代表签署手术志愿书外，还应通过律师公证以免发生医疗纠纷。

（二）护士职责

1. 负责接待新入院的患者，介绍住院后的各种制度、病区环境及有关事宜和科内的工作人员。

2. 通过交谈、查体、观察，提出护理诊断，制定护理计划，在24小时内写出护理病历。

3. 即时执行医嘱、完成患者的首次各项治疗及护理。

4. 参加医师查房，了解患者的病情及治疗方案。

5. 帮助患者了解与自己疾病相关的知识，指导如何配合医生治疗，促进恢复健康。

6. 做好病房的消毒隔离工作。

7. 做好药品的保管工作，尤其是毒麻药品。

8. 做好患者出院时的宣教及随访工作。

二、疼痛（诊疗）病房的环境和器械、药品管理

（一）疼痛病房的布局及设施

应为患者创造一个清洁、整齐、安全、舒适、安静的医疗环境，使患者在良好的环境中接受治疗。室内建筑材料应选用无毒，防滑，易于清洁、消毒，颜色淡雅，使患者感觉舒适、温暖、和谐。病区内应设常规治疗室、神经阻滞治疗室，中央设开放式护理站及医生办公室、值班室、更衣室等工作房间。

护理站设在病房中央，便于观察整体病房情况。护理站应配置中央工作台（包括各室信号灯）、办公桌、椅、病历柜、电话机、病员一览表、微机管理系统等。

神经阻滞治疗室须具备独立、专用、门窗严密、符合无菌条件的要求。必须备有监护仪、心肺复苏急救设备、药品，大输液及供氧条件。备有治疗车、治疗器材、药品，无菌柜、轮椅、平车等。

（二）疼痛病房的物品及设备配置

1. 基本设备　担架车、轮椅、床头输液架。

2. 急救设备　氧气管道、简易呼吸器、喉镜、气管导管、氧气面罩、除颤器等。

3. 监护设备　床旁多功能监护仪、血氧饱和度仪、心电图机等。

4. 理疗设备　疼痛治疗仪、激光治疗仪等。

（三）疼痛病房的药品管理制度

1. 护士应根据医嘱，认真、如实开具用药处方（或根据各医院规定），并做好清点、统计、领取工作。

2. 各班护士在使用、执行给药治疗过程中，要认真核对、清点、交接、签字、登记执行，应及时、准确无误。同时向家属及患者做好有关用药的宣教，讲清所用药物名称、途径、注意事项，必要时应取得家属的签字认可。

3. 因患者死亡、自动出院、停药等情况，应及时清点退药或交给家属，并向家属说明缘由。为防止贵重药品丢失，要设专柜上锁保管，并设专人定期检查清点。

4. 麻醉药品管理实行“五专”制度：即专人负责、专柜加锁、专用账册、专用处方、专册登记。

5. 开具麻醉药品的医务人员，必须具有主治医师以上专业技术职务。并经国家药物监督管理局考核，确认能够正确使用麻醉药品者，所开具的处方书写要完整规范。

6. 严格执行麻醉剧毒药品管理制度，护理部人员（或指定有关人员）凭电脑打印的统领单、麻醉处方及用过的麻醉药品安瓿，才能领取度冷丁、吗啡、芬太尼等管制药品。

（四）疼痛病房的病历书写及保存

1. 病历书写

（1）病历书写原则：

1）住院患者病历应在24小时内完成，病历记录应有医师签字才有效。

2）首页与普通病历一样，先记录首页病程。要做到简明扼要、突出重点、准确无误、清晰明了。

3）大病历与普通病历内容相同，对患者姓名、性别、年龄、职业、籍贯、工作单位、地址、电话号码要填写完整。对入院时间、病史、体检、印象诊断、检查、处理意见都要进行详细记录。

4）疼痛专科病历既要体现对疼痛患者常规处理的基本内容，又有突出疼痛专科治疗的特色。尤其对疼痛体征的记录，应写明具体疼痛时间、疼痛部位、疼痛原因、疼痛性质、疼痛程度和治疗过程。

5）认真书写病程志，详细记录治疗经过和变化，评估VAS评分以及症状和体征的变化。并对与患者有关的心理、医疗、社会等问题予以记载。病程要求每天记录；至少也要2～3天记录一次、并请上级医师审阅、签字。

6）对各种医嘱、病情记录、交接班、会诊、患者出院时间也应做好记录。

7）在全部治疗过程中患者应享有这方面的知情权。

（2）病历书写要求：

1）基本要求包括，真实完整，文字精练，字迹清晰，科学性强，表达准确，标点符号运用正确，层次分明，重点突出，关键性情节因果关系交代清楚，及时完成，计量单位标准。

2）住院医师主要承担书写住院病历、诊疗各项记录、病程演变、上级医师查房意见；主治医师审查或补充；主任医师全面审查病案，合格后签字以示负责。

2. 病历保存

（1）现行病历保存制度：该制度虽然陈旧，但是目前依然在国内广泛应用。

（2）传统病历保存对一些疑难病历讨论、上级医师查房、科间会诊、和近年的远程会诊等，使得阅读病历资料明显受到限制。

（3）疼痛（诊疗）科病例与普通病房病例一样，一律由病案室专人按时收取，装订成册后返回各科室纳入病历质量审评阶段，具体审评要求为：

1）每月进行全院病历质量评审，病历质量评审实行三级监督检查制度。

2）一级自我监督，以诊疗小组为单位，主治医师通过查房对病案及时修正并按标准评估，出院时作总评分。

3）二级评审由诊疗单元主任医师全面评价。

4）三级评审由院指定病案管理专家专审，提出评审级别。

5）对病历存在的问题归类总结公布，优秀病历展示奖励。

（4）电子病历保存：

1）微机病历管理系统室病历管理与保存的方向。

2）以病历报告系统为例，经管理系统分为：①主菜单。②病历输入界面。③病历影像报告打印界面。④影像描述模块界面。

三、疼痛（诊疗）病房的患者接待与随访

1. 对已经确诊的患者办理入院手续后，进入病房主要由值班护士负责接待。并全面对患者进行入院安排。

2. 对未经确诊的住院患者，应该由值班医生接待，首先对患者进行全面检查，作出诊断，随后进行常规处理。疼痛患者出院后随访，分为书信随访和电话随访两种。目前最简易的方法为，医生先做好随访问卷内容，然后通过电话将问卷填全，汇总后进行分类及统计学处理。

第七节　疼痛诊疗的护理

一、疼痛（诊疗）门诊的工作内容

1. 做好开诊前准备工作，为患者创造舒适的就诊环境；及治疗室的环境消毒、无菌器械、药品、帽子口罩、手套、拖鞋等准备工作。

2. 安排好就诊患者候诊，首诊患者需建立病历档案，包括填写姓名、年

龄、诊断、治疗及次数、特殊用药、住址和电话等内容。

3. 患者进入治疗室前指导其更换拖鞋（或鞋套）之后，安排患者到指定治疗床等待治疗。

4. 治疗期间要安慰患者，避免患者心情过于紧张影响治疗。对老年、体弱患者进出治疗室时要随身搀扶。

5. 治疗前、后应向患者交代治疗时和治疗后的注意事项以及下次复诊时间。

6. 结诊前应清理诊室、治疗室。治疗所用过之物品应及时按照污物分类处理要求即时处置，应消毒之物品消毒后，放入无菌柜内保存待用。每日门诊结诊后，应及时统计当日门诊工作量，填写日报表上报有关部门及留档保存。

二、疼痛（诊疗）病房的工作内容

1. 负责接待新入院的患者，办理入科手续，入院后查体、身体评估并做出护理计划，书写护理病历。

2. 了解患者的病情及心理状态，做好心理护理及卫生宣教工作。

3. 完成患者的晨、晚间护理，为患者创造一个干净、安静、整洁、舒适的医疗环境。

4. 随时巡视患者，定时测量患者的生命体征和进行VSA疼痛评估，并做好记录。

5. 即时、准确地执行各项医嘱，正确地完成患者的各种治疗，如换药、肌内注射、输液等工作，保证患者治疗的正常进行。

6. 负责领取及保管患者的口服药、注射药、输血、输液药品。尤其要做好毒麻药的管理及登记工作。

7. 配合医师完成各种疼痛介入手术，并做好围术期患者的护理。做好治疗室的空气、物品、物体表面的清洁、消毒工作及检菌监测和记录。

8. 准确填写各种护理文件。

9. 负责办理出院患者住院费用、记账和出院手续。

三、疼痛（诊疗）护理人员的工作制度

1. 护士上岗时服装应干净、整洁。要求着白大衣、白裤子（夏季短裙），戴燕帽，穿白鞋，着白色或肉色袜子。

2. 淡妆上岗，发不过肩，不戴饰物。

3. 使用礼貌用语，服务态度热情周到。杜绝冷、硬、顶的现象发生。

4. 严格遵守劳动纪律。上班时间不脱岗、串岗、睡岗、干私活。

5. 严格遵守各项规章制度，按时完成本岗工作。工作认真仔细，积极主动，杜绝差错事故的发生。

6. 疼痛（诊疗）科的药品管理（见第九节）。

四、疼痛（诊疗）科的消毒管理

1. 医护人员上班时要衣帽整洁，中午或下班就餐、开会时，应脱去工作服。

2. 治疗、换药、处置工作前后应洗手，必要时用消毒液洗手，无菌操作时要严格遵守无菌操作规程。

3. 病房要定时通风换气，每日1～2次空气消毒。

4. 晨、晚间护理用具应一床一套。

5. 患者用过的衣服、单子、被套等应放入污衣袋内，不得随地乱丢。

6. 床旁小桌要一桌一布擦拭。

7. 各种治疗用具包括穿刺针、换药碗、弯盘、压舌板、注射器等用后先浸泡后消毒或灭菌。一次性器具或固定患者本人再次使用，或按规定弃之不应再次使用。

8. 治疗室和换药室每日应紫外线行空气消毒2次，每次40分钟。每月作空气细菌培养一次。（记录每盏紫外线灯使用起始时间，超时限应及时更换）。凡进入上述室内均需遵照各室有关规定执行。

9. 无菌包、容器、敷料罐、持物钳等，要定期更换消毒液，每周高压灭菌1～2次。

10. 所有消毒物品均要写明消毒日期及消毒有效期。

11. 无菌消毒物品与非无菌消毒物品应分别放置。

12. 凡厌氧菌、绿脓杆菌等特殊感染的患者应严格隔离，所用物品均需严密消毒，敷料要焚烧。

13. 患者出院、转院、转科或死亡均应进行终末消毒。

五、疼痛（诊疗）科围术期的护理配合

1. 心理护理　通过对患者安慰、鼓励、启发、疏导暗示等方法，消除患者恐惧、紧张、失望等不良心理反应，鼓励患者树立战胜疾病的信心。

2. 进行护理查体　定时测量体温、脉搏、呼吸、血压、心率和体重，详细询问护理病史，及时留取各种化验标本（血、尿、便）并送检。24小时内完成护理病历。

3. 观察患者疼痛的性质、程度、持续时间，协助医生绘制在VAS表上。

4. 介入治疗的患者于术前一天，按医嘱做好术前准备工作；手术当日按时给予术前用药。

5. 患者治疗后回病房时应认真、仔细接班，并密切观察患者的T、P、R、Bp，防止术后并发症的发生。

6. 治疗后密切配合医生，观察病情和情绪变化。按医嘱实施治疗及按时评估VAS。

7. 治疗后3天换药，注意观察伤口有无感染及愈合情况。

8. 患者出院时应给予出院指导。需定期复查者，告知患者复查时间。

六、疼痛患者的基础护理

1. 心理护理　疼痛患者都伴有不同程度的情绪紧张、焦虑，护士在护理工作中应耐心、周到，态度和蔼可亲，使用安慰性语言，消除患者的紧张情绪。也可以采用让患者听音乐、看电视、读报纸、聊天等方法转移患者的注意力，从而减轻疼痛。

2. 饮食　根据患者的情况给予普食或低蛋白饮食。以营养丰富，易消化，富含维生素的饮食为宜。

3. 生活护理　保证室内适宜的温、湿度及安静的环境，定时为患者作晨晚间护理及清洁卫生工作，保障患者住院期间安全、舒适。

4. 对生命体征的观察　定时测量患者的体温、脉搏、呼吸、血压等各项生命体征。

5. 对疼痛的准确评估　定时观测患者疼痛的部位、性质、程度及持续时间，并准确记录。

6. 防止感染　对介入手术后及硬膜外留置导管之患者，应密切观察其伤口，定时换药，预防感染。对于长期卧床的患者应防治褥疮的发生。

第二章 急性疼痛

第一节 手术后疼痛

【概述】

以往人们认为，接受手术治疗就必然会有疼痛，手术后发生的疼痛是一种自然现象。虽然医护人员对患者的镇痛请求积极处理，但是由于方法和药物的限制，直到目前手术后疼痛在全世界范围内始终没有得到非常满意的控制。手术后疼痛对机体的多器官、系统产生不利影响，不仅对患者手术后的康复十分不利，而且会给患者造成明显的心理创伤，良好的术后镇痛对于减少或预防术后有关并发症以及促进患者康复等方面具有十分重要的意义。

手术后的疼痛总体可以分为两大类，一类是术后即刻疼痛，一般高峰期是48～72小时，产生疼痛主要的原因是手术本身造成的急性创伤（切口和/或内脏器官损伤及刺激和引流物的刺激）有关，属于急性疼痛范畴；另一类是手术创伤本身愈合后发生的疼痛，产生疼痛主要的原因是手术切口愈合后的瘢痕、神经组织损伤和胸、腹膜粘连、周围组织产生继发的异常变化结果，发生时间可以从术后数月到数年不等，一般属于慢性疼痛的范畴。我们在此所涉及的手术后疼痛是第一类—手术后即刻疼痛的治疗。

【临床表现】

1. 术后疼痛是机体对急性创伤的生理反应，性质属于锐痛类，总体来说程度较剧烈，需要及时的缓解疼痛治疗。

2. 术后疼痛对机体产生的影响是多系统性的：

（1）增加心血管系统负担；

（2）降低肺顺应性、通气功能和血氧合功能；

（3）引起内分泌系统功能异常产生负氮平衡；

（4）导致胃肠道功能抑制、恶心和呕吐、尿潴留；

（5）抑制机体免疫系统功能；

（6）使机体的凝血机制发生异常（高凝状态）；

（7）患者产生明显的情绪异常，如焦虑、烦躁、睡眠异常等。

3. 术后疼痛问题目前仍然没有得到满意的控制。

【诊断要点】

1. 手术后绝大多数患者均会主诉明显的切口疼痛。

2. 临床可见由于疼痛刺激所产生的各系统体征（明显的心率、血压和呼吸变化等）及伴随情绪异常（如抑郁、焦虑等）。

3. 实验室检查可以发现内分泌系统功能异常（临床上可见儿茶酚胺类、血管紧张素Ⅱ、醛固酮、皮质醇、高血糖素、ACTH 等多种激素分泌增加而产生机体内环境的紊乱）。

【治疗方案及原则】

（一）药物治疗

1. 阿片类和非甾体抗炎药　可单独口服使用或联合应用，临床存在的主要问题是药物时效和患者需要的镇痛效果之间的差异。长期以来使用的肌注镇痛法已经逐渐被合理的用药方法所替代。

2. 辅助药物　安定类、氟哌啶（氟哌利多）加强镇痛药的作用，也可改善患者的情绪。

（二）单次注药镇痛

躯体或四肢手术可选择使用硬膜外腔单次注药方法进行镇痛，效果基本满意，临床合理用药性差，容易产生副作用，但成本相对较低。

处方：吗啡 1～2mg＋氟哌啶 1mg＋生理盐水→10ml

（三）患者自控镇痛（PCA）技术

PCA 技术是近 20 年发展的新型止痛技术，它的特色是让患者自己尝试控制自身的疼痛，它将传统的一次性口服、肌注或静注用药方式改为小剂量，分次给予，较为客观地满足了个体对止痛药的要求，不仅使镇痛效果趋于完善，而且克服了传统用药不及时、起效慢、镇痛不全和副作用明显的缺点。使患者能主动的面对疼痛，以使因恐惧疼痛而引起的机体一系列恶性循环受到抑制或解除。不仅患者情绪变化，同时使其抗病、抗痛能力增强，临床可达到避免产生有关并发症，促进机体康复的功能。

1. 基本装置

（1）机械控制或微电脑自动控制流量装置、显示和报警装置：由于电子科技的快速发展，除了部分机械泵外，目前多数的 PCA 泵均配置了由微电脑程序驱动的流量控制、显示、异常流量报警和时间锁定等功能，能够确保临床使用过程中的安全性和准确性。

（2）注药泵：在机械力或微电脑程序驱动下能够精确无误的按照预先设置的方案输注药物剂量。

(3) 输注管道和防逆流活瓣。

(4) 储药袋和过滤器：可以根据临床病情和患者的需要选择不同容量的储药袋，同时也方便重复加药。

(5) PCA 按钮和电源：配置 PCA 按钮，方便患者在设定的持续流量不能满足镇痛需要时额外追加剂量。

2. 实施步骤

(1) 首次负荷量：目前全部种类的 PCA 泵在使用之初均要根据病情需要给予不同的首次负荷剂量，以便使患者迅速达到无痛状态，其剂量设置因使用的药物种类、病情需要和年龄等不同因素而异。

(2) 基础流量：基础流量是临床医师设定的持续注入流量，一般显示为 ml/h，精确度较高，可达到 0.1ml/h 水平，其剂量设置因使用的药物种类、病情需要和年龄等不同因素而异。

(3) 追加剂量：追加剂量是临床上患者在使用医师设定的剂量下不能满足缓解手术后疼痛或者缓解不满意的情况下额外追加的剂量，它的设置因使用的药物种类、病情需要和年龄等不同因素而异。

(4) 用药间隔时间：即锁定时间，为再次用药而设定的间隔周期，它的设定因使用的止痛方法不同而异，一般为 5～30 分钟不等。

(四) 经硬膜外腔患者自控镇痛 (PCEA) 技术

PCEA 技术是使用 PCA 泵将小剂量阿片类药物或与低浓度局麻药配伍以均匀一致的速度注入硬膜外腔而发挥镇痛作用的方法，近年来在国内临床上使用较广泛并且取得了理想的手术后镇痛效果。

一般临床使用的方法是在手术结束时或结束前直接经手术过程中使用的硬膜外麻醉导管注入镇痛复合液，局麻药直接作用于神经纤维，阿片类药物通过作用于脊髓有关阿片类受体发挥镇痛作用，两者协同作用，既可以产生良好的镇痛效果，又可以减少阿片类药物用量，降低它们所产生的副作用发生率。PCEA 技术较其他 PCA 方法使用阿片类药物用量小，只要首次量、基础持续流量根据病情调整适当，临床上很少发生呼吸抑制，但是 PCEA 的操作技术性和无菌性要求高。

第二节 胸科手术后疼痛

【概述】

胸腔手术切口长，需要撑开肋间隙或切断肋骨或劈开胸骨，创面较大，由于胸廓参与正常呼吸运动，因此术后稍有疼痛即可觉察。术后常规放置的引流管随呼吸运动又刺激伤口，加剧疼痛，患者多自行限制呼吸运动与抑制咳嗽反射或相伴随动作，以减轻疼痛。故此，胸科手术后疼痛治疗需尽量取得使患者满意的镇痛效果，否则，易出现心肌缺血与心肌梗死、肺不张与肺部感染等并发症。

【临床表现】

胸科手术后疼痛对中枢神经系统可以产生兴奋或抑制，表现为精神紧张，痛觉过敏，烦躁不安，严重者可发生虚脱、甚至神志不清。心血管系统可见心电图 T 波及 ST 段改变，呼吸浅快，通气功能下降。内分泌系统中多种激素释放，促合成代谢的激素水平降低等。心脏及大血管体外循环术后，需要呼吸循环支持，术后镇痛治疗虽非主要问题，但疼痛剧烈可出现烦躁、对抗呼吸机、血压升高、脉搏增快、出汗等症状。

【诊断要点】

具备上述临床表现、症状与体征。辅助检查见心电图 T 波及 ST 改变，血糖升高，血白蛋白降低，高血钠，血钾降低，血中尿素、肌苷升高，外周血淋巴细胞减少，白细胞增多等。

【治疗方案及原则】

（一）治疗原则

1. 在麻醉药物作用未完全消失前应主动预防给予镇痛药。

2. 应用镇痛药物前应检查手术局部情况，以确认疼痛原因。

3. 镇痛药物应用间隔时间应尽量延长，以减少用药次数，或采用连续微量给药法。

4. 镇痛药用药时间通常不超过 48 小时。

5. 镇痛药应使用最小有效剂量。

（二）治疗方案

1. 麻醉性镇痛药的应用　吗啡 0.1～0.14mg/kg 肌注或 0.04～0.08mg/kg 静注。

2. 肋间神经阻滞　在手术结束关闭胸腔前应用 0.5%布比卡因沿胸壁切口至椎旁的肋间神经注射，每点 5ml。或术后在患侧背部，胸壁距正中线 8～10cm 处行肋间神经阻滞。

3. 硬膜外腔镇痛　术前先行硬膜外腔穿刺置管，术毕予以 PCEA 持续镇痛。常用配方为吗啡负荷量 2mg，持续给药吗啡 0.1mg/h 加用布比卡因或罗哌卡因 10mg/h；或用芬太尼负荷量 2μg/kg，持续给药芬太尼 0.05～0.1μg/kg。

4. 静脉持续镇痛　术毕前开始行 PCIA 持续镇痛，常用配方为芬太尼 0.02μg/(kg・h) 加氟哌利多 2μg/(kg・h) 和咪唑安定 0.004mg/(kg・h)；

或用曲马多0.8mg/(kg·h) 加氟哌利多0.002mg/(kg·h)。

第三节 婴幼儿、儿童术后疼痛

【概述】

疼痛反应是神经系统的特有功能，具有保护机体、反映伤病的积极作用，同时亦可对机体造成伤害与引起强烈反应。小儿较成人更易遭受此种伤害，反应更为强烈，但其对疼痛及治疗效果的感知、反应不同于成人，因而需赋予更多的精力与关心。

【临床表现】

小儿在完全清醒状态时，年龄越小越易感知疼痛，对成人的一般刺激，在小儿即可成为具有伤害性的致病因素。小儿难以用激烈的词汇描述疼痛，且往往用夸张的行为表现疼痛，但一些生理生化指标如呼吸加快、心跳加速、血压升高、颅内压增高、代谢加快、氧耗量增加、血浆及脑脊液中β-内啡肽变化可体现小儿对疼痛反应的剧烈程度。小儿常以肢体的畸形或放弃某一部分肢体的功能为代价来避免或减轻疼痛。由于神经系统的易疲劳性，其在手术后多能很快恢复平静。

【诊断要点】

具有上述疼痛刺激反应的临床表现、症状与体征。小儿对术后疼痛反应程度的差异较成人更为明显，诊断时应尽量多考虑小儿的健康状况、体质、环境、教养、文化程度、智力、记忆力；对疼痛的体会、语言表达能力与心理、情绪状态；父母对患儿疼痛的反应、表现、态度等因素，以避免造成诊治中的差错。

【治疗方案及原则】

（一）治疗原则

1. 正确评估小儿术后疼痛的程度。

2. 小儿在药物的吸收、分布、代谢及排泄方面均与成人有不同，用药应根据小儿特点，防止用药过量或蓄积。

3. 减少全身用药，尽量选用局部用药。

4. 镇痛用药持续时间不应超过48小时。

（二）治疗方案

1. 全身给药　轻中度术后疼痛可口服或直肠给药，如布洛芬3～10mg/(kg·6h) 口服或15～20mg/(kg·4h) 直肠用药；吗啡0.2～0.4mg/(kg·6h) 口服或0.3～0.6mg/(kg·12h) 直肠用药。静脉PCIA镇痛：新生儿吗啡

0.01～0.02mg/(kg·h)；儿童用吗啡 0.01～0.06mg/(kg·h) 或芬太尼0.1～0.2μg/(kg·h)。

2. 周围神经阻滞　伤口周围可用局麻药浸润或神经阻滞，对呼吸循环影响小，无恶心呕吐等副作用。可用 0.25%罗哌卡因 1～2mg/kg。

3. 骶管阻滞　7 岁以下小儿阻滞范围广。用 0.125%～0.25%罗哌卡因，阻滞每一节段所需的毫升数为 0.056×体重（kg），可加用吗啡 0.04mg/kg。

4. 硬膜外腔阻滞　小儿硬膜外腔阻滞血流动力学稳定性好，可用于 4kg 以上或 3 个月以上小儿的胸腹部手术后镇痛。如吗啡负荷量 0.03mg/kg，持续给药吗啡用量为 0.01～0.02mg/(kg·h)；或 0.06%～0.1%罗哌卡因液中加入芬太尼 2μg/ml，负荷量 0.5～0.75ml/kg，维持量 0.1～0.3ml/(kg·h)。

第四节　分 娩 疼 痛

【概述】

长期以来，由于传统或历史的原因，产妇正常的分娩过程伴随的疼痛长期以来被认为是人类一生中必然经历的一种自然现象而一直处于被忽视的状态，实际上此类疼痛的程度在多数情况下均非常剧烈。即使在医学技术日新月异发展的今天，不论发达国家或发展中国家仍有相当比例的产妇在遭受分娩时剧烈疼痛的折磨。为产妇提供无痛苦、对母婴生理功能影响小、安全而清醒的分娩镇痛技术作为现代文明和发展的标志之一，将必然逐渐会在全世界范围内成为现实。随着现代医学的不断发展，近十年随着患者自控镇痛（PCA）技术成熟和新药的不断出现，会使分娩镇痛过程中对产妇、胎儿及产力的影响逐渐降低到最低程度，使分娩镇痛的安全系数保持在最佳范围。

【临床表现】

分娩疼痛的过程是从开始出现规律宫缩至胎儿、胎盘娩出为止，通常分为 3 个阶段，分别有不同的特点。

（一）第一产程分娩疼痛

大多数的资料提示，第一产程中的疼痛主要为宫缩时对子宫下段和宫颈扩张、牵扯的结果，而宫缩时子宫肌层缺血，也可能与宫缩痛有关。第一产程的分娩痛也牵涉至相应的脊神经节段所支配的皮区，潜伏期感到 T_{11} 和 T_{12} 皮区的疼痛和不适。随着产程进展到活跃期，宫缩增强，T_{11} 和 T_{12} 皮区疼痛加重，呈锐痛或痉挛性疼痛，且扩散至相邻的脊神经（T_{10} 和 L_1）皮区。其疼痛不是牵涉至整个皮区，而是在一根或几根脊神经皮区更剧烈。

（二）第二产程分娩疼痛

宫口开全后，除了子宫体的收缩和子宫下段的扩张引起相应皮区的疼痛外，先露部对盆腔组织结构的压迫以及对骨盆出口及会阴的扩张成为新的疼痛原因。与躯体表面部位疼痛一样，会阴痛为锐痛，且定位准确，主要局限在阴部神经支配的区域，可通过阴部神经阻滞消除疼痛。第二产程的牵涉痛表现为第一产程末和第二产程，许多孕妇出现股部，较少见腿部的疼痛、烧灼感和痉挛性不适。

【诊断要点】

（一）症状

Mcgill 将疼痛的级别指数分为六级，分别表示为：无疼痛、轻度、中度、重度、剧烈的和非常剧烈的疼痛，用此法进行的研究发现，10％的初产妇、24％的经产妇有轻、中度疼痛，两组各有 30％的重度疼痛；38％的初产妇，35％的经产妇感到剧烈疼痛；23％的初产妇，11％的经产妇感到非常剧烈的疼痛。这些疼痛的性质为：锐痛、痉挛性痛，令人痛苦的痛，跳痛、刺痛。

（二）体征

1. 第一产程的疼痛部位主要在下腹部、腰背及骶部。胎儿位置异常或骶骨外形变异可导致最低位的腰骶部疼痛。疼痛最为剧烈往往发生在宫颈扩张到 7～8cm 时。

2. 第二产程子宫的疼痛传导仍经 T_{10}～L_1 传递，而盆腔脏器（如膀胱、尿道、直肠等）的压迫或牵引痛则经过骶神经节传递。疼痛可表现为下腰部、大腿、小腿及会阴部疼痛。

3. 第三产程时子宫容积缩小，宫内压力下降，牵拉感消失，疼痛也明显减轻。

（三）辅助检查

了解妊娠晚期母体各系统的变化，有利于分娩镇痛的实施，应做必要的辅助检查。

1. 超声心动图或心电图检查　可发现心排血量增加，心肌可呈轻度肥厚，ECG 示心脏左移，电轴左偏。

2. 妊高征的孕妇应进行血流动力学监测。可出现动脉压和中心静脉压升高。

3. 血气及呼吸功能监测　合并有严重心肺疾患者：如肺水肿、严重贫血、心肺疾病等，易出现低氧血症、高碳酸血症和呼吸性酸中毒。

4. 血生化及血液系统检查　Ca、Mg 减少，血糖升高，血浆纤维蛋白比非妊娠期妇女约增加 50％，妊娠末期可达 5～6g/L，血沉加快，血蛋白减少。

5. 内分泌检查　催乳素分娩前达高峰，为非孕妇的 20 倍。血清皮质醇增加，血清胰岛素增高。

【治疗方案及原则】

（一）治疗原则

关于分娩疼痛治疗方法的选择，应尽可能避免对胎儿的影响并不影响产程，理想的分娩镇痛必须具备下列要求：

1. 对母婴无影响；

2. 易于给药，起效快，作用可靠，满足整个产程镇痛的要求；

3. 避免运动神经阻滞，不影响宫缩和产程；

4. 产妇保持清醒，配合助产师完成分娩；

5. 必要时可满足手术的需要，达到理想的麻醉；

（二）常用的分娩疼痛治疗方法

1. 区域阻滞镇痛或麻醉　近年来越来越多的国家将区域阻滞镇痛或麻醉应用于分娩镇痛。最常用的方法有：①连续腰部硬膜外阻滞；②蛛网膜下腔阻滞（腰麻）；③宫颈旁或阴部神经阻滞；④连续骶管阻滞。

此类镇痛方法的逐渐应用与普及主要在于它具备以下优点：①与其他方法相比，区域阻滞和麻醉效果确切；②无麻醉时误吸的危险；③可以消除分娩痛反射对机体的影响；④应用低浓度局麻药即可以阻滞伤害性感觉纤维，而不影响躯体运动纤维；⑤方法运用正确时并发症少，对母婴无明显抑制；⑥对产程无明显影响；⑦连续硬膜外阻滞可用于分娩镇痛，需要时可及时改为剖宫产手术的麻醉；⑧产妇在分娩时可保持清醒状态，能够体验到积极参与分娩并与婴儿即刻接触的快乐感。与之相反，此类方法的缺点和局限性为：①医护人员必须具备熟练的操作技术方能完成；②可以引起过早的会阴肌肉松弛而干扰胎儿内旋转机制，增加枕后位和枕横位的发生率；③会阴镇痛可影响屏气反射，可能延长第二产程或需要产钳助产。

在实施区域阻滞和麻醉时，麻醉医师必须做到：①对产妇的疼痛产生机制和麻醉药理学有全面的了解，必须具有熟练的操作技术和丰富的临床经验；②了解可能发生的并发症的预防和抢救措施；③操作前必须确保通畅的静脉液路和完善的抢救设备；④应用前需取得产妇同意，否则无特殊情况不可擅自应用；⑤有禁忌证时绝对不用；⑥实施镇痛期间必须连续监测血压、脉搏、呼吸和/或血氧饱和度。

（1）连续硬膜外阻滞：20 多年来硬膜外阻滞是用于分娩镇痛最常用的方法，在英、美等国家大多数产妇选择连续硬膜外阻滞镇痛，其疼痛缓解的有效率可达到 85%～95%。

1）适应证：①疼痛剧烈，产妇强烈要求止痛，或惧怕分娩痛；②高血压危象（包括子痫和先兆子痫）；③多胎妊娠；④早产或高危胎儿；⑤臀位和剖宫产前；⑥子宫收缩不协调。

2）禁忌证：①穿刺部位感染；②血液病或正接受抗凝治疗；③低血容量、严重贫血及休克；④脊柱畸形、过度肥胖、穿刺有困难；⑤子宫出血或先兆子宫破裂；⑥宫缩异常或头盆不称及骨盆异常；⑦产妇拒绝或紧张害怕。

3）临床操作：①穿刺点：常规的硬膜外穿刺点常选择腰2～3至腰4～5椎间隙，向头端置管3cm。双导管法穿刺时，一点选择腰2～3椎间隙，向头端置管2～3cm，另一点选择腰4～5椎间隙向尾侧置管2～3cm，或者骶管穿刺。②常规注药方式及剂量：临床常用的局麻药为0.125%～0.25%布比卡因，也可以选择1%利多卡因。试验剂量2～3ml，观察5分钟。常规阻滞给药剂量一般为10ml左右，阻滞平面在胸10～腰5。节段性阻滞初起剂量常为5～6ml，阻滞范围在胸10～腰1，当疼痛放散至骶尾及会阴时追加剂量10～12ml。双导管法时，在第一产程初上管给药为4～5ml，阻滞平面为胸10～腰1，第一产程后期下管给药5～7ml，阻滞骶尾部及会阴区域。再次追加剂量根据开始的阻滞平面调节，一般将麻醉平面控制在胸10以下，主张在第一产程末期停止注药。注药后切忌平卧位，可取半卧位，或每5分钟变换左右侧侧卧位一次。注药时间多选择在第一产程加速期，初产妇宫口开5～6cm，经产妇宫口开3～4cm时较为适宜，以避免因用药太早而引起宫缩停止。硬膜外阻滞后，多数产妇疼痛明显减轻，但仍保留宫缩的感觉。硬膜外镇痛不会延长甚至可能缩短第一产程，在第二产程中应严格掌握用药量并指导产妇有效地屏气，否则会影响第二产程。镇痛后产妇能安静休息，主动配合分娩，避免了因疼痛而引起的并发症，阻滞平面控制在T_{10}以下时也不会对胎儿产生影响。

（2）硬膜外连续滴注镇痛：硬膜外间断给药往往因局麻药追加不及时而影响镇痛效果，近年来临床已开始应用硬膜外连续滴注局麻药镇痛法，目前硬膜外自控镇痛技术（PCEA）也逐渐应用于产科分娩镇痛。它的主要优点：①镇痛作用持续而稳定，特别是对母体循环影响小；②局麻药应用剂量小而浓度低，母体局麻药中毒机会小，还可以防止快速耐药性；③无明显运动神经阻滞，不影响第二产程中的产妇屏气运动。应用方法一般先注入试验剂量及首次全量，待出现阻滞平面后即可开始一定浓度的匀速滴入。常用药物为0.10%～0.25%布比卡因，滴注速度一般主张8～20ml/h，母体最高血药浓度不超过0.96μg/ml。PCEA时滴注药液每次3～5ml，锁定时间10分钟，可先应用0.125%布比卡因10ml加芬太尼50μg单次注入，随后用0.1%布比卡因5ml加芬太尼2μg/ml，锁定时10分钟，每小时布比卡因最大量15mg，芬太尼

30μg，镇痛不全时可追加0.25%布比卡因4ml/h。罗哌卡因的推荐浓度和给药速度分别为2.0mg/ml和6～14ml/h，对产妇运动神经阻滞较轻，助产率明显降低。将小剂量阿片类药物与低浓度局麻药配伍使用取得了理想的临床效果。常用的组合配方有：

1）处方1：芬太尼-布比卡因，此配伍能显著增强止痛效果，减少局麻药用量，一次性注入可选用0.125%布比卡因加芬太尼50μg共10ml，持续滴入。浓度为0.0625%～0.125%布比卡因加芬太尼1～2μg/ml混合液，滴速为10ml/h。

2）处方2：舒芬太尼-布比卡因，单次给药为0.125%布比卡因加舒芬太尼3～20μg 10ml，静脉滴注给药为0.125%布比卡因加舒芬太尼0.1～0.2μg/ml，滴速10ml/h。也有报道应用舒芬太尼5μg加0.0312%或0.0625%布比卡因可获得满意的镇痛效果，低血压发生率低。

3）处方3：布比卡因-可乐定：单独应用可乐定镇痛作用弱，与布比卡因配伍可延长镇痛时间，O'Meara报道应用0.025%布比卡因加可乐定120μg，镇痛作用时间平均114.5分钟，而单用布比卡因仅53分钟。可乐定的应用尚待研究。局麻药与阿片类药物联合应用对产程无明显影响，对新生儿的影响与剂量有关，对母体常见的副作用有瘙痒、尿潴留、恶心、呕吐等，可用纳洛酮拮抗。

（3）宫颈旁及阴部神经阻滞：此方法操作简单，常用于第一产程和第二产程以缓解宫缩痛，术者以示指和中指并拢伸入阴道触及宫颈，用22G穿刺针沿手指引导方向进入，稍越过指尖在子宫穹隆相当于4点和8点位置穿刺，抽吸无回血，注入0.25%布比卡因8～10 ml，或1%普鲁卡因、1%利多卡因同等剂量，总量以不超过20ml为宜。为确保安全，常于阻滞一侧后观察胎心10分钟，无不良反应再阻滞另一侧，以免引起胎儿心动过缓或宫内窒息。阻滞后疼痛可以缓解数小时。对早产儿、胎儿宫内窘迫、胎盘功能不全者禁用。

（4）阴部神经阻滞术：操作时术者以示指和中指并拢进入阴道，触摸到坐骨棘，穿刺针沿手指引导方向进入，在坐骨棘尖端内侧方刺入，触及骶棘韧带时会产生阻力感，回吸无血可注入局麻药，剂量约为10ml。阴部神经阻滞范围小，常需辅助阴阜和大阴唇前部的局部浸润以增强止痛效果。

（5）连续骶管阻滞与麻醉：此方法是硬膜外阻滞的另一种形式，可以较好地缓解分娩痛。用18G长7cm的细空心针骶管穿刺，置入硬膜外导管，使管的尖端抵达骶1～腰5（约8～10cm）椎间。第一产程和第二产程早期注入低浓度局麻药而产生止痛作用。胎先露旋转后或第二产程注入高浓度局麻药，使运动神经阻滞，导致会阴松弛以及胸10～12节段和腰神经节段的不同程度阻滞。此方法主要用于消除会阴疼痛。

2. 经皮（穴位）神经电刺激 经皮（穴位）神经电刺激是一种非药理学技术，第一对电极通常置于胸10～腰1脊神经支配区域的皮肤，其中一对电极置于脊柱中线旁。第二对电极置于骶2～4脊神经支配区域的皮肤两侧。连续发放低强度高频率电刺激，当产妇感到宫缩痛时，可以自己增加刺激强度直至出现麻木感。非对照性临床试验表明，约有40%～60%的产妇在第一产程获得了良好的止痛效果，但其中2/3的产妇在第二产程或分娩过程中要求局部止痛。

近年国内有作者经对照临床试验显示：韩氏穴位神经刺激仪（HANS）采用疏密波（D.D波）变频穴位电刺激用于分娩镇痛，选穴分别是一对电极置于两侧的合谷穴，另一对电极置于脊柱正中线的至阳穴（T_7～T_8棘突间）和脊中穴（T_{11}～T_{12}间）。刺激强度合谷穴一般为8～12mA；背部穴位为15～25mA。以产妇能耐受最大强度为宜。结果表明：HANS组较对照组VAS评分降低了33%。另外HANS若复合PCEA，分娩镇痛效果明显增强与单用PCEA相比，局麻药的用量减少38%，PCEA需求次数降低41%（PCEA配方及用法同前述）。

3. 吸入镇痛法 在宫缩阵发期吸入低浓度挥发性气体麻醉药，可减轻宫缩痛，但必须避免产妇意识消失或麻醉过深而抑制呼吸和宫缩。氧化亚氮（N_2O，笑气）镇痛作用强而镇静作用弱，短暂吸入不抑制胎儿和宫缩。产妇保持清醒，吸入30～50秒即能产生有效镇痛，它适用于第一产程和第二产程。一般由产妇自持麻醉面罩置于口鼻部，在宫缩前20～25秒吸入50%笑气和50%氧，于深呼吸三次后即改为30%笑气和70%氧吸入，待产痛消失即移开面罩。

【并发症防治】

1. 区域阻滞镇痛和麻醉的主要并发症为母体低血压、全身中毒反应和高平面脊髓麻醉或全脊麻。为了预防并发症的发生并保证母体和婴儿的安全，阻滞前后应注意补充血容量，一般于阻滞前10分钟开始输入1000ml液体，以避免发生低血压，同时还应注意对主动脉与腔静脉的压迫。实施阻滞是应严格掌握局麻药的用量和操作规范。

2. 经皮电刺激和HANS用于分娩镇痛严格按照操作规程实施，一般不会有并发症发生。但合用PCEA时，需要严格掌握局麻药及芬太尼的剂量，防止出现宫缩抑制和产程延长。

第五节 人工流产疼痛

【临床表现】

人工流产时疼痛主要表现在两个阶段。

1. 扩张宫颈时疼痛主要表现为下腹部、腰背部及骶部的胀痛及相应脊神经支配皮区的牵涉痛。

2. 吸宫时主要是子宫内脏疼痛，呈痉挛性痛或锐痛。

【诊断要点】

结合不同阶段的人工流产疼痛特点及手术步骤，一般不难诊断。

辅助检查：部分病例心电图监测可发现窦性心动过缓，若施行异丙酚麻醉时，部分病例可出现一过性氧饱和度下降。

【治疗方案及原则】

（一）异丙酚、芬太尼复合静脉麻醉

一般异丙酚单次用量为1.5～2mg/kg，不宜超过2mg/kg，以免抑制呼吸和麻醉过深不易苏醒。芬太尼剂量为1μg/kg，实施镇痛时先缓推芬太尼，然后缓推异丙酚，必要时可追加异丙酚1mg/kg维持量。

（二）HANS复合宫颈局麻实施人流镇痛

1. 术前30分钟肌注阿托品0.5mg。操作前由术者实行宫颈局麻，用1%利多卡因5ml。

2. HANS在术前诱导30分钟，然后开始手术，术中持续应用HANS镇痛。选穴：一对电极放合谷、劳宫穴。另一对电极放同侧足三里及阴陵泉穴。频率选择疏密波（D.D波2/100Hz），同步输出。刺激深度以患者能够耐受为宜。合谷、劳宫穴诱导期强度为10～28mA，平均（16.5±4.1）mA；术中镇痛强度为12～28mA，平均（20.1±4.7）mA。足三里、阴陵泉穴诱导期强度为12～28mA，平均（18.2±4.6）mA；术中镇痛强度15～30mA，平均(21.6±4.4）mA。

【并发症防治】

（一）异丙酚人工流产镇痛术

据报道镇痛优良率可达100%，为了防止一过性呼吸、循环抑制，异丙酚用量一般不超过2mg/kg，复合芬太尼剂量以1μg/kg为宜，推注速度不要太快。术中注意呼吸、血压、心率、氧饱和度监测。

（二）HANS复合宫颈局麻于人工流产术镇痛

局麻药注射前重复回抽无血再行阻滞，防止局麻药毒性反应。HANS为了发挥更好疗效，一定要术前先诱导30分钟。本法疗效肯定。据报道对扩宫颈和吸宫时中度疼痛的抑制率明显高于单纯局麻对照组。且人工流产综合征各种不良反应（如恶心、呕吐、出冷汗、面色苍白）的发生率较对照组明显降低，有临床推广价值。较异丙酚全麻操作简便，费用低廉，无呼吸、循环抑制之虑。并发症、副作用极少。安全有效，患者易于接受。

第六节　无痛内镜检查和治疗

【概述】

随着诊疗技术和微创外科技术的高速发展，内镜不仅用于窥视体腔内病变组织，帮助疾病诊断，而且用于更广泛、更有前景的内镜下半侵袭性治疗（如内镜下用激光、微波、注射疗法及喷射药物进行止血等）和微创伤外科手术（如消化道息肉圈套切除术、异物取出术）。与手术创伤相比，内镜检查或内镜下治疗和手术时，给机体带来的痛苦、伤害应激反应、术后并发症等明显减少，也易为患者所接受。

【临床表现】

1. 纤维胃镜检查或治疗性操作期间，主要由于纤维胃镜经过咽喉腔进入食管、胃腔、十二指肠过程中，反复机械性刺激咽喉腔，迷走神经过度亢进，引起剧烈恶心、呕吐，或内镜在胃肠腔来回、左右、上下反复操作引起的胃肠道不适，有时疼痛难忍，被迫中止进一步检查和治疗；

2. 纤维胃镜检查或治疗性操作后，偶尔会有嗳气、腹胀、食欲不振、胃区不适，隐痛，烧灼痛、低热等，可持续数小时甚至数天。

【诊断要点】

1. 有明确的内镜检查史，或内镜下进行了组织活检、摘除息肉等有创操作史；

2. 轻者可无明显临床症状和体征，偶尔可有嗳气、腹胀、食欲不振、胃区不适，隐痛，烧灼痛、低热等，重者多由于相关严重并发症如出血、穿孔所致，需紧急住院治疗和抢救。

【治疗方案及原则】

为减少或消除检查患者在检查期间的精神紧张、恐惧、焦虑、痛苦、憋气，并取得配合，检查前的积极准备和说服解释工作十分重要，否则可使检查或治疗以失败告终。

1. 对患者做好解释工作，争取患者配合，消除或减少对内镜检查的顾虑和恐惧。

2. 检查当天需禁食至少5小时，如患者有胃排空延迟、饱食后或吃了不易消化的食物，禁食时间需要更长，如遇幽门梗阻患者须提前禁食2～3天，必要时需洗胃后才能进行。

3. 咽喉部表面麻醉　目的是减少咽喉部反应，使内镜进入顺利，常用的方法有：

（1）咽喉部喷雾法：于术前10～15分钟用2%利多卡因或普鲁卡因喷雾，间隔数分钟后再喷1～2次。

（2）麻醉糊剂吞服法：于术前吞服麻醉糊剂一勺，约10ml，常同时服一勺去泡剂。

麻醉糊剂的成分为：丁卡因0.5g，甲基纤维素1.7g，尼泊金0.03g，甘油10.0ml，枸橼酸0.1g，香精0.5g，蒸馏水100ml，研磨混匀备用。麻醉糊剂为胶体，除麻醉作用外，并有润滑作用，使进镜顺利。但有些患者对咽喉部刺激不敏感，不行麻醉也能耐受检查。遇对多种药物过敏的患者，为避免过敏反应，可以不用麻醉。

4. 解痉剂　目的是减少胃肠蠕动及痉挛，既减少患者痛苦，又便于观察，常用药物有：

（1）654-2 0.2～0.4mg，im；

（2）阿托品0.01mg/kg，im；

（3）解痉灵（丁溴东莨菪碱）0.4～0.8mg/kg，im。除个别患者有蠕动过多或胃痉挛表现、及在息肉切除或十二指肠检查时应用外，一般不用解痉剂，绝大部分患者皆能顺利完成检查和治疗，且可避免解痉药引起的心率加快、尿潴留、瞳孔散大等副作用。对青光眼、心动过速等患者则不用解痉剂更为安全。

5. 镇静剂　目的是消除患者的紧张、焦虑、恐惧，以取得患者的配合，常用方法有：

（1）安定0.2mg/kg，im；

（2）安定0.1～0.2mg/kg，iv；

（3）咪唑安定0.1～0.2mg/kg，im；

（4）咪唑安定0.05～0.10mg/kg，iv；

（5）异丙酚：负荷量1～1.5mg/kg，维持量1～2mg/(kg·h)，是镇痛最充分的一种方法，可顺利完成检查和治疗，且可避免过度镇静后胃肠肌张力下降和呼吸抑制后低氧血症等不良反应，胃肠肌张力过度降低不仅增强病变部位和深度的判断，而且有增加胃肠穿孔、出血的危险性。

内镜检查经多年临床实践及广泛应用，已证实它有很高的安全性，但也会发生一些并发症，严重的甚至死亡。并发症的发生可能是患者不适宜作内镜检查，或是医生操作不当、动作粗暴，或是患者不配合或不能耐受检查。死亡原因多是出现严重并发症时既没有及时发现、诊断，又未及时治疗。随着内镜高科技含量的提高、操作的娴熟，近年内镜检查的并发症较初期明显减少（0.01%～0.10%以下）。

所谓严重并发症是心血管意外（如心绞痛、心肌梗死、心律失常和心跳骤停）、严重低氧血症、出血、胃肠穿孔、吸入性肺炎，一般并发症包括下颌关节脱臼、喉头痉挛、喉头水肿、食管贲门撕裂或穿孔、咽喉部感染或咽后脓肿、腮腺肿，个别可发生躁狂性精神异常、短暂性脑缺血等。

第七节 烧伤疼痛

【概述】

烧伤科疼痛是一种由伤害性感受器介导的特殊类型急性疼痛，根据临床研究资料报道，在受伤后的即刻或短时间内部分患者疼痛并不明显，患者主诉最明显、最剧烈和最长时间的疼痛是在入院后，尤其在临床上实施医疗操作治疗过程中疼痛的程度最为剧烈，常常难以忍受，其间的经历可谓终身难忘。由于许多年来在临床上烧伤科疼痛未能引起人们足够的重视，所以在整个临床医学范围内烧伤科疼痛的治疗仍是值得继续研究、观察的课题。在Ⅰ度烧伤时以持续性烧灼样疼痛为主；Ⅱ度（尤其Ⅱa）烧伤时由于神经末梢的裸露，受到刺激后产生剧烈的神经痛。临床上应加强对烧伤患者早期疼痛的处理，特别是在进行清理伤口和更换敷料等操作前更应该首先镇痛，尽量减少患者因实施医疗操作治疗过程中所产生的痛苦。逐步在烧伤科内形成一套比较完整的治疗处方、管理制度、工作体系等，最终使其成为烧伤科常规的临床治疗项目，从而将患者从剧烈疼痛的经历中拯救出来。

【临床表现】

1.Ⅰ度烧伤时由于神经末梢受到热损伤，同时明显的皮肤充血、肿胀又挤压了神经末梢，患者表现以持续性烧灼样疼痛为主。

2.Ⅱ度（尤其Ⅱa）烧伤时不仅由于神经末梢受到热损伤后产生结构上损害，再加上由于神经周围组织的脱落使神经末梢裸露在外，受到外界刺激后会产生程度剧烈的神经痛。

3.在进行清理伤口和更换敷料等操作时患者常常发生较为剧烈的疼痛而呻吟不止。

4.烧伤患者由于剧烈疼痛常常产生明显的情绪和心理异常。

【诊断要点】

1. 烧伤疼痛的程度由原发性损伤引起外，还取决于入院后的治疗方法。

2. 在清创、更换敷料或换药过程中患者疼痛程度明显，听到患者痛苦的呻吟。

3. 伴有明显的情绪和心理异常（如焦虑、抑郁或因为害怕疼痛而产生恐惧感等）。

【治疗方案及原则】

（一）口服镇痛药

对于面部以外的烧伤或可以口服的患者，可以使用非甾体抗炎药类（如凯扶兰 25mg/次，3 次/天；消炎痛 25mg/次，3 次/天）、麻醉性镇痛药（美施康定 30mg/次，2 次/天）等。

（二）吸入药物止痛

吸入止痛通常将笑气和氧气以 1∶1 比例混合配制，贮存于瓶内，使用时连续吸入 10～20 秒而发挥止痛效应。笑气是麻醉科医师在 150 多年前开始使用于临床外科手术麻醉过程中的吸入性麻醉气体，是一种无色、具甜味、不燃烧、无刺激性的气体，患者容易接受，但是麻醉性能较低（最低肺泡有效浓度 MAC 为 101％），后来发现 35％～50％的笑气吸入具有较明显的镇痛作用，而且能够使患者保持清醒，对呼吸、循环等生理功能无明显的影响，临床使用时较为安全。临床上通过一套专用设备连接面罩直接给患者吸入而发挥镇痛作用，患者手持面罩，扣住口、鼻或使用咬口塞，视疼痛程度深呼吸 3～5 次或连续吸入 10～30 秒后，移去面罩，即可达到缓解疼痛的目的。

（三）PCA 技术

1. 经静脉 PCA　PCIA 技术是使用 PCA 泵经静脉系统以均匀一致的速度注入镇痛复合液进行镇痛的方法，如果临床使用剂量镇痛不足，患者或家属可以通过 PCA 按钮追加药物以增强镇痛效果，在临床上适用于多数的烧伤科患者缓解疼痛。

2. 经硬膜外 PCA（PCEA）　PCEA 技术是使用 PCA 泵将小剂量阿片类药物或与低浓度局麻药配伍以均匀一致的速度注入硬膜外腔而发挥镇痛作用的方法，如果临床使用剂量镇痛不足，患者或家属可以通过 PCA 按钮追加药物以增强镇痛效果，只要掌握适应证在烧伤科能够取得理想的镇痛效果。

第八节　急性创伤疼痛

【概述】

急性创伤时神经系统兴奋性增强，使内分泌系统活跃、代谢反应亢进，尤其是强烈的应激反应引起肾上腺素与肾上腺皮质激素的产生显著增多。患者可因严重疼痛而处于极度兴奋、焦虑不安状态，一般镇痛药效果不佳，需用强效镇痛药和神经阻滞等方法才能达到满意的疗效。但须注意疼痛部分或完全缓解可能掩盖症状及创伤部位的反应，延误诊断，尤其复合外伤时。

【临床表现】

其表现为心动过速，血管收缩和大汗淋漓；创面或组织移动、体位不当可使疼痛明显加重；患者精神和情绪常处于兴奋、焦虑、恐慌状态；防御反应过强。严重者伴有休克、虚脱、高热等全身症状。

【诊断要点】

包括创伤导致疼痛的临床表现及相应创伤部位的症状与体征。化验检查：血浆17-羟皮质类固醇升高至0.3～0.8mg/L，外周血嗜酸性粒细胞计数下降，尿量减少，尿氨排泄增加，尿醛固酮、尿渗透压升高。

【治疗方案及原则】

（一）治疗原则

1. 正确判断病情。

2. 根据病情选择镇痛方法。

3. 根据创伤部位、疼痛程度、患者全身状况、对镇痛药的反应以及不同镇痛药的药理特点选用镇痛药。

4. 镇痛治疗同时，尽快去除致痛病因。

（二）治疗方案

1. 颌面部及五官创伤后痛　确诊未并发颅脑创伤，可给予局部神经阻滞，或麻醉性镇痛药与神经安定药，如静注或肌注度非（度冷丁和非那根）合剂或度氟（度冷丁和氟哌啶）合剂2～4ml。疑有气道梗阻等呼吸系统功能障碍则不用麻醉性镇痛药，可改用安定、强痛定和曲马多。

2. 颅脑创伤后痛　颅脑伤病情多危重且变化多端，意识往往是反映病情轻重的重要客观指标之一。在闭合性颅脑伤诊断未明确前，应避免使用强效镇痛剂和镇静剂。

3. 胸部创伤后痛　无肺损伤的胸部创伤后痛，可行局麻药神经阻滞，并口服非麻醉性镇痛药。若疼痛剧烈，可静注吗啡2.5～5mg。对于循环稳定的剧痛可选用PCEA，其药物为0.125%布比卡因5～8ml/h；或芬太尼0.5～1μg/(kg·h)；或吗啡0.004mg/(kg·h)加用布比卡因0.2mg/(kg·h)。

伴有肺损伤无明显呼吸功能障碍者亦可采用上述治疗镇痛。如有广泛性肺挫伤，则应注意保持呼吸道通畅，适当镇痛，吸入湿化氧气，支气管内吸痰等。严重呼吸困难者应尽早气管切开，并用呼吸机辅助呼吸，此时可合用麻醉性镇痛药。

4. 腹部创伤后痛 无恶心呕吐等胃肠道症状的单纯腹壁挫伤，可卧床休息，口服非阿片类镇痛药，疼痛较重者可采用局麻药区域神经阻滞。腹腔内脏伤后痛是判断脏器损伤部位、程度和病情发展的重要指标，在腹部创伤确诊前一般禁用麻醉性镇痛药，以免掩盖症状和体征造成误诊。确诊后手术前可予以麻醉性镇痛药如吗啡或芬氟合剂等治疗。

5. 脊柱创伤后痛 脊柱创伤一般疼痛较轻，口服非阿片类镇痛药和采用局麻药区域阻滞即可。如伴有高位截瘫，不用麻醉性镇痛药及对心血管系统有影响的镇痛药。

6. 四肢创伤后痛 四肢损伤时的剧痛和精神紧张是诱发严重休克的主因，确诊后如全身情况允许，应尽早行疼痛治疗。创伤范围较小和疼痛较轻者，可口服非阿片类镇痛药或曲马多，并可适当伍用安定、异丙嗪等镇静剂，也可在创伤部位行局麻药区域阻滞。

对于严重骨折、关节脱位、深部组织损伤伴剧痛者，如无颅脑和胸腹部复合伤，可给予吗啡 5～10mg 或其他强效麻醉性镇痛药。全身情况较差者，则行局麻药周围神经或神经丛阻滞。

幻肢痛和断肢痛是四肢创伤常见痛症，可根据疼痛程度给予口服镇痛药，影响睡眠者伍用镇静安眠药。有残端痛者，行神经末梢或体神经阻滞。对出现反射性萎缩症者，应施交感神经阻滞。如此法效果差时可酌情施行断端探查术。如以上治疗均不能奏效可考虑行脊髓前外侧索切断术。

第三章　头面部疼痛

第一节　偏　头　痛

【概述】

偏头痛是原发性头痛中较为常见的一种，具有反复发作的特点，严重影响人们的生活及工作质量。以国际头痛学会（HIS）诊断标准进行调查，发现美国女性偏头痛的患病率为17.6%，男性为6%。在欧洲国家和世界大多数国家，偏头痛也具有相似的高患病率，而我国的患病率较低。全军脑血管病流行调查组1986年在全国除台湾、香港及澳门外的各省、市、自治区抽样调查发现我国偏头痛的患病率为9852/10万，男女之比为1∶4，发病高峰在25～29岁。我国大陆的流行病学调查结果与国外及我国台湾省的差异很大，可能与调查方法和采用的标准不同有关。偏头痛的患病率可能与人种有一定的关系，美国统计资料显示，白种人女性较非洲裔美国女性偏头痛患病率高，分别为20.4%和16.2%，亚裔美国女性患病率最低为9.2%，这可能提示其发病具有遗传因素。目前对偏头痛的发病机制仍未完全清楚，先后提出了血管源性学说、神经源性学说和三叉神经血管反射学说，但这些学说均需要进一步研究证实和完善。

【临床表现】

偏头痛为一发作性疾病，发作间歇期可无任何不适，发作期可以分为四个阶段：前驱症状期、先兆期、头痛期（有伴随症状）和恢复期。

（一）前驱症状和先兆

前驱症状并不经常出现，且常常不易辨认。尽管常被患者忽略，但如果特意询问头痛前24小时的前驱症状，患者经常叙述的症状如易激、兴奋、功能亢进或抑郁等。

先兆症状中以视觉先兆最常见。闪光幻觉（如点状、色斑、线形闪光幻觉）占感觉异常的75%，其他感觉异常多起自手部，向手臂发展，波及面部、口唇及舌。基底动脉性偏头痛的先兆可表现为基底动脉缺血的表现，如眩晕、构音不清、步态不稳等。其他类型的也可表现为偏瘫及眼肌麻痹等。

（二）头痛期

60%的偏头痛患者头痛位于一侧或以一侧为主。头痛可在同一次发作中转向另一侧或不同发作表现不同侧的头痛。有时也可表现为双侧头痛。头痛的性质多为搏动性头痛，也可表现为胀痛。偏头痛患者的头痛程度为中度至重度。增加颅内压的活动或姿势，如咳嗽、打喷嚏、弯腰、上楼梯等，可加重头痛。若未经治疗或治疗无效，头痛持续时间一般在4～72小时。

头痛时常伴有恶心和/或呕吐。其他伴随症状可能为感知觉增强、畏光、恐声及难闻的气味。有时可能表现为体位性低血压和头晕。发作期患者可能伴有易激、言语表达困难、记忆力降低、精神不能集中等。有时甚至被误诊为精神病。一般在睡眠后、呕吐后头痛缓解。

（三）恢复期

头痛消失后疲劳；女性患者怀孕后偏头痛发作减少。

（四）诱发因素

偏头痛常有一些诱发因素，常见的诱发因素有：

1. 激素作用　如月经来潮、排卵、口服避孕药、激素替代治疗。

2. 饮食因素　如酒精、富含亚硝酸盐的肉类、谷氨酸钠、天冬氨酸、巧克力、过期的奶酪、误餐。

3. 心理因素　紧张、应激释放（周末或假期）、焦虑、生气、抑郁。

4. 行为和环境因素　强光注视、闪烁的灯光、视力集中、荧光、气味、天气变化、高海拔。

5. 睡眠相关因素　睡眠不足、睡眠过多。

6. 药物作用　硝酸甘油、组胺、利血平、肼苯达嗪、雷尼替丁、雌激素。

7. 其他　头部外伤、用力、疲劳等。

【诊断要点】

国际头痛学会1988年将偏头痛分为以下7种类型：

（一）无先兆偏头痛

诊断标准：

1. 至少发作5次，并符合第2～4条。

2. 头痛未经治疗或治疗不成功，持续4～72小时。

3. 头痛特点至少符合以下两条：

（1）偏侧。

（2）搏动性。

（3）中度或重度，影响日常活动。

（4）爬楼梯或类似日常活动使头痛加重。

4．头痛时至少具备以下之一：

(1) 恶心和或呕吐。

(2) 畏光和怕声。

5．至少符合以下之一：

(1) 病史、体格检查、神经系统检查不提示继发于器质性或全身代谢性疾病之头痛。

(2) 病史和/或体格检查和/或神经系统检查提示这些疾病，但可通过合适的检查排除这些疾病。

(3) 有这些疾病存在，但偏头痛首次发作与这些疾病无关。

(二) 有先兆偏头痛

1．诊断标准

(1) 至少发作2次，且符合下列2条。

(2) 至少具备以下4项中的3项：

1) 至少有1或1个以上可逆的反应大脑或脑干局部症状的先兆症状。

2) 至少有1个先兆症状逐渐发展时间超过4分钟或2个以上先兆症状相继出现。

3) 先兆症状持续时间不超过60分钟，如有1个以上的先兆症状存在，持续时间可相应延长。

4) 出现头痛与先兆的间隔时间不超过60分钟（头痛也可早于先兆或与先兆同时出现）。

(3) 至少符合以下之一：

1) 病史、体格检查、神经系统检查不提示继发于器质性或全身代谢性疾病的头痛。

2) 病史和/或体格检查和/或神经系统检查提示这些疾病，但可通过合适的检查排除这些疾病。

2．亚型

(1) 有典型先兆型偏头痛：诊断标准为：

1) 符合以上有先兆偏头痛的诊断标准，还须符合下列第2条。

2) 下列一种或多种类型的先兆症状：①同相视野视觉障碍；②偏侧感觉障碍；③偏侧无力；④失语或无法分类的言语困难。

(2) 先兆延长型偏头痛：诊断标准为：符合有先兆偏头痛的诊断标准，但至少其中一种症状持续60分钟以上但不超过7天。

需要注意的是本亚型极为少见，很难与短暂性脑缺血或脑梗死区别。如影像学提示相关的缺血灶，应考虑为偏头痛性脑梗死。

（3）家族性偏瘫型偏头痛：诊断标准为：

1）符合有先兆偏头痛的诊断标准。

2）先兆包括某种程度的偏瘫，其持续时间可以有所延长。

3）一级亲属中至少有一位相同发作的患者。

（4）基底动脉型偏头痛：诊断标准为：

1）符合有先兆偏头痛的诊断标准。

2）具有两个或两个以上下列先兆症状：①双眼颞侧和鼻侧均有视觉障碍症状；②构音障碍；③眩晕；④耳鸣；⑤听力下降；⑥复视；⑦共济失调；⑧双侧感觉异常；⑨双侧力弱；⑩意识障碍。

（5）有偏头痛先兆但无头痛：其诊断标准为：符合有先兆偏头痛的诊断标准，但无头痛。

（6）先兆迅速进展型偏头痛（migraine with acute onset aura）：其诊断标准为：

1）符合有先兆偏头痛的诊断标准。

2）先兆症状在4分钟内完全出现。

3）头痛未经治疗或治疗不成功，持续4～72小时。

4）头痛特点至少符合以下两条：①偏侧；②搏动性；③中度或重度，影响日常活动；④爬楼梯或类似日常活动使头痛加重。

5）头痛时至少具备以下之一：①恶心和或呕吐；②畏光和怕声。

6）排除血栓栓塞性短暂性脑缺血发作和其他颅内疾病。

（三）眼肌麻痹型偏头痛

诊断标准：

1. 至少有2次发作。

2. 头痛时出现一个或更多的眼动神经麻痹症状及体征。

3. 排除鞍旁病变。

（四）视网膜性偏头痛

诊断标准：

1. 至少两次发作。

2. 发作时出现单眼视野缺损或黑朦，其持续时间少于60分钟。

3. 视觉症状后60分钟内出现头痛，头痛也可在视觉症状前出现。

4. 非发作期中眼科检查正常，并排除栓塞。

（五）与偏头痛有关的儿童期周期性综合征

1. 儿童期阵发性眩晕　诊断标准为：

（1）周期性反复出现的平衡障碍、焦虑，常有眼球震颤或呕吐。

（2）神经系统检查正常。

（3）脑电图正常。

2. 儿童期交替性偏瘫　诊断标准为：

（1）18 个月以前发病。

（2）双侧交替性反复偏瘫发作。

（3）偏瘫发作相关出现或独立出现其他阵发性症状，如强直发作、肌张力异常、舞蹈徐动动作、眼球震颤或其他眼球运动障碍、自主神经功能紊乱。

（4）具有精神神经缺陷的证据。

（六）偏头痛的并发症

1. 偏头痛持续状态　诊断标准为：

（1）符合无先兆偏头痛或有先兆偏头痛的诊断标准。

（2）当前发作，不论治疗与否，头痛超过 72 小时。

（3）发作过程中头痛持续存在或中间间隔不到 4 小时，睡眠中头痛被打断不予考虑。

2. 偏头痛性脑梗死　诊断标准为；

（1）患者以前有符合有先兆偏头痛诊断标准的发作。

（2）目前发作为以前的典型发作，但 7 天内神经系统受损症状或体征不能恢复或神经影像学检查显示相关区域的梗塞灶。

（3）排除其他因素所致的梗死。

（七）不符合上述标准的偏头痛样疾病

诊断标准为：

1. 仅一项不符合其余均符合以上一种或多种类型偏头痛的诊断标准。

2. 不符合紧张型头痛的诊断标准。

【治疗方案及原则】

偏头痛的治疗分为发作期的治疗和预防性治疗。发作期治疗重点在于消除发作期的临床症状，预防性治疗主要是减少或阻止偏头痛的发作。

（一）发作期治疗

偏头痛发作期治疗一般采用分级治疗的方法。

偏头痛诊断成立首先应用治疗药物金字塔底部的药物，常用药物为普通止痛药物如去痛片、阿司匹林（300～600mg，q6h）、对乙酰氨基酚（最大剂量为 1000mg，q6h）和布洛芬（200～400mg，q4～q6h）等。

如果患者对一线治疗药物效果比较满意则继续服用。如效果不满意，患者可能来复诊，这时则给予二线药物，常为复合止痛药物如加合百服宁等。如果二线药物起作用，且效果满意则继续服用。

如果二线药物也不起作用，可应用三线药物，即特异性抗偏头痛药物。特异性抗偏头痛药物主要为麦角制剂（麦角胺咖啡因和双氢麦角胺）或特异性5-HT1B/1D激动剂曲普坦如英明格及佐米格等。

如果仍然无效，就要选择进一步的治疗方法，如采用注射用曲普坦。

此外，应尽量去除头痛的诱发因素。此方法的某些阶段可能由第一级治疗直接转到第三级治疗。应注意的是治疗应个体化，对有的患者可直接应用特异性抗偏头痛药物。应避免长期大量应用止痛药物，以免引起止痛药物依赖性头痛。

极重度头痛，尤其是急诊患者，可静脉注射双氢麦角胺同时静注甲哌氯丙嗪（丙氯拉嗪）或胃复安（甲氧氯普胺）。80%的患者对双氢麦角胺有反应。对双氢麦角胺不能耐受或有不良反应的患者可试用多巴胺拮抗剂如氯丙嗪、氟哌啶、苯海拉明。

颈交感神经阻滞治疗偏头痛的疗效确切，可与药物配合使用于极重度偏头痛，详细的方法请参阅《临床疼痛诊疗技术操作规范》的有关章节。

（二）偏头痛的预防性治疗

预防性治疗的目标包括降低偏头痛发作的频率和严重程度，增加急性发作对终止发作治疗的反应，改善生活质量。预防性治疗的指征为：①1个月内2次以上发作造成劳动力丧失持续3天以上；②有用药禁忌证或对发作期治疗药物无效；③1周需应用终止发作药物两次以上；④偏瘫性偏头痛或少见的能产生广泛性神经系统紊乱或有永久性神经系统损伤危险的头痛发作。

表3-1列出了目前用于偏头痛预防性治疗的药物以及临床症状和不良反应。

表3-1 偏头痛预防药物临床作用与不良反应

药物	临床作用	潜在的不良反应	不良反应（禁忌证）
β-受体阻滞剂			
普萘洛尔、美托洛尔、阿替洛尔、纳多洛尔、噻吗洛尔	++++	++	疲惫、四肢发凉、生动的梦境、抑郁（哮喘、脆性糖尿病、房室传导阻滞）
抗5-HT药物			
美西麦角	++++	++++	长期应用：纤维化疾病（心血管疾病）
苯噻啶	+++	+++	体重增加、镇静（肥胖）
钙离子通道阻断剂			
氟桂利嗪	+++	+++	镇静、体重增加、抑郁（抑郁、帕金森综合征）
维拉帕米	+	+	便秘（心动过缓、房室传导阻滞）

续表

药物	临床作用	潜在的不良反应	不良反应（禁忌证）
NSAIDs			
萘普生	＋＋	＋＋	食欲不振、消化性溃疡（活动性消化性溃疡）
托芬那酸	＋＋	＋＋	
三环类抗抑郁药			
阿米替林	＋＋	＋＋	镇静、口干、体重增加（青光眼）
SSRIs	＋＋	＋	
GABA 能药物			
丙戊酸	＋＋＋＋	＋＋	恶心、无力（肝脏疾病）
加巴喷丁	＋＋＋	＋	
其他药物			
可乐定	＋	＋	口干
二氢麦角胺	＋＋	＋＋	恶心、腹泻（缺血性心脏病）

第二节　颈源性头痛

【概述】

颈源性头痛有一类头痛伴有颈部压痛，而且与颈神经受刺激有关，发生率很高，临床表现较为复杂，头痛的持续时间长，治疗较为困难，日益引起了人们的重视。此种头痛在以往曾被称为“神经性头痛”、“神经血管性头痛”，“枕大神经痛”，“耳神经痛”等。以往认为此种头痛是头部的神经和血管在致病因素作用下产生的。在 1983 年 Sjaastad 首次提出颈源性头痛的概念后，迅速得到多学科专家的重视。在 1990 年国际头痛学会（International Headache Society，IHS）颁布了关于颈源性头痛的分类标准，目前颈源性头痛已经在临床上广泛被人们所接受。

近年来对颈神经解剖及其末梢的中枢传入机制的研究，以及对颈椎间盘退行性变引发非菌性神经根炎的机制取得的研究进展，不断加深了对颈源性头痛发生机制的认识，并指导了临床诊断与治疗的改进。1995 年 Bogduk 指出颈椎退行性变和肌肉痉挛是颈源性头痛的直接原因。颈源性头痛也可称为颈神经后支源性头痛，是高位神经根性颈椎病。

【临床表现】

（一）疼痛的性质

早期颈源性头痛患者多有枕部、耳后部、耳下部不适感，以后转为闷胀或酸痛感，逐渐出现疼痛。疼痛的部位可扩展到前额、颞部、顶部、颈部。有的可同时出现同侧肩、背、上肢疼痛。疼痛可有缓解期。随着病程的进展，疼痛的程度逐渐加重，持续性存在，缓解期缩短，发作性加重。寒冷、劳累、饮酒、情绪激动可诱发疼痛加重。一些颈源性头痛患者可以仔细地描述自己的头痛，临床医师要认真地加以引导和询问。

（二）疼痛的部位

颈源性头痛常常不表现在它的病理改变部位，其疼痛的部位常常模糊不清，分布弥散并向远方牵涉，可出现牵涉性疼痛，类似鼻窦或眼部疾病的表现。部分患者疼痛时伴有耳鸣、耳胀、眼部闷胀、颈部僵硬感。大多数患者在疼痛发作时喜欢用手按压痛处，以求缓解。口服非甾类抗炎药可减轻头痛的程度。颈源性头痛在伏案工作者中的发病率较高。病程较长者工作效率下降、注意力和记忆力降低，情绪低落、烦躁、易怒，易疲劳，生活和工作质量明显降低。

（三）颈部疼痛

患者常同时有颈部慢性疼痛，多为持续性钝痛，活动时可诱发或加剧。第2～3颈椎或第5～6颈椎小关节受到创伤和劳损发生率高，相应发病率也高。不同节段的小关节病变可引起不同区域的疼痛，分布具有一定的特征。①第2～3颈椎小关节：疼痛位于上颈区，并可延伸至枕区。严重者范围可扩大至耳、头顶、前额或眼等。②第3～4颈椎小关节：颈侧后方区域，同样可延伸至枕下，但不超过枕区，向下不超过肩胛带，其分布形状类似于肩胛提肌。③第5～6颈椎小关节：可引起肩痛，易与肩周炎混淆。此外，尚可有胸痛及上肢疼痛的表现。

由于颈神经根在头、颈、胸、上肢等有广泛分布，因此除局部疼痛外，还常可引起牵涉痛表现。头痛主要由于第2～3颈椎小关节受累引起牵涉痛，常见且易被误诊。表现为慢性持续性钝痛，也可呈典型偏头痛，甚至前额痛等。

（四）局部体征

在有小关节创伤性退行性变性关节炎的患者，常有明显上部颈椎旁固定压痛，颈部活动后压痛加剧。检查可发现在耳下方颈椎旁及乳突后下方有明显压痛。病程较长者可有颈后部、颞部、顶部、枕部压痛点。

患者多有上颈部软组织紧张、僵硬。颈部可因疼痛而使颈部活动减少，受限，甚至颈部可处于强迫体位。由于大多数患者在头痛的同时伴有颈部疼痛和颈部僵直，应当在诊断时充分注意询问和检查。

有的患者局部触觉、针刺觉减弱，部分患者患侧嗅觉、味觉和舌颊部感觉减退。

部分患者压顶试验和托头试验为阳性。对支配小关节的相应脊神经后内侧支进行局部阻滞可使疼痛缓解，可作为一种诊断性阻滞方法，用于诊断较为困难的患者。但有的颈源性头痛患者也无明显的临床体征。有的患侧白发明显多于对侧。

【诊断要点】

（一）头颈部外伤史

尤其是有车祸等外伤史的患者应高度怀疑。部分患者则无明确的外伤史。

（二）疼痛

疼痛的范围符合分布规律，有明显压痛者应进行神经阻滞试验，该方法具有诊断性治疗作用。由于小关节受脊神经后内侧支的支配，而该支在关节突腰部与骨面相贴，因此若疼痛由小关节引起，则阻滞有效。疼痛在注射局部麻醉药后大约 10 分钟缓解，药效持续 2 小时以上者判断为阳性反应。此试验阳性是早期诊断本病的特征表现之一。

（三）神经根刺激症状

早期为刺激症状，后期可因关节突增生、肥大，骨赘形成直接压迫引起。以 C_3 脊神经和 C_6 脊神经受压最为多见，已成为高位神经根型颈椎病患者的临床表现。

（四）影像学特点

依据 X 线平片、断层摄影、CT 扫描图像所见，对诊断晚期患者并不困难，但早期患者常不易见到异常表现。虽然 CT 和小关节造影对本病早期诊断具有帮助，但不如神经阻滞试验灵敏和可靠。

【治疗方案及原则】

颈源性头痛的临床治疗原则应是以非手术治疗为主。如果临床医师发现患者的颈部有器质性病变，如上颈部软组织紧张、僵硬、压痛和活动时疼痛，或活动时活动幅度变小或受限，影像学检查有关节突关节炎症，应该重点在上颈部的病变区进行局部治疗，尽力消除局部软组织的炎症病变。随着软组织的炎症的减轻和消失，颈源性头痛也随之减轻和缓解。

（一）一般性治疗

对于病程较短、疼痛较轻的颈源性头痛患者，可采取休息、头颈部针灸、牵引、理疗，同时配合口服非甾类抗炎药，一部分患者的病情可好转。但对按摩治疗要慎重，许多患者经按摩后病情加重，有的还发生严重损伤。

（二）健康教育

在颈源性头痛患者的治疗过程中，临床医师要注意对患者进行必要的健康教育。内容包括以下几点：

1. 注意保持良好的睡眠、体位和工作体位。

2. 注意自我保护和预防头颈部外伤。

3. 急性损伤应及时治疗。

（三）注射疗法

由于颈源性头痛的发病机制十分复杂，每个患者的病灶部位不同，注射治疗要坚持个体化原则。经治的临床医师在进行注射疗法前，要仔细分析该患者的病情，尽可能确认每个患者的具体病灶部位，有针对性地为其制定注射治疗方案。

1. 颈椎旁病灶注射　在第2颈椎横突穿刺注射消炎镇痛药物，对大多数颈源性头痛患者具有良好的治疗效果。药液在横突间沟扩散可流到C_1、C_2、C_3脊神经及周围软组织内，发挥消炎、镇痛和促进神经功能恢复的治疗作用。由于药液被直接注入病灶区域，所以治疗效果较好。由于第2颈椎横突的体表标志在较肥胖者不易触及，也可在X线引导下进行穿刺注射治疗。

2. 颈椎关节突关节注射。

3. 寰枢椎间关节注射。

4. 寰枕关节注射。

5. 颈部硬膜外间隙注射。

（四）颈神经毁损治疗及手术治疗

经各种非手术治疗无效者，多有椎管内骨性异常改变卡压神经根，应考虑进行外科手术治疗。对于有手术禁忌证或手术危险性较大的患者，经患者同意，可采用颈神经后内侧支破坏性阻滞，治疗应在X线透视引导下进行。还可采用射频热凝术毁损颈神经后内侧支治疗。

第三节　丛集性头痛

【概述】

丛集性头痛是反复发作性短暂的单侧剧烈头痛为特征的一种原发性头痛，头痛时常伴有局部自主神经功能紊乱的症状和体征。头痛发作常呈丛集性出现，丛集发作期一般持续1周至数月不等。在丛集期内，头痛发作常有规律地发生，似乎与睡眠觉醒周期有关。在两次丛集期之间，有至少2周以上的间歇期。但至今尚不清楚这种头痛周期性出现的原因及机制。

丛集性头痛大多数发生于男性，男性患者约占80%。发病年龄多在20～40岁，儿童及70岁以上的老人很少发生。丛集性头痛具有一定的遗传倾向，有些研究认为可能与常染色体有关。

【临床表现】

从集性头痛发作一般从一侧眼部、前额或颞部不适开始，迅速加重，几分钟内变为难以忍受的剧烈刀割样、压榨样或烧灼样疼痛。特别剧烈的头痛一般持续 10～15 分钟，其间几乎所有患者均表现坐立不安，甚至要撞墙。头痛严格限制在单侧，始终在一侧眼区。疼痛可以两种方式放射，一种是经眼眶向上至前额、颞部或头顶部；另一种是经眼眶向下至牙齿、颌部，甚至到达同侧颈部。一次头痛发作持续时间较短，不超过 3 小时。

从集性头痛发作时常伴有同侧结膜充血、流泪、鼻塞、流涕、前额及面部出汗、瞳孔缩小、眼睑下垂及水肿等自主神经功能紊乱的症状和体征。

在同一从集期内，头痛发作的频率、疼痛强度和持续时间常不相同。多数在从集期开始时发作频率较低，疼痛强度也较轻，以后发作频率增加、疼痛强度加大。从集期的持续时间每个患者也不相同，一般持续数周至数月。在从集期内患者似乎对啤酒或其他含酒精的饮料异常敏感，有的患者只要喝一点酒就会诱发头痛发作。

从集性头痛在发作间歇期无任何不适感，对酒精也不像在从集期内那么敏感。间歇期在 2 周以上，一般半年至一年。从集性头痛的发作常固定于某一季节，甚至某一月份。

【诊断要点】

以前一直把从集性头痛看作为偏头痛的一个变异型，其主要原因是存在介于两者间的所谓中间型。然而，详细的临床分析发现从集性头痛与偏头痛之间有着明显的区别，近年来，已将从集性头痛作为有别于偏头痛的一个独立疾病看待。

按国际头痛学会的分类及诊断标准，从集性头痛有如下特征：

1. 至少 5 次符合以下 3 条标准的发作；

2. 重度单侧眼眶、眶上和/或颞部疼痛，如不治疗持续 15～180 分钟；

3. 头痛时在头痛侧至少出现以下一个体征：

(1) 眼结膜充血；

(2) 流泪；

(3) 鼻充血；

(4) 流涕；

(5) 前额或面部出汗；

(6) 瞳孔缩小；

(7) 眼睑下垂；

(8) 眼睑水肿。

4. 发作频率 隔日 1 次～每日 8 次。

【治疗方案及原则】

（一）发作时治疗

发作时治疗目的为尽快消除头痛、终止发作。面罩给予100%纯氧（7～10ml）可使60%～70%的患者在10～15分钟内头痛缓解。麦角胺咖啡因由于起效慢，较少使用。约50%的患者鼻内应用双氢麦角胺有效。目前最为有效的药物治疗方法为皮下注射5-HT1B/1D受体激动剂，如英明格等，但它们并不能预防发作。此外，也可试用鼻内滴利多卡因治疗。

（二）预防性治疗

目前关于丛集性头痛的预防性治疗尚无统一方案。

维拉帕米（异搏定）可能是预防丛集性头痛发作的最有效的药物，推荐剂量为200mg，2～3次/天。有些患者可能需要量更大。常见不良反应为便秘、乏力和低血压。

碳酸锂也可以减少丛集性头痛的发作，治疗时如有条件应进行血锂浓度监测，其有效血浆浓度为0.7～1mmol/L。

睡前服用麦角胺可预防夜间丛集性头痛的发作。

丙戊酸钠可能对部分患者有效。

大剂量肾上腺糖皮质激素也可中断丛集性头痛的丛集发作，但应限于丛集期使用。

穴位或颈上交感神经节附近注射糖皮质激素和局麻药，可能预防丛集性头痛的发作，但其作用机制有待进一步研究。

第四节 紧张型头痛

【概述】

紧张型头痛是神经内科门诊中最为常见的头痛，表现为慢性头部紧束样或压迫性疼痛，通常为双侧头痛，起病时可能与心理应激有关，转为慢性形式后常没有明显的心理因素。关于其命名过去一直比较混乱，曾将其称为肌肉收缩性头痛（muscle-contraction headache）、紧张性头痛（tension headache）、心因性肌源性头痛（psychomyogenic headache）、应激性头痛（stress headache）、日常性头痛（ordinary headache）、原发性头痛（essential headache）、特发性头痛（idiopathic headache）、心因性头痛（psychogenic headache），直到1988年国际头痛学会才将其确定为紧张型头痛（tension-type headache）。关于紧张型头痛的发病机制目前尚不完全清楚，可能多种因素有关，包括：心理因素、中枢机制、肌肉收缩、神经递质、感染等因素。

【临床表现】

国际头痛学会将紧张型头痛分为发作性紧张型头痛（episodic tension-type headache）和慢性紧张型头痛（chronic tension-type headache）两个亚型。

（一）发作性紧张型头痛

发作性紧张型头痛的特点为发作性表现。头痛发作前没有先兆或前驱症状。头痛通常为轻或中度疼痛，性质为钝痛，通常患者主诉为疼痛、发紧、沉重感、压痛、酸痛、紧箍感、带帽感，偶尔，疼痛呈间断性跳痛。典型的紧张型头痛多呈双侧带状分布的头痛，头颅的任何部位均可单独受累或同时联合受累，但头的额部、颞部发病较枕部更常见。大约10%的患者，特别是存在口下颌功能障碍、扳机点或枕神经痛的患者为单侧头痛。每次头痛持续30分钟到7天，这种头痛的发作每年少于180天（少于15天/月）。

头痛不会因为体力劳动而加重，也不伴有恶心、呕吐。少数患者可能会存在轻度畏光或怕声，但两者不会同时出现。通常睡眠不足、精神压力、情感冲突、焦虑和抑郁等因素可以触发发作性紧张型头痛的发作，有些患者也可无任何诱发因素。

查体一般无阳性发现，部分患者可触及颅周肌肉的变硬和压痛，肌电图检查可见颅周肌肉平均电压增高，但肌电图改变与头痛的程度不呈正比。

（二）慢性紧张型头痛

慢性紧张型头痛的临床表现与发作性紧张型头痛在头痛的性质、程度、分布范围及伴随症状方面均相同，所不同的是头痛通常为持续性的，按国际头痛学会的诊断标准头痛的平均频率每个月至少15天（180天/年），病程长达6个月以上。

慢性紧张型头痛与发作性紧张型头痛一样，根据有无颅周肌肉触痛及/或肌电图表现分为的两种临床亚型：即伴有头颅肌肉收缩和不伴有颅周肌肉收缩的慢性紧张型头痛。那些有肌肉触痛的患者，颈部肌肉与头颅肌肉一样具有触痛。

【诊断要点】

（一）紧张型头痛的诊断标准

1. 至少具有以下头痛特点中的两项

（1）头痛性质为压痛或紧缩感（无搏动性头痛）。

（2）为轻或中度疼痛（可能会限制活动，但不会禁止活动）。

（3）双侧头痛。

（4）上楼或相同的日常活动不会加重头痛。

2. 同时具备以下两项

（1）无恶心或呕吐（可能会有厌食）。

（2）无畏光和怕声，或者两者中只具备一项。

3. 至少具有以下头痛特点中的一项

（1）病史和全身、神经系统检查没有发现器官或系统代谢性疾病继发的头痛。

（2）病史和（或）全身检查和（或）神经系统检查提示可能存在此类疾病，但通过对应的检查排除了这种可能。

（3）确实存在此类全身或神经系统疾病，但偏头痛的第一次发作与器质性病变之间在时间上无紧密的联系。

（二）发作性紧张型头痛的诊断标准

1. 符合紧张型头痛的诊断标准。

2. 以前至少有10次的头痛发作。这种头痛的天数＜180天/年（＜15天/月）。

3. 头痛持续时间为30分钟到7天。

（三）慢性紧张型头痛的诊断标准

1. 符合紧张型头痛的诊断标准。

2. 平均头痛频率为15天/月（180天/年），病程不少于6个月。

【治疗方案及原则】

（一）药物治疗

1. 非甾体类抗炎药　对紧张型头痛患者可应用阿司匹林为代表的非甾体类抗炎药及其他镇痛剂解除头痛，具有显著疗效。阿司匹林的作用机制为抑制环氧化酶，减少前列腺素形成。常用药物为：阿司匹林（300～600mg，q6h）、对乙酰氨基酚（不超过1000mg，q6h）、布洛芬（200～400mg，q4～q6h）。此外，近年来开发了一些复合制剂如加合百服宁等也具有较好的疗效，而且克服了一些副作用。

必须注意切勿滥用镇痛药物，因为其本身也可引起药物性头痛。遇下列情况应考虑药物过量：①开始头痛缓解后头痛持续性加重；②停用药物后头痛减轻；③阿司匹林（每周＞45g）；④吗啡制剂＞2次/周。

2. 抗焦虑抗抑郁药物　它们不但可以缓解患者的焦虑及抑郁症状，而且可以减少紧张型头痛的头痛频率和持续时间。目前常用的抗焦虑药物为阿米替林，阿米替林的血浓度因人而异，可相差10倍之多。可采用每晚12.5mg（即半片）作为首次剂量，以后逐渐加量，以次日不出现困倦为原则。一般疗程为2～3个月。阿米替林可产生口干、震颤及体重增加。对于患有青光眼、前列腺肥大、心律失常和癫痫的患者避免使用。

3. 肌肉松弛剂 对紧张型头痛患者应了解有无颅周和面部肌肉收缩，也可采用肌肉松弛剂治疗，常用的有妙纳、脊舒、氯唑沙宗、美他沙酮、美索巴莫等。

（二）非药物治疗

1. 心理治疗 紧张型头痛患者常有疑病观念，总认为自己患有躯体疾病，如果患者就诊时，我们只是简单地开一处方，这样不利于患者消除其疑病观念，我们的处方也不可能得到很好的执行，即使执行其收效甚微。应配合适当的心理治疗。

2. 物理及生物反馈治疗 有助于解除肌肉痉挛，减轻头痛。

3. 针灸治疗 详见《疼痛诊疗技术操作规范》。

第五节 外伤后头痛

【概述】

头痛是头部外伤的一个重要症状，但头痛的程度与外伤的严重程度并不成比例，甚至有些报告认为外伤后头痛的发生率与外伤的严重程度成反比。最近的一项研究发现，轻度头部外伤后较为严重的头痛发生率为72%，而重度外伤后同样程度的头痛发生率仅为33%。

急性外伤后头痛很常见。慢性外伤后头痛的发生率报道不一，约为15%～40%。外伤前即有头痛病史的患者外伤后头痛的发生率并不比无头痛史的患者高。因此，外伤后头痛的产生除有器质性因素外，心理和社会因素可能也发挥着重要作用。头痛女性外伤后头痛较男性常见，其原因尚不清楚。

【临床表现】

外伤后头痛分为急性和慢性两种，急性外伤后头痛在意识恢复或头部外伤后8周内消失，而慢性外伤后头痛则持续8周以上。虽然有些专家认为外伤后3个月内发生的头痛均可诊断为外伤后头痛，但国际头痛学会认为外伤后14天内出现的头痛才是外伤后头痛。

外伤后头痛的临床表现多种多样，可表现为紧张型头痛、偏头痛、枕神经痛、丛集性头痛、眶上和眶下神经痛等的特征。外伤也可因神经根的硬脑膜根袖撕裂或筛板骨折引起脑脊液外漏，从而表现为低颅压性头痛。其中紧张型头痛约占外伤后头痛的85%，头痛可表现为全头、颈枕部、双额部、双颞部的压痛、酸痛、紧缩感或难以名状的疼痛。其他类型的头痛请参见各相关章节内容。

外伤后头痛患者常伴有其他心理和躯体的不适，如易怒、焦虑、抑郁、人格改变、记忆障碍、注意力不集中、反应迟钝、头晕、耳鸣、听力下降、视物模糊、疲劳、睡眠障碍、性欲减退及食欲减退等。少数可因为外伤出现癫痫、震颤或肌张力不全，有些甚至出现硬膜下或硬膜外血肿，以及颅内静脉窦血栓形成的表现。

【诊断要点】

国际头痛学会确定的外伤后头痛的分型和诊断标准如下：

（一）急性外伤后头痛

1. 具有明显头部外伤和（或）肯定体征

（1）起码符合以下一项提示头部严重外伤：

1）意识丧失。

2）外伤后记忆缺失达10分钟以上。

3）至少有下列两项表明有相关异常：临床神经系统检查、头颅X线平片、神经影像学检查、诱发电位、脑脊液检查、前庭功能检查、神经心理学检查。

（2）意识恢复后（如无意识障碍，则在外伤后）14天内出现头痛。

（3）头痛在意识恢复后（如无意识障碍，则在外伤后）8周内消失。

2. 具有轻微外伤但无肯定体征

（1）不能满足上述头部严重外伤条件的头部外伤。

（2）外伤后14天内出现头痛。

（3）头痛在外伤后8周内消失。

（二）慢性外伤后头痛

1. 具有明显头部外伤和（或）肯定体征

（1）起码符合以下一项提示头部严重外伤：

1）意识丧失。

2）外伤后记忆缺失达10分钟以上。

3）至少有下列两项表明有相关异常：临床神经系统检查、头颅X线平片、神经影像学检查、诱发电位、脑脊液检查、前庭功能检查、神经心理学检查。

（2）意识恢复后（如无意识障碍，则在外伤后）14天内出现头痛。

（3）头痛在意识恢复后（如无意识障碍，则在外伤后）持续8周以上。

2. 具有轻微外伤但无肯定体征

（1）不能满足上述头部严重外伤条件的头部外伤。

（2）外伤后14天内出现头痛。

（3）头痛在外伤后持续8周以上。

【治疗方案及原则】

急性外伤后头痛应让患者休息，给予适当的心理安慰，同时给予简单镇痛药或非甾体类消炎药，此外还应针对可能出现的记忆障碍、情绪和人格障碍及其他伴随症状进行相应的治疗。

慢性外伤后头痛的治疗应针对不同的患者进行相应的治疗。如表现为紧张型头痛和偏头痛，应采取对症治疗和预防复发的治疗（参见相关章节）。对长期应用非甾体类消炎药或含有咖啡因的食品或药物者，应警惕药物反跳性头痛的发生。

对出现枕神经痛的患者，可服用卡马西平、巴氯芬或加巴喷丁，适当应用肌肉松弛剂也有一定的帮助。也可通过枕神经阻滞治疗缓解患者的疼痛。

对伴有焦虑、抑郁症状的患者，除心理治疗外，可应用三环类抗抑郁药如阿米替林、多虑平（多塞平），或者单胺氧化酶抑制剂等进行治疗。

此外，按摩、针灸、理疗等辅助治疗对外伤后头痛可能均有一定的帮助。

第六节　三叉神经痛

【概述】

三叉神经痛是三叉神经分布区的一种发作性突发性剧痛，因其疼痛剧烈，又称为“痛性痉挛（tic douloureux)。该病多见于 50 岁以上的中老年人，女性略多于男性，男女比例约为 1∶1.6。三叉神经痛是脑神经痛中最为常见的类型，但其患病率在我国至今尚无确切的流行病学统计资料，据英国报道大约为 155/1000000 人。

三叉神经痛分为原发性和继发性或症状性两大类。继发性三叉神经痛是指继发于肿瘤、脱髓鞘等明确病变的三叉神经痛。在三叉神经痛患者中，大约只有 1%～5%发现有脑肿瘤存在，其中以听神经瘤最为多见。原发性三叉神经痛的病因至今尚无十分满意的解释。目前普遍认为三叉神经痛主要是由于血管压迫所致；一些病理学家和口腔科医师认为三叉神经痛可能是由于牙齿脱落及慢性感染所致；也有学者认为三叉神经痛的发作性可能有中枢机制的参与，三叉神经的逆行活动可能改变了三叉神经核的电生理活动方式。

【临床表现】

三叉神经痛具有以下几个临床特征：

1. 发作性　三叉神经痛为发作性“闪电”或“触电”样疼痛，每次持续数秒钟到数分钟，一般为 20～30 秒。有时患者可能诉说其疼痛为持续性的，但当患者安静不动时，他会感到这种所谓的“持续”中疼痛有短暂的减轻。

2. 触发性 面部特别是口周区的轻度触觉刺激即可诱发三叉神经痛。说话、咀嚼、刷牙、洗脸均可诱发疼痛的出现和加重，严重者微风或身体运动亦可成为诱发因素。一般在疼痛发作后有2～3分钟的不应期。

3. 间歇性 在三叉神经痛频繁发作期间，大多数有数周到数月的间歇期。Rushton等报道155例三叉神经痛中，50%有1个月以上的间歇期，24%的间歇期在12个月以上。一般说来，随着患者病程的延长，间歇期愈来愈短。

4. 单侧性 几乎所有的三叉神经痛均在单侧发生，以右侧居多，大约占61%。少数患者在病程中可再出现另一侧的三叉神经痛。双侧同时发生者极为罕见，仅占0.5%。三叉神经痛多发生于第Ⅱ、第Ⅲ对脑神经的分布区，发生在第Ⅰ支分布区的极少见。

5. 原发性三叉神经痛无神经系统定位体征，一些患者在疼痛发作时可以在其分布区区域发现有痛觉过敏或痛觉减退，有的甚至出现角膜反射迟钝，但发作停止后这些体征即消失。如果发现这些体征持续存在，应考虑为继发性三叉神经痛，必要时可行头颅CT、MRI及DSA等检查，以寻找其病因。

6. 三叉神经痛对卡马西平及神经阻滞的治疗效果良好，这一特点也可作为三叉神经痛与其他面部疼痛如牙源性疼痛、非典型面部痛和颞颌关节紊乱的鉴别要点之一。

【诊断要点】

国际头面痛学会分类委员会确定的原发性三叉神经痛的诊断标准为：

1. 阵发性发作的面部疼痛，持续数秒。

2. 疼痛至少包含以下4种标准：

(1) 疼痛只限于三叉神经的一支或多支分布区。

(2) 疼痛为突然的、强烈的、尖锐的、皮肤表面的刺痛或烧灼痛。

(3) 疼痛程度严重。

(4) 刺激扳机点可诱发疼痛。

(5) 具有痉挛发作间歇期。

3. 无神经系统损害表现。

4. 每次发作形式刻板。

5. 排除其他引起面部疼痛的疾患。

对于疑为继发性三叉神经痛患者，应进行详细的体格检查，必要时行头颅平片、CT和(或)MRI检查。

【治疗方案及原则】

(一) 药物治疗

三叉神经痛的治疗主要采用抗癫痫药物治疗，其中以卡马西平为首选药物，如果无效或出现不可耐受的副作用，可选择其他抗癫痫药物，也可选择抗痉挛药物如力奥来素（巴氯芬）或多巴胺受体阻滞剂如匹莫奇特。

1. 抗癫痫药物

（1）卡马西平（carbamazepine，tegretol）：也称酰胺米嗪或氨基甲酰环氮己三稀。现已被公认为治疗三叉神经痛的首选药物。用法：宜饭后服用，通常由100mg每日2次开始，以后每日增加100mg，直至疼痛缓解或消失（可增至200～400mg，每日3次），用此有效量持续2～3周，然后逐渐减少，找出最小有效量（100mg/次，每日2～4次），再以此维持量服用数月。本药孕妇忌用。其副作用可有思睡、眩晕、药疹、消化障碍、复视、共济失调等，减量或停药后一般可消失。但长期应用可发生骨髓抑制及肝功能损害，对此须注意观察。

（2）苯妥英钠（phenytoin，dilantin）：在未开始应用卡马西平之前，苯妥英钠曾被认为是治疗三叉神经痛的首选药物，其治疗效果不如卡马西平，但至今仍未失去其治疗价值。此药也是一种抗癫痫药物，据认为其药理作用和卡马西平类似。用法：初服0.1g，每日3次，以后每日增加0.1g，直至疼痛停止（或至0.2g，每日3次），继续应用2～3周，然后（或出现中毒症状时）逐渐减量，还应以最小有效量维持在疼痛停止后数月。其主要副作用为共济失调（头晕、步态不稳等）、视力障碍、齿龈增生及白细胞减少等。如本药与氯丙嗪（目前不单独应用）合用，则治疗效果尤佳，每次可配服氯丙嗪25～50mg，作为维持量的最小有效量，有时可减至每日苯妥英钠0.05～0.1g和氯丙嗪25～50mg。

（3）氯硝西泮：系苯二氮䓬类抗癫痫药物，也可用于三叉神经痛的治疗。开始剂量为0.5mg，3次/天，以后每3天增加0.5～1mg，直至疼痛缓解。但其不良反应较重，主要为嗜睡和步态不稳。

（4）丙戊酸钠：可缓解三叉神经痛的症状，常用剂量为600～1200mg。服用期间应定期检查肝、肾功能。

（5）加巴喷丁（gabapentin）：加巴喷丁是一种新型抗癫痫药，目前临床研究表明它对三叉神经痛也具有较好的治疗效果。加巴喷丁的起始剂量为300mg/d，以后逐渐增量至疼痛控制，一般用量为1200mg/d，最大可至2400mg/d。

（6）拉莫三嗪（lamotrigine）：拉莫三嗪是一新型抗癫痫药物，目前也有用于治疗三叉神经痛的报道，但目前其临床研究资料不多，仍有待进一步验证。

（7）托吡酯（topiramate）：商品名为妥泰，可试用于治疗三叉神经痛，但正式应用临床前还必须大宗病例的临床试验验证。

2. 抗痉挛药物 beclofen是一种肌肉松弛药及抗痉挛药，也可用于三叉神经痛的治疗。目前国内市场有两种商品药即脊舒和力奥来素。baclofen既可在卡马西平或苯妥英钠无效时单独使用，也可与它们联合应用，以增强治疗效果。使用时应从小剂量开始，逐步增量，初剂量可用5mg，3次/天；3天后改为10mg，3次/天；以后每3天增加一次剂量，每日总剂量增加15mg，最大剂量为40～80mg/d。常见的不良反应为嗜睡、头昏及疲乏。

3. 多巴胺受体阻滞剂 匹莫奇特（pimozide）是一种多巴胺受体阻滞剂，主要用于抗精神病治疗，三叉神经痛在其他药物治疗无效时可试用。常用口服剂量为4～12mg/d。Lench等应用匹莫奇特治疗三叉神经痛48例，疼痛总分数下降78%。不良反应有疲劳、双手震颤、记忆力减退、睡眠中出现不自主动作，以及轻度帕金森病表现。其不良反应发生率为83.3%，但一般均较轻微，减量或加用小剂量比哌立登（biperiden）可使患者的症状得到缓解。

4. 维生素 为了促进神经修复，可给予B族维生素，如维生素 B_1、B_6 及 B_{12} 治疗。大剂量的维生素 B_{12} 不仅有促进神经修复作用，而且具有一定的镇痛作用。

（二）神经阻滞治疗

如药物治疗无效，或者出现明显的副作用，可采用神经阻滞治疗。对于下颌神经分布区疼痛的患者，可行下颌神经阻滞术；上颌神经分布区疼痛者，可行上颌神经阻滞术。对于三叉神经任何一支或多支疼痛者，均可选行半月神经节药物或射频毁损术，治疗应在影像学设备的引导和定位下进行，以保证疗效和防止并发症。具体方法与适应证、禁忌证参阅《临床疼痛诊疗操作规范》。

（三）手术治疗

如果药物治疗无效，或出现明显副作用者，应考虑采用外科手术治疗。现多采用的手术为微血管减压术。具体参阅《临床疼痛诊疗操作规范》。

第七节 舌咽神经痛

【概述】

舌咽神经痛（glossopharyngea neuralgia）是发生在舌咽神经感觉支配区的一种发作性剧烈疼痛，因本病常有迷走神经参与，故有人也称其为迷走舌咽神经痛（vagolossopharyngeal neuralgia）。其发作、缓解方式与三叉神经痛十分相似，但其发病率仅为三叉神经痛的1/100，两者偶尔可并发。发病率男女无差别，以中老年为高，左侧高于右侧，偶尔可双侧同时发病。

舌咽神经（glossopharyngea nerve）为混合神经，其根丝从延髓发出后，与迷走神经和副神经一起经颈静脉孔出颅腔，沿颈内动、静脉之间下行，之后呈弓形向前经舌骨舌肌深面至舌根。在颈静脉孔处，舌咽神经干有较小的上神经节（superior ganglion）和较大的下神经节（inferior ganglion）又名岩神经节（pertrosal ganglion）。舌咽神经包含有5种纤维成分：①一般内脏感觉纤维；②特殊内脏感觉纤维（味觉）；③一般内脏运动纤维；④特殊内脏运动纤维；⑤一般躯体感觉纤维。舌咽神经主要分支有：①舌支；②咽支；③扁桃体支；④颈动脉窦支。

舌咽神经痛分为原发性和继发性两大类。原发性舌咽神经痛最为多见，其病因不明，有人认为可能与局部缺血有关，亦有人认为可能与某些原因造成舌咽神经及迷走神经脱髓鞘病变，从而导致舌咽神经的传入冲动与迷走神经之间发生“短路”有关。近年来，由于显微外科的开展，证实了部分患者与椎动脉或小脑后下动脉压迫第Ⅸ、第Ⅹ脑神经有关，解除压迫后疼痛缓解。

继发性舌咽神经痛通常由舌咽神经或其周围肿瘤、血管病变或炎症累及该神经所致。常见原因有茎突过长、茎骨舌骨韧带钙化、椎动脉粥样硬化、颅内外肿瘤（如脑瘤、颈部肿瘤）、蛛网膜炎及附近组织炎症等。

【临床表现】

（一）疼痛特点

原发性舌咽神经痛为阵发性疼痛，绝大多数患者无发病先兆（个别有某种异常或不适），疼痛常突然发作或突然停止。疼痛性质与三叉神经痛相似，为剧烈疼痛，呈电击样、针刺样、刀割样、烧灼样。每次发作短暂，仅持续数秒至数十秒钟（但极少数有时持续数分钟），轻者每年发作数次，重者一天可发作数次。间歇期长短不一，期间可完全无痛，一切如常。

（二）疼痛部位

疼痛部位主要位于舌根部、咽部、扁桃体窝，可放射到耳、下颌角和上颈部。发作时疼痛多始于一侧的舌根和扁桃体，迅速扩及咽部和软腭，并常向同侧耳道深部、下颌角底部放射，偶尔亦可波及耳颞部和颈枕部。少数疼痛仅局限于外耳道及其周围。

（三）触发因素

扳机点（触发点或触发带）大多在同侧的舌根、腭、扁桃体窝或咽后壁、耳部或外耳道，偶尔不慎触及该部位即可引起疼痛发作，而触摸颜面部皮肤不会触发疼痛。缓解期扳机点消失。

诱因多见于吞咽食物时，其次是在打哈欠、说话、咳嗽、掏耳及舌的轻微运动等动作时诱发。

（四）伴随症状

疼痛发作可伴随有其他系统的症状。舌咽神经痛对心率和血压具有一定的影响，某些患者可出现晕厥、心律不齐、心动过缓、心脏停搏及癫痫发作。此外还可出现自主神经功能改变，如低血压、唾液分泌增加、出汗、流泪、局部充血、阵发性咳嗽以及喉部痉挛感等。

【诊断要点】

（一）诊断

根据典型的疼痛性质、疼痛部位及触发因素，典型病例不难诊断。对于不典型病例可行可卡因或丁卡因试验：即用10%可卡因或1%丁卡因溶液喷涂在患侧扁桃体及咽部，疼痛停止并维持1～2小时，做正常咀嚼和吞咽不再触发疼痛发作为阳性。舌咽神经痛的患者此试验阳性率高达90%。原发性舌咽神经痛一般无阳性体征，疼痛的部位主要位于一侧的舌根、扁桃体、咽后壁、耳道深部，呈短暂发作性剧烈疼痛，有明显的缓解期。

虽然继发性舌咽神经痛的部位与原发性相同，但疼痛的持续时间长，无明显缓解期，无扳机点，常伴有神经系统体征，X线、CT及MRI等检查可发现原发病的异常或病理改变。

（二）鉴别诊断

舌咽神经痛应与三叉神经痛（第三支）及中间神经痛相鉴别。三叉神经痛的诱发痛是在咀嚼动作时，其下颌支痛引起的疼痛大多位于舌前部、舌侧缘及舌尖；扳机点大多位于体表；发作时伴有行为反应；可卡因或丁卡因试验阴性。中间神经痛为一罕见疾痛，其特征为听道深部的短暂的阵发性疼痛；扳机点大多位于耳道的后壁；常伴有带状疱疹，有时可有流泪、流涎及味觉障碍；可卡因或丁卡因试验阴性。

【治疗方案及原则】

（一）药物治疗

舌咽神经痛的药物治疗和三叉神经痛相同。主要是苯妥英钠和卡马西平（苯妥英钠100mg/次口服，每日3次；卡马西平100mg/次口服，每日3次），一般镇痛药物无效。药物治疗的总有效率为50%。少数患者疼痛完全缓解，但复发率较高。

（二）神经阻滞

包括局部神经阻滞和舌咽神经阻滞疗法。局部神经阻滞是用丁卡因或利多卡因等局部麻醉药行咽喉部喷洒而使疼痛停止。

1. 舌咽神经阻滞　用药包括局部麻醉药、糖皮质激素及神经破坏性药物。舌咽神经支阻滞及毁损比较安全，舌咽神经干阻滞时因其与迷走神经、副神经、交感神经及面神经的解剖位置较为接近，易被一并阻滞或刺激出现相应症状，损伤颈部血管可形成局部血肿，尤其是在应用神经破坏剂时。因此通常不行舌咽神经干的毁损性阻滞，而一般应用长效局部麻醉药加适量糖皮质激素间断、反复进行舌咽神经干或周围支的阻滞。

2. 舌咽神经药物毁损性阻滞　顽固的原发性舌咽神经痛可在多次阻滞的基础上试行舌咽神经干射频或乙醇毁损性阻滞治疗，但应做好应急准备。

（1）舌咽神经阻滞穿刺方法：患者取仰卧位，头转向对侧，常规消毒皮肤。以患侧乳突尖端与下颌角之间连线的中点或乳突与下颌角后缘连线的中点为穿刺点，穿刺针与皮肤相垂直，缓慢进针 2～2.5cm，如触及茎突，将穿刺针针尖稍向前或向后挪动，沿茎突前或后进入 0.3～0.5cm，回抽无血后注入药物。此法是在茎突部施行舌咽神经阻滞，可使迷走神经、副神经、舌下神经同时被阻滞而出现心率加快或心动过速，斜方肌和同侧一半的舌麻痹。有时也可阻滞到面神经而出现面神经麻痹，一般可不作特殊处理。但本法一般不宜使用神经破坏剂。

（2）舌咽神经阻滞的腭扁桃体下极穿刺法：患者取端坐位或仰卧位，头后仰，张大口，口腔内常规消毒。用压舌板将舌根下压，充分暴露腭扁桃体，将穿刺针从患侧腭扁桃体的下极进针，出现异感回抽无血后注入药物。此法是在扁桃体的下极阻滞舌咽神经的扁桃体支及舌支。虽然可使用神经破坏药，但注药要准确，必须先注入局部麻醉药，待舌根部出现麻木感后，方可注入神经破坏剂。

3. 射频热凝术　经皮射频热凝术是在CT或X线透视下，对舌咽神经干或经颈静脉孔对岩下神经节进行电凝。可能会发生声带麻痹，由于舌咽神经周围有许多重要的血管和神经组织，操作的难度较大，要谨慎进行，但安全性大于舌咽神经药物毁损性阻滞和开颅微血管减压术。

（三）手术疗法

1. 微血管减压术　枕骨下开颅探查舌咽神经，有血管压迫者，使其松解可使疼痛停止，无神经功能的丧失。

2. 颅内切断舌咽神经及迷走神经分支　为外科治疗应用最多、效果最好的方法，但手术后存在有程度不等的吞咽困难，甚至有因手术后并发症而死亡的报道。

第八节 中间神经痛

【概述】

中间神经痛又叫膝状节神经痛或面神经痛，是Hunt首先描述，故又称Hunt综合征，此病比较少见，可能因膝状神经节被某种病毒感染，或由于颅底部骨折、动脉瘤、感染等邻近病灶而使该神经节及其感觉纤维受损引起。

面神经的运动根和中间神经在脑桥小脑角处分别出脑干后，在听神经上面进入内耳门，经内耳道底部转入面神经管，只是接近面神经膝状神经节时两根相合并，在面神经管内。面神经依次发出岩大浅神经、镫骨神经、骨索神经等分支，最后其主干经茎乳孔离开颅骨而进入腮腺，由此再发出各分支至面肌。在面神经内，大部分是运动纤维支配镫骨肌、枕肌、耳后肌群、茎骨舌骨肌、二腹肌后腹、各面肌及颈阔肌的运动，其感觉神经纤维和副交感神经纤维则组成中间神经，传导舌前2/3的味觉，鼻腔口腔的一部分黏膜和外耳的一部分皮肤的感觉，面肌的深感觉，以及支配舌下腺、颌下腺和泪腺的分泌活动。

【临床表现】

一侧外耳道疱疹，有时可侵犯头皮、面部、颈部和鼓膜，受累部分常出现剧烈的烧灼样疼痛。同侧伴周围性面瘫。部分患者有味觉、听觉改变以及眩晕呕吐症状。

少数患者仅表现为一侧的耳部疼痛而并无带状疱疹、面瘫以及味觉或听力改变等症状，即耳痛型，可反复发作性出现，起病急，疼痛多为深在的烧灼痛，发作持续时间较长，数十分钟或数小时，而且在严重时尚可由外耳道向同侧面部、舌外缘、咽部以及颈枕部放射。检查时无重要阳性体征，偶尔外耳道或骨膜有疼痛触发点，轻触可诱发疼痛。

也有少数病例尚可侵犯至舌咽神经与迷走神经节，以及颈上段的脊神经和腮腺。尚有部分患者可出现脑膜的症状以及脑脊液改变。

【诊断要点】

（一）诊断

1. 发作性短暂性疼痛，主要位于耳深部。

2. 可有外耳道附近疱疹。

3. 扳机点位于内听道后壁。

4. 可伴听力减退、味觉减退以及眩晕呕吐。

5. 排除其他器质性病变。

（二）鉴别诊断

该病应与其他面部神经痛相鉴别：

1. 耳颞神经痛　疼痛部位以外耳道前和颞部为主，多于进食时诱发出现，发作时伴有同侧面部充血，多汗，外耳道与下颌关节突之间常有压痛，在该区施局部麻醉，可使疼痛缓解。

2. 舌咽神经痛　疼痛位于舌根、咽及耳深部，通常吞咽动作可诱发，发作时伴有流涎。

3. 喉上神经痛　疼痛始于一侧喉部，然后放射至外耳，常由吞咽动作诱发，在喉上神经穿过甲状舌骨肌处有压痛，在该区施局部麻醉可缓解疼痛。

【治疗方案及原则】

主要采用综合性非手术治疗

1. 耳痛型选用卡马西平治疗，用法和用量详见牙源性头痛的治疗。

2. 可给予止痛药、镇静药、维生素 B_{12}、654-2 等药物。

3. 有带状疱疹感染者，抗病毒治疗可给无环鸟苷（阿昔洛韦）。

4. 据报道，阿米替林能抑制 5-羟色胺的摄取，解除平滑肌和血管痉挛、改善循环、抑制疼痛传导。

5. 可配合针灸、耳部普鲁卡因离子透入，超短波或间动电流物理治疗。

6. 手术治疗　因为经皮不可能阻滞中间神经，因此，非手术治疗无效时，需进行手术治疗。手术治疗大多采用枕骨下开颅探察中间神经，如发现压迫神经的血管，可将其移开；如无此现象，可切断中间神经。

第九节　枕神经痛

【概述】

枕神经痛是指后头部枕大神经和枕小神经分布区的疼痛。后枕部和颈部的感觉是由第 1、2、3 对颈神经支配，第 2 颈神经后支构成枕大神经，自乳突和第 1 颈椎后面中点连线的正中处由深组织浅出，分布于后枕部相当于两侧外耳道经头颈连线以后的部分。第 3 颈神经前支构成枕小神经、耳大神经。枕小神经主要分布于耳廓上部和枕外侧的皮肤，耳大神经主要分布于耳廓下部前、后面、腮腺表面及下颌角。当三条神经受累时，可引起后枕部和颈部疼痛，并常以神经痛形式出现。因第 1 颈神经后根一般发育很小，故上颈段脊神经疾病引起的后枕及颈部疼痛统称称为枕神经痛。

本病大多发生于成年人，一部分患者有较明确的病因：

1. 某些疾病如上呼吸道感染或鼻咽部存在感染病灶，或受凉受潮后，可引起枕神经发生炎症病变而引起疼痛。

2. 大多是由于局部或全身疾病引起的枕神经水肿、变性或脱髓鞘病变而导致枕神经痛。

(1) 颈椎疾病：是较常见的原因，可能与增生的骨质压迫上颈段神经有关，上颈椎结核、类风湿脊椎炎或转移癌偶尔也可引起。

(2) 椎管疾病：上颈段脊髓肿瘤、粘连性蛛网膜炎、脊髓空洞症等可引起颈枕部疼痛。

(3) 寰枕部畸形：颅底陷入症、寰枕关节融合、上颈椎椎体分隔不全、枕大孔狭窄等，主要是对上颈段脊神经等压迫牵扯所致。

(4) 颅后窝病变：如颅后窝肿瘤、颅后窝蛛网膜炎等亦可引起枕部及颈部疼痛。

(5) 损伤：枕下关节韧带损伤、寰椎前后弓骨折、寰枢椎半脱位、颈椎及颈部软组织损伤等。

(6) 全身性疾病：糖尿病、风湿病、疟疾、尿毒症、动脉硬化、有机磷中毒、长期饮酒等可引起枕神经退行病变。

【临床表现】

枕神经痛是枕骨下和后头部的疼痛，也可自发性也可因头颈部的动作、喷嚏、咳嗽等而诱发，发作时患者常保持头部不动，呈轻度前倾和侧倾。疼痛常为持续性，也可阵发性加剧，但在发作间歇期枕部可有钝痛。疼痛始自枕骨下区，向后头皮放射，可因压迫枕神经而加剧。疼痛严重时可伴有眼球后痛。可有偏头痛样症状或出现丛集性头痛的自律症状。相当一部分肌紧张头痛患者的头痛也位于相似的区域。检查时可找到枕神经的压痛点。枕大神经的压痛点位于乳突与第1颈椎后面连线中点（风池穴），枕小神经的压痛点位于胸锁乳突肌附着点的后上缘（翳明穴）。当按压这些部位时，患者可感到剧烈的疼痛，疼痛并可沿着神经分布扩散。枕部的皮肤常有感觉减退或触摸感疼痛。

【诊断要点】

枕神经痛的诊断要点如下：

1. 患者具有上述的疼痛特征。

2. 神经支配区痛觉减退。

3. 检查时，在所累及神经和同侧第2、3颈椎横突处有压痛及放射痛。

4. 头颈部动作可为诱因。

5. 枕神经阻滞后疼痛消失。

枕神经必须与源于寰枢椎关节或上椎突关节，或从颈肌附着点的扳机点所致的枕部疼痛相鉴别。

【治疗方案及原则】

（一）病因治疗

对于有结构损害基础的患者，应尽可能进行病因治疗，如手术切除肿瘤和解除压迫，针对流感各种感染进行治疗等。

（二）药物治疗

1. 镇痛药物 如卡马西平、布洛芬、苯妥英钠等。卡马西平主要是由于阻滞突触传递而起作用，用量为100mg/次，每日3次，宜从小量开始。苯妥英钠0.1g/次，每日3次，此药在未应用卡马西平之前，曾被认为是枕神经痛的首选药，其药理作用与卡马西平相似。

2. 神经营养剂 大量B族维生素，特别是维生素B_{12}具有镇痛作用，可促进神经的修复，可应用维生素B_1 100mg＋维生素B_{12} 500～1000μg肌内注射，每日1次。

3. 肾上腺皮质激素 有减轻神经水肿及止痛的作用。地塞米松1.5mg/d，泼尼松15～30mg/d，可应用5～7天。

（三）局部理疗

急性期可采用间动电流、超短波、紫外线或普鲁卡因离子透入；慢性期宜采用超短波、短波透热或碘离子透入等。

（四）针刺治疗

常用穴位有风池、翳明、后溪、合谷、外关、太冲、昆仑等。

（五）神经阻滞治疗

一般治疗无效者，可行局部神经阻滞疗法。

1. 枕大、枕小神经阻滞 枕大神经阻滞穿刺点在患侧乳突与第2颈椎脊突之间连线中点处或枕骨后隆起的外下方2.5cm处，该处常有压痛。穿刺针针尖避开枕动脉，在穿刺点刺入皮下，然后使穿刺针针尖向上大约45°角缓慢推进，患者出现放射痛时，可注入1%利多卡因2～3ml。待麻木后亦注入神经破坏药1～2ml。枕小神经阻滞的穿刺点在枕大神经阻滞穿刺点外2.5cm处。对于有炎症因素的可在局麻药中加入糖皮质激素，也可加入维生素B族。对于反复阻滞无效者，可考虑应用神经破坏药，如无水乙醇或10%～15%苯酚甘油阻滞。

2. C_2～C_4椎间孔阻滞术 可逆性阻滞，用药同上，每个部位不超过4ml，多部位阻滞时药量酌减，避免双侧同时阻滞。治疗最好在影像学设备的引导下进行，更加准确和安全。

（六）手术治疗

对于个别疼痛严重患者，阻滞治疗的效果不持久者，亦可考虑行枕大或枕小神经等周围神经干筋膜下切除术。

第十节 痛性眼肌麻痹综合征

【概述】

痛性眼肌麻痹综合征又称 Tolosa-Hunt 综合征。1954 年 Tolosa 首先报道 1 例具有眼眶周围疼痛、同侧眼球运动神经（Ⅲ、Ⅳ、Ⅵ）麻痹及角膜反射减弱的患者。脑血管造影显示颈内动脉末端到虹吸部的狭窄，尸检发现动脉外膜炎。1961 年 Hunt 又报道了 6 例相似的患者，均表现为眼眶周围疼痛及Ⅲ、Ⅳ、Ⅵ脑神经麻痹，症状数月或数年缓解或复发，包括脑血管造影在内各种检查及手术均未发现海绵窦异常，经糖皮质激素治疗完全缓解，命名为“痛性眼肌麻痹”。1996 年 Smith 又报道 5 例，并称之为 Tolosa-Hunt 综合征。

【病因】

Tolosa-Hunt 综合征的病因不明。病变仅限于海绵窦段颈内动脉外膜及其附近的硬脑膜。病变性质为一种免疫反应性疾病。糖皮质激素等免疫抑制剂治疗有效，支持本征的免疫学假说。

Tolosa-Hunt 综合征的主要病变部位是海绵窦，其解剖特征主要为：①窦内神经通过的上下顺序是Ⅲ、Ⅳ、Ⅵ、V_1、V_2；②颈内动脉周围的交感神经在第Ⅲ对脑神经的内侧；③V_1 在眶上裂上部，与第Ⅲ对脑神经相邻，V_2 位于海绵窦后下方，不通过窦的前壁；V_3 不通过海绵窦；④两侧海绵窦由环窦相连，因而海绵窦症状可扩展或两侧交替出现。

【临床表现】

本病发病无性别差异，以壮年至老年多发，大约 70%的患者病前有上呼吸道感染、咽峡炎、上颌窦炎、低热等病史。早期一侧性眼球后眶区周围剧烈疼痛，可放射到额部或颞部。可有恶心、呕吐。疼痛的性质多大为持续性胀痛、刺痛或撕裂样剧痛。数天后痛侧眼肌可有不同程度的麻痹。主要以动眼神经受累为主，其次是展神经。可表现为第Ⅲ、Ⅳ、Ⅵ对脑神经全部受累，眼球固定，眼球突出，呈海绵窦综合征。眼内肌受累相当少见。

病变累及视神经可出现视力改变，少数出现视神经萎缩。病变亦可使眼球、眼眶部静脉回流受限，产生眼睑浮肿、结膜充血，也可有视乳头水肿。有些患者可损害三叉神经第 1、2 支，出现相应部位的感觉障碍和角膜反射消失。尚有少数患者侵犯海绵窦段颈内动脉壁上的交感神经，出现 Horner 征，表现为上睑下垂、眼球凹陷、瞳孔缩小。病程一般为 1～6 个月。少数患者可呈两侧交替病变。本病的预后良好，症状可有自行缓解和再发的倾向。仅个别患者遗留有某些神经功能不全。

脑脊液可表现为蛋白和细胞计数增高，其他各项数值正常。外周血白细胞、血沉、血浆γ球蛋白、C反应蛋白可出现增高。CT、MRI检查无阳性发现。少数患者脑血管造影表现为颈内动脉末端到虹吸部狭窄。眶静脉造影可表现为眼上静脉闭塞；形成侧支静脉；同侧海绵窦显影模糊混浊。

【诊断要点】

1. 亚急性起病，一侧眶后或眶上缘持续性疼痛。

2. 以第Ⅲ、Ⅳ、Ⅵ对脑神经损害为主，可合并有$V_{1\sim2}$及第Ⅱ对脑神经损害，有或无瞳孔改变。

3. 症状反复发作，可自然缓解和再发。

4. 能除外其他能引起痛性眼肌麻痹的疾患。

5. 糖皮质激素治疗有效。

本病应与颈内动脉瘤、三叉神经痛、海绵窦血栓形成、海绵窦部肿瘤、眼肌麻痹型偏头痛等疾病鉴别。

【治疗方案及原则】

主要应用大剂量糖皮质激素，一般每日可给予泼尼松60～80mg，症状消失后逐渐减量。同时应用抗生素和维生素。对疼痛明显的患者可给予镇痛药物。由于本病对糖皮质激素特别敏感，用药后48小时内症状缓解，1周左右症状消失。个别患者遗留眼外肌不全麻痹或视神经萎缩，视力受到严重损害。糖皮质激素的早期及彻底应用对促进炎症改善和减少后遗症具有重要意义。

第十一节　非典型面痛

【概述】

非典型面痛是指原因不明的与脑神经疼痛特点不符合的持续性面部疼痛。以往作者常把本病与丛集性头痛及其他神经节的疼痛相混淆，应予以注意。

非典型面痛的病因目前尚不清楚。迄今没有任何实验室及影像学检查能够提供本病存在异常的证据。虽然疼痛可被面、手及牙龈的手术或损伤所诱发，但从来找不到与持续性疼痛有关的局灶性病变。临床上所见，本病发作和加重与情绪激动关系密切，所以，精神障碍可能是本病的主要原因之一。

【临床表现】

疼痛的部位主要限于一侧面部的某些区域，可以扩散到上、下颌，甚至比面、颈部更广泛的区域，如同侧软腭、顶枕部、颈肩部等，远远超过三叉神经分布的范围，但很少累及臂部。位置深在不易定位。疼痛的性质为酸痛，灼痛或钻痛。疼痛的程度较重，情绪激动可加剧疼痛。疼痛呈持续性，每天均出现，而持续整天或大部分时间。牙和颌面部手术及创伤可诱发疼痛。不伴随其他症状和体征。

【诊断要点】

符合以上疼痛特征而无任何其他伴随症状及感觉和运动异常，实验室及影像学检查皆为阴性，即可确定本病的诊断，但应与以下疾病相鉴别。

（一）三叉神经痛

为浅表而尖锐的闪电样疼痛，其范围严格局限于三叉神经支配区，有扳机点。

（二）颞颌关节痛

疼痛与颞颌关节运动有关，关节囊有触痛，X线等检查有阳性发现。

（三）牙痛

仔细的牙科检查不难发现原发病变。

【治疗方案及原则】

目前尚无可靠和有效的治疗方法。首先要寻找病因和病理改变，针对病因和病理性结构改变进行治疗；无明确病因者和病理改变者，则应针对症状进行治疗。

（一）药物治疗

联合应用三环抗抑郁药和吩噻嗪类药物，对患者有效。常用阿米替林25mg睡前服用，或氟奋乃静1mg/次，每日3次。有些患者对抗痉挛药物有效，尤其是具有三叉神经痛的某些特点时，常用苯妥英钠、地西泮等。其他类药物如维生素、氨茶碱也具有一定的效果。

（二）神经阻滞疗法

1. 三叉神经分支阻滞　根据疼痛的区域分布，先分别或同时阻滞眶下神经、颏神经，效果不好时则行上、下颌神经阻滞，用药可选择1%利多卡因或0.25%布比卡因，每个阻滞点1～2ml，其中可加入适量糖皮质激素和维生素B_{12}，每日1～2次，直到痊愈。

2. 星状神经节阻滞　所有药物为1%利多卡因和（或）0.25%布比卡因10ml，每日1～2次，痊愈为止。

以上两种方法如同时配合使用，效果更好，病情较重时，可每日治疗1～2次缓解后频率可逐渐减低，直至痊愈。

（三）神经节慢性刺激疗法

采用经皮穿刺或开颅手术将半月神经节与埋在胸壁内的刺激器连接后，对该神经节进行慢性刺激疗法，有2/3的患者适合此种疗法。

（四）手术治疗

患区神经撕脱术和切除术等非但不能解除原有疼痛，而且还可增加疼痛、麻木等新的并发症。故选择手术治疗要慎重。

（五）心理治疗

有明显心理因素的，可配合心理治疗。

第十二节　巨细胞性动脉炎

【概述】

巨细胞性动脉炎又称为 Horton 病，因为常累及颞动脉也称为颞动脉炎。其病理改变为动脉壁中层出现淋巴细胞、浆细胞和多核巨细胞浸润，尤其是大量的多核巨细胞聚集于内膜或内膜与中层交界处，现根据这种病理特征称为巨细胞性动脉炎。部分患者合并系统性脉管炎、结节性动脉炎和风湿性多发性肌痛。本病发生于 50 岁以上老年人，平均患病年龄为 65 岁。男性多于女性，男女之比约为 2∶1。九十年代有文献报告其患病率为 78.1/百万。

【临床表现】

临床主要表现为头痛和风湿性多发性肌痛。头痛为本病最常见的症状，头痛通常位于一侧或双侧的颞部持续性疼痛。疼痛的程度轻重不等，一般较为剧烈。多为搏动样或烧灼样疼痛。触摸、压迫、转头、咀嚼等动作可加重头痛。触诊可发现颞浅动脉搏动减弱或消失，颞动脉区水肿及压痛。非甾体类消炎药如阿司匹林可暂时缓解头痛。

巨细胞性动脉炎多数合并风湿性多发性肌痛，多表现为肩胛带或骨盆带区的关节或肌肉疼痛，可有大关节的晨僵现象。患者可出现全身乏力、发热、出汗等全身症状。

部分患者由于视神经或视网膜的缺血性损害，出现视野缺损、视力减退，甚至失明。视觉障碍一旦发生，须立即进行急救处理，因为在发病数小时后视觉障碍的恢复很差，发病 12 小时后即使应用皮质类固醇治疗也难以使之恢复。视觉障碍可为一侧或双侧，可在头痛后出现，也可先于头痛发生。部分患者由于眼肌缺血，出现眼肌麻痹，表现为复视。眼肌麻痹多在数月后完全恢复。

少数特殊病例颈动脉也可受累，出现其供血区的脑缺血或脑梗死表现，如偏瘫、失语、偏身感觉障碍。

辅助检查可发现血沉加快，有的高达 100mm/h。半数患者血常规检查发现白细胞增多，有些出现正色素性贫血。蛋白电泳可发现 α2 和 β 球蛋白增高。如出现脑梗死，头颅 CT 和 MRI 可帮助检出病灶。颞浅动脉活检可发现巨细胞性动脉炎的典型病理形态改变，此有助于确诊。

【诊断要点】

老年人出现颞部的疼痛、眼眶痛、四肢近端的肌肉疼痛、视野缺损、视力下降以及脑梗死者应考虑本病。本病应与其他引起的头痛各种疾病相鉴别。

国际头痛学会制定该病的诊断标准为：颞浅动脉活检发现典型的组织病理学改变，以及下列一项或多项表现：头部浅表动脉的水肿及压痛；血沉加快以及皮质类固醇治疗 48 小时内头痛消失。

【治疗方案及原则】

1. 巨细胞性动脉炎的治疗首选皮质类固醇。

2. 首次治疗可采用 40～90mg/d 泼尼松，头痛将很快减轻，在 48 小时内完全消失。

3. 一旦症状消失，应将泼尼松应逐渐减量，在数周至数月后停用。

4. 有视觉障碍者应尽快使用皮质类固醇，如在视觉障碍出现前治疗效果更好。但老年人容易出现激素的不良反应，应注意观察，如不良反应严重可改用免疫抑制剂如硫唑嘌呤等。

第十三节　高颅压头痛

【概述】

颅内压增高是重要的头痛原因之一，应予充分重视。颅内压增高是颅腔的不可变性与颅腔内容物有限的可变性之间的矛盾不可调和的结果，因此各种原因导致颅腔的变小和颅内容物的增多均可造成颅内压增高。

引起颅腔缩小的原因有：先天性狭颅畸形、颅底凹陷症、扁平颅底、颅骨骨瘤、畸形性骨炎、颅骨凹陷性骨折等。

颅腔内容物有脑实质、脑脊液和脑血流三部分组成，任一内容物的增多均会引起颅内压增高。

脑实质体积增加的原因有颅内占位性病变和各种原因所致的脑水肿。常见的占位性病变有脑肿瘤、颅内血肿、脑脓肿、颅内肉芽肿和各种颅内寄生虫病。脑水肿分为血管源性水肿、细胞毒性水肿和间质性水肿。

脑脊液过多的原因有先天性脑积水、Dandy-Walker 综合征、各种原因引起脑脊液循环通路受阻所致阻塞性脑积水、由于脑脊液分泌过多或吸收减少所致的交通性脑积水。此外尚有目前未明确机制的良性颅内压增高征，随着技术的进步此综合征将会愈来愈少。

脑血流量增加的原因有动脉性的充血、静脉性淤血和颅内血管异常。常见的充血为高血压脑病和各种原因所致的高碳酸血症。静脉淤血常见于颅内静脉窦血栓形成。颅内血管异常有颅内动脉瘤、毛细血管扩张症和颅内动静脉畸形等。

【临床表现】

颅内压增高的最常见临床表现为头痛。高颅压头痛早期常呈周期性、搏动性，少数呈撕裂样。头痛的可为持续性，也可为阵发性的，阵发性的持续时间可数分钟至数小时不等。头痛的部位与病灶的部位并不一致，头痛的程度与颅内压也不一定成正比，头痛的突然缓解并不代表颅高压的缓解，例如蝶鞍内肿瘤当突破鞍隔后头痛可突然缓解。

呕吐是高颅压头痛的常见伴随症状，典型的为喷射样呕吐，最常见于成人。婴幼儿出现频繁呕吐，提示第四脑室或后颅凹占位性病变，有时也可见于脑积水或硬膜下出血。

查体常可发现视乳头水肿，但患者常无视觉症状，有时可出现一过性视物模糊、色觉异常。颅内压增高如波及黄斑且出现水肿，出现中心暗点、中心视力下降。慢性高颅压患者，可出现继发性视神经萎缩，甚至完全失明。

急性高颅压患者可出现意识障碍，严重者可出现脑疝的表现，慢性颅高压患者多无意识障碍。慢性高颅压患者常可出现一侧或双侧外展神经麻痹。

此外，由于造成颅高压的病因不同，可出现相应的临床表现。

【诊断要点】

头痛患者如伴有呕吐，特别是查体发现视乳头水肿者，应首先考虑为高颅压头痛。此时应进行详细的神经系统体格检查，必要时行神经影像学如头颅CT、MRI和脑血管造影检查，确定导致高颅压的病变部位与性质。腰穿测定压力超过200mmH_2O是确定高颅压头痛最可靠的方法，怀疑颅内压增高者腰穿时，应特别注意缓慢放液，防止脑疝的形成。

对良性颅内压增高的诊断，必须通过充分的体格检查、辅助检查和随访观察排除其他引起高颅压的原因后方可考虑。国际头痛学会制定的良性高颅压的诊断标准为：

1. 患者须符合以下标准：

(1) 腰穿测定或硬膜外或脑室内压力监测颅内压超过200mmH_2O。

(2) 除视乳头水肿和可能的展神经麻痹外，其他神经系统检查均正常。

(3) 神经影像学检查无占位性病变和脑室扩大。

(4) 脑脊液白细胞数正常、蛋白质浓度正常或偏低。

(5) 无颅内静脉窦血栓形成的临床及神经影像学证据。

2. 头痛的程度和频率随颅内压变化而变化，间隔在后24小时以内。

【治疗方案及原则】

高颅压头痛治疗的关键在于明确其病因后，治疗其原发病。对症治疗应根据患者的具体情况进行脱水治疗，脱水可采用静脉点滴甘露醇、甘油果糖和口服甘油盐水等渗透脱水剂。口服或静脉注射利尿剂，皮质类固醇也可减轻水肿从而达到降低颅内压的目的，白蛋白可以提高血浆胶体渗透压有助于脱水作用的维持。对于急性高颅压患者为防止脑疝的形成，可进行外科手术如颞板下减压术等治疗。对脑积水患者可进行脑室分流术或脑室镜下造瘘术。

良性高颅压患者的治疗除上述降颅压治疗外，还包括口服醋氮酰胺（乙酰唑胺）降低脑脊液的生成、控制饮食降低体重。如视力进行性下降者，可短时间应用皮质类固醇，也可进行视神经鞘开窗术，以达到挽救视力的目的。

第十四节　低颅压头痛

【概述】

在侧卧位脑脊液压力低于 60mmH_2O 者为低颅压，由此引起的头痛称为低颅压头痛。造成低颅压最常见的原因是腰穿。关于腰穿后头痛的机制，虽然普遍认为与脑脊液从硬脑膜渗漏有关，但可能还与其他因素有关。有研究发现腰穿后头痛常见于体重较轻的年轻健康女性和既往有头痛病史者。除腰穿引起头痛外，其他还有许多因素可导致低颅压头痛，如外伤和手术所致的脑脊液漏、全身严重脱水、糖尿病昏迷、尿毒症等。有些病例可能任何原因也找不到，称之为自发性低颅压综合征。

【临床表现】

低颅压头痛的特征为体位性头痛，即立位时头痛加重，卧位时减轻。头痛可位于额部、枕部或呈弥散性。头痛的程度较重，为钝痛或跳痛，一般对止痛药无反应。长期低颅压头痛患者 MRI 增强扫描可见广泛的软脑膜增强。

【诊断要点】

（一）腰穿后头痛的诊断标准

1. 腰穿后 7 天内发生的头痛。

2. 站立后 15 分钟出现头痛或头痛加重，恢复卧位后 30 分钟头痛消失或减轻。

3. 腰穿后 14 天头痛消失（如超过 14 天，应考虑脑脊液漏性头痛）。

（二）脑脊液漏性头痛的诊断标准

1. 外伤、手术后或原发性脑脊液漏的漏出液经糖浓度测定证实为脑脊液，或者椎管内注射染料或放射性核素证实脑脊液漏。

2. 头痛的特征与腰穿后头痛相同。

3. 脑脊液漏经有效治疗后14天头痛消失。

【治疗方案及原则】

腰穿后头痛重在预防，应尽量选择直径较小的或“无创”的穿刺针进行穿刺减少创伤。以前认为腰穿后去枕平卧4～6小时有助于减少低颅压头痛的发生，但最近的研究结果对此表示怀疑。

低颅压头痛患者应多平卧，甚至可加用腹带。如发现脑脊液漏应尽量进行修补，如硬脊膜漏可采用硬膜外血块修补。充分补液、口服咖啡因有助于头痛症状的缓解，必要时可短时应用皮质类固醇治疗。

第十五节　儿 童 头 痛

头痛是许多儿童和青少年常常遭遇的问题，给他们带来了很大的痛苦，影响他们的学习与健康成长，也给患儿家庭带来精神与经济上的困难。儿童和青少年的绝大多数头痛不是器质性疾病造成的，偏头痛和紧张型头痛为最常见的头痛类型。丛集性头痛发病年龄在20岁以上，在儿童罕见。而儿童及青少年的各种继发性头痛，如外伤后头痛、眼科疾病所致的头痛和良性高颅压头痛等与成人相似，本节重点介绍偏头痛和紧张型头痛。

1988年国际头痛学会发表的头痛分类指南没有充分考虑小儿头痛的特殊性，后在1996年Gladstein和Holden修订了儿童和青少年紧张型头痛的诊断标准，1997年Winner等人对小儿偏头痛的诊断标准也进行了修订，由于目前尚未得到公认，我们仍采用国际头痛学会的标准（参见有关章节），重点介绍小儿头痛的临床表现特点。

一、小儿偏头痛

【概述】

偏头痛常在儿童期发病，10岁以前发病者占约20%，20岁以前发病者约占45%。在青春期前，男女比例基本相等。有先兆偏头痛发病早于无先兆偏头痛，男性发病早于女性。儿童及青少年偏头痛较成人偏头痛的家族遗传倾向更明显，有家族史的患儿约占50%～90%。

【临床表现】

小儿偏头痛和成人一样是一种发作性头痛，但其具体临床表现与成人偏头痛有所不同。儿童偏头痛的头痛以双侧颞部和双侧额部多见，双侧分布者高达

60%，头痛的持续时间教成人短，一般在放学后开始，常在2小时以内缓解，睡眠或应用止痛药可缓解头痛。青少年阶段，单侧头痛者稍增多，持续时间相对延长，且依靠睡眠和止痛药不易缓解。儿童及青少年偏头痛不会每日发生，一般每月1～4次发作。

小儿偏头痛发作时伴随症状较成人更常见，常见的症状有苍白、食欲减退、腹痛、恶心、呕吐、怕光、畏声和思睡。而成人偏头痛患者一般不出现腹痛。

小儿偏头痛和成人偏头痛一样，可以有一些诱发因素，但不如成人明显。饮食、焦虑、紧张、上学、疲劳、睡眠过多或过少、轻微头部外伤、气味以及患有其他疾病都有可能成为诱发因素。

小儿偏头痛一般没有明显的抑郁症状，以前认为可伴有焦虑，但最近的研究表明其发生率并不比同年儿童高。患有偏头痛的儿童，晕车、睡眠障碍、晕厥、二尖瓣脱垂和Tourette综合征患病率较同龄儿童高，但其确切关系尚需进一步研究。

【治疗方案及原则】

小儿偏头痛的治疗应根据患儿的年龄、发作频率和严重程度、有无先兆症状出现和患儿对治疗的接受能力来确定。开始应充分向患儿及其家属解释病情，尽可能祛除诱发因素，使患儿建立正常的良好的生活习惯。生物反馈和放松训练对患儿也有所帮助。

药物治疗的目的在于：减轻疼痛、恶心和呕吐；终止即将发生的偏头痛发作；防止将来再次发作。

1. 止痛　15岁以前应尽量避免应用阿司匹林，因为有导致Reye综合征的潜在危险。6岁以下儿童可通过促进睡眠或给予对乙酰氨基酚（10～15mg/kg），大于6岁的患儿可给予对乙酰氨基酚治疗，也可给予其他非甾体类抗炎药物如布洛芬（10mg/kg）、萘普生钠（10mg/kg）治疗。头痛严重或以上治疗无效者可应用咖啡因、双氢麦角胺和舒马坦等治疗。

2. 止吐　由于小儿偏头痛常伴有恶心、呕吐，因此在偏头痛急性发作期治疗过程中，止吐非常重要。止吐药应在症状开始出现时立即给予，即使轻症的偏头痛患儿只要出现恶心症状就应使用止吐药。常用的止吐药有晕海宁(1～1.5mg/kg)、甲氧氯普胺（口服1～2mg/kg或静脉注射0.1～0.5mg/kg）、多潘立酮（口服0.3～0.6mg/kg）、氯丙嗪（口服或肌注1mg/kg，最大不超过25mg）、异丙嗪（0.5mg/kg）等。

3. 预防发作　偏头痛频繁发作严重影响学习和生活者，可考虑预防性治疗。何时开始应用预防性药物，应用多长时间目前尚无明确的标准。一般说来，预防性药物应从小剂量开始，逐渐增加剂量。常采用的药物有以下几类：

(1) β受体阻滞剂如心得安；

(2) 5-羟色胺拮抗剂如苯噻啶；

(3) 三环类抗抑郁药如阿米替林；

(4) 抗组胺药如赛庚啶；

(5) 钙离子拮抗剂如盐酸氟桂嗪（氟桂利嗪），对小儿偏头痛的疗效较成人好；

(6) 抗癫痫药如丙戊酸、拉莫三嗪等。

二、小儿紧张型头痛

【概述】

紧张型头痛以前也称为慢性非进展性头痛、肌肉收缩性头痛和心因性头痛。在青少年中患病率较高，15 岁以前是偏头痛患病率的三倍。其发病机制尚不清楚，但抑郁、焦虑、紧张等情绪改变在其发病过程中发挥重要作用。

【临床表现】

小儿紧张型头痛的临床表现与成人相似。患儿多数为女性。头痛一般位于额部或全头，呈压迫样或束带样疼痛，可以伴有颈枕部压痛，头痛持续时间不等。头痛一般较轻，常不影响日常活动。很少受光、声影响，少数伴有恶心，一般无呕吐。患儿常有不同程度的心理行为症状，如焦虑、抑郁及睡眠障碍等，影响学习使学习成绩下降。患儿常有一些诱发因素如父母离异、亲人或亲密朋友的死亡，害怕失败。许多患儿是在校学习成绩较好、课外负担较重的学生，他们更容易经受不了挫折。一些患儿常诉说许多躯体症状如腹痛和机体疼痛，疼痛的形式往往与自己以往所患疾病或家人与朋友所患疾病相似。

【治疗方案与原则】

紧张型头痛患儿如不影响学习，最好避免应用经常使用阿司匹林、含咖啡因或巴比妥的药物，应首先采取心理治疗，患儿应尽可能正常上学。如心理治疗无效，可以采用三环类抗抑郁药物或 5-羟色胺再摄取抑制剂，有研究表明三环类抗抑郁药物似乎较 5-羟色胺再摄取抑制剂疗效更好。由于许多青少年对三环类抗抑郁药物比较敏感，建议从小剂量开始，逐渐增加剂量，以阿米替林为例，从 5mg 睡前一次开始，以后每 2～3 周增加 10mg，症状常在每天 30～60mg 时减轻或消失。阿米替林可产生嗜睡、口干和体位性低血压，逐渐增加剂量和分次服用有助于减少这些不良反应。如出现晕厥应及时做心电图检查。

第四章　颈、肩部和上肢疼痛

第一节　颈　椎　病

【概述】

因颈椎间盘退行性变本身及其继发性改变刺激或压迫邻近组织、并引起各种症状和（或）体征者，称之为颈椎病。

从颈椎病的定义可以看出，本病首先属于以退行性变为主的疾病．但又与多种因素有密切关系，它起源于颈椎间盘的退变，颈椎间盘的退变本身就可以出现许多症状和体征，加之合并椎管狭窄，有可能早期出现症状，也可能暂时无症状，但遇到诱因后，出现症状。大多数患者在颈椎原发性退变的基础上产生一系列继发性改变。这些继发性改变包括器质性改变和动力性异常。器质性改变有髓核突出和脱出、韧带骨膜下血肿、骨刺形成和继发性椎管狭窄等。动力性改变包括颈椎不稳，如椎间松动、错位、曲度增加。这些病理生理和病理解剖的改变，构成了颈椎病的实质。

【临床表现】

（一）颈型颈椎病

1. 症状　以青壮年居多颈部感觉酸、痛、胀等不适。这种酸胀感以颈后部为主。而女性患者往往诉肩胛、肩部也有不适。患者常诉说不知把头颈放在何种位置舒适。部分患者有颈部活动受限，少数可有一过性上肢麻木，但无肌力下降及行走障碍。

2. 体征　患者颈部一般无歪斜。生理曲度减弱或消失，常用手指捏颈项部。棘突间及棘突旁可有压痛。

（二）神经根型颈椎病

1. 根性痛　根性痛是最常见的症状，疼痛范围与受累椎节的脊神经分布区相一致。与根性痛相伴随的是该神经分布区的其他感觉障碍，其中以麻木、过敏、感觉减弱等为多见。

2. 根性肌力障碍　早期可出现肌张力增高，但很快即减弱并出现肌无力和肌萎缩征。在手部以大小鱼际肌及骨间肌萎缩最为明显。

3. 腱反射异常 早期出现腱反射活跃，后期反射逐渐减弱，严重者反射消失。然而单纯根性受压不会出现病理反射，若伴有病理反射则表示脊髓本身也有损害。

4. 颈部症状 颈痛不适，颈旁可有压痛。压迫头顶时可有疼痛，棘突也可有压痛。

5. 特殊试验 当有颈椎间盘突出时，出现压颈试验阳性。脊神经牵拉试验阳性。

（三）脊髓型颈椎病

1. 症状 患者首先发生双侧或单侧下肢发沉、发麻的症状，随之出现行走困难，下肢肌肉发紧，行步慢，不能快走，重者明显步态蹒跚，更不能跑。双下肢协调差，不能跨越障碍物。双足有踩棉花样感觉。自述颈部发硬，颈后伸时易引起四肢麻木。一般下肢症状可先于上肢症状出现，上肢多一侧或两侧先后出现麻木、疼痛。部分患者有括约肌功能障碍、尿潴留。除四肢症状外，往往有胸1平面以下皮肤感觉减退、胸腹部发紧，即束带感。

2. 体征 最明显的体征是四肢肌张力升高，严重者稍一活动肢体即可诱发肌肉痉挛，下肢往往较上肢明显。下肢的症状多为双侧，严重程度可有不同。上肢的典型症状是肌无力和肌萎缩，并有神经根性感觉减退，下肢肌萎缩不明显，主要表现为肌痉挛、反射亢进，出现踝阵挛和髌阵挛。皮肤的感觉平面检查常可提示脊髓真正受压的平面。Hoffmann征阳性，Babinski、Oppenheim、Chaddock、Gordon征亦可阳性。腹壁反射、提睾反射可减弱甚至消失。

（四）椎动脉型颈椎病

1. 眩晕 头颅旋转时引起眩晕发作是本病的最大特点。正常情况下，头颅旋转主要在颈1～2之间。椎动脉在此处受挤压。如头向右旋时，右侧椎动脉血流量减少，左侧椎动脉血流量增加以代偿供血量。若一侧椎动脉受挤压血流量已经减少无代偿能力，当头转向健侧时，可引起脑部供血不足产生眩晕。一般头颅转向健侧，而病变在对侧。

2. 头痛 由于椎-基底动脉供血不足，使侧支循环血管扩张引起头痛。头痛部位主要是枕部及顶枕部，以跳痛和胀痛多见，常伴有恶心呕心、出汗等自主神经紊乱症状。

3. 猝倒 是本病的一种特殊症状。发作前并无预兆，多发生于行走或站立时，头颈部过度旋转或伸屈时可诱发，反向活动后症状消失。这种情形多系椎动脉受刺激后血管痉挛，血流量减少所致。

4. 视力障碍　患者有突然弱视或失明，持续数分钟后逐渐恢复视力，此系双侧大脑后动脉缺血所致。此外，还可有复视、眼睛闪光、冒金星、黑矇、幻视等现象。

5. 感觉障碍　面部感觉异常，口周或舌部发麻，偶有幻听或幻嗅。

【诊断要点】

（一）颈型颈椎病

1. 颈部、肩部及枕部疼痛，头颈部活动因疼痛而受限制。因常在早晨起床时发病，故被称为落枕。

2. 颈肌紧张，有压痛点，头颅活动受限。

3. X线片上显示颈椎曲度改变，动力摄片可显示椎间关节不稳与松动。由于肌痉挛头偏歪，侧位X线片上出现椎体后缘一部分重影，小关节也呈部分重影。

（二）神经根型颈椎病

1. 具有典型的根性症状，其范围与受累椎节相一致。颈肩部、颈后部酸痛，并沿神经根分布区向下放射到前臂和手指，有时皮肤有过敏，抚摸有触电感，神经根支配区域有麻木及明显感觉减退。

2. 脊神经根牵拉试验多为阳性，痛点注射治疗疗法对上肢放射痛无显效。

3. X线正位片显示钩椎关节增生。侧位片生理前弧消失或变直，椎间隙变窄，骨刺形成。伸屈动力片示颈椎不稳。

（三）脊髓型颈椎病

1. 自觉颈部无不适，但手动作笨拙，细小动作失灵，协调性差。胸部可有束带感。

2. 步态不稳，易跌倒，不能跨越障碍物。

3. 上下肢肌腱反射亢进，张力升高，Hoffmann征阳性，可出现踝阵挛和髌阵挛，重症时Babinski征可能呈阳性。早期感觉障碍较轻，重症时可出现不规则痛觉减退。感觉丧失或减退区呈片状或条状。

4. X线显示病变椎间盘狭窄，椎体后缘骨质增生。

5. MRI检查示脊髓受压呈波浪样压迹，严重者脊髓可变细，或呈念珠状。磁共振还可显示椎间盘突出，受压节段脊髓可有信号改变。

（四）椎动脉型颈椎病

1. 颈性眩晕（即椎-基底动脉缺血征）和猝倒史，且能除外眼源性及耳源性眩晕。

2. 个别患者出现自主神经症状。

3. 旋颈诱发试验阳性。

4. X线片显示椎节不稳及钩椎关节增生。

5. 椎动脉造影及椎动脉血流检测可协助定位但不能作为诊断依据。

【治疗方案及原则】

（一）非手术疗法的基本原则

1. 非手术疗法应符合颈椎的生理解剖学基础，由于颈椎的解剖结构和生理功能的特殊性，要求在治疗上严格遵循这一原则。粗暴操作，超过颈部骨骼和韧带的强度，可突然出现神经症状，甚至完全瘫痪。

2. 非手术疗法应随时观察患者的反应，超过颈椎骨关节生理限度的操作，往往会造成局部创伤性反应。轻者局部水肿，渗出增加、粘连形成，重者可使韧带撕裂、不稳加重。长期推拿可使骨赘形成加速。因此，如推拿后患者感到不适或牵引后颈部疼痛加重，应立即停止这种疗法。

3. 非手术治疗的目的应是纠正颈椎伤病的病理解剖状态，停止或减缓伤病的进展，有利于创伤的恢复及病变的康复，预防疾病的复发。

（二）颈椎非手术疗法的适应证

1. 轻度颈椎间盘突出症及颈型颈椎病。

2. 早期脊髓型颈椎病。

3. 颈椎病的诊断尚未肯定而需一边治疗一边观察者。

4. 全身情况差，不能耐受手术者。

5. 手术恢复期的患者。

6. 神经根型颈椎病。

（三）非手术疗法的方法

1. 颈椎牵引疗法　目前牵引的器械较多，但大致分为坐式牵引和卧式牵引。从生物力学的角度看．卧式牵引效果较好。卧式牵引的优点是患者可以充分休息，可以在睡眠时牵引。

2. 制动法　颈椎制动包括颈托、围领和支架三类。围领制动范围小，但可以自由拆卸。围领可用石膏也可用塑料加垫制作而成，比较轻便，容易挟带。颈托上面托住下颌和枕骨，下面抵住双肩，前面胸部和后面背部稍延长以阻止前后活动。颈托的活动度较围领小，制动效果好。支架是用皮革和钢条制作，前面两钢条上端为下领托，下为胸部护片，后面两钢条上端为枕骨托，下为背部护片，各有三条皮带前后联系，中间皮带通过肩部两块垫片，收紧皮带可使枕颌与两肩距离加大而增加牵引力。颈椎制动效果最好是牵引，应根据思考具体情况而定。

3. 另外，理疗、推拿、按摩、针灸和穴位注射治疗等方法，对多数患者有治疗作用。

4. 家庭疗法 家庭疗法是一个综合性的治疗方法，集康复、预防于一体，方法也较多。家庭疗法的主要内容包括纠正和改善睡眠及工作中的不良体位，牵引及使用围领等。家庭疗法是正规治疗的基础，对颈椎病的预防和康复具有重要作用。

5. 药物 药物治疗应在医师的指导下使用。常用的药物有硫酸软骨素 A、复方软骨素片、丹参片或复方丹参片、维生素 E、维生素 B、颈痛灵及抗炎药物。硫酸软骨素 A 又称康德灵片，这种酸性粘多糖物是生物体内结缔组织中特有的成分之一。主要从动物结缔组织及软骨中提取。每次 D5R 8～10 片，每天 3 次，连服 1 个月为一个疗程。复方软骨素片又称复方康德灵片，药理作用及服法与康德灵相同。丹参可促使细小血管扩张，增加血流量，促进组织修复，因而也有利于颈椎退变过程的缓解和好转。每次 2～3 片，每天 3 次，1 个月为一疗程，但各种药物的应用均须经临床医师反复调整并观察疗效，避免千篇一律。

（四）颈椎病的手术治疗

当颈椎病发展到一定程度，必须采用手术治疗方可中止对神经组织的进一步损害。颈椎病的手术经历后路椎板切除间接减压到前路直接减压的过程。但后路推板切除减压并不因前路手术的出现而丧失其应用的治疗地位。多数情况下，前路手术更合理，它是手术治疗颈椎病的一大进展，而后路手术现在降为前路手术的补充治疗手段。不过，当有后纵韧带骨化时，脊髓广泛受压，宜采用后路手术。

颈椎病手术的适应证：

1. 颈椎病发展至出现明显的脊髓、神经根、椎动脉损害，经非手术治疗无效即应手术治疗。

2. 原有颈椎病的患者，在外伤或其他原因的作用下症状突然加重者。

3. 伴有颈椎间盘突出症经非手术治疗无效者。

4. 颈椎病患者，出现颈椎某一节段明显不稳，颈痛明显，经正规非手术治疗无效，即使无四肢的感觉运动障碍，亦应考虑手术治疗以中止可以预见的病情进展。

颈椎病手术的禁忌证：颈椎病手术不受年龄的限制，但必须考虑全身情况。若肝脏、心脏等重要脏器患有严重疾病、不能耐受者，应列为手术禁忌证。此外，颈椎病已发展至晚期，或已瘫痪卧床数年，四肢关节僵硬；肌肉有明显萎缩者，手术对改善生活质量已没有帮助时，也不宜手术。若颈部皮肤有感染、破溃，则需在治愈这些局部疾患后再考虑手术。

第二节 急性颈椎间盘突出症

【概述】

急性颈椎间盘突出症是指有轻重不等的颈部外伤史，影像学检查证实有椎间盘破裂或突出，而无颈椎骨折、脱位，并存在相应临床表现者。致伤原因主要是加速暴力使头部快速运动导致颈部扭伤，多见于交通事故或体育运动。

【临床表现】

本病起病急，大多数病例有明显头颈部外伤史，有的可因轻微损伤起病。临床表现因压迫部位和程度不同而有较大差异。根据椎间盘突出部位及压迫组织不同，可分为三型：侧方型、中央型、旁中央型。

（一）侧方型颈椎间盘突出症

1. 症状

（1）颈痛、僵硬、活动受限；

（2）颈部过伸时可产生剧烈疼痛，并可向肩部或枕部放射；

（3）一侧上肢疼痛或麻木感，但很少两侧同时发生。

2. 体征

（1）颈部处于僵直位；

（2）病变节段椎旁压痛、叩痛，下颈根棘突间及肩胛内侧可有疼痛；

（3）颈脊神经根张力试验阳性；

（4）受累神经根支配区感觉、运动和反射改变。支配肌肉可有萎缩及肌力减退现象。

（二）中央型颈椎间盘突出症

1. 症状

（1）不同程度的四肢无力，下肢往往重于上肢，表现为步态不稳；

（2）病情严重者出现四肢不完全性或完全性瘫痪；

（3）大、小便功能障碍，表现为尿潴留和排便困难。

2. 体征

（1）不同程度的四肢肌力下降；

（2）感觉异常，深浅感觉均可受累，依椎间盘突出节段不同感觉异常平面的高低而异；

（3）四肢肌张力增高；

（4）腱反射亢进，可出现髌阵挛及踝阵挛，病理征如 Hoffmann、

Oppenheim 征阳性。

（三）旁中央型颈椎间盘突出症

突出部位偏于一侧而介于颈脊神经根和脊髓之间，压迫单侧神经根和脊髓。除有侧方型症状、体征外，尚有不同程度的单侧脊髓受压症状，表现为不典型的 Brown-Sequard 综合征。

【诊断要点】

（一）病史

头颈部外伤史，即使是轻微的颈部扭伤。起病急，发病前无症状，起病后出现颈脊髓或神经根受压的症状和体征。

（二）影像学检查

1. 颈椎 X 线片　可观察到：

（1）颈椎生理弧度减小或消失；

（2）年轻或急性外伤性突出者，椎间隙可无明显异常，但年龄较大者，受累椎间隙可有不同程度的退行性改变；

（3）椎前软组织阴影在急性过伸性损伤所致的椎间盘突出可见增宽；

（4）颈椎动力摄片时可显示受累节段失稳。CT 扫描虽对本病诊断有一定帮助，但往往无法依靠常规 CT 确诊。磁共振成像（MRI）直接显示颈椎间盘突出部位、类型从脊髓和神经根受损的程度，为颈椎间盘突出症的诊断、治疗方法选择及预后提供可靠依据。

2. 肌电图　用于确定神经根损害，对神经根的定位有一定意义。

【治疗方案及原则】

以非手术治疗为主，如出现脊髓压迫症状，应尽早施行手术治疗。

（一）非手术疗法

1. 颈椎牵引　原无退变的颈椎间盘突出症，经牵引恢复其椎间隙高度，部分突出物有望还纳。牵引方法：采取坐位或卧位，用枕颌带（G1ison 带）牵引，重量 2.0～3.0kg，一般认为持续牵引比间断牵引效果好，2 周为一疗程。

2. 颈部围领制动　主要作用是限制颈部活动和增强颈部的支撑作用，减轻椎间盘内压力。一般可采用简易颈部围领保护，对严重病例伴有明显颈椎失稳者可采用石膏托颈固定。对牵引后症状缓解者制动有利于病情恢复。

3. 理疗　对轻型病例仅有神经根刺激症状者有一定效果，其中以蜡疗和醋离子透入疗法效果较好。

4. 药物治疗 对症处理，对疼痛剧烈者可采用镇静镇痛药物。

（二）手术疗法

对颈椎间盘突出症诊断准确、神经根或脊髓压迫症状严重者应采取手术治疗。术式包括：颈前路减压术、颈后路减压术、颈椎间盘显微切除术等。

第三节 胸廓出口综合征

【概述】

臂丛和锁骨下动脉、静脉在胸廓出口受压而产生的症候群称为胸廓出口综合征（thoracic outlet syndrome）。胸廓出口实际上是指锁骨后间隙，其中通过臂丛和锁骨下动脉、静脉。胸廓出口上界为锁骨，下界为第1肋骨，前方为肋锁韧带，后方为中斜角肌。任何使胸廓出口的宽度和深度减小的原因均可导致神经血管受压迫而产生症状。臂丛和锁骨下动脉、静脉通过狭窄的骨性间隙，加上肋骨和肌肉的先天性异常，更可因某种体位如过度外展位工作或睡眠所致的位置异常或因外伤、退行性变相肌肉痉挛等因素而产生压迫症状。过去该病名称很多，如前斜角肌综合征、肋锁综合征、颈肋综合征、胸小肌综合征、过度外展综合征、肩手综合征等，1956年Peet建议统一采用胸廓出口综合征，目前已通用。

【临床表现】

本病多见于女性，女性与男性之比为4～2∶1。发病年龄11～71岁，平均年龄36～37岁。症状多为单侧性，多见于右侧，因右上肢活动量大，另一原因为右侧臂丛神经距肋骨较左侧为近，两侧性者约占30%左右。症状变化多端，大致可分为神经和血管受压迫症状两组，而以臂丛神经受压迫为主。按临床症状可分为轻、中、重型，轻者仅偶有上肢麻木和刺痛，常在夜间明显，不需要治疗。中型者同时有颈、肩、上肢症状，往往需要治疗。重型者则不能进行日常生活活动，疼痛剧烈，甚至不能入睡，可以有Raynaud现象、动脉栓塞、静脉血栓形成、肌肉萎缩等症状。可分以下几型。

（一）臂丛神经受压型

这是最主要的症状，非常多见，主要症状是疼痛、刺痛、麻木、感觉过敏、烧灼感、蚁走感、进行性乏力、疲乏等。疼痛等症状为隐袭性开始，且常为间歇性，夜间多较重，可致痛醒，常累及颈、肩部，上肢抬高可使症状加剧，但与咳嗽、打喷嚏无关，此点与颈椎间盘突出症不同。往往同时有肌乏力、握力下降、手指动作不协调、精细动作失灵、握住的东西会掉下去。肌肉萎缩一般并不明显，但可有骨间肌和小鱼际肌萎缩。重者可有轻瘫，感觉完全丧失，但一般无病理反射。

（二）锁骨下动脉、静脉受压型

1. 动脉受压症状　可致肢体苍白、缺血、发冷，甚至产生坏死、缺血性挛缩等。因锁骨下动脉较粗，而且动脉压力较大，一般不易受压，所以临床上动脉受压者少见。动脉受压症状多发生在合并颈肋或胸廓出口有骨性畸形者，无颈肋或第 1 肋异常者一般不会产生动脉受压症状。

2. 静脉受压症状　亦少见，可有肢体间歇性肿胀、静脉淤血、青紫，偶尔产生锁骨下静脉血栓性静脉炎（Paget-Schroetter 综合征）。

（三）交感神经刺激型

臂丛神经富有交感神经纤维，因此常合并交感神经受压症状，如上肢酸痛，往往定位不明确。严重者可出现 Raynaud 现象、肢体苍白、发绀、发冷、Horner 综合征等。

（四）假性心绞痛型

表现为心前区疼痛，可合并左上肢麻木，心电图检查、血液生物化学检查均正常。但同时有颈椎横突过长。应注意与冠心病心绞痛鉴别。

（五）椎动脉受压型

椎动脉系锁骨下动脉第 1 段分支。斜角肌挛缩使第 1 肋骨抬高，使椎动脉开口处扭曲或狭窄，产生椎动脉供血不足，可出现偏头痛，患侧面部麻木、眩晕。严重者有恶心、呕吐，但同时出现大鱼际肌萎缩、前臂内侧皮肤感觉减退、拇指不能对掌。

（六）双卡综合征型

当周围神经在近端受压以后，由于轴突流输送受阻，很易在远端骨纤维管道处再次受压产生受压症状，称之为双卡综合征。有报道胸廓出口综合征合并腕管综合征。临床诊断除肌电图外，Tinel 征很有帮助。

【诊断要点】

诊断比较困难，主要依靠详尽的病史和体检，而以病史更为重要，因为有时体征很少，一般认为具有血管压迫症状者比较容易诊断。X 线片可以确定有否颈肋、C_7 横突过长，胸廓出口有否骨性异常，特殊检查可提示有否体位性压迫臂丛和锁骨下动、静脉。

（一）锁骨上窝触诊

可及颈肋，指压或轻轻捶击有压痛，同时疼痛向上肢放射，并有手指麻木感、痛觉减退，其范围相当于臂丛下束的分布区。也可有手部骨间肌、肱二头肌、肱三头肌乏力，但反射正常，亦称（Morley test）。

（二）Adson 试验

亦称斜角肌压迫试验，方法：病者颈部过伸，患肢外展 15°，并向检查侧旋转，深吸气同时屏气，若在颈过伸或旋转过程中出现桡动脉搏动减弱、消失，手指苍白、发冷，同时在锁骨上窝可闻及杂音者为阳性。因为吸气时斜角肌紧张，第1肋骨提高造成斜角肌间隙与肋锁间隙减小。

（三）肋锁压迫试验（Eden test）

患者取坐或直立位，令患者将肩部向后向下旋转而成军人的立正姿态，如果脉搏减弱，消失，同时锁骨下动脉闻及杂音则为阳性，表示锁骨下动脉、静脉或臂丛受压。

（四）上肢抬高运动试验（Roos test）

令患者上臂外展外旋、前臂屈曲90°，呈AER体位（abduction-external-rotation），这种姿态使锁骨以胸锁关节为支点向后下方转动，如同剪刀一样靠近第1肋骨，使肋锁间隙减小，压迫臂丛和锁骨下动脉。方法为手指同时迅速屈伸，患肢在几秒钟以内由于疼痛、不适而下垂，亦称“间歇性跛行”试验，表示运动不能继续。健侧仍能继续运动1分钟以上，而并无不适感。亦可以中等速度交替握拳与松开，则将在3分钟以内产生症状。

（五）过度外展试验（Wright test）

患者取坐位，令上肢过度外展100°、屈肢、前臂旋后、颈过伸、头转向对侧，同时检查桡动脉脉搏变化及有否腋动脉杂音，此试验阳性率90%左右。

（六）体位性低血压

上肢外展外旋位时，若上肢的血压下降2.00～2.67kPa（15～20mmHg）或更多，则有诊断价值，提示锁骨下动脉受压。

（七）特殊检查

1. X线颈椎片或胸片　有否颈肋、第7颈椎横突肥大，有否锁骨、第1、2肋骨畸形及其他骨性病变。

2. 尺神经传导速度测定　正常胸廓出口传导速度72m/s，55m/s以上表示压迫不严重，55m/s以下表示严重压迫。

【治疗方案及原则】

（一）非手术治疗

非手术治疗适用大多数患者，除有血管狭窄、闭塞症状以外，均应先作非手术治疗。治疗措施包括纠正不良姿态、热疗、超声治疗、锻炼肩部肌肉、避免引起症状的姿势等，偶尔也有患者锻炼以后症状加重者，也可应用颌枕牵引治疗。

（二）手术治疗

手术的目的是解除胸廓出口的压迫因素，有下列手术。

1. 前斜角肌切断手术　可以解除斜角肌三角的压迫，手术操作简单，但单纯切断前斜角肌疗效不佳，优良率在23%以下，因为前斜角肌不是唯一的压迫因素，复发率达60%，因此，目前已不用。

2. 锁骨切除术 切除锁骨可以解除肋锁间隙的压迫，但切除锁骨可造成上肢畸形，严重影响上肢功能，显然是很不适当的。主要的适应证是当锁骨异常，且必须暴露锁骨下动脉以切除动脉瘤或作旁路手术以及肋锁间隙明显压迫时，但必须同时进行前斜角肌切断手术，而且应该仔细寻找异常约束带及异位的中斜角肌，锁骨骨膜也必须切除以防锁骨再生。

3. 颈肋切除或胸小肌切断术 如颈肋很短，在2cm以内不需切除，因其位置偏后不致构成压迫原因。长于2cm者应切除，可与第1肋切除同时进行，采用同一切口或另作切口。

4. 第1肋骨切除术 可以解除肋锁间隙压迫及松解斜角肌三角，并可解除第1肋骨对臂丛下束的阻挡，易于切断胸小肌腱，又不致产生畸形，因此是目前治疗胸廓出口综合征最有效、使用最广泛的手术，疗效达90%左右。第1肋骨必须基本上完全切除，只可留下肋骨头部不超过2cm，否则其残端仍可造成压迫。第1肋骨切除的手术进路很多，如经锁骨上进路，经胸进路，锁骨下进路，后暴露和经腋路等。

第四节 颈椎过伸性损伤

【概述】

本病既往多称为“挥鞭性损伤”，其主要病理解剖改变位于脊髓中央管处，故又名“脊髓中央管症候群”。其发生机制大多见于高速行驶之车辆急刹车或撞车时。此时，由于惯性力的作用，面、颌、额等遭受来自正前方的撞击而使头颈向后过度仰伸头颈又向前屈，并易引起屈曲性损伤。此外，来自前方的其他暴力，仰颈位自高处跃下，以及颈部被向上后方暴力牵拉等均可产生同样后果。

【临床表现】

（一）颈部症状

除颈后部疼痛外，因前纵韧带的受累，亦同时伴有颈前部的疼痛。颈部活动明显受限以仰伸（切勿重复检查）。颈部周围多伴有明显之压痛。

（二）脊髓受损症状

因病理改变位于中央管周围，愈靠近中央管处病变愈严重，因此锥体束深部最先受累。临床上表现为上肢瘫痪症状重于下肢，手部功能障碍重于肩肘部。感觉功能受累主要表现为温觉与痛觉消失，而位置觉及深感觉有在，此种现象称之为感觉分离。严重者可伴有大便失禁及小便潴留等。

【诊断要点】

（一）外伤史

其发生情况如前所述，多系来自面颌方向之暴力。患者面颌部有无表皮及皮下损伤判定之。

（二）临床症状

主要是上肢重于下肢的四肢瘫、感觉分离、颈部症状。

（三）影像学特点

1. X线平片　椎前阴影增宽：损伤平面较高时（少见）主要表现为咽后软组织阴影增宽（正常为4mm以下）；而损伤平面在颈4～5椎节以下时，则喉室后软组织阴影明显增宽（正常不超过13mm）。椎间隙增宽：受损椎节椎间隙前缘之高度多显示较其他椎节为宽，且上下节椎体的前上缘可有小骨片撕下（约占15%～20%）。其他：大多数病例显示椎管矢状径狭窄，约半数病例可伴有椎体后缘骨刺形成。

2. MRI检查　对椎间盘突出、软组织损伤及脊髓受累程度的判定意义较大，有条件者应争取之。

3. 其他　CT检查对骨骼损伤及髓核脱出的判定有一定的作用，脊髓造影于急性期不宜选用。

【治疗方案及原则】

（一）保守治疗

1. 颈部的制动与固定　应及早采用颅骨持续牵引，牵引力线略向前屈伸。牵引重量不宜过重，1～1.5kg。

2. 保持呼吸道通畅　尤其是对损伤平面较高者，应酌情吸入氧气或气管切开。

3. 脊髓脱水疗法　以地塞米松及高渗葡萄糖液为主。

4. 预防并发症及肢体功能锻炼　注意预防坠积性肺炎及褥疮，加强以手部为主的双上肢功能锻炼与康复。

（二）手术疗法

一般选择伤后3周左右为宜。此时创伤反应已减退，病情稳定。

1. 适应证　椎管明显狭窄者；椎管内有骨性致压物；伴有黄韧带肥厚内陷者。

2. 术式选择　可分为前路及后路两种减压术式。椎管狭窄及黄韧带病变者应从后路减压及扩大椎管。而对椎管内有骨性致压物者，应视骨性致压物所在位置而决定前路或后路切除之。伴有椎节后缘骨刺形成者，则需选择前路术式。对黄韧带内陷者，在行颈后路切除减压术后，可选用椎板固定夹或颈后路钢板固定之。

3. 注意事项

(1) 术中切勿仰伸：包括麻醉及手术过程中均不宜使颈椎过伸而加重病情。

(2) 避免牵拉硬膜囊：尤以后路施术时，对硬膜囊切勿牵拉，以防处于恢复阶段的脊髓再次损伤。

(3) 冰水降温保护脊髓：术中，尤其是后路减压术时，可用5～10℃之冰冷等渗氯化钠冲洗术野，以达到局部降温保护脊髓的作用。

第五节 肩部撞击综合征

【概述】

肩部创伤性肌腱炎又称肩部撞击综合征，是指肩峰下滑囊炎、肩袖肌腱炎而言。肩胛骨保持不动，手臂前举引起的疼痛，称撞击综合征阳性。肩袖疾病和肩峰下区功能紊乱通常被认为是世上肩关节疼痛最常见的致病原因。这种疾病在体操、投掷、排球、乒乓球、游泳及举重运动员中非常多见。

【临床表现】

主要症状是肩痛，其次是肩活动受限、肌肉痉挛和肌肉萎缩。但症状往往因病程的早晚发病缓急，而表现程度不一。

(一) 慢性

肩一般不痛，即使令肩外展，内外旋克服阻力时也不痛，只有在做某一特殊动作时才痛，例如标枪运动员臂上举做反弓投掷姿势时。

(二) 亚急性

其症状是自动或被动的使上臂外展至60°～120°时或内外旋时疼痛。但被动将上臂外展超过120°，或用力牵拉上臂，在使上臂外展时，则疼痛消失或减轻。这些症状都说明，疼痛的产生是肩袖或肩峰下滑囊与肩峰和肩喙韧带相互摩擦造成的。检查时肱骨大结节部压痛，外展或内外旋克服阻力时也痛；肩外展受限。

(三) 急性

有明显的扭伤或运动过度病史。主要表现是急性肩峰下滑囊炎症状。肩部疼痛，活动受限，肩峰下面有剧烈压痛。克服阻力时肩各个方向的活动都有疼痛。

【治疗方案及原则】

根据病情的轻重，可用固定、注射治疗、理疗或手术等方法处理。

（一）固定

急性炎症时疼痛剧烈，应卧床休息，并将上臂外展 30°固定，以减少肌肉活动减轻疼痛。

（二）注射治疗

在压痛点及滑囊内注入 1%普鲁卡因 5～10ml＋醋酸泼尼松龙 25mg，常收奇效。

（三）物理治疗

急性病例可用人工太阳灯照射，每日 2 次，每次 20 分钟；亚急性病例可用紫外线（4～5 生物剂量）照射 2～3 次，每次间隔时间 3～4 天。此外，也可用直流电碘离子透入或超高频超声波等治疗。

（四）功能锻炼

急性病例应在急性期过去后，开始肩关节的回环及旋转运动；亚急性病例以不痛为原则，进行三角肌及肩袖肌群的活动，改进血液循环，增加肌力，防止肌萎缩；慢性病例应加强三角肌力量的练习。

第六节　肱二头肌长头腱鞘炎

【概述】

此症多见肩关节超常范围的肩活动，使肱二头肌长头肌腱不断地在结节间沟中横行或纵行滑动，反复磨损导致损伤；有的是因为一次突然的牵扯致伤。此症的受伤部位，有的是在关节内的肌腱部分，有的是在结节间沟或沟下部分。但其病理都是肌腱与腱鞘的创伤性炎症。

【临床表现】

相当于肱二头肌长头肌腱处有剧烈的疼痛，关节活动明显受限，提物或使二头肌收缩并克服阻力时都有疼痛。因慢性劳损的患者，伤史多不清楚，只诉三角肌部疼痛，压痛点较局限。此症如不及时治疗，多经久不愈或时愈时犯。

【诊断要点】

1. 肩部疼痛，夜间加重。

2. 结节间沟部压痛。

3. Speed 试验　使患侧肘关节伸直，做对抗性肩关节前屈运动，若结节间沟部疼痛或疼痛加剧即为阳性。

4. Yergason 试验　屈肘 90°，做抗阻性二头肌收缩，若结节间沟部疼痛即为阳性。如同时做肩关节被动外旋动作，出现疼痛，则为 Yergason 加强试验阳性。

5. 与健侧对比，患侧肱二头肌肌力减弱。

6. 结节间沟局部注射治疗，症状显著减轻。

7. X线摄片　偶见结节间沟部钙化影。

8. 肩关节造影　肱二头肌长头肌腱鞘充盈不全或闭锁。

【治疗方案及原则】

1. 1%普鲁卡因5～10ml＋醋酸泼尼松龙25mg局部注射治疗，效果较肯定。急性期过后可行功能锻炼，防止僵冻肩发生；

2. 手术治疗　适应证：

(1) 非手术治疗无效；

(2) 肱二头肌长头肌腱已在结节间沟中粘连；

(3) 骨性纤维腱鞘内骨赘形成，造成狭窄；

(4) 长头腱变性，部分肌纤维断裂。

3. 手术方法

(1) 长头腱下移固定在结节间沟内或移植在喙突上；

(2) 肩峰成形术。

第七节　肩峰下滑囊炎

【概述】

冈上肌腱表面与肩峰之间为肩峰下滑囊，二者的病变往往同时存在。多数肩峰下滑囊炎继发于冈上肌腱病变，急性期滑囊肿胀，慢性期囊壁增厚，囊腔粘连。本病好发年龄40～50岁。

【临床表现】

初起感肩前上方疼痛、疲劳，疼痛可向斜方肌方向或上肩和前臂放射。肩上举时症状加重，急性期疼痛较重，夜间不能入眠，患肩不能受压。肩峰下区及大结节近侧有局限性压痛。肩关节连续性伸屈运动可扪及关节内摩擦感。

【诊断要点】

1. 外伤史。

2. 肩峰下区及大结节近侧有局限性压痛。

3. 肩前上方疼痛。

4. 撞击试验阳性（参见第五节）。

5. 疼痛弧征（pain arc syndrome）　患肩上举60°～120°范围出现疼痛。

6. 臂坠落试验阳性（arm drop sign）　被动抬高患臂至上举90°～120°范围，撤除支持，患臂不能自主支撑而发生臂坠落和疼痛。

7. 肩关节活动受限　肩关节外展、外旋及上举受限。

8. 肌肉萎缩　出现在病变后期。

一般来说病史和体征具备 1、2、3 三项，再加上 4、5、6、7 四项中的任何一项阳性体征，诊断即可成立。

【治疗方案及原则】

1. 手术治疗　急性期患肩制动，三角巾悬吊；口服非甾体类药物；局部注射治疗。炎症消退，症状缓解，开始进行肩关节功能的康复训练。

2. 手术适应证　陈旧性冈上肌腱断裂者；存在肩峰下撞击因素者。

3. 手术方法　肩袖修复术，肩峰成形术。

第八节　肩关节周围炎

【概述】

肩周炎的研究从不同的角度观察，发现了不同的病理变化，提出了众多的病因学说。“肩周炎”表现为肩痛及运动功能障碍的症候群，它并非是单一病因的病患。广义的肩周炎包括了肩峰下滑囊炎、冈上肌腱炎、肩袖撕裂、肱二头肌长头腱鞘炎、喙突炎、冻结肩、肩锁关节病变等等多种疾患。狭义的“肩周炎”在国内习惯用作“冻结肩”或“五十肩”的同义词。

【临床表现】

本病发病过程分为 3 个阶段：

（一）急性期

又称冻结进行期。起病急骤，疼痛剧烈，肌肉痉挛，关节活动受限。夜间疼痛加重，难以入眠。压痛范围广，X 线检查无异常。

（二）慢性期

又称冻结期。此时疼痛相对缓解。由急性期肌肉痉挛造成的关节功能受限发到关节挛缩性功能障碍。关节周围软组织呈“冻结”状态。X 线检查偶可观察到肩峰，大结节骨质稀疏，囊样变。关节镜检查：关节腔内粘连，关节容积减小，腔内可见纤维条索及漂浮的碎屑。

（三）功能恢复期

炎症逐渐吸收，血液供给恢复正常，滑膜逐渐恢复滑液分泌，粘连吸收，关节容积逐渐恢复正常，大多数患者肩关节功能能恢复正常或接近正常。肌肉萎缩需较长时间的锻炼才能恢复正常。

【治疗方案及原则】

（一）非手术治疗

急性期解痉止痛。可制动，口服非甾体类药物，局部注射治疗；冻结期治疗原则：在止痛条件下做适当的功能锻炼，防止关节挛缩加重。

（二）手法松解术

适应于无痛或疼痛已基本缓解的肩关节挛缩症患者。在全身麻醉下进行：分别在矢状面行后伸松解，在冠状面行外展内收松解，最后做内旋外旋的轴向松解，手法松解术必须用力徐缓，忌暴力，必须依次按矢状面，冠状面及轴向的顺序进行松解。

（三）手术治疗

适应证是冻结期患者，伴有重度关节挛缩，经非手术治疗无效，可用手术方法剥离粘连。

第九节　肱骨内、外上髁炎

【概述】

肱骨外上髁炎又称网球肘，比较多见。它是前臂伸肌起点特别是桡侧伸腕短肌的慢性撕拉伤。网球、羽毛球运动员中多见，另外搅拌操作工及家庭主妇中也容易发生。

【临床表现】

1. 球、羽毛球运动员，搅拌操作工及家庭主妇中多见。

2. 肱骨外上髁部位明显疼痛及压痛，握拳伸腕和旋转前臂时疼痛加重。

3. Mills 试验（抗阻力伸腕）阳性。

【治疗方案及原则】

轻者可采用上臂限制活动；局部注射治疗或理疗等措施。保守治疗无效者，手术剥离松解伸肌附着处软组织或切断肌膜上穿出的微血管神经束，效果较好。

肱骨内上髁炎又称棒球肘或高尔夫球肘，与网球肘发病机制相似，但远不及网球肘那样常见，属前臂屈肌起点反复牵拉累积性损伤。主要表现肱骨内上髁部疼痛和压痛。如果前臂外旋腕关节背伸时，使肘关节伸直可引起局部疼痛加剧。临床处理与肱骨外上髁炎相仿。

第十节　桡骨茎突狭窄性腱鞘炎

【临床表现】

桡骨茎突部局限性疼痛，放散至手、肘或肩臂部，腕、拇活动时加重。

【诊断要点】

1. 桡骨茎突处压痛。

2. 屈拇、腕尺偏时疼痛剧烈。

【治疗方案及原则】

1. 减少手部活动，理疗。

2. 症状重者，局部注射治疗。

3. 保守治疗无效者，手术切开腱鞘狭窄部（术中保护桡神经浅支）。

第十一节　指屈肌腱狭窄性腱鞘炎

【临床表现】

1. 掌指关节掌侧酸痛，向远近侧放散。

2. 症状重者，屈伸指时可闻及弹响声。

【诊断要点】

1. 掌指关节掌侧压痛。

2. 症状重者指固定于屈曲位或伸直位而功能受限。

3. 扳机指征。

【治疗方案及原则】

1. 轻者休息患手、理疗。

2. 局部注射治疗。

3. 保守治疗无效行屈肌腱鞘切开。

第五章　胸背部疼痛

第一节　胸神经根性疼痛

【概述】

胸神经根性疼痛是指因胸段脊神经前、后分支的部位发生病变，引起该神经支配区段性神经痛。胸神经根损伤主要是躯干疼痛，常放散到胸部和腹部，引起胸部神经根性疼痛的原因很多，有些导致脊神经根性疼痛的病变也可能同时损伤相邻的胸交感神经和血管，而产生综合征的表现。

胸脊神经有 12 对，在椎管内由相应胸段脊髓的前后根合并形成发出，出椎间孔后即分为前支、后支、脊膜支。其中胸脊神经后支穿行于关节突、关节与肋横突上韧带、椎旁肌群和皮肤等；脊膜支返回椎管内，分布于脊膜、椎骨、椎骨的韧带及脊膜的血管等；前支较大，构成肋间神经。

胸部的交感干所含的神经节几乎与胸脊神经节数目相等。第 1 胸交感神经节通常与颈下节融合，形成颈胸神经节。从第 2 胸交感神经节始，一般胸交感神经节位于肋胸膜的后方，靠近肋骨头。但最下端 2～3 胸节是在相应的胸椎骨椎体的外侧。由两条或更多的灰、白交通支将每个交感神经节与相应的脊神经连接在一起。

导致胸神经根性疼痛的病因较多，包括来自胸椎骨结构的病变，如胸椎体骨转移、椎间盘脱出、胸椎骨折或脱位等；脊髓或脊神经本身的病变，如带状疱疹、脊髓肿瘤、特发性肋间神经痛及糖尿病性神经痛；椎管内病变，如硬膜内肿瘤、硬膜外脓肿；以及手术造成的神经痛，如开胸术后综合征、胸椎手术后遗留的疼痛等。疼痛的性质和程度会根据病因和损伤的范围有所不同，单纯脊神经损伤后疼痛与合并胸交感神经损伤的疼痛性质有所不同，治疗方法也需要区别。

【临床表现】

疼痛的特点：疼痛沿神经后根感觉分布区放散为主要的症状，常有扭伤或过度负重的病史，疼痛以夜间明显，主要分布在背部、肩胛骨之间区域。严重的病例疼痛可向相应的肋间、腹部或内脏区放散。疼痛性质可以是钝痛、刺痛或烧灼性疼痛等。活动、咳嗽、打嚏喷用力均可诱发疼痛加重。

由于胸交感神经节与胸脊神经解剖关系密切，常常交感神经节同时也受到损伤，出现内脏痛特点的症状，需要与心绞痛相鉴别。

【诊断要点】

根据疼痛的特点和性质，结合体检确定胸神经根性痛并不困难，但对胸神经根性痛的病因诊断更为重要，因为对有些导致疼痛的病因治疗是缓解疼痛的主要方法，如糖尿病、椎间盘脱出、椎管内肿瘤、硬膜外腔脓肿等。

临床检查可以发现患者胸椎活动受限，叩击病变的椎体可以引发出放散性疼痛，患处皮肤感觉过敏和倒错，局部出现轻触痛。患处的椎旁有明显的压痛，并可以引发出放散痛。

由于可能同时存在交感神经损伤，会有内脏神经痛的症状，容易与某些内脏疾病的相混淆，因此在临床上要重视鉴别诊断，防止误诊和延误治疗。如根据疼痛的特点和性质应与心绞痛相鉴别，因为两者的治疗有本质的不同，需要注意一旦误诊，会对患者的预后产生严重的影响。胸脊神经病变引发的心前区痛同时有背痛，活动、咳嗽、打喷嚏等可以加重疼痛，疼痛的性质为压迫性、紧束状，呈带状分布，由背部向心前区或腋下发散。疼痛持续时间较长。而心绞痛的特点为叩击局部无诱发痛、病变范围内椎体及皮肤无明显的压痛、口含硝酸甘油可以使疼痛缓解、心电图检查可以发现异常等。此外，胸下六对神经痛会表现为腹部疼痛，应注意与腹部疾病相鉴别。

X线检查是最为基本的方法，椎管内造影对椎间盘突出、椎管内肿瘤的诊断有重要的价值。对于疑难病例可以考虑进行CT或MRI等影像学检查，有助于明确诊断和治疗。实验室检查对一些代谢性疾病诱发的胸神经根性痛有很重要的价值，如糖尿病的血糖水平。

【治疗方案及原则】

（一）病因治疗

是主要的治疗方法，在明确疼痛的原因后应积极采取病因治疗，如胸椎骨转移癌、椎管内肿瘤、糖尿病、椎间盘脱出等。具体治疗方法可以参阅本书的有关章节。

（二）一般治疗

最初的治疗是休息、避免增加疼痛的剧烈活动。可以使用肌肉松弛剂，尽量使患者放松以配合检查和进一步的治疗。

（三）神经阻滞

神经阻滞是治疗根性神经痛的主要方法，尤其是对疼痛十分剧烈、持续性钝痛的病例使用神经阻滞方法可以很快缓解疼痛症状。对于某些疾病，神经阻滞可以有助于病因治疗，如带状疱疹、开胸术后综合征等。此外神经阻滞对疾病具有提供鉴别诊断的价值，因此合理使用神经阻滞技术对神经根性疼痛的治疗具有重要的意义。

一般使用椎旁神经阻滞的方法，其操作简单、效果可靠，目前使用改良的穿刺方法可以减少出现严重并发症的风险，但仍需注意规范穿刺方法，防止血气胸的发生。对于需要反复穿刺阻滞多个胸脊神经根的病例，可以使用硬膜外置管的方法，同样可以收到有效缓解疼痛的目的。

对于伴有明显交感神经痛症状的病例，可以进行胸交感神经节阻滞或毁损，尤其是顽固性的剧烈疼痛。椎旁神经阻滞效果不明显的病例可以考虑使用胸交感神经阻滞，可以达到治疗和协助诊断的目的。

（四）镇痛药物治疗

对于神经根性疼痛并不是首选的方法，一般在病因治疗无效或疼痛剧烈急需控制疼痛的情况下使用。但对于肿瘤患者全身多处存在疼痛问题，身体情况不能接受过多的损伤性治疗时，镇痛药物治疗则是唯一的选择。大多数的神经根性疼痛患者对阿片类镇痛药物是不敏感或半敏感，综合应用不同种类的镇痛药物是无奈的选择，因此合理用药显得更为重要。

1. 非甾体抗炎药（NSAIDs） 在疼痛初期即开始使用，早期的骨痛患者往往自己服用不同种类的非甾体抗炎药物，疼痛一般可以得到程度不同的缓解，当疼痛加重后前来就诊，需注意的是要加用阿片类药物，不能使用阿片类药物替代非甾体抗炎药物。因为，骨转移的病灶局部会产生多种致痛递质，其中前列腺素是重要的致痛物质，前列腺素主要增强伤害性感受器对伤害性刺激的反应，使伤害性感受器敏感，从而产生痛觉过敏，痛阈大幅度下降。非甾体抗炎药可以抑制环氧化酶减少前列腺素的合成，提高了痛阈，消除痛觉过敏。因此，两类药物可以得到协同作用，明显提高了镇痛效果。

2. 阿片类药物 是骨转移疼痛患者常常使用的镇痛药物，强阿片类药物较常使用，由于骨转移性疼痛对强阿片类药物部分有效，单一使用强阿片类药物不能获得良效，因此需要与非甾体抗炎药物联合使用。当骨转移病灶累及脊神经或胸交感神经链时，情况更加复杂，需要另加入抗抑郁或抗惊厥类药物。如果使用硬膜外置管控制疼痛，可以给予吗啡和布比卡因，或再加可乐定。

3. 抗抑郁药物 目前将抗抑郁药作为辅助性镇痛药，尤其是三环类抗抑郁药具有镇痛作用，对慢性疼痛，如癌症疼痛、疱疹后神经痛、糖尿病性神经痛等有治疗效果。多数情况下，抗抑郁药作为镇痛的辅助药，很少作为主要的镇痛药物，与吗啡联合使用可以有效提高镇痛效果。其镇痛机制是包括：抗抑郁活性，当患者的抑郁缓解后可以减轻疼痛；增强阿片类药物的镇痛作用，是通过对中枢神经系统5-羟色胺介导，直接镇痛作用。

4. 抗惊厥药物　抗惊厥药物可以缓解神经根性痛，其也需要与阿片类药物联合使用，注意剂量的调整需要一段时间，因为患者的个体差异、对药物的耐受能力和身体状况等均会影响药物的剂量。

（五）手术治疗

对于有些压迫脊神经根的疾病可以行手术治疗，给予减压使疼痛得到缓解。目前提倡使用微创技术手术，如椎间盘髓核的摘除、神经根切断等手术均可在腔镜下进行，加快患者的恢复。

第二节　干性肋间神经痛

【概述】

许多疾病都可以引起肋间神经痛，如带状疱疹、胸椎间盘脱出、椎间关节病变等均可出现肋间神经痛，本节主要讨论肋间神经干病变导致的肋间神经痛，其他问题可参阅有关章节。

胸脊神经由12对组成，由相应的脊髓节段发出。胸脊神经的前支，上11对走行于肋间，称为肋间神经，第12胸神经前支行于12肋的下方，称为肋下神经。肋间神经一般不形成神经丛。

肋间神经与肋骨、肋间血管的解剖关系在不同部位有不同的特点，临床上常用的肋间神经阻滞的位置在肋角和腋后线。在肋角处阻滞则除胸脊神经后支未受影响外，全部肋间神经分布区均被阻滞。如果在腋后线阻滞，则肋间神经自阻滞处开始，包括相应外侧皮支和前皮支的支配区均被阻滞。如果阻滞部位在腋前线或乳头线，外侧皮支不能被同时阻滞，仅前皮支受到阻滞。

在肋角处，肋间神经和血管穿过肋间内肌，在肋间内肌和肋间外肌之间，紧贴肋沟下缘前行，其排列顺序自上而下为静脉、动脉和神经。在肋角与腋前线之间，肋间血管被肋沟保护，但神经仍走行于沟下缘。

相邻的肋间神经有穿通支，分布相互有重叠，在行肋间神经阻滞时注意除相应的肋间阻滞外，需要同时阻滞相邻的上下两根肋间神经。

【临床表现】

疼痛的特点：典型的表现为自受损伤神经分布区呈环形或半环形局部剧烈放散性疼痛，可伴有感觉减退或丧失。如病变侵犯数个肋间神经，疼痛可以表现为由背部向胸腹部呈带状区放射。

疼痛性质多为刺痛或灼痛，呈持续或阵发加重，可伴有病变范围内的肌痉挛。活动后如深呼吸、大笑、咳嗽、打喷嚏、躯体活动等常可使疼痛加剧。

【治疗方案及原则】

病因治疗是最为合理的治疗方法，在病因明确的情况下首先尽量选择消除病因的治疗，如果病因不明确或治疗困难，症状治疗也是非常重要的，需注意合理选择镇痛方法。

1. 一般治疗　当疼痛较为剧烈时，静养、卧床休息是非常必要的，可适当服用镇痛药物。

2. 神经阻滞方法　神经阻滞是诊断和治疗肋间神经痛的重要手段，对于顽固性的、疼痛剧烈的疼痛患者，采用神经阻滞治疗方法。

第三节　胸壁源性疼痛

【概述】

胸壁由软组织及骨性胸廓构成，骨性胸廓由12块胸椎及椎间盘，12对肋骨和胸骨组成的骨架；软组织为胸壁固有肌、神经、血管、淋巴等组织填充于肋骨之间的空隙中。胸壁结构疾患所致的疼痛包括：

（一）皮肤及皮下组织病变

1. 急性皮炎，皮下蜂窝织炎，乳腺病变；

2. 带状疱疹；

3. 硬皮病；

4. 外伤。

（二）神经系统病变

1. 肋间神经炎；

2. 肋间神经肿瘤；

3. 神经根痛；

4. 胸段脊髓压迫症；

5. 多发性硬化。

（三）肌肉病变

1. 外伤；

2. 肌炎与皮肌炎；

3. 流行性胸痛。

（四）骨骼及关节病变

1. 类风湿性脊椎炎；

2. 化脓性骨髓炎；

3. 非化脓性肋软骨炎；

4. 骨肿瘤（良性有神经纤维瘤、软骨瘤、骨软骨瘤、骨血管瘤；恶性有骨髓瘤、巨细胞瘤、软骨肉瘤、转移瘤等）；

5. 急性白血病；

6. 外伤；

7. 脊椎结核；

8. 肋骨骨折。

一根或多根肋骨骨折是胸部急性疼痛最普通原因之一。骨折可在工业生产和交通事故中遇到。骨折也可发生在咳嗽严重发作时。骨质疏松和肋骨转移癌患者可出现自发性骨折。

【临床表现】

1. 症状　局部疼痛，尤其在深呼吸、咳嗽或转动体位时加剧，可出现呼吸困难。

2. 体征　受伤的局部胸壁有时肿胀，按之有压痛，甚至可有骨摩擦感。用手挤压前后胸部，能引起局部疼痛加重甚至产生骨摩擦音。

3. 辅助检查　胸部X线摄片可有肋骨骨折线或断端的错位，同时有助于判断有无气胸、血胸的存在。但前胸肋软骨折断不能显示X线征象。

【诊断要点】

1. 根据病史及放射线证据确诊。

2. 在缺乏放射线证据的情况下，损伤的部位可由轻轻地触诊胸壁，使患者深呼吸来确定。挤压征阳性可帮助诊断。

【治疗方案及原则】

1. 闭合性单纯肋骨骨折　治疗的重点是止痛、固定和防止并发症。

2. 闭合性多根多处肋骨骨折，若胸壁软化范围较小，除止痛外仅需局部压迫包扎。大块胸壁软化或两侧胸壁有多根多处肋骨骨折时，因反常呼吸运动、呼吸道分泌物增多或血痰阻塞，病情危急，要采取紧急措施：清除呼吸道分泌物，保证呼吸道通畅。对咳嗽无力、不能有效排痰或呼吸衰竭者，要作气管切开，以利给氧、抽吸痰液和施行辅助呼吸。

3. 开放性肋骨骨折　对单根肋骨骨折患者的胸壁伤口需彻底清创，修齐骨折端，分层缝合、包扎。如胸膜已穿破，尚需作胸腔引流术。多根多处肋骨骨折者，于清创后用不锈钢丝作内固定术。手术后须使用抗生素，以防感染。

4. 有效地解除胸痛是获得良效的关键，根据病情和医疗条件可选口服、肋间神经阻滞、硬膜外阻滞、PCA镇痛。

第四节 肋软骨炎

【概述】

肋软骨炎又称为泰齐病，其主要表现为肋软骨局限性肿大和疼痛，也有称为肋软骨痛性非化脓性肿胀，临床上颇为常见，多见于成年人，男女无差异。

【临床表现】

1. 症状 好发于20～30岁，呈突然或逐渐起病，表现为前上胸部疼痛，疼痛在咳嗽、打喷嚏、躯干侧屈活动时加剧，有时放射至肩部。

2. 体征

(1) 患病部位多为2～4肋软骨处，局部呈纺锤形或球形肿胀，压痛明显。

(2) 多为单一根肋软骨受累，偶有多根或双侧肋软骨受累者。

(3) 局部皮肤无炎症反应。

(4) 尽管局部疼甚，但全身状态良好，偶有低热。

(5) 症状多在3～4周内自行消失，偶可持续数年之久。

(6) 有反复发作倾向。

3. 辅助检查

(1) 血常规正常。

(2) X线胸部透视或拍片：肋骨或胸骨无异常，可除外胸壁结核及骨髓炎等病变。

(3) 二氧化碳远红外热图扫描局部多呈高温图像。

【诊断要点】

1. 有一个或一个以上的胸肋关节部位的疼痛性隆起。

2. 痛性隆起不是胸肋关节的突出而是肋软骨的增大，有时不经治疗也可消失。

3. 无其他疾患的证据。

【治疗方案及原则】

1. 镇静剂使患者精神安定。

2. 症状明显者需对症处理 局部或全身使用肾上腺皮质激素，热敷及理疗，中药止痛；非甾体类消炎镇痛药，消炎镇痛液局部注射，个别用放射治疗；抗生素治疗。

3. 药物无效、影响情绪和工作、不能排除局部恶性肿瘤者可行肋软骨切除术。

第五节　胸大肌肌筋膜炎

【概述】

胸大肌肌筋膜炎属关节周围性疾病，临床较为常见。

【临床表现】

1. 症状　前胸部痛，可伴皮肤麻木，夜间疼痛明显，腰痛者以后半夜痛、午间舒适为特点。与气候不一定有关。

2. 体征　局部有压痛，压痛区较局限，无红肿，无发热，肌肉可见轻度萎缩，有时可触及筋膜结节，重压有酸痛感。

3. 如不经治疗其病程长。

4. 辅助检查　血常规及胸透均正常。二氧化碳远红外热图扫描局部呈片状高温图像。

【诊断要点】

1. 局部疼痛及压痛。

2. 能排除骨质及其他疾患。

【治疗方案及原则】

1. 去除病因。

2. 消炎镇痛液局部痛点注射，每周一次，三次为一疗程。

3. 舒筋活血、祛风散寒类中药内服或外用。

4. 非甾体类消炎镇痛药口服或外用，必要时还可口服曲马多或外用芬太尼透皮贴剂。

第六节　肋间神经痛

【概述】

肋间神经痛是指一个或数个肋间的经常性疼痛，原发性肋间神经痛相当少见，临床多见继发性肋间神经痛。

【临床表现】

（一）症状

1. 肋间部位的疼痛，可呈发作性加剧，在咳嗽、打喷嚏或深吸气时疼痛加剧。

2. 疼痛剧烈时可放散到同侧的肩部和背部，故患者感到如束带状疼痛。

（二）体征

1. 相应皮肤区感觉过敏；

2. 相应肋骨边缘、肋间组织压痛。

（三）辅助检查

原发性肋间神经痛可正常，而继发性肋间神经痛可有相应的阳性发现，如胸膜炎、慢性肺炎、胸主动脉瘤等。

【诊断要点】

1. 肋间区域疼痛及压痛，有束带感。

2. 除外其他疾病所致的胸痛。

【治疗方案及原则】

1. 去除病因。

2. 如无明显病因存在者可行理疗、局部神经阻滞、针灸、TENS 等治疗。

第七节 胸部损伤性疼痛

【概述】

胸部损伤性疼痛按是否穿破胸膜壁层而分为闭合性和开放性疼痛两类。

【临床表现】

1. 胸痛位于受伤处伴压痛。

2. 呼吸困难，呼吸浅快，胸廓活动受限，反常呼吸。

3. 体征 随伤情轻重而异，可有胸壁挫裂伤、胸廓畸形，反常呼吸运动，皮下气肿，局部压痛，骨摩擦音，气管及心脏移位，胸部叩诊呈鼓音，听诊呼吸音减低或消失。

4. 辅助检查 X 线透视可发现肋骨骨折、气胸、肺萎缩及其他病变。

【诊断要点】

1. 根据外伤史及临床表现，首先应对患者的循环、呼吸系统状况有一个初步估计，作为急症治疗方案提供线索和依据：在极短时间内要判断有无血容量不足，有无呼吸功能不全，有无张力性气胸，有无心包填塞征，有无肋骨骨折、气胸、血胸、心脏挫伤。

2. 危急情况下对疑有气胸、血胸、心包积血患者可作诊断性穿刺。

3. 胸部 X 线检查可有相应改变。

【治疗方案及原则】

1. 轻的胸部损伤只需镇痛和固定胸廓。

2. 气胸、血胸者需作胸膜腔引流术，并用抗生素防治感染。

3. 开放性气胸应及时封闭伤口，保持呼吸道通畅，必要时辅助呼吸。

4. 以下情况需及时剖胸探查：

（1）胸膜腔进行性出血。

（2）胸膜腔持续漏气，引流无效。

（3）心脏损伤。

（4）胸内异物存留。

（5）胸腹联合伤。

第八节　棘上韧带炎

【临床表现】

1. 症状　主诉背痛或腰痛，病前可有久坐、过长弯腰屈曲的病史。

2. 体征　疼痛处可有压痛，多局限于棘突和棘上韧带的一小点区域，无红肿；局部有叩痛或感纤维束在棘突上滑动的韧带“剥脱”感。

3. 辅助检查　远红外热图扫描局部高温图像。

【诊断要点】

1. 多见于中年以后，有过长低头弯腰屈曲工作病史者。

2. 在棘上韧带，特别是胸3～5段棘突处有局限性压痛即可诊断。

【治疗方案及原则】

1. 对继发于椎间盘和脊柱疾患者要对原发病给予防治。

2. 对长期埋头、弯腰、伏案工作者要注意工作姿势，推广工间操。

3. 痛点局部注射消炎镇痛液。

4. 理疗，湿热敷。

第九节　菱形肌综合征

【临床表现】

1. 症状　背痛，多为酸胀痛，以后半夜为重，严重时可伴有相应肋间神经痛或相应的肋间神经周围的肌筋膜疼痛，以致患者心烦意乱。

2. 体征　在肩胛骨脊柱缘与胸椎之间有压痛点，有时放散至前胸，局部皮肤无红肿。

3. 辅助检查　远红外热图局部片状高温图像。

【诊断要点】

1. 有或无劳损史。

2. 在肩胛骨脊柱缘与胸椎之间有疼痛感及压痛点。

【治疗方案及原则】

1. 按摩，仅以拇指点压镇痛手法就能使局部痛点减轻或消失，每日一次。

2. 理疗，湿热敷。

3. 疼痛剧烈可辅以局部痛点注射消炎镇痛液。也可采用局部注射疗法。

4. 对长期反复发作、顽固的菱形肌筋膜炎，应考虑为颈椎病所致的肩胛背神经痛。

第十节 带状疱疹肋间神经痛

【临床表现】

（一）症状

1. 多有前驱症状，轻度发热和全身不适感。

2. 局部有感觉过敏和神经痛、烧灼感。

3. 部位多呈单侧非对称性沿一定皮肤神经分布。

4. 病程 2～4 周。

（二）体征

1. 多在侧胸壁，一个或几个邻近的肋间神经分布区出现皮疹，潮红，丘疹，水疱，内容透明澄清，类似珍珠，患部炎症明显有红晕。

2. 新旧疱疹成群分布排列呈带状，数天后水疱松弛，内容物混浊化脓或水疱破裂，露出糜烂底面，最后干燥结痂，一般不留瘢痕。

3. 不典型皮疹有：仅出现丘疹不发生水疱即吸收者称不全性带状疱疹；疱疹大如豌豆至樱桃者称大泡性带状疱疹；内容呈血性称出血性带状疱疹；中心坏死结黑色痂皮称坏疽性带状疱疹；病势进行，皮疹遍延全身者称泛发性带状疱疹。

（三）辅助检查

血常规可见白细胞减少或增多，淋巴细胞增多；病毒分离可呈阳性。

【诊断要点】

1. 根据前驱全身症状，患者皮肤过敏伴神经痛。

2. 皮疹呈单侧性发疹，沿神经分布，多数水疱簇集成群，排列成带状而可诊断。

3. 病程急，很少复发。

【治疗方案及原则】

1. 严重病例应休息，特别是年老体弱者，注意局部卫生，防止水疱破裂和继发感染。对继发感染者宜抗炎处理。

2. 全身应用抗病毒药物及免疫干扰剂药物如干扰素。

3. 口服维生素 B_1 或肌注维生素 B_{12}。

4. 局部治疗以消炎、干燥、收敛、防止继发感染为原者。

5. 物理治疗、针灸、经皮电刺激疗法对缓解疼痛有效。

6. 早期并用神经阻滞治疗可达到：

(1) 镇痛效果。

(2) 促进治愈。

(3) 预防发生带状疱疹后神经痛。神经阻滞治疗可采用硬膜外腔注药、椎旁注药和交感神经阻滞。

7. 口服镇痛药可选抗抑郁药、抗癫痫药和麻醉性镇痛药。外用止痛药物可应用芬太尼透皮贴剂或辣椒素。

第十一节 胸肋关节错位

【临床表现】

1. 背痛、憋气，不能自如活动，也不敢大声说笑，深呼吸时疼痛加重。可放散至前胸部。

2. 个别患者可放散到右上腹疼。

3. 多在背部胸（椎）肋关节处有压痛点；运动受限。

4. 胸部透视无异常发现。

【诊断要点】

1. 突变体位或负重伤力后发生背痛。

2. 胸肋关节处有压痛点。

3. 复位手法可使症状立即消失。

【治疗方案及原则】

首选推拿整复手法。在排除胸椎结核、肿瘤及胸腔内疾患后，采用坐位膝顶复位法或俯卧位双手臂交叉法推拿可收到立竿见影之效。

第十二节 乳腺切除术后疼痛综合征

【概述】

乳腺切除后疼痛综合征包括乳腺切除后出现在前胸、腋窝、上臂的中央和后部的持续疼痛。其经常发生在根治性乳腺切除和腋窝淋巴结清扫术后，也可发生在小的手术如乳腺肿块切除术后。疼痛发生率在4%～6%，发生时间在手术后2周到6个月。

【临床表现】

1. 前胸、腋窝，臂的中、后部出现压迫感、收缩感、烧灼性疼痛感。

2. 在损伤神经分布的区域疼痛常伴随阵发性撕裂性疼痛，感觉异常，感觉过敏。

3. 上臂淋巴水肿。

4. 一些患者可产生反射性交感神经萎缩症，许多患者则出现加重的感觉过敏和痛觉过敏。

5. 神经瘤的触诊可引起撕裂性的电休克感觉。

6. 远红外线扫描多呈高温热图像。

【诊断要点】

诊断通常很明确，根据详细的疼痛描述，乳腺切除的病史，感觉障碍的出现，神经瘤的鉴别可做出诊断。

【治疗方案及原则】

1. 疼痛控制的第一步是非类固醇药物结合三环抗抑郁药，如阿米替林，或用经皮电神经刺激（TENS）的应用可帮助疼痛的控制。

2. 神经阻滞　如果出现严重的疼痛，可采用后肋间神经阻滞或持续硬膜外节段阻滞来控制，通常使用长效局麻药，也可在硬膜外腔注入阿片类药物。另外也可行交感神经阻滞。

3. 手术治疗　神经切断术亦可考虑，如后侧脊神经根切断和后根入口周围切断。

第十三节　开胸术后疼痛综合征

【临床表现】

1. 疼痛　通常是中等或严重程度，可局限于胸壁或节段性分布。

2. 可伴有感觉异常、感觉缺失，或其他感觉障碍。

3. 患者可出现锥体束受损的征象。在少数由创伤性神经瘤引起的持续性疼痛可呈烧灼性疼痛，伴阵发性撕裂性疼痛。

4. 胸壁的触诊可显示感觉过敏和痛觉异常。

5. 一些患者在同侧上肢产生反射交感性营养不良（reflex sympathetic dystrophy，RSD），伴随烧灼样疼痛和RSD的其他症状和体征。

【诊断要点】

疼痛的诊断较容易，但确定疼痛的病因则需要详细的病史和物理检查。由于在大部分的患者疼痛由肿瘤复发引起，所以应选择一些诊断技术确诊，CT扫描可发现骨和软组织新的病灶。

【治疗方案及原则】

1. 由肿瘤复发和残留引起疼痛的患者可按抗癌治疗，其效果取决于肿瘤的类型和抗癌的方法。

2. 缓解疼痛 早期的上肢锻炼等物理治疗是最基本的措施。药物治疗可采用非类固醇药物和阿片类止痛药，偶尔也可应用类固醇类药物。伴有撕裂性疼痛的患者可应用阿米替林。假如药物治疗不能缓解疼痛，应考虑神经阻滞，进行后肋间神经阻滞。如果伴双侧疼痛且CT显示没有硬膜外肿瘤存在的患者，可试用节段性的硬膜外神经阻滞。另外对于伴有严重烧灼性疼痛的患者可进行颈胸部交感神经阻滞。

3. 假如仍不能缓解严重的疼痛，应考虑神经外科手术和神经破坏阻滞。

第十四节 硬膜外脊髓压迫

【临床表现】

疼痛是本病症的首要症状，发生在大约90%的患者。疼痛可发生在其他神经症状和体征出现以前数天和数周。疼痛开始位于背部中央，并伴随相关的神经根疼痛。背疼为钝痛、恒定，并逐渐进展，可由躺倒、伸腰、屈颈、伸直腿上举而加重，部分可在坐位或站位时缓解。可出现受累椎体棘突固定的局限叩痛。当主要压迫神经根时，可出现放射性疼痛。在胸部表现双侧。有少数患者不表现为疼痛，常因诊断、治疗不及时而产生神经体征，故在诊断确立时，75%的患者表现为虚弱，50%的患者感觉缺失和自主功能丧失，表现为运动失调，可能是脊髓小脑束的压迫引起。

【诊断要点】

出现脊髓压迫的神经体征时，诊断不困难，损伤部位也比较容易确定。当疼痛是唯一的症状时，诊断就比较困难，也很难区别是脊髓压迫或脊髓转移。尤其当患者自己不知道患肿瘤时，可误诊为骨肌肉疾病。故对可疑患者应进行影像学检查。磁共振和硬膜外造影对本病诊断具有重要意义。

【治疗方案及原则】

治疗的目的是缓解和控制疼痛，恢复运动功能。药物治疗包括应用皮质类固醇类药物，如大量地塞米松，可通过减少脊髓血管源性水肿来缓解疼痛，改善其他症状和体征。放射治疗已成为主要治疗手段，可使75%的患者疼痛缓解。外科处理包括解除压迫的椎板切除术、椎体切除。但是在椎体塌陷和椎体半脱位的患者，椎板切除降低了脊柱的稳定性，有时导致症状的加重。现在采用器械来稳定脊柱的椎板切除，取得了一定效果。

第十五节 肺、气管和支气管源性疼痛

【概述】

气管、支气管炎可引起轻度和中等度的疼痛，位于胸骨后，呈烧灼样，常伴有咽喉炎和喉部受刺激。疾病是自限性，可完全治愈恢复功能，虽然临床表现轻微，但在衰竭的患者和有慢性肺和心脏病的患者则是严重的。肺炎是严重的并发症。

【临床表现】

急性支气管炎常常先有上呼吸道感染的症状，如鼻炎、麻疹、寒战、低烧、背部和肌肉疼、咽喉炎。气管支气管的起病以咳嗽为信号，开始干咳无痰，也可产生少量黏痰，一天中持续几个小时。以后变为大量脓性痰，患者可感到胸骨后刺激、不适和明显的疼痛。在严重的患者发烧达到 38～39℃，持续 2～5 日，之后一些症状减轻，但咳嗽可持续几周。有时可因为继发下呼吸道阻塞而有大量的粘液脓性痰和呼吸困难症状。体检两肺呼吸音增粗，散在干、湿性啰音。啰音的位置常不恒定，咳嗽后可减少或消失。

【诊断要点】

根据病史、物理检查可作出诊断。如果症状、体征持续存在，可行胸部 X 线检查，以鉴别其他疾病和并发的肺炎。在抗感染治疗无效的患者，革兰染色可确定感染的细菌种类。

【治疗方案及原则】

治疗包括休息、抗炎和缓解疼痛。应用非类固醇类抗炎药物如阿司匹林等，可以有效地减轻疼痛和退热。如果患者有严重的咳嗽，并引起肌肉疼痛而影响休息，可加可待因 30～60mg。其他措施还包括蒸气吸入、支气管扩张药物。如果患者持续高烧，有脓痰或有慢性阻塞性肺疾病，应给予抗生素，如磺胺制剂、青霉素、螺旋霉素等。如果症状持续复发则应根据涂片和痰培养的结果应用抗生素。

第十六节 肺栓塞性胸痛

【临床表现】

肺栓塞最常见的症状是胸痛、呼吸困难、呼气急促。此外，咯血亦常见。

75%以上的患者胸痛呈胸膜炎样。肺梗死常常引起胸膜炎，造成胸膜摩擦音和疼痛。胸膜炎样疼痛是具有特征性的，在严重程度和持续时间上较肺炎更重更长。临床上，急性发作的胸膜炎疼痛超过7天则提示有肺栓塞。如果肺梗塞面积较大，患者通常有严重的心脏或胸骨后的压榨性疼痛，除了不放射外与心肌梗死的局部缺血相似。这是由于肺动脉、右心室或两者突然扩张而引起。当此种类型的疼痛伴随T波和ST段变化时，与不稳定型心绞痛或急性心肌梗死不容易鉴别。咯血、胸膜炎样胸痛和胸膜摩擦音典型的三联症是不常见的。

【治疗方案及原则】

疼痛的治疗取决于肺栓塞疼痛的频率、严重程度、持续时间和性质。

当患者发生大的肺栓塞而突然产生严重的压榨性的胸前区疼痛时，应给予吗啡或其他有效的麻醉性镇痛药。吗啡4～5mg溶于5ml生理盐水溶液中，2～3分钟缓慢注射，注射5分钟后症状轻微缓解，10～15分钟后有效的缓解。如果患者仍然有严重的疼痛，可再给予5mg，同时应严密监测。通常第二剂量可使疼痛缓解。如果在15～20分内还不能缓解，可再给予第三剂量。随之可用阿片类药物持续静脉输入或给予患者自控镇痛治疗。

一个更为有效的疼痛治疗是持续用局部麻醉药阻滞颈交感神经，这需要在医院由专科医生实行，可产生同侧完全的疼痛缓解，一般在注射后5～8分内疼痛缓解，可持续6～10小时。

发生胸膜炎疼痛的患者通常用非类固醇抗炎药（NSAID），同时使用有效的麻醉性镇痛药。如果患者不能缓解，可采用布比卡因后肋间神经阻滞应考虑。

第十七节　肺癌疼痛

【临床表现】

肺癌的早期往往没有特异性的症状，大多数在X线检查时发现。随着癌肿的长大，会出现以下症状：刺激性咳嗽，痰中带血丝，胸闷，哮鸣，气促，发热和轻度胸痛。晚期肺癌可压迫侵及邻近器官、组织或远处转移，出现膈肌麻痹、声音嘶哑、上腔静脉梗阻、胸水等症状，当侵及胸壁则可引起剧烈疼痛，食管受侵时出现吞咽困难。上叶顶部肿瘤（Pancoast瘤）产生剧烈胸痛、上肢静脉怒张、水肿、臂痛和上肢运动障碍，以及颈交感神经综合征。少数病例由于癌肿产生内分泌物质，临床上呈现非转移性的全身症状：如骨关节病综合征（杵状指、骨关节痛、骨膜增生等）、库兴综合征、重症肌无力、男性乳腺增大、多发性肌肉神经痛等。

【诊断要点】

早期诊断具有重要意义。当症状、体征及X线片提示肺癌时，及早确定组织类型和分期是合理治疗的关键。获取组织学类型的方法包括痰查瘤细胞、纤维支气管镜、经皮针吸肺活检、纵隔镜、胸腔镜。

【治疗方案及原则】

（一）肿瘤治疗

治疗方法的选择主要涉及肿瘤的部位、组织类型、分期以及患者的身体状况等。各型肺癌如病灶较小，无远处转移，患者情况较好者，均应手术治疗，并根据病理类型和手术时发现的情况，综合应用放射治疗和化疗药物疗法。

（二）疼痛治疗

1. 药物治疗　按照癌症三阶梯止痛原则进行。

2. 神经阻滞　对于药物止痛治疗不能缓解疼痛的患者，可考虑用局部麻醉药或神经破坏药物进行神经阻滞。

3. 神经刺激技术。

4. 神经外科手术。

第十八节　胸膜炎疼痛

【临床表现】

胸膜的炎症可继发于肺炎、肺脓肿、肺栓塞引起的肺梗死以及肿瘤等疾病。胸膜炎常伴有局部疼痛。缺乏上述的疾病的症状体征和X线发现的胸膜疼痛，常提示流行性胸痛，胸膜的感染和结缔组织的异常如系统性红斑狼疮。

胸膜痛，也叫做Bornholm疾病和流行性肌痛，以麻疹、咽痛、肌痛为特点。一般伴随食欲减退、发烧、突然的肌肉、胸膜和腹部疼痛。疼痛是锐性的，在低位肋骨或胸骨后部位突然发作，运动、呼吸、咳嗽、喷嚏、呃逆等可明显加重，也可涉及肩部、颈部、肩胛骨或胸部。在大约50%和患者前腹部肌肉的疼痛和痉挛可以和胸部疼痛同时发生。许多患者还可表现在疼痛部位的疼痛过敏、感觉过敏和感觉异常。这种状况可持续3～7日，并可复发。在流行期间，可从胸膜炎的患者横纹肌中分离出柯萨奇病毒B。偶尔，胸膜炎可伴随胸膜渗出。病毒可从胸水中分离出来。Bornholm病可发生在任何年龄，但最常见在儿童和年轻人。在疾病早期，胸膜炎、心肌炎、肝炎可连续发生。晚期的并发症是睾丸炎，在复发的胸膜痛的患者中3%～5%可发生此并发症。

【治疗方案及原则】

胸膜炎一般为自限性疾病，治疗原则是解除病因、缓解疼痛。对于轻微和中等程度的疼痛，可单独使用NSAID或给予适量的可待因。对于更严重疼痛，可合用麻醉性镇痛药和NSAID，效果良好。另外，可考虑后肋间神经阻滞或节段性的硬膜外阻滞，应用长效局麻药和阿片类药物阻滞。

第十九节　食管黏膜病变引起的胸痛

【概述】

在食管黏膜病变中，胃食管反流是造成食管源性胸痛的最常见原因，其他原因依次为感染性疾病、全身性疾病、物理因素和外伤所引起的食管黏膜病变。

【临床表现】

烧心是胃食管反流的最常见症状，约50%以上的患者有此症状，为上腹部或胸骨后的一种烫热感或烧灼感。在立位、饮水或服抗酸剂时可使症状减轻或短时缓解，在弯腰、睡眠时反流加重，甚至反流至咽部或口腔。酒类、甜食、咖啡、浓茶可诱发症状。

胃食管反流的另一个症状是吞咽时胸痛。吞咽的食物，特别是固体食物通过病变部位时产生疼痛，一般胃食管反流病引起的吞咽痛较轻，或不引起吞咽痛。

吞咽困难也是胃食管反流患者的常见症状。早期吞咽困难为间歇性发作，为炎症刺激引起的食管痉挛所致。有时梗阻感位置较高，系因食管上括约肌发生痉挛。早期吞咽困难症状较轻，常不被患者所注意，需仔细询问病史才能发现。若有胸痛，同时有轻微下咽困难，应考虑有食管源性胸痛的可能。

食管慢性溃疡性炎症最终可导致疤痕形成，造成管腔狭窄。此时“烧心”症状逐渐减轻，出现进行性吞咽困难。

【诊断要点】

1. 测定有无异常反流存在　食管pH测定是诊断胃食管反流的最有效方法。如果没有食管pH监测设备，可用酸液灌注试验。

2. 直接观察　食管造影和食管镜检查对本病的确诊具有重要价值。

【治疗方案及原则】

因食管黏膜病变所致的胸痛常由反流性食管炎引起，因此首选用一些减少胃食管反流的方法。例如嘱患者取半卧位，可以减少夜间发生的胃食管反流，减少反流物与食管黏膜的接触时间。其他预防措施包括不饮果汁等甜食，减少脂肪摄入，严格禁止吸烟、饮酒和食用巧克力食品。

如果上述措施无效，可采用药物治疗。抗酸药物对于间断发作的烧心症状有效，H_2受体阻滞剂可抑制白天和夜间的基础胃酸分泌以及食物刺激引起的胃酸分泌，对治疗反流性食管炎有效。奥美拉唑具有强烈抑制胃酸分泌的作用，其疗效比 H_2 受体抑制剂好。胃复安（甲氧氯普胺）既能增加食管下括约肌的压力，又不增加胃酸分泌，是治疗反流性食管炎的理想药物，以每次15mg、每日 3～4 次为宜，剂量过大可引起锥体外系症状。虽然用药物治愈反流性食管炎引起的胸痛比较困难，但临床上很少推荐用抗反流手术来治疗单纯性反流性食管炎。

第二十节　食管运动功能障碍性胸痛

【临床表现】

（一）食管绞痛或心绞痛样疼痛

此疼痛在食管源性胸痛中较少见，疼痛与心绞痛发作相似，容易与心绞痛相混淆。两种疼痛均十分剧烈，患者同时伴有压榨感、濒死感，向上胸部、颈部、下颌和上肢放射，均可被硝酸甘油所缓解。以下几点有利于食管绞痛与心绞痛的鉴别：食管绞痛与吞咽和平卧有关，并常伴有返酸和烧心症状，与身体劳累无关，疼痛易放射至背部。而心绞痛常在劳累、精神紧张或饱餐后发作，休息后好转。

（二）吞咽困难与吞咽疼痛

胸痛的同时存在有吞咽困难是诊断食管运动功能障碍的一个重要线索。食管运动功能障碍在进流食和固体食物时均出现下咽困难，而食管黏膜病变一般只在进固体食物时出现下咽困难。吞咽疼痛一般被认为是食管黏膜病变引起，但有部分食管运动功能障碍性疾病患者如弥漫性食管痉挛，也会出现吞咽疼痛。

【诊断要点】

（一）食管测压

食管压力测定是诊断食管运动功能障碍所引起的胸痛的最准确方法。

（二）X线检查

食管造影检查对诊断食管源性胸痛有帮助。若在胸痛期间发现典型的 X 线表现则可确定诊断。弥漫性食管痉挛在食管造影检查时多表现为节段性、收缩性管腔狭窄，有人描述为节段性食管痉挛、梯状食管痉挛或念珠状食管等。少数患者表现为几个厘米长的食管收缩或食管下段几个厘米长的弥漫性狭窄，食管上段轻度扩张。高振幅、长时程的食管收缩多不能在食管造影时发现。

（三）激惹试验

实际上，食管测压常较难捕捉到食管运动功能异常的发作，因此，对食管测压和X线检查不能确定诊断者，为观察胸痛是否源于食管，常有意识地刺激食管，诱发其产生异常运动，同时进行测压分析。

1. 冷刺激试验 如果患者有下咽冷食后胸痛的病史，可用吞咽冰水的方法刺激胸痛发作。持续服用冰水会导致食管蠕动停止，因此刺激试验仅需吞咽2～3次冰水即可。

2. 注酸试验 食管注酸试验可以引起胸痛，但同时进行的食管测压显示，大多数患者食管运动功能正常，并不产生食管痉挛，只有少数患者在产生胸痛的同时，出现高振幅、长时程的收缩。

3. 有几种药物可用于刺激食管产生运动功能异常。最常见的是抗胆碱酯酶药物腾喜龙（依酚氯铵），其优点是可静脉应用，作用时间短。另一种药物是麦角新碱，此药可引起食管和冠脉痉挛，有致死亡的报告，因此需在严密心血管监护的条件下应用。另外也有应用胃泌素刺激食管产生异常运动的报告。

【治疗方案及原则】

目前治疗食管运动功能障碍性疾病的方法虽多种多样，但没有一种是特效的。

（一）硝酸酯与亚硝酸类

硝酸甘油在胸痛发作时应用可迅速缓解疼痛，约有50%的食管源性胸痛患者应用硝酸甘油能使疼痛缓解。对硝酸甘油治疗效果较好的患者，应改用长效硝酸盐制剂硝酸异山梨醇酯或硝酸甘油贴剂。

（二）钙离子拮抗剂

钙离子拮抗剂可缓解部分食管运动功能异常患者的胸痛症状。常用的有心痛定、异搏定（维拉帕米）。

（三）手术治疗

最常用的手术方法是食管肌层纵行切开术，切开的长度自下括约肌至主动脉弓下缘，肌层剥离的范围必须超过1/3周。

第二十一节 胸椎棘突间韧带炎

【概述】

棘间韧带是连接两个相邻棘突的腱性组织，由三层纤维组织构成，交叉排列，有较强的机械性能，是脊椎后方的稳定装置之一，可防止脊柱的过度前屈。临床上胸椎棘间韧带炎多见于下胸段。病理观察，病变的棘间韧带可以出现纤维组织断裂、炎性渗出、细胞变性等改变，这些变化刺激分布于该部位的胸脊神经后支，可引起肋间、腹部、内脏等部位的牵涉痛。此外，棘间韧带的血运很差，出现损伤后其修复能力也差，随着年龄的增长，因劳损而出现的退变增多。Rissanen统计306个棘间韧带标本，20岁以上有不同程度损伤者占21%，发生的最高年龄在30～40岁。根据棘间韧带造影观察，正常情况下，造影剂位于韧带两侧，两棘突间有一梭形透亮区，边缘较光滑，厚度为4～12mm。

【临床表现】

患者以中年人多见，无性别差异，多有反复发作史，弯腰搬重物的损伤史，或者驼背等不良姿势。主要症状为胸背痛，患者多能明确指示痛点，部分患者有肋间、腹部、内脏等部位的牵涉痛。许多患者诉说挺胸伸展背后感觉疼痛可减轻。

【诊断要点】

主要依据症状及压痛点部位进行诊断，造影检查主要用于症状严重，需要外科手术治疗的定性、定位检查。

（一）症状

主要症状为胸背痛，患者多能明确指示痛点，部分患者有肋间、腹部、内脏等部位的牵涉痛。

（二）查体

两棘突间局限性压痛，多发于下胸段，也有发生2个以上间隙压痛者，但多为其中一个间隙痛感最重。

（三）辅助检查

化验室检查及X线检查无异常。棘间韧带造影有诊断意义，但是绝大多数患者不需要。

【治疗方案及原则】

（一）非手术疗法

1. 药物治疗包括口服非甾体消炎镇痛药及各种维生素类药物。

2. 理疗可改善局部血液循环，加速组织修复。

3. 注射疗法包括局部痛点阻滞和椎间“十”字阻滞。

（二）手术治疗

主要用于久治无效，痛苦大的患者。

第二十二节 肩胛内侧滑囊炎

【概述】

本病也称为肩胛内缘综合征，常并发于肩胛内上角综合征或肩周炎，单独发病时因病变被背阔肌及斜方肌遮盖，压痛较深在，故查体时可在患者指引下找到压痛点。

【临床表现及诊断要点】

患者常述有肩背不适及肩胛内缘痛感，常需活动肩颈部以缓解不适感。查体可见肩胛内缘局限压痛，可触及该部位粗糙摩擦感或条索状物。X 线及实验室检查无特殊意义。

【治疗方案及原则】

一般采用非手术疗法：

1. 药物治疗　包括口服非甾体消炎镇痛药物及外敷各类消炎镇痛剂。

2. 理疗　可改善局部血液循环，加速组织修复。

3. 注射疗法　局部痛点病灶注射镇痛复合液 3～5ml。每周 1 次，3～4 次为一疗程。

第二十三节　肋横突关节炎

【概述】

因年龄的增长、代谢障碍引起的退行性改变，以及长期肩背负重胸椎慢性劳损和急性损伤等病变累及肋横突关节时，使该关节产生无菌性炎症，就引起本病。

【临床表现】

1. 症状　患者常有背痛，呈钝痛或烧灼样疼痛，好发背部及两肩胛之间，多有一最痛处，患者一般可明确指出疼痛的部位。炎症可累及胸椎脊神经后支，病情严重时，可累及前支向相应的肋间、腹部、内脏等部位放射，表现为剧烈的刺痛或灼痛，并因活动、咳嗽、用力等因素加重。

2. 体征　胸椎小关节处压痛明显，当累及胸椎脊神经后支时，可在小关节内侧和（或）外侧均有压痛。

3. 辅助检查　影像学检查可有或无椎间隙或骨及骨关节改变，部分患者表现为胸椎侧弯、生理弯曲加深或变直。

【治疗方案及原则】

（一）一般治疗

可口服消炎镇痛药物，以及应用半导体激光、红外偏振光、TENS 等物理治疗。

（二）神经阻滞

准确定位病变肋横突关节处，注射常规消炎镇痛药液 3～5ml，一周一次，一般3～4次为一疗程，治疗间歇期配合理疗。

第二十四节 胸椎间盘突出症

【概述】

胸椎间盘突出症是临床上少见的疾病，远较颈、腰椎的椎间盘突出少见。原因可能是胸椎活动范围局限和承受力轻。其发病率按不同学者的报告差异很大，约占椎间盘突出症总例数的0.21%～4%。患者多为中年人，男女比例相近。但在尸体解剖报告中，胸椎间盘突出竟占各椎间盘突出的15%，只因临床无症状而未曾作出该病的诊断。胸椎间盘突出症可发生在胸椎的各个节段。但从统计学看，以下胸段发生为多。Arsemi报道的106例中，发生在第1～5节段者占16%～17%，第6～9节段者占33.1%～35%，第10～12节段者占51.9%～55%。

【临床表现】

胸椎间盘突出症的临床症状与突出物的大小，突出物在椎管的部位及突出物和椎管内容积的相应关系都密切相关。例如一侧后外侧突出，只单侧神经根受影响，临床上只出现神经根症状，而无脊髓症状。而中央型突出是指突出物从正中或向正后方突出，脊髓直接受压，临床首先出现运动功能障碍，同时存在疼痛及感觉异常。有些患者会应突出物压迫而导致脊髓的急性循环障碍，而出现截瘫，检查显示脊髓横断性损伤。位于胸11～12节段的突出，可压迫脊髓、圆锥和马尾神经，故疼痛可放射到腰部及下肢或出现马尾神经损伤的症状。这类病情并非罕见。

胸椎间盘突出症常见的临床表现主要有：

1. 脊旁肌肉强直，并因此可致脊柱侧弯；
2. 脊柱疼痛和下肢疼痛常合并出现，但有1/4的患者并无疼痛症状；
3. 下肢出现运动障碍，严重者可出现半身不完全性瘫痪和全瘫或出现截瘫；
4. 感觉减退，皮肤出现麻木区，临床上具有定位意义；
5. 马尾综合征表现；
6. 性功能障碍；
7. 皮肤营养性障碍，有报道趾端营养性溃疡者。

【诊断要点】

（一）病史

临床很少有急性症状发作者。有些患者有外伤史。背痛往往是开始的症状，多局限在棘突间，叩击时尤为明显，疼痛呈放射状，出现束带样分布在胸壁或上腰部。疼痛区域局限在1～2根脊神经皮区。有时疼痛还可放射到下腹部、腹股沟部，甚至还可放射到大腿或小腿，可在一侧或双侧。神经系统症状的表现是各种形式的感觉过敏、麻木或感觉异常，常提示是突出症的早期症状，神经炎症反应显著时，可有躯干部灼痛、冷感或温觉障碍等。当有双腿乏力或沉重感，或走路不稳，要扶杖助行时，则提示神经损害已较明显。若肌肉无力支持抗阻力收缩，则出现立体感障碍，表现为共济失调步态和Romberg征，其位置觉、震动觉都可丧失。总而言之，病情是潜伏地进展，最后严重时导致截瘫。

（二）体征

1. 胸段脊神经支配区的压痛和放射痛，相应脊神经支配区的感觉减退或消失，温度觉异常。

2. 运动神经功能障碍的表现　下肢肌力减退，下段胸椎间盘突出时可见下运动神经元病征和迟缓性瘫痪。而上运动神经元损害时显示肌痉挛、踝阵挛和髌阵挛阳性、深反射活跃、巴氏征等病理征阳性。

（三）辅助检查

X线平片检查胸椎间盘突出无特异性表现。椎间隙狭窄、胸椎侧弯、椎体退行性改变都只能作为间接诊断依据。CT、MRT检查是重要依据，可见相应节段椎间盘突出的影像学改变，另外可见椎管有无狭窄，突出物后纵韧带有无钙化，黄韧带是否增厚，椎体和下关节突有无增生。因CT、MRI的应用，现椎管造影已不作为主要检查手段。胸椎间盘突出的鉴别诊断显得十分重要。一般要考虑除外以下疾病：

1. 脊髓内外的肿瘤；

2. 腰椎间盘突出症（特别是下段胸椎间盘突出症）；

3. 带状疱疹；

4. 肋间神经痛；

5. 脑瘤；

6. 脑血管意外。

【治疗方案及原则】

1. 仅有单侧或双侧根性神经痛无脊髓压迫者，可考虑保守治疗，治疗原则是：

（1）静滴神经脱水剂：B-七叶皂苷钠20mg 1～2次/天，7～14天一疗程。

（2）口服非甾体抗炎镇痛剂：如芬必得（布洛芬）胶囊300mg 2次/天，双氯芬酸钾片剂50mg 2次/天。

(3) 神经根阻滞治疗：可行胸椎旁神经阻滞或胸部硬膜外间隙阻滞。急性期用药：得宝松1ml，维生素 B_{12} 0.5mg，胞二磷胆碱250mg，0.5%利多卡因，总剂量10～15ml，每处注药5～8ml，三次为一疗程，1～2周一次。慢性期维持治疗，将得宝松针剂改为来比林（赖氨酸阿司匹林）0.9g，其余配伍用药及浓度剂量不变，3～4天一次，4～5次为一疗程。

(4) 经皮电刺激治疗（HANS）：电极放在相应脊神经支配区域或痛点。每天一次，10次为一疗程。可做1～2个疗程。

(5) 红外线偏振光或半导体激光治疗：每天一次，10次为一疗程，可做1～2个疗程。

2. 出现脊髓压迫症或出现马尾综合征者，治疗原则是：

(1) 单侧不完全瘫痪，无骨性椎管狭窄、突出物钙化，后纵韧带钙化和黄韧带肥厚者，可考虑髓核化学溶解疗法，具体方法见胶原酶髓核溶解疗法一章。

(2) 半身全瘫、截瘫或出现严重马尾综合征者，可行外科手术治疗。术后可给予神经妥乐平3ml肌注，2次/天，10天为一疗程。也可用经皮神经电刺激行恢复神经功能治疗。

3. 注意事项　糖尿病、高血压病患者，禁用皮质激素治疗。术后行抗生素预防感染。胃溃疡患者，禁用来比林针剂治疗。

第六章　腰、骶和下肢疼痛

本章所述的腰、骶及下肢疼痛在临床中较为常见。涉及多个系统，具有病因复杂、易受伤害、退变和劳损较重、多症状和体征共存的特点。要求医生详细了解每一种病变的病理基础、临床表现，熟练运用各种检查方法，并掌握各种治疗方法的适应证和禁忌证。

第一节　腰椎间盘突出症

【概述】

腰椎间盘突出症常见于30～55岁的青壮年；60%的患者有腰扭伤史，多数患者既往有腰痛史。特殊职业，如长期坐位工作、驾驶员等有易患该病倾向。其典型症状是腰痛伴单侧或双侧下肢痛。中央型椎间盘突出症患者在腹压急增时（如打喷嚏、咳嗽、解大便、搬重物等），可能发生马尾神经损伤症状。随着医疗水平的提高和知识的普及，该病有扩大诊断治疗的趋势，治疗方法较多，应严格掌握适应证。

【临床表现】

（一）腰痛

大多数患者均有下腰痛，并且为先腰痛后腿痛，部分患者为腰腿痛同时出现，少数患者为先腿痛后腰痛。疼痛部位在下腰部和腰骶部，位置较深。疼痛在活动时加重，卧床休息后减轻。当椎间盘突出突然发作时，可发生急性腰痛，肌肉痉挛，伴有坐骨神经痛和腰椎各种活动受限，疼痛持续时间较长。

（二）坐骨神经痛

由于95%的腰椎间盘突出症发生在腰4～5或腰5骶1椎间隙，患者多伴有坐骨神经痛，向腰骶部、臀后部、大腿后外侧、小腿后外侧直至足跟或足背部放射。当患者弯腰、咳嗽、打喷嚏、解大便时疼痛症状加重。

（三）腰椎姿势异常

由于椎间盘突出的方向向后或后外侧，刺激、压迫了一侧（有时为双侧神经根）神经根，脊柱会保护性地采取一定的弯度，以避开椎间盘对神经的压迫。因此患者的腰椎可表现出不同侧凸、侧后凸、双肩不等高、骨盆不等高等各种异常姿势。

（四）麻木与感觉异常

当突出的椎间盘刺激了本体感觉和触觉纤维，即可出现肢体麻木。麻木部位按受累神经区域皮节分布。有时患者感觉患肢怕冷、畏寒，夏日也穿多条长裤。

（五）马尾神经损伤症状

此症状出现于急性中央型椎间盘突出者。患者在搬重物、用力咳嗽、打喷嚏或被实施腰椎重力牵引、重手法“复位”后，即感腰骶部剧痛，双下肢无力或不全瘫。会阴区麻木，出现排便、排尿无力或失禁等括约肌障碍症状。男性可出现功能性阳痿，女性可出现尿潴留或假性尿失禁。

【诊断要点】

（一）病史

1. 仔细询问患者职业、发病时间与诱因、腰痛性质和下肢痛性质。

2. 观察患者的步态与脊柱外形，疼痛症状较重者可出现跛行步态。脊柱外形如前所述。

（二）一般体格检查

1. 压痛点　在病变间隙的患侧有深压痛。疼痛可沿坐骨神经分布区向下肢放散。这是由于深压痛刺激了骶棘肌中受累神经的背根神经纤维产生感应痛所致。

2. 腰椎活动受限　腰椎在各个方向上均有不同程度的活动受限。由于椎间盘突出的类型不同，腰椎侧弯的程度不同，活动受限的程度也不同。一般来讲：前屈后伸运动受限明显；有脊柱侧弯的患者，向凸侧弯曲的活动受限明显。

3. 肌萎缩和肌力减弱　受累的神经所支配的肌肉，如胫前肌、腓骨长短肌、伸趾长肌等，均可有不同程度的肌肉萎缩和肌力减弱。腰$_{4\sim5}$椎间盘突出时，肌力明显减弱。

4. 感觉减退　受累神经根支配区，皮肤针刺痛觉明显减退，其中以固有神经支配区尤为明显。

5. 腱反射改变　腰3～4椎间盘突出时，出现膝反射减弱或消失。腰5～骶1椎间盘突出时，出现跟腱反射减弱或消失。

（三）特殊检查

1. 胸腹垫枕实验　检查方法：患者全身放松，两上肢伸直置于身旁，检查者在病侧腰3～骶1各节椎板间隙的深层肌上用手指探压，寻找深层压痛点。若在腰椎过度前屈位上测定，使原有在超伸展位上引出的深压痛、传导痛或下肢酸麻感完全消失或明显减轻者，则可判定为腰椎管内发病因素。

2. 直腿抬高试验　由于椎间盘突出时神经根袖受到卡压，限制了其在椎管内的移动。因此，在作患侧直腿抬高动作时因牵拉了受压的神经根而产生了疼痛症状。

3. 直腿抬高加强试验　将患肢抬高到一定程度而出现坐骨神经痛。然后降低患肢使疼痛症状消失，此时被动背伸踝关节，当又出现坐骨神经痛时为阳性。

4. 健肢抬高试验　当直腿抬高健侧肢体时，如果出现患侧坐骨神经痛的症状，即为阳性。此种情况多表明椎间盘突出为“腋下型”突出。

5. 股神经牵拉试验　对高位椎间盘突出症（如腰 2～3 和腰 3～4）的患者，股神经牵拉试验为阳性。但对部分腰 4～5 突出的患者，该试验也为阳性。

6. 屈颈试验　患者取坐位或半坐位，双下肢伸直。当被动向前屈曲颈椎时，如出现患侧下肢的放射性疼痛者为阳性。

7. 颈静脉压迫试验　压迫颈静脉，使硬脊膜膨胀。由硬脊膜发出的神经根与突出的椎间盘相挤压，从而诱发出疼痛。

（四）影像学检查

1. X 线平片　X 线平片为所有腰痛患者必需的最基本检查。有些患者的 X 线平片在侧位片可见病变的椎间隙狭窄，正位片可见轻度侧弯。X 线平片的意义不在于确诊，而在于了解脊柱形态，排除其他疾病。

2. 腰椎管造影　腰椎管造影术是诊断腰椎间盘突出症的一项重要检查方法。目前常用的非离子碘造影剂可以很好地充盈于蛛网膜下腔，通过正、侧、斜位 X 线摄片，直观地了解到任何对硬膜和神经根的压迫。

3. 腰椎间盘造影　此项检查最适合于腰椎间盘源性腰痛的患者。在破碎和退变的椎间盘内注入造影剂，即可以看到造影剂外溢的影像，又可以在注射的过程中进行疼痛诱发试验。若注射造影剂可诱发出患者以往相同的腰痛，即为阳性。对椎间盘源性腰痛的诊断与评估具有重要意义。

4. CT 检查　可清楚地显示椎间盘突出的部位、大小、形态和神经根、硬膜囊受压的情况。同时可显示黄韧带肥厚、关节内聚、后纵韧带钙化、椎管狭窄等情况。

5. CTM 检查　腰椎管造影后再做 CT 断层扫描，能提高诊断的准确性，尤其对侧隐窝和神经根袖受压情况的了解，具有单纯 CT 检查无法替代的优势。

6. MRI 检查　该项检查可更好地对脊髓内病变和椎间盘退变、脱水情况进行显影。MRI 对椎间盘突出的诊断有重要意义，但该项检查的假阳性率较高。

【治疗方案及原则】

（一）非手术疗法

非手术疗法的目的以缓解疼痛症状为主。

1. 牵引治疗　间歇式牵引比传统的持续牵引有更好的疗效。但是，牵引治疗并非对所有椎间盘突出症患者有效，其疗效取决于突出的椎间盘与神经根的关系。

2. 手法治疗　不同的推拿、按摩、旋搬手法治疗，均可取得缓和肌肉痉挛或改变突出髓核与神经的相对关系，从而可减轻对神经根的压迫，缓解症状。

3. 理疗、卧床、药物治疗　卧床、理疗并配合消炎镇痛类药物治疗可以很好地减轻神经根的炎性反应，以达到缓解症状的目的。

4. 神经阻滞和注射疗法　采用硬膜外注射和置入导管连续阻滞法，在CT或C形臂机透视引导下，可以直接将导管置入硬膜外间隙，将药物输送到局部，直接减轻神经根的炎性反应。

（二）手术治疗

1. 传统手术治疗方法　此方法经后路行开窗、扩大开窗、半椎板或全椎板切除，显露椎管内结构，摘除突出的椎间盘，解除神经根的压迫。

2. 微创外科技术　随着科技水平的不断提高，脊柱微创外科技术得到突飞猛进的发展。其方法包括脊柱内镜下椎间盘手术、经皮穿刺椎间盘摘除手术、经皮激光椎间盘切除术、纤维环及髓核化学溶解术、椎间盘射频冷消融术等方法，其中以椎间盘镜手术的发展变化最具代表性。该手术方法有创伤小、保护了脊柱稳定性的优点，但需严格掌握其手术的适应证。

第二节　腰椎棘上、棘间韧带炎

【临床表现】

1. 患者多为青壮年，有慢性腰背痛病史，以酸痛为主。

2. 棘上韧带炎多位于腰背部，而棘间韧带炎的位置较低，多位于下腰部。

3. 患者在弯腰时因牵拉损伤的韧带使疼痛症状明显，伸腰时较轻。局部受压时症状较重。

【诊断要点】

1. 棘上韧带炎在棘突上的压痛局限而表浅。压痛多为一个棘突，偶见两个棘突。

2. 棘间韧带炎在棘突和棘突间均可有压痛。韧带造影可以明确诊断。

3. 普通X线片检查无阳性发现。

【治疗方案及原则】

1. 减少局部应力。口服非甾体类药物，局部外敷膏药。

2. 局部理疗。

3. 以上治疗无效时可以给予局部注射，效果较好。每周一次，2～4 周即可治愈。

4. 对个别症状严重，保守治疗无效的棘间韧带炎患者，可以考虑手术切除韧带，并行局部脊椎融合术。

第三节　第三腰椎横突综合征

【临床表现】

1. 腰痛　其程度和性质不一，可反射至同侧大腿，少数可反射到小腿或其他部位。

2. 腰部活动时或活动后疼痛症状加剧，有时翻身及步行困难；但咳嗽、打喷嚏、腹肌用力等则对疼痛无影响。

【诊断要点】

1. 多数患者有腰部扭伤史。

2. 在骶棘肌外缘第 3 腰椎（或第 2、第 4 腰椎）横突尖端处有局限性压痛，有时可引起同侧下肢放射痛。局部触诊可摸到肌肉痉挛性结节。

3. 直腿抬高试验可为阳性，但加强试验阴性。有些患者股内收肌明显紧张。无神经根性损害体征。

【治疗方案及原则】

1. 口服消炎镇痛药物并配合局部理疗。

2. 手法治疗。

3. 局部注射　患者俯卧位，腹部垫一软枕，用长针头作第三腰椎横突尖部骨膜下及周围软组织注射。每周一次，共 2～4 次。要求注射部位准确，否则无效。

4. 对上述保守治疗无效，而症状严重者，可考虑手术治疗，作横突周围软组织松解术。

第四节　腰神经后支痛

【临床表现】

1. 患者感腰痛、臀痛、腰臀部痛，疼痛可向股部放射。疼痛部位在膝以上。

2. 患者在任何时候均感疼痛，并影响睡眠。

3. 无间歇性跛行。

【诊断要点】

1. 在腰3横突处或竖脊肌外缘与髂嵴交界处附近有压痛。

2. 做上腰段或胸腰段椎旁脊神经后支注射，疼痛症状即刻消失。此法即明确诊断又可用于治疗。

【治疗方案及原则】

1. 保守治疗　如消炎镇痛药、理疗、按摩、温针、局封等方法均有效。

2. 手术治疗　因局部软组织增生、挛缩较重，经以上治疗无效者可行软组织松解术，效果明显。

3. 局部注射。

4. 神经后支毁损　经以上治疗无效者可行腰神经后支药物或射频毁损性阻滞。

第五节　骶尾部痛

【临床表现】

1. 骶尾部疼痛为其主要症状，尤以坐硬板凳、咳嗽或解大便时疼痛明显。

2. 患者喜坐沙发或自带海绵等软垫，以防局部受压。对排大便有恐惧感。

【诊断要点】

1. 部分患者有骶尾部外伤或骨折病史，但也有一部分因韧带劳损或关节退变引起。

2. 体检时发现在骶尾连接处有明显的压痛。

3. 肛门指检时用两指捏住尾骨，前后晃动，可加剧和诱发疼痛症状。

4. X线检查对既往有骨折脱位病史者，可有相应的影像学改变。

【治疗方案及原则】

1. 急性劳损者应卧床休息。新鲜骨折并有向前移位者可经肛指立即复位。减少步行，每日温热水坐浴1～2次。

2. 改变坐姿，养成长期用大腿坐的习惯，以减少臀部承重。也可用气垫、气圈，防止压迫，缓解症状。

3. 口服消炎镇痛药物，局部理疗。

第六节 臀肌筋膜损伤

【临床表现】

1. 腰骶部或臀部疼痛，常有剧烈运动史或受寒史。疼痛可表现为轻微疼痛、钝痛、酸痛、直至难以忍受。

2. 疼痛扳机点的部位较为固定，多在骶棘肌外缘、髂嵴上两寸处及骶髂关节部。疼痛可向下肢后侧放射。

3. 每次发作症状可持续数日或数周，但疼痛过后不留痕迹。患者无发烧及其他周身不适。

4. 机械性压迫、牵拉周围组织、高热、寒冷超声波治疗等可诱发产生症状。

【诊断要点】

1. 腰骶部仔细扪诊可于深筋膜层触及一个或多个结节。一半以上的患者有明确的扳机点，压之可诱发患者疼痛症状，并向周围放射。其部位多在髂嵴及其下 5cm 处，有时在骶髂关节处的深筋膜也可发现扳机点。在体形较胖中年妇女的髂嵴附近，可触及肌筋膜表层的“脂肪疝”。

2. 臀中肌与臀大肌交界之肌筋膜处局部压痛，肌痉挛及关节活动受限，有时可触及条索状物。

3. 本病无皮肤感觉减退，但可有烧灼感、寒冷等异样感觉。神经系统检查无异常发现。

4. X 线等影像学检查阴性。

【治疗方案及原则】

（一）非手术治疗

1. 急性期注意休息。平时加强腰背肌锻炼，野外作业注意保暖。工作中各种体位应符合人体工效学，避免腰骶部受伤。

2. 口服非甾体类药物，外敷膏药。

3. 局部理疗。

4. 针灸。

5. 按摩。

6. 局部注射。每周一次，4 次为一疗程。

（二）手术治疗

对疑有神经支卡压、脂肪疝脱垂者可行软组织松解术或脂肪疝摘除术。

第七节 髌下脂肪垫炎

【临床表现】

1. 急性或慢性者均有膝关节外伤史。常见于足球和跳远运动员的膝关节突然过伸和扭转损伤。

2. 髌韧带周围肿痛。下蹲痛，上下阶梯痛。重者下蹲困难。

【诊断要点】

1. 髌腱两侧肿胀，膝伸直或屈曲可以受限。

2. 髌尖粗面压痛点检查　髌下脂肪垫前上缘附着于整个髌尖粗面，涉及髌骨的下 1/2 段边缘。无菌性炎症病变时，可引出膝盖下方痛。检查者先用左手的 1～2 指端按压住髌骨的上缘，推向下方，使髌尖向前翘起；再用右手拇指的掌面向上，指尖针对髌骨下端后方的髌尖粗面，包括髌骨的下 1/2 段边缘，由后向前和由下向上作横行的滑动按压，可查得压痛点。

【治疗方案及原则】

（一）急性期

1. 理疗　碘离子透入效果较好，也可用红外线和超短波治疗。

2. 局部注射　局部脂肪垫内注射泼尼松类药物，消肿止痛效果明显。

（二）慢性期

因局部脂肪垫肥厚，已纤维化，可以采用银质针针疗法。如严重者，关节活动受限，可施行髌下脂肪垫松解术。

第八节 滑膜皱襞综合征

【概述】

滑膜皱襞是膝关节内正常的退变结构，本身并无症状，一旦发生伤害即可产生症状。滑膜皱襞综合征无特异性临床表现，其诊断应使用排除法，治疗依赖于关节镜。

【临床表现】

1. 膝关节慢性疼痛病史。

2. 多数患者有膝关节创伤史。包括暴力不大，未伤及半月板、韧带的直接钝挫伤和反复大运动量训练造成的滑膜皱襞慢性损伤，后者以髌内侧滑膜皱襞损伤最为常见。

3. 膝关节疼痛以内侧为重，常伴有打软腿、假性关节交锁及关节内弹响。

【诊断要点】

1. 髌股关节内侧压痛，可触及条索状物，有髌骨摩擦感，向内推动髌骨时可诱发疼痛。

2. 股四头肌萎缩。

3. X线片无阳性发现，关节造影有时可见皱襞影像。

4. B超、CT、MRI对诊断均无帮助。

5. 如在局麻下行关节镜检查，用探针牵拉皱襞可引起与临床症状相似疼痛者。

【治疗方案及原则】

关节镜下切除和松解是治疗滑膜皱襞综合征的唯一方法。术中要彻底、仔细地检查膝关节，在完全排除其他病变（如半月板撕裂、韧带损伤）后，再行滑膜皱襞手术。

第九节　膝内、外侧侧副韧带损伤

【概述】

膝关节内、外侧侧副韧带损伤是一种较常见的膝关节韧带损伤。因受外伤机制和外力大小的不同，内、外侧侧副韧带损伤可分为拉伤、部分断裂和完全断裂；同时其损伤又可分为单一韧带损伤（如单纯内、外侧侧副韧带损伤）、多根韧带损伤（如内侧副韧带断裂合并前后交叉韧带断裂等）、膝关节复合损伤（如韧带损伤合并半月板损伤、关节囊撕裂、骨折等）。

由于膝关节内、外侧侧副韧带断裂可分别引起膝关节内、外侧不稳定，并严重影响膝关节功能，因此早期准确诊断并给予及时治疗是保证恢复膝关节功能的关键所在。

【临床表现】

（一）内侧侧副韧带损伤

1. 单纯内侧侧副韧带拉伤时，即感膝内侧疼痛，仍可继续活动。但伤后片刻疼痛加重，肌肉痉挛。

2. 内侧侧副韧带部分断裂，多合并有关节内出血。疼痛明显。某角度有不稳感。肌肉痉挛。

3. 内侧侧副韧带完全断裂，疼痛明显，关节积血，肌肉痉挛。膝关节屈伸受限，且多合并其他损伤。

（二）外侧侧副韧带损伤

受伤后外侧侧副韧带处疼痛。因该韧带结构为柱状，不与关节相通，因此伤后很少引起关节积液。

【诊断要点】

（一）内侧侧副韧带损伤

1. 患者有膝关节外翻损伤病史，即屈膝时小腿受到外展外旋的暴力，此为膝关节韧带损伤中最常见的受伤机制。

2. 韧带若部分或完全断裂，关节肿胀，积血，浮髌试验阳性。内侧侧副韧带压痛，外翻试验阳性。若为单纯韧带拉伤，则外翻试验阴性，但有牵扯痛。

3. 外翻试验应作为基本的检查，在完全伸膝位和屈曲 30°位分别检查，两侧对比。部分断裂者于 30°位松弛、疼痛，而 0°位阴性。完全断裂者则膝关节在任何角度皆松弛、疼痛和开口感。

4. X 线检查应包括普通平片和外翻应力位片。后者可在局麻下进行，伤侧膝关节外翻角度大于 5°说明内侧侧副韧带断裂；10°～12°说明内侧侧副韧带、前交叉韧带同时断裂。

（二）外侧侧副韧带损伤

1. 患膝有内翻暴力受伤史。因受到对侧下肢的保护，外侧韧带损伤较少见。一旦出现内翻暴力，常使外侧侧副韧带断裂，且往往合并骨折或其他外侧结构损伤。

2. 外侧侧副韧带处疼痛、压痛。内翻试验阳性（疼痛、松弛）。

【治疗方案及原则】

（一）内侧侧副韧带损伤

1. 单纯内侧侧副韧带拉伤　伤后即刻冷敷，加压包扎。两天后理疗，在体疗师指导下开始进行功能训练。一般两周可愈。

2. 内侧侧副韧带部分断裂　损伤现场冷敷加压包扎，一般不需手术治疗。伸直位制动 3～4 周。伤后 2 天理疗和肌力练习。

3. 内侧侧副韧带完全断裂　对新鲜断裂而言，一经诊断应行手术修补，手术应一并治疗合并损伤，如半月板撕裂、交叉韧带损伤等。在中上段的断裂，视患者情况（如感染、身体条件不允许手术者），可用石膏制动 6～8 周，也可取得一定疗效。但若在下端断裂，因有浅层足部肌腱的卡压，必须手术复位缝合。对陈旧性断裂，有关节不稳者应手术治疗。

（二）外侧侧副韧带断裂

新鲜断裂应及时手术缝合。陈旧断裂多无不稳症状，若有不稳可用股二头肌腱修补。

第十节 踝管综合征

【临床表现】

主要症状是沿内踝、足内侧、跖侧至足趾烧灼样疼痛或麻木感，夜间较明显，影响行走和负重。

【诊断要点】

1. 该病常见诱因为内踝骨折、扁平足、跟骨畸形、距骨向内塌陷和踝关节炎等，原发因素是内踝后方软组织损害，刺激或压迫胫后神经血管而产生症状。

2. 内踝后方凹陷处（踝管）有明显压痛及向足底放射痛，肌力一般不受影响。

3. 足部胫后神经的跟支和其主要分支跖内侧神经和跖外侧神经分布区感觉减退。

【治疗方案及原则】

1. 保守治疗　可以采用局部注射、制动或者银质针针刺疗法。

2. 手术治疗　适合病程长、症状重的患者。可行踝管软组织松解术。

第十一节 足 跟 痛

【概述】

又称跟痛症，在足跟部承重时产生疼痛症状。其病因较多，如跖腱膜及跖长韧带损害、跟骨骨骺炎、跟骨炎（类风湿或 Reiter 病）、跟骨骨刺、跟骨结节滑囊炎等。

【临床表现】

1. 青少年或儿童的跟骨痛多因跟骨骨骺炎所致，表现为站立或行走时渐感疼痛，局部不肿或微肿。

2. 青年或中年人的足跟痛的主要原因是类风湿性跟骨炎或 Reiter 病。患者感足跟后部及足跟底部肿胀、疼痛、不敢承重、行走困难。

3. 老年人的足跟痛常因跟骨骨刺、跟骨结节滑囊炎及跟部脂肪垫变性所致。疼痛在久坐、久卧后突然起立时加重。稍微活动后疼痛减轻，但长时间行走后疼痛又加重。

【诊断要点】

1. 骨骺炎所致的足跟痛好发于幼年跟骨的二次骨化中心，患儿患足常有外伤史。X线片可见跟骨骨骺骨密度增加，呈分裂状，边缘欠整齐，需与健侧对比。

2. 类风湿性跟骨炎或Reiter病常见于青年人，相关的生化检查阳性。X线片示骨疏松，足跟后部和底部软组织影增厚，并有骨皮质轻度破坏和增生。病变范围逐渐扩大，波及跟腱止端和跖筋膜附着部，晚期可使跟骨结节上部如鸡尾状，跖筋膜附着形成巨大骨刺。

3. 老年人骨刺和滑囊炎所致的足跟痛，其特点表现为休息痛。足底跟骨棘周围软组织压痛明显，跖腱膜及跖长韧带也有压痛，X线片可见有跟骨骨刺。

【治疗方案及原则】

1. 跟骨骨骺炎所致的跟痛症多可自愈。对症处理包括穿软底鞋、减少承重、足部热敷和理疗。

2. 类风湿性跟骨炎或Reiter病应常规应用抗风湿药，垫高鞋跟，鞋内用跟骨垫。必要时可用局封止痛。保守治疗无效者可行手术切除增生的骨刺。

3. 老年人的跟痛症以对症治疗为主。穿坡跟软底鞋，带跟骨垫。患者应减轻体重。局部热敷、理疗。必要时局部注射治疗，每周一次，可连用3～4周，或者采用银质针针刺疗法。无效者可行手术治疗。

第七章 内脏疼痛

第一节 心 绞 痛

【临床表现】

根据世界卫生组织“缺血性心脏病的命名及诊断标准”，将心绞痛分为劳累性和自发性两大类。近年有人将心绞痛分为：稳定型劳累性心绞痛、初发型劳累性心绞痛和恶化型劳累性心绞痛。

（一）稳定型劳累性心绞痛

1. 该征最常见，也称普通型心绞痛，指由心肌缺血缺氧引起的典型心绞痛发作。

2. 其性质在1～3个月内并无改变，即每日和每周疼痛发作次数大致相同，诱发疼痛的劳累和情绪激动程度相同，每次发作疼痛的性质和疼痛部位无改变。

3. 典型发作是突然发生的胸骨体上段或中段之后的压榨性、闷胀性或窒息性疼痛。

4. 疼痛可波及大部分心前区，可放射至左肩、左上肢前内侧，达无名指和小指，偶可伴有濒死的恐惧感觉，往往迫使患者立即停止活动，重者还出汗。

5. 疼痛时限在3～5分钟，很少超过15分钟，休息或含有硝酸甘油片，在1～2分钟内（很少超过5分钟）消失。

6. 常在体力劳累、情绪激动（发怒、焦急、过度兴奋）、受寒、饱食、吸烟、发生贫血、心动过速或休克时诱发。

7. 发作时，患者表情焦虑，皮肤苍白、寒冷或出汗。血压可略增高或降低，心尖区可有收缩期杂音（二尖瓣乳头肌功能失调所致）。第二心音可有逆分裂，还可有交替脉或心前区抬举性搏动等体征。

8. 患者休息时心电图50%以上属正常，异常心电图包括ST段和T波改变、房室传导阻滞、束支传导阻滞、左束支前分支或后分支阻滞、左心室肥大或心律失常等，偶有陈旧性心肌梗死表现。疼痛发作时心电图可呈典型的缺血性 ST 段压低的改变。

（二）初发型劳累性心绞痛

1. 指患者过去未发生过心绞痛或心肌梗死，而现在发生由心肌缺血缺氧引起的心绞痛，时间尚在 1～2 个月内。

2. 有过稳定型心绞痛但已数月不发生心绞痛的患者再发生心绞痛时，有人也归入本型。

3. 本型心绞痛的性质、可能出现的体征、心电图和 X 线发现等，与稳定型心绞痛相同，但心绞痛发作尚在 1～2 个月内。

4. 以后多数患者显示为稳定型心绞痛，但也可能发展为恶化型心绞痛，甚至心肌梗死。

5. 患者疼痛部位、性质、程度同稳定型劳累性心绞痛。

（三）恶化型劳累性心绞痛

1. 该征简称恶化型心绞痛，亦称进行型心绞痛。指原有稳定型心绞痛的患者，在 3 个月内疼痛的频率、程度、诱发因素经常变动，进行性恶化。

2. 患者痛阈逐步下降，较轻的体力活动或情绪激动即能引起发作，故发作次数增加，疼痛程度较剧，发作的时限延长，可超过 10 分钟，用硝酸甘油后不能使疼痛立即或完全消除。

3. 发作时心电图示 ST 段明显压低与 T 波倒置，但发作后又恢复，且不出现心肌梗死的变化。

4. 本型心绞痛反映冠状动脉病变有所发展，预后较差。可发展为急性透壁性心肌梗死，部分患者已经存在较小心肌梗死（未透壁）或心内膜下散在心肌梗死灶而心电图无改变，患者随时有可猝死。

5. 部分长期患稳定型心绞痛患者，可在一段时间呈现心绞痛进行性增剧，然后又逐渐恢复稳定。

【诊断要点】

1. 典型心绞痛发作含服硝酸甘油后可缓解，再结合患者年龄、是否有冠心病因素，及时除外其他心绞痛诱因，即可迅速建立诊断。

2. 发作时心电图检查显示以 R 波为主导联 ST 段降低，T 波平坦或倒置（变异型心绞痛患者相关导联 ST 段抬高），发作过后数分钟内逐渐恢复。

3. 无心电图改变患者考虑做负荷试验，不典型发作者要依据硝酸甘油疗效和发作时心电图的改变。

4. 暂时确诊困难者应反复检查心电图、心电图负荷试验或 24 小时动态心电图连续监测，如心电图显示阳性变化或负荷试验诱致心绞痛发作时也可确诊。

5. 诊断仍有困难者，可作放射性核素检查或考虑行选择性冠状动脉造影。因为考虑外科手术治疗的患者必须行选择性冠状动脉造影。

6. 冠状动脉内超声检查可显示管壁的病变，对诊断可能更有帮助，同时也可考虑行冠状动脉血管镜检查。

7. 患者不典型心绞痛发作时，应先判断胸部不适感或疼痛是否出现在心绞痛发作时，需谨慎从事。因为心绞痛一词不单纯表现为疼痛，因为心肌缺血、缺氧的感觉可能是痛以外的感觉。

8. 心绞痛应是压榨紧缩、压迫窒息、沉重闷胀性疼痛，而非刀割样尖锐痛或抓痛、短促的针刺样或触电样痛、或昼夜不停的胸闷感觉。

9. 少数患者感觉为烧灼感、紧张感或呼吸短促伴有咽喉或气管上方紧榨感。疼痛或不适感开始时较轻，逐渐增剧，然后逐渐消失，很少为体位改变或深呼吸所影响。

10. 疼痛常见于胸骨或其邻近，也可发生在上腹至咽部之间的任何水平处，但极少在咽部以上。有时可位于左肩或左臂，偶尔也可伴于右臂、下颌、下颈椎、上胸椎、左肩胛骨间或肩胛骨上区，然而位于左腋下或左胸下者很少。

11. 对于疼痛或不适感分布范围，患者常需用整个手掌或拳头来表示，用一手指指示疼痛部位者极少见。

12. 疼痛时限为1～15分钟，多数3～5分钟，偶有达30分钟的（中间综合征除外），疼痛持续仅数秒钟或不适感（多为闷感）持续整天或数天者均不似心绞痛。

13. 体力劳累和情绪激动是主要诱发因素，如登楼层数过高、平地快步走、饱餐后步行、逆风行走、用力大便、长时间位于寒冷环境、其他疼痛诱因、心情恐怖、紧张、发怒、烦恼等情绪变化均可诱发心绞痛。

14. 晨间痛阈低，轻微劳力如刷牙、剃须、步行即可引起发作；上午及下午痛阈提高，即使较重的劳力亦可不诱发，而体力劳累加上情绪激动更易诱发。自发性心绞痛可在无任何明显诱因下发生。

【鉴别诊断】

（一）心脏神经官能症

患者常诉憋气、胸痛、短暂刺痛或较持久隐痛，间断作深吸气或叹息样呼吸。多伴左胸乳房下、近心尖部附近疼痛，尤以疲劳后多见。轻度活动反觉舒适，有时可承受较重体力活动而不发生上述症状。含用硝酸甘油无效或在10多分钟后才“见效”，常伴有心悸、疲乏及其他神经衰竭的症状。

（二）急性心肌梗死

疼痛部位与心绞痛相似，但疼痛性质更剧烈，持续时间可达数小时，含服硝酸甘油多不缓解，常伴有休克、心律失常甚至心力衰竭，可并有发热。心电图显示，面向梗死部位导联ST段抬高，并有异常Q波。实验室检查示白细胞计数及血清学检查示肌酸磷酸激酶、门冬氨酸转氨酶、乳酸脱氢酶、肌红蛋白、肌凝蛋白轻链等增高，红细胞沉降率增快。

（三）X综合征（syndrome X）

该征为小冠状动脉舒缩功能障碍所致，主要表现为劳累性心绞痛反复发作，疼痛可在休息时发生。发作时或负荷后心电图显示心肌缺血、核素心肌灌注显示缺损、超声心动图显示节段性室壁运动异常。本征女性多见，无明显患冠心病因素，疼痛症状不甚典型，冠状动脉造影阴性，左心室无肥厚，麦角新碱试验阴性，治疗反应不稳定而预后良好。

（四）与其他疾病相关心绞痛

包括严重主动脉瓣狭窄或关闭不全、风湿热、冠状动脉炎、梅毒性主动脉炎引起冠状动脉口狭窄或闭塞、肥厚型心肌病、先天性冠状动脉畸形等均引起心绞痛，要根据其他临床表现和各种检查进行鉴别。

（五）肋间神经痛

常累及1～2个肋间，疼痛部位不固定，多为刺痛或灼痛，常呈持续性疼痛，而非发作性。咳嗽、用力呼吸和身体转动可使疼痛加剧，沿神经行径处有压痛，手臂上举活动时局部有牵拉疼痛，故与心绞痛不同。

（六）其他脏器的疼痛

不典型的心绞痛还需与食管病变、膈疝、溃疡病、肠道疾病、颈椎病等所引起的胸、腹疼痛相鉴别。

【治疗方案及原则】

（一）发作时治疗

1．休息　发作时立即停止活动，休息后症状即可消除。

2．药物治疗　硝酸酯制剂作用较快，此类药除迅速扩张冠状动脉，降低其阻力，增加其血流量外，还通过扩张周围血管，减少静脉回心血量，降低心室容量、心腔内压、心排出量和血压，减低心脏前后负荷和心肌的需氧，从而缓解心绞痛。

(1）硝酸甘油：用0.3～0.6mg片剂，置于舌下含化，可迅速为唾液所溶解而吸收，1～2分钟即开始起作用，约半小时后作用消失。长期反复应用可产生耐药性而降低效力，停用10天后恢复效力。不良反应有头昏、头胀痛、头部跳动感、面红、心悸等，偶有血压下降，因此第一次用药时，患者宜取平卧位，必要时吸氧。

（2）二硝酸异山梨醇（消心痛）：用5～10mg，舌下含化，2～5分钟见效，作用维持2～3小时。或用喷雾剂喷入口腔，每次1.25mg，1分钟见效。

（3）亚硝酸异戊酯：极易气化的液体，盛于小安瓿内，每安瓿0.2ml，用时以手帕包裹敲碎，立即盖于鼻部吸入。其作用快而短，约10～15秒内开始，几分钟即消失。作用与硝酸甘油相同，降压作用更明显，宜慎用。同类制剂还有亚硝酸辛酯。

（4）应用上述药物的同时，可考虑用镇静药。

（二）缓解期治疗

1. 一般治疗

（1）尽量避免各种诱致心绞痛发作因素。

（2）调节饮食，禁忌进食过饱，禁忌烟酒。

（3）调整日常生活与工作量，减轻精神负担。

（4）保持适当体力活动，以不致发生疼痛症状为度。

（5）初次发作或反复发作、加重，或卧位型、变异型、中间综合征、梗死后心绞痛等，疑为心肌梗死前奏的患者，应保证充分休息时间。

2. 药物治疗 应该选择作用持久的抗心绞痛药物防心绞痛发作，可单独选用、交替应用或联合应用下列作用持久的药物。

（1）硝酸酯制剂：

1）二硝酸异山梨醇：口服二硝酸异山梨醇3次/天，每次5～10mg；服后半小时起作用，持续3～5小时。单硝酸异山梨醇20mg，2次/天。

2）四硝酸戊四醇酯：口服3～4次/天，每次10～30mg；服后1～1.5小时起作用，持续4～5小时。

3）长效硝酸甘油制剂：服用长效片剂可使硝酸甘油持续而缓慢释放，口服后半小时起作用，持续可达8～12小时，可每8小时服1次，每次2.5mg。用2%硝酸甘油软膏或膜片制剂（含5～10mg）涂或贴在胸前或上臂皮肤，作用可能维持12～24小时。

（2）β受体阻滞剂（β阻滞剂）：具有阻断拟交感胺类对心率和心收缩力受体的刺激作用，减慢心率，降低血压，降低心肌收缩力和氧耗量，从而缓解心绞痛发作。此外，还降低运动时血流动力学反应，使同一运动量水平心肌氧耗量减少；使不缺血的心肌小动脉（阻力血管）缩小，从而使更多的血液通过极度扩张的侧支循环（输送血管）流入缺血区。不良作用有心室射血时间延长和心脏容积增加，可能使心肌缺血加重或引起心力衰竭，但其对心肌氧耗量减少的作用远超过其不良作用。

（3）钙通道阻滞剂：本类药物能抑制钙离子进入细胞内，抑制心肌细胞兴奋-收缩耦联中钙离子的利用，因而抑制心肌收缩，减少心肌氧耗。扩张冠状动脉，解除冠状动脉痉挛，改善心内膜下心肌的血供。扩张周围血管，降低动脉压，降低心脏负荷。降低血液粘度，抗血小板聚集，改善心肌的微循环。

治疗变异型心绞痛以钙通道阻滞剂的疗效最好。本类药可与硝酸酯同服，其中硝苯地平尚可与β阻滞剂同服，但维拉帕米和地尔硫䓬与β阻滞剂合用时则有过度抑制心脏的危险。停用本类药时也宜逐渐减量然后停服，以免发生冠状动脉痉挛。

(4) 冠状动脉扩张剂：由于冠心病时冠状动脉病变复杂，有些血管扩张剂如双嘧达莫，可能扩张无病变或轻度病变的动脉较扩张重度病变的动脉更为显著。因此减少侧支循环血流量，引起所谓"冠状动脉窃血"，增加了正常心肌的供血量，使缺血心肌的供血量反而更减少，因而不再用于治疗心绞痛。

3. 中医中药治疗　根据祖国医学辨证论治采用治标和治本两法。治标，主要用于疼痛期，以"通"为主，有活血、化瘀、理气、通阳、化痰等法。治本，一般用在缓解期，以调整阴阳、脏腑、气血为主、有补阳、滋阴、补气血、调理脏腑等法。其中以"活血化瘀"法（常用丹参、红花、川芎、蒲黄、郁金等）和"芳香温通"法（常用苏合香丸、苏冰滴丸、宽胸丸、保心丸、麝香保心丸等）最为常用。此外，针刺或穴位按摩治疗也有一定疗效。

4. 其他治疗　低分子右旋糖酐或羟乙基淀粉注射液，250～500ml/d，静脉滴注14～30天为一疗程，作用为改善微循环的灌流，可用于心绞痛的频繁发作。抗凝剂如肝素、溶血栓药和抗血小板药可用于治疗不稳定型心绞痛。高压氧治疗增加全身的氧供应，可使顽固的心绞痛得到改善，但疗效不易巩固。体外反搏治疗可能增加冠状动脉的血供，也可考虑应用。兼有早期心力衰竭者，治疗心绞痛的同时宜用快速作用的洋地黄类制剂。

5. 外科手术治疗　主要是施行主动脉-冠状动脉旁路移植手术（CABG），取患者自身大隐静脉或内乳动脉作为旁路移植材料。一端吻合在主动脉，另一端吻合在有病变的冠状动脉段的远端，引主动脉的血液改善该冠状动脉对心肌供血。进行选择性冠状动脉造影，了解术前冠状动脉病变的程度和范围，作为制定手术计划（包括决定移植血管的根数）的参考。该手术目前在冠心病高发国家，已成为最普遍的择期性心脏外科手术，一次手术可同时作多支旁路移植，对缓解心绞痛有较好效果。

6. 经皮腔内冠状动脉成形术（PTCA）　将带球囊的导管经周围动脉送到冠状动脉，在引导钢丝的引导下进入狭窄部位，向球囊内注入造影剂使之扩张，此技术可代替部分外科手术治疗。绝对适应证为：

(1) 心绞痛病程<1年，药物治疗效果不佳；

(2) 1支冠状动脉病变，且病变在近端、无钙化或痉挛；

(3) 有心肌缺血的客观依据；

(4) 患者有较好的左心室功能和侧支循环。应用该技术治疗效果不理想，可以行紧急主动脉-冠状动脉旁路移植手术。多支冠状动脉病变、心肌梗死后出现再次心绞痛也用本法治疗，但有左冠状动脉主干病变者属于禁忌证。本手术即时成功率在90%左右，术后3～6个月内，有25%～35%的患者可能再次发生狭窄。

7. 神经阻滞　可给予星状神经节阻滞或高位硬膜外腔连续阻滞，必要时给予星状神经节毁损性阻滞治疗。

第二节　急性心包炎引起的胸痛

【概述】

急性心包炎可因感染、结缔组织异常、代谢异常、损伤、心肌梗死或某些药物引起，或为非特异性。男性多于女性，成人多于儿童。尸检发生率为2%～6%，临床诊断率约为1/1000住院患者。

【临床表现】

(一) 胸痛

常常是急性心包炎患者的主要症状，可在全身疾病的病程中发生胸痛。常位于胸前或胸骨后，偶尔疼痛位于上腹部酷似“急腹症”，为钝痛或尖锐痛，并向颈部、斜方肌区或肩部放射。疼痛程度轻重不等，在胸部活动、咳嗽和深吸气时加重，坐起和前倾时减轻或缓解。

(二) 其他症状

呼吸急促，呼吸困难；发热、干咳、寒战和乏力常见。

(三) 心包摩擦音

间歇出现且时间短暂，性质也可在每次查体时发生变化，是最重要的体征。多为二相（收缩期和舒张期），有时仅出现于收缩期，但仅在舒张期闻及则较少见。

(四) 心包积液

量大时出现心浊音界扩大、心音低沉。

(五) 心电图

系列心电图变化对急性心包炎的诊断有很大帮助，大多发生在胸痛后数小时或数天内。急性心包炎的系列心电图中的异常的 ST、T 改变分四个阶段：

1. 阶段Ⅰ 伴随胸痛发作时的心电图改变，对急性心包炎有实际诊断价值，表现为 ST 段抬高，凹面向上（除 aVR 和 V_1 外）。无对应 ST 段压低，在 ST 段抬高导联中的 T 波通常是直立的。

2. 阶段Ⅱ 发生在起病的数天后，表现为 ST 段回落至基线并伴 T 波的平坦，ST 段的变化通常发生在 T 波倒置前。

3. 阶段Ⅲ T 波倒置，不伴有 R 波消失或出现 Q 波。

4. 阶段Ⅳ 可以发生在病程的数周或数月之后，为倒置的 T 波恢复至正常。

（六）超声心动图

为安全、迅速、无创的检查方法，对识别心包积液有高效的敏感性和特异性。

（七）X 线胸片

对无并发症的急性心包炎的诊断价值不大，如合并大量心包积液，可显示心影扩大和外形改变。约 1/4 的心包炎患者出现左侧胸腔积液，可为继发于结核或恶性肿瘤等提供诊断线索。

【诊断要点】

1. 急性心包炎根据病史中有胸痛，有特征性 EKG 变化及心包摩擦音可作出诊断。

2. 系列 X 线检查有助于急性心包炎时心包积液的诊断。

3. UCG 是诊断急性心包炎心包积液的最好方法，只有纤维素性心包炎时，UCG 可能是正常的。

4. 血液检查 包括血常规、血沉、心肌酶、血培养、TB 皮肤试验、血清肌酐、抗链“O”、抗核抗体、HIV 感染试验、柯萨奇病毒，流感病毒和埃可病毒中和抗体测定、TSH、T_3 和 T_4 等化验有助于对急性特异性心包炎的诊断。

【治疗方案及原则】

1. 明确病因进行特效治疗。

2. 卧床休息直至胸痛与体温消退。

3. 心包炎的胸痛常对非甾体抗炎药物治疗有效，阿司匹林 650mg，每 3 或 4 小时一次，或消炎痛 25～50mg，每天 4 次。

4. 胸痛严重且对上述治疗 48 小时内无效时应用皮质类激素，泼尼松 60～80mg/d，分次服用。

5. 抗生素只有在证实是化脓性心包炎时应用。

6. 禁用抗凝剂，如因有人工机械瓣必须长期抗凝，则推荐静脉肝素，同时定期复查 UCG 观察心包渗液的变化。

第三节　肾及输尿管绞痛

【概述】

肾及输尿管绞痛是常见内脏神经痛之一，大多是由肾结石或输尿管结石诱发。表现为疼痛、血尿和结石排除。其中疼痛是首先出现、最为明显和反复出现的症状。此外，在很少的情况下，输尿管肿瘤在瘤组织脱落阻塞远端输尿管时，也可能导致绞痛，需要加以鉴别。肾绞痛是由于结石移动、肾肿瘤脱落块、坏死的肾乳头等使近端输尿管或肾盂急性扩张引起，其疼痛的原因包括如下三个方面：

1. 急性尿路梗阻引起输尿管扩张、肾盂积水、肾盂内压增加、肾体积扩大、牵拉肾被膜而产生疼痛。

2. 输尿管急性扩张也会产生疼痛。

3. 输尿管结石嵌顿可引起输尿管平滑肌强烈收缩痉挛，引起剧烈的绞痛。此外，在高浓度造影剂从肾脏排除的研究发现，急性输尿管梗阻后，会有尿液渗入肾皮质、肾周围组织、淋巴管和静脉中，这些渗漏的尿液也可能是疼痛的因素之一。

【临床表现】

（一）肾绞痛

肾绞痛是间歇性绞痛或持续性的、难以忍受的内脏性疼痛，由脊肋角区域向下放散到腹股沟和大腿，其伴随症状不同的患者会有很大的差别。因为肾传入神经沿迷走神经走行，所以肾绞痛时患者常伴有恶心、呕吐及肠蠕动减弱。

（二）输尿管绞痛

输尿管绞痛大多是由于结石移动、梗阻导致其上部输尿管急性扩张而引起，由脊肋角向腹股沟及会阴部放散。低位输尿管结石会引起膀胱区不适、尿急、尿频等症状。输尿管肿瘤也可引起输尿管绞痛，在临床上应注意与输尿管结石相鉴别。

【诊断要点】

（一）病史

典型的肾或输尿管绞痛症状对诊断可以起到重要的指导作用，在询问病史时应注意请患者详细完整地描述疼痛的特点、过程及伴随症状等。肾及输尿管结石的三联症状：疼痛、血尿和排石，对诊断具有重要的价值。但也应注意肿瘤也会有疼痛和血尿的出现，要全面考虑诊断问题，避免误诊或延误治疗。

（二）影像学检查

X线片是简单的检查方法，可以在腹部平片看到结石影像；肾盂造影是种非常有价值的检查手段，可以确定肾或输尿管梗阻的位置。B超是简单的确切的影像学方法，可以确定结石的大小、部位、数量，为临床诊断和治疗提供依据。CT检查对于疑难的病例，可以明确病变的位置和性质，尤其是怀疑疼痛是肿瘤引发的情况下，可以全面了解病变的范围，为治疗的选择提供必要的资料。

（三）实验室检查

尿常规检查可以见到红细胞、尿潜血实验阳性。如必要可行尿培养。对X线隐性结石或怀疑有上尿路充盈缺陷者，可以进一步进行尿细胞学检查、膀胱镜检查、或逆行肾盂造影。

【治疗方案及原则】

（一）病因治疗

导致肾或输尿管绞痛的原因大多数为结石，如果诊断明确，首先考虑采取排出结石的治疗方法。根据患者的结石部位和大小，可以选择恰当的治疗手段。如果结石较小，可以大量饮水、活动、甚至跳动以帮助结石排出。也可以使用中医药疗法，包括排石汤、针灸等；对于较大的结石可以选择体外碎石技术，将结石击碎排出。但对于肿瘤导致的疼痛，手术切除是首选治疗方法，但要注意肾肿瘤在早期很少出现疼痛，输尿管肿瘤也是在肿瘤逐渐增大后出现疼痛。

（二）镇痛药物治疗

严重的肾或输尿管绞痛非常剧烈，患者往往难以忍受，当初步得出诊断后，及时缓解剧烈的疼痛是需要每一位接诊医生十分重视的治疗内容之一，一般需要强阿片类药物缓解疼痛，如吗啡、哌替啶，对于有些患者也可以选择曲马多、强痛定、丁丙诺啡等药物。需要注意的是在使用镇痛药物的同时，应联合使用解痉药物，如阿托品、东莨菪碱及654-2等药物、口服可以使用普鲁苯辛等药物。

（三）硬膜外阻滞

对于严重的疼痛，镇痛药物难以控制，可以考虑使用硬膜外阻滞的方法，既可以消除疼痛，又可以缓解输尿管痉挛，使输尿管平滑肌松弛，有些病例在给予硬膜外阻滞后，平滑肌松弛，有利于结石顺利排出体外。因此，该方法除了具有缓解疼痛的作用外，在某些特定的条件下对患者的治疗也有帮助。

（四）中医药治疗

针灸和中药治疗肾或输尿管结石在我国已经有很长的时间，也积累了大量的临床经验，对有些病例的治疗非常有效果，但需要注意在治疗前必须对患者的诊断和病情有确切的了解和认识，严格的适应证选择是有效治疗的保证。

第四节 胆 绞 痛

【概述】

胆绞痛一般是由胆管结石或胆囊结石所诱发，偶尔也会因为蛔虫逆行到胆总管而引起。是上腹部常见的疼痛之一，也是胆结石患者来医院就诊的常见原因。

【临床表现】

胆绞痛通常是始于右上腹，并向背部或右肩部放散，局部有深压痛和肌紧张。疼痛多在夜间发作，呈阵发性绞痛，多伴有恶心呕吐、出汗及发热等。临床上常让患者试验性进食富含脂肪的饮食诱发胆绞痛，并以此作为确定诊断的依据。

胆石症的疼痛是胆囊和胆管平滑肌痉挛的结果，疼痛表现为逐渐增强到一定程度，然后逐渐减弱，反复出现。疼痛发作时患者常按压局部来缓解疼痛，但伴有胆囊炎或胆管炎的患者惧怕按压局部，并且伴有发冷发热症状。胆石症的患者容易引发胆囊炎，在无胆绞痛的症状时，有时会感到有上腹局部隐痛不适，持续存在。

【治疗方案及原则】

胆绞痛的治疗以病因治疗为主。诊断明确、反复出现疼痛症状者可以考虑手术治疗。急性疼痛治疗以药物治疗为主，首选解痉药物，如阿托品、山莨菪碱、东莨菪碱等，值得注意的是，不要单独使用阿片类药物治疗胆绞痛，因为该类药物不能有效缓解平滑肌痉挛性疼痛，同时又可以使奥狄括约肌收缩，进一步加剧疼痛程度。

椎旁神经阻滞是治疗胆绞痛的有效手段，通常阻滞右侧的 T_8、T_9、T_{10} 椎旁间隙，有报道在椎旁神经阻滞后，腹部疼痛明显缓解，对胆囊的运动及分泌功能没有明显的影响。

第八章　周围血管性疼痛

第一节　血栓闭塞性脉管炎

【概述】

血栓闭塞性脉管炎又称 Burger 病，是由于肢体中、小动脉闭塞引起的局部组织缺血而致肢体末端坏死，伴有剧烈疼痛的疾病。

本病病因尚未完全清楚，但动脉壁器质性病变和血管挛缩引起肢体缺血是发病的重要因素，可能与长期吸烟、肢体受寒、受冻、性激素分泌、外伤、血液黏度增高、遗传及精神因素等有关。

【临床表现】

（一）疼痛

疾病早期仅在行走时小腿和足部疼痛、麻木及酸胀感，休息后很快缓解，再行走又出现疼痛而影响行走，即为间歇性跛行。患者的足背动脉或胫后动脉搏动减弱或消失，部分患者可伴有血栓性浅静脉炎。随病情进展，疼痛转为持续性静息痛，夜间疼痛剧烈，不能入睡，抬高患肢时疼痛加重，下垂时疼痛减轻，有时患者将患肢下垂于床旁，以减轻疼痛。

（二）肢体营养障碍

肢体长期慢性缺血引起肢体营养障碍，可出现皮肤干燥、脱屑、紫红，汗毛脱落，肌肉松弛或萎缩，趾甲生长缓慢，增厚变形等。

（三）组织坏死

如果病情进一步恶化，肢端严重缺血，可发生溃疡或坏疽。常从趾末端或趾甲旁开始，随病程进展可累及整个趾。

（四）下肢血管多普勒超声检查

为本病首选检查，采用双通道多普勒超声检查，可显示下肢动脉的形态、管径和流速等。

（五）肢体电阻抗图

患肢可出现峰值波幅降低，降支下降速度缓慢。该检查较间接，准确性不如血管超声。

（六）温测定和热像图

患者可有皮温降低。

（七）动脉造影

为创伤性检查，需要插管进行造影。可确定动脉阻塞部位、范围及侧支循环情况。

【诊断要点】

1. 多发于20～40岁的男性，有吸烟史，多数有受寒、潮湿史。

2. 疼痛是最突出的症状，初期为行走时小腿和足部疼痛，有进行性间歇性跛行，严重者疼痛剧烈而持续，夜间尤甚，形成静息痛。

3. 慢性缺血性症状如麻木、怕冷、苍白、淤血等。

4. Burger试验阳性　即患者仰卧，患肢抬高45°，持续3分钟，患者皮肤出现苍白或蜡黄，患肢疼痛、麻木感；然后让患者坐起，患肢下垂于床旁，足部皮肤逐渐出现潮红或斑块状发绀，提示下肢有严重循环障碍及供血不足。

5. 足背动脉或胫后动脉搏动常消失或减弱。

6. 近半数患者早期出现或反复出现游走性血栓性浅静脉炎。

7. 严重者后期出现肢端坏疽和溃疡。

8. 多普勒超声检查和血流测定可显示病变动脉形态改变、血腔狭窄或闭塞、血流速度异常。

9. 动脉造影检查可明确肢体动脉阻塞及侧支循环情况。

本病主要与下肢动脉栓塞相鉴别。后者多见于老年患者，且大多数有心血管疾病，主要表现患肢痉挛性或绞窄性剧痛，起于闭塞部位，渐向远端蔓延，活动后加重；患肢感觉异常，自觉麻木或针刺感，远端感觉丧失；患肢皮温降低，皮色苍白，也可有青紫色斑点及条纹，最后肢体坏死，呈紫黑色。栓塞动脉的搏动明显减弱或消失，多普勒血管超声检查在栓塞远端处测不到血流，无动脉搏动波形，动脉造影能明确显示栓塞部位。

【治疗方案及原则】

（一）一般治疗

指导患者戒烟，保持四肢卫生，适当保暖，防止受冷、受潮和外伤，并适当活动肢体，改善血液循环。

（二）药物治疗

血管舒缓素10U，每日30～90U；妥拉苏林（妥拉唑啉）25～50mg，每日4～6次；烟酸50～100mg，每日3次；罂粟碱30～60mg，每日3次；前列腺素动脉或静脉注射；654-2，10mg，加入5%葡萄糖500ml，静脉点滴，每日1～2次；低分子右旋糖酐500ml，静脉点滴，每日1次。疼痛剧烈者，需使用适当的镇痛、镇静药物。

（三）溶栓治疗

如有血栓形成者可考虑尿激酶或 t-PA 溶栓治疗。

（四）抗生素

并发溃疡感染者，及时应用抗生素。

（五）神经阻滞

1. 局部阻滞　如环跳、肌膜腔内、股动脉周围阻滞。

2. 腰交感神经阻滞　可选 L_2、L_3、L_4 腰交感神经节用乙醇或酚甘油行毁损性阻滞。效果良好，很少有复发的病例。

3. 脊神经阻滞　可根据情况选用患侧的坐骨神经阻滞、胫神经阻滞等。

4. 硬脊膜外腔阻滞　可在硬膜外间隙置入导管，经镇痛泵连续给药。多用局部麻醉药如利多卡因、布比卡因等，必要时可用神经破坏药如乙醇、苯酚甘油溶液等。

5. 局部处理　有干性坏疽时，应保持干燥，避免继发感染，出现溃烂时应按时换药，或用去腐生新中药，或有效抗生素湿敷，界限清楚的坏死组织，则应将其去除。

6. 外科手术　在非手术治疗无效时可慎重选用手术治疗，如腰交感神经切除、动脉内膜剥除、截趾或截肢术。

第二节　红斑性肢痛症

【概述】

红斑性肢痛症（erythromelalgia）的英文 erythromelalgia 来源于 3 个希腊字，即 erythros（红色）、melos（肢端）和 algos（疼痛），是由 Mitchell 于 1878 年首先提出。红斑性肢痛症是原因不明的阵发性肢体血管扩张性的自主神经系统疾病，以患肢阵发性血管扩张为特征，并伴有烧灼样疼痛的一组综合征。

病因尚不清楚，可能与自主神经系统功能失调，引起末梢血管运动失调，导致肢端小动脉极度扩张，局部充血，血管内张力增加，压迫或刺激邻近的神经末梢而产生剧痛。此外，可有血流动力学方面的异常，如血流变发现全血比粘度及血浆粘度下降，体外血栓形成时间延长，红细胞比容略高，血小板粘附增加，红细胞变形能力低，红细胞电泳增快。部分患者血小板数量增多，血小板的生存时间比正常明显缩短。

【临床表现】

1. 典型临床特征 位于肢端，以下肢多见，即足的前部，足底，手掌、足趾或手指，可单侧或双侧，但不一定对称，表现为肢端的发红、温热、充血及烧灼样疼痛。

2. 站立、运动和（或）暴露于热环境下，症状易诱发和加重；休息、抬高受累的肢端及暴露于较冷的环境中可减轻症状。

3. 肢端感觉异常（如足趾和手指的麻刺感、针刺感及麻木感等）常先于烧灼样疼痛感。

4. 低剂量或单一剂量的阿司匹林能够特异而快速的减轻或消除疼痛，并且可维持数天。

5. 若未经治疗，红斑性肢痛症常常进展，受累的足趾或手指可为剧烈烧灼感、搏动感以及剧烈疼痛，以后肢端患部可变凉发绀，甚或出现坏疽。

6. 红斑性肢痛症与血小板增高症密切相关，或与真性红细胞增多症相关。

7. 红斑性肢痛症区域皮肤活检的组织病理变化，是非特异性的炎症及小血管或小动脉的肌纤维增生及血栓性闭塞，但缺乏以往有血管病变的表现。

8. 由于低剂量阿司匹林对血小板环氧化酶活性不可逆性的抑制，红斑性肢痛症可完全缓解，缺血的循环紊乱可获得改善。血小板计数减少到正常水平（$350\times10^9/L$）可消除症状。

9. 红斑性肢痛症常在成年起病。

【诊断要点】

（一）诊断依据

1. 多见于青年女性。

2. 发病较急，双足突发烧灼样疼痛，也可出现于双手。

3. 皮肤发红，温度升高，一般临界温度点在30～36℃，超过时则出现症状。

4. 局部多汗，轻度水肿，有感觉过敏。

5. 暴露于冷处或冷水浸洗，可使疼痛缓解。

6. 实验室检查，血常规、血沉、血糖、抗溶血性链球菌“O”等均正常。

（二）鉴别诊断

1. 继发性红热痛症 可以是药物的副作用或其他疾病所致。如钙拮抗剂、血管活性药物、甲硝唑、氨苄西林等均可引起继发性红热痛症表现；引起继发性红热痛症的疾病有原发性高血压、系统性红斑狼疮、类风湿关节炎、糖尿病、皮肤血管炎、多发性硬化、痛风、HIV感染后、传染性单核细胞增多症、乙醇中毒等。重金属中毒（如汞中毒等）也可引起继发性红热痛症。此外，还有一些伴发或是合并的情况，如腓骨肌萎缩症伴发的红斑性肢痛症，肺心病合并的红斑肢痛症，伴发慢性骨髓炎的红斑肢痛症，合并有白细胞碎裂性血管炎的红斑肢痛症，遗传感觉神经病相伴的红斑肢痛症，副肿瘤伴发的红斑肢痛症。

2. 雷诺病　该病多见于青年女性，是由于交感神经功能紊乱而引起的肢端局部缺血现象，遇冷是主要诱因。临床主要有苍白、发绀、潮红三项反应，局部温度低。病理可分局部缺血期、局部充血期、对称性坏疽期3个阶段。治疗原则是保暖，使用血管扩张剂，或交感神经注射。

3. 血管闭塞性脉管炎　该病几乎都是男性，发病多在青、中年起病，主要为血流不足引起的症状。可分局部缺血期、营养障碍期、坏疽期三期，相应地出现间歇性跛行、皮肤苍白发绀及足背动脉减弱（或消失）、足部干性坏疽溃疡表现。

4. 小腿红斑病　寒冷为发病诱因，红斑以小腿为主，无明显疼痛。

【治疗方案及原则】

（一）一般治疗

急性期应卧床休息，避免久站，可抬高患肢，局部宜行冷敷，避免过热及其他各种引起患部血管扩张的刺激。

（二）药物治疗

1. 阿司匹林　剂量一般每日在100mg以下。

2. 血管收缩剂　可用麻黄碱、肾上腺素、甲基麦角酸丁醇酰胺、米多君（α_1-肾上腺能受体激动剂）进行治疗，收缩血管以缓解症状。

3. 血管扩张药　有的患者须用异丙肾上腺素、硝酸甘油和普萘洛尔等扩张血管治疗。如普萘洛尔每日3次口服，20～40mg/次，但有低血压及心衰者禁用。

4. 利血平与氯丙嗪合用　口服利血平（利舍平）0.25mg及氯丙嗪25～50mg，每日3次，可控制发作，作用机制可能与镇静有关。应用时应注意血压。另有用阿米替林治疗显效的报告。

5. 普鲁卡因静滴　用0.15%普鲁卡因500～1000ml，缓慢静滴，每日1次，5天为一个疗程。

6. 调节自主神经及维生素类药物　谷维素、维生素C、维生素B_1及B_{12}等对症状缓解有益无害。对症治疗中亦可用卡马西平辅助止痛。

7. 糖皮质激素　短期内应用或冲击治疗有可能控制或减轻症状。

8. 赛庚啶及苯噻啶　具有5-HT及组胺的拮抗作用，对于原发性红热痛症可能效果较好。

9. 低分子右旋糖酐加氯喹治疗　先用10天低分子右旋糖酐，每日1次静点 500ml，以后改为隔日静滴，同时服用氯喹 0.5g/次，每日 3 次，1 周后改为 0.25g/次，每日 3 次，共用 3～4 周。

10. 硝普钠　某些青少年的红斑肢痛症对阿司匹林无效，但对硝普钠的治疗十分敏感。

（三）物理疗法

发作时用冷水或微温水冷敷，可用超声波治疗。

（四）神经阻滞

可在硬膜外间隙置入导管，经镇痛泵连续给药，行相应部位的硬脊膜外阻滞或交感神经阻滞。

（五）手术治疗

对各种治疗措施均不满意，反复发作多年不愈者，可考虑行交感神经切除术。

第三节　下肢动脉栓塞

【概述】

下肢动脉栓塞是由于栓子随血流至远侧动脉，堵塞下肢动脉所造成下肢缺血，甚至坏死的急性疾病。

形成动脉栓塞的栓子可为血栓、空气、脂肪、瘤细胞、异物等。绝大多数为血栓栓塞，其中约 90％的血栓来自心脏，特别是心脏疾患伴有心房颤动时，易产生附壁血栓，栓子脱落即可引起动脉栓塞。栓塞部位最多见为股动脉。血管源性栓塞，如动脉硬化、动脉瘤、动脉炎症、创伤时血管壁形成的血栓、动脉硬化斑块或碎片脱落形成的栓子。此外，心脏及血管手术、导管介入治疗等极少数引起动脉栓塞。其他栓塞还有外伤后骨折引起脂肪栓塞、瘤栓、空气栓塞等。此外，约 4％～5％的患者不能发现栓子来源。

【临床表现】

动脉栓塞后，引起血流障碍、血管痉挛及继发性血栓形成，使肢体远端组织缺血、缺氧，很快出现麻木、感觉异常、疼痛、苍白等缺血症状，严重时可致组织坏死。本病诊断要点为：

1. 多见于中老年患者，且大多数有心血管疾病。

2. 患肢痉挛性或绞窄性剧痛，起于闭塞部位，渐向远端蔓延，活动后加重。

3. 患肢感觉异常，自觉麻木或针刺感，远端感觉丧失。

4. 患肢皮温降低，皮色苍白，也可有青紫色斑点及条纹，最后肢体坏死，呈紫黑色。

5. 栓塞以下动脉搏动明显减弱或消失。

6. 多普勒血管诊断仪在栓塞远端处测不到血流，无动脉搏动波形。

7. 动脉造影能明确显示栓塞部位。

【治疗方案及原则】

（一）药物治疗

1. 抗凝治疗　肝素100mg，静脉点滴，可按体重每6小时1.0～1.5mg/kg给予，但须反复测定凝血时间。

2. 溶栓治疗　可用尿激酶100万～150万U溶于生理盐水中静脉滴注；也可动脉插管将尿激酶直接注入血栓处进行溶栓治疗，动脉溶栓用药量较静脉溶栓小，常用尿激酶50万～75万U。也可用r-tPA进行溶栓治疗。

3. 解痉止痛罂粟碱30～60mg或妥拉苏林25～75mg，注入患肢动脉；低分子右旋糖酐500ml，静脉点滴；酚苄明100mg，静脉注射；哌替啶50～75mg，肌内注射。

（二）手术治疗

诊断准确，定位清楚者，应及早进行手术取栓，这是当前最可靠和最好有效的方法。

第四节　雷　诺　病

【概述】

雷诺病（Raynaud's disease），又叫“凉手综合征”（cold hands syndrome），是一种由寒冷或情感变化等因素诱发，以发作性指（趾）动脉痉挛所致皮肤苍白、发绀和潮红为特征的病理生理改变。本病首先由Raynaud于1862年报道。女性多发，约占80%。多数情况下是左右肢体对称性发病，且以上肢为主，但也可在下肢发生或四肢同时发病。

本病确切病因仍未完全明了，多数认为与长期受凉、感染、中毒、内分泌改变有关，这些因素引起脊髓血管运动中枢功能失调，出现末梢小动脉功能性、间歇性收缩，导致周围血液循环障碍，本病也可能有一定的遗传因素。

【临床表现】

常见于青年女性，男：女约为5～10：1。发病年龄在20～40岁之间。手指发病多于足趾。寒冷是所有患者的诱发因素，一般是在受寒冷后，特别是手指接受低温后发作，故冬季和居住在寒冷地区的人多发，某些患者情感变化亦可诱发。经典发作的表现有三期：指（趾）动脉痉挛致血流停止，出现指（趾）苍白，有时变黄和麻木；血流缓慢恢复，因血氧饱和度低，指（趾）出现发绀；指（趾）动脉舒张，管腔完全再开放，因反应性充血指（趾）变为潮红，此期可伴有烧灼、跳痛感，然后变为正常颜色。发作结束后，指（趾）可有搏动感和麻木感。一般情况下发作自行终止，或因回到温暖环境，或将患处浸入温水中而终止，亦可通过揉擦、挥动患肢使发作终止。

【诊断要点】

（一）辅助检查

1. 血管无创性检查　如激光多普勒血流测定、应变计体积描记法测定手指寒冷刺激时手指收缩压等，可见血流及手指收缩压异常改变，但这些检查临床较少应用。

2. 激发试验

（1）冷水试验：指（趾）浸入4℃冷水中1分钟，75%可诱发上述发作的颜色变化。

（2）握拳试验：两手握拳1.5分钟后，于弯曲状态松开手指，部分患者可出现发作时的颜色改变；将全身暴露于寒冷环境，同时将手浸于10～15℃ 水中，发作的阳性率更高。

3. 指动脉造影　分别在冷刺激前后做，如发现血管痉挛，可于动脉内注射盐酸妥拉苏林后再次造影，了解血管痉挛是否缓解。造影可以显示动脉管腔变小，严重者可见动脉内膜粗糙、管腔狭窄，偶见动脉闭塞。此项检查临床较少应用。

（二）诊断依据

1. 多发于青年女性。

2. 两侧对称的指或趾出现间歇性苍白、发绀和潮红，温暖后症状缓解。

3. 发作由寒冷或情感刺激诱发。

4. 肢端疼痛 表现为灼痛、麻木、恢复过程可感胀痛。疼痛范围一般与神经支配无关。

5. 激发试验阳性。

6. 一般无坏疽，即使有仅限于指尖皮肤。

7. 发作间歇期，疼痛可完全消失，但仍存在手指或足趾麻木等循环障碍症状。

8. 无其他引起血管痉挛发作疾病的证据。

9. 病史2年以上。

主要应鉴别是原发性还是继发性雷诺现象。因某些疾病（如结缔组织病）也可发生雷诺现象，故将原发性称为雷诺病，而将继发性称为雷诺现象。

雷诺病也应与特发性手足发绀症、网状青斑、红斑性肢痛症相鉴别，另外，还应与正常人在寒冷环境下体表血管暂时痉挛的情况进行鉴别。

【治疗方案及原则】

1. 患肢保暖，防止手脚受凉，尽可能避免水中操作，避免损伤和疲劳，适当加强营养，吸烟者应戒烟。

2. 药物治疗　硝苯地平 10～20mg，口服，每日 3 次。目前趋向使用其缓释剂以减轻副作用。因副作用停药者，在严重血管痉挛发作时可临时舌下含服治疗。罂粟碱 30～60mg，皮下或肌内注射，每日 2 次；盐酸妥拉苏林 20～30mg，每日 4 次；海特琴（双氢麦角碱）0.25mg，每日 0.75～1.5mg；酚苄明 10～20mg，每日 1～2 次；烟酸 50～100mg，每日 3～4 次；利血平 0.25mg，每日 3～4 次；血管舒缓素 10U，每日 30～90U；前列腺素 E_1 静脉滴注。

3. 物理疗法　可用光疗、热疗、按摩、熏洗（活血止痛散或四阳止痛洗剂）等，改善血液循环，调整神经功能。

4. 神经阻滞　交感神经阻滞具有一定疗效，下肢病变阻滞腰交感神经节，上肢病变行星状神经节或 T_2、T_3 交感神经节阻滞。

第五节　肢端发绀症

【概述】

肢端发绀（acrocyanosis）又称手足发绀，可以是某些疾病的一个症状，即继发性肢端发绀，也可以是一种单纯的原发疾病，即原发性肢端发绀症。

【临床表现】

（一）原发性肢端发绀

各年龄阶段及不同性别均可患病，但多发于年轻女性。由于小动脉的张力系由交感神经支配保持，故其痉挛应属交感神经兴奋性增高所致。患者双手指比足趾更易发生，表现为手指遇寒冷时出现发绀，多无疼痛及麻木，虽在温暖环境可稍减轻，但不能完全消退。手指（或足趾）虽发绀，但无缺血性坏死。症状常在精神紧张、情绪激动时加重。已证明症状程度与血清内皮素水平关系密切，内皮素水平增高时症状加重。

（二）继发性肢端发绀

在肢端发绀的表现上与原发性者无区别，但肢端发绀系全身性或系统性疾病所引起。在呼吸系统中，慢性阻塞性肺气肿患者常有此表现，一种表现为高血清素血症的 Asperger 综合征也可出现肢端发绀。血液系统疾病中的真性红细胞增多症也较多见。多种免疫系统疾病，如系统性红斑狼疮、类风湿性关节炎、抗磷脂抗体综合征等也不少见。恶性肿瘤中，一些淋巴瘤患者、浆细胞瘤伴有冷凝集现象者、卵巢畸胎瘤患者均可发生。另外尚有糖尿病、细胞色素 C 氧化酶缺陷者的家族性或散发病例。某些药物也可导致血管运动障碍而出现肢端发绀，如麦角胺或其衍生物、β-干扰素等。除此之外，某些特殊病毒感染，如 Parvo 病毒 B_{19}感染时也可出现肢端发绀。

【诊断要点】

对典型的肢端发绀一般诊断不困难。双手和/或双足肢端发绀，局部皮温降低发凉，但患者多无疼痛、麻木，寒冷环境下加重，温热环境下减轻但不完全消失即为肢端发绀。为明确其为原发性者抑或继发性者需要认真鉴别。原则上首先应全面检查，详细询问病史、全面的体格检查及各种辅助检查，如确无各种可能引起的继发肢端发绀者，方可考虑为原发肢端发绀症。

【治疗方案及原则】

由于原发肢端发绀者的预后良好，只需注意患部保暖，一段时间后可自行痊愈。而对继发性者，则应针对病因治疗，可在硬膜外间隙置入导管，经镇痛泵连续阻滞。严重者可行交感神经阻滞治疗。

第六节　网状青斑

【概述】

网状青斑（livedo reticutaris）是由多种原因引起的皮肤青紫网络状变化的一种症状，可单独出现于临床，也可合并多种全身系统性疾病，一般可无明显不适，也可仅有很轻微的不适或疼痛。

【临床表现】

多见于年龄较轻者，以 20～40 岁之间为多，也可出现于婴儿时期或老年阶段，无性别差异。皮肤可逐渐发生片状或网状青纹条纹，纹络清楚，有的稍高皮面，可发生在躯干及肢体的任何部位，但以下肢为多见。局部皮肤有发凉或疼痛等其他异常感觉，但程度不重，有时患者出汗多。在站立位或寒冷环境中青紫网状斑明显，改变体位和环境则好转，但不消失。严重时，由于皮肤缺血严重而坏死，出现溃疡，并因血运差而不易愈合。

【诊断要点】

1. 原发性网状青斑　多发生在青年时期，在躯体或肢体，特别在下肢出现异常感觉，如发凉、麻木等，同时可见条纹网状或斑片状皮肤青紫，尤其在寒冷状态下表现明显。发生在双下肢者下肢下垂姿势时症状亦明显。温暖环境或抬高患肢时虽可使青紫减轻，但不能完全消失。不论发生在任何部位，发生部位相应的主干动脉如上肢的肱、桡动脉，下肢的股、腘、足背、胫后动脉搏动良好，无全身系统性疾病表现。

2. 继发性网状青斑　需要对患者做多方面的病因调查了解，包括全身状态及各系统，如肝肾功能、肺功能、免疫功能、血液相关检查等，询问是否服用过某些药物或进行过股动脉介入诊断治疗病史，以确定其发病原因，并与原发性网状青斑相鉴别。

【治疗方案及原则】

1. 对继发于各种全身或系统性疾病者，药物过敏者均应根据病因给予有针对性的治疗，同时可给予改善皮肤微血管供血的药物及局部保暖。

2. 对原发性者，因其自然预后较好，病程一般持续数月到数年而自然缓解，故仅需对症处理，如注意皮肤保暖，避免将患部暴露于寒冷环境，防止患部形成皮肤溃疡。药物治疗可应用血管扩张药物，如山莨菪碱、烟草酸、烟酸肌醇等，也可应用低分子右旋糖酐及脉络宁，或应用活血化瘀中药，如丹参、川芎等。

第九章 癌　痛

第一节 癌痛的诊断评估

【概述】

癌性疼痛，是癌症患者的主要痛苦之一，约 80%的晚期癌症患者有剧烈疼痛，全世界每天有 1500 万人经受着癌痛的煎熬。虽然 WHO 提出到 2000 年达到在全世界范围内“使癌症患者无痛”的目标，尚没有实现。癌痛不仅使患者本人遭受巨大痛苦，而且给家庭和社会造成很大影响。延长生命，减轻症状，提高生活质量，是癌痛治疗的目的。

癌痛的诊断评估是治疗癌痛的基础，包括癌痛的发生机制，癌痛的性质和特点，癌痛的诊断步骤，癌痛的分布与强度的评估，癌痛综合征，癌痛患者生活质量评分及疗效的评价。

【癌痛的性质】

癌痛的性质可供诊断肿瘤部位参考。躯体伤害感受性疼痛能精确定位，主诉为尖锐、持久、跳动性或紧压性痛；内脏伤害感受性疼痛一般为弥漫性，中空脏器梗阻时呈痉挛性或口咬样疼痛，癌侵及器官被膜或肠系膜时则疼痛性质变为尖锐、持久或跳动性。周围神经主干或其分支受累所形成的神经病变性疼痛呈烧灼性、针刺样、向一定方向放射或出现类似电击样痛。

根据患者的主观感受，癌痛的性质大致有：锐痛、钝痛、酸胀痛、持续性痛、间歇性痛、电击样痛、烧灼样痛、穿透样痛、疲劳性痛、烦恼性痛、麻木样痛、痛觉过敏等。

【癌痛的特点】

癌痛的表现个体间有较大差异，与癌的种类、发病部位、发展程度、对重要脏器的影响、全身状况、心理素质及经济因素等均有关。

（一）全方位疼痛

晚期癌痛是多方面因素的结果，包括躯体、心理、社会和精神等因素。如果疼痛传达消极信息，疼痛强度就增加。因之，只是一种用可待因治疗有效的“背部痛”，但当发现其原因是转移癌时就需要用吗啡了。进而，疼痛持续了几个月的患者是焦急的，因为他们考虑的未来和预期只是持续和日益增加的疼痛。新发生的或恶化的疼痛暗示着疾病的进一步恶化-即更接近死亡的阶段。

（二）势不可挡的疼痛

在经历数周或数月疼痛之后，特别是伴有失眠时，很多癌症患者被疼痛所制服，疼痛笼罩着他们整个精神视野，这样的患者经常感到很难精确地描绘出疼痛的部位和性质。在所有势不可挡的疼痛病例中，存在“失眠→疲乏→疼痛→失眠”这样的恶性循环。

（三）伴有强烈的自主神经和心理学异常

在大多数患者中，对持续疼痛的反应是自主神经性的，患者精神和体力都减退。有些患者焦虑占优势，或焦虑与忧郁同时存在。可能既有明显焦虑又有疼痛。当疼痛缓解时，中等程度的焦虑通常也会减轻。

（四）伴有躯体化症状

情绪和信心对所有症状都有影响，然而有些患者通过躯体症状来表达消极情绪，将自己注射在复发的极大痛苦中，事实上，是具有未解决的惧怕、未表达的愤怒和情感冲突的患者所共有的问题。功能性腹痛（肠激惹综合征）可能是患者表达消极情绪的方式。

（五）痛苦与疼痛同时存在

疼痛和痛苦并不完全等同，因此，痛苦必须与疼痛及可能与之相关联的其他症状相区别。患者可以耐受严重的疼痛而不考虑其遭受的痛苦，疼痛有一个确定的原因，是可以对付和比较短暂的。另一方面，如果患者知道自己已患绝症，即使比较轻微的一些症状也可引起痛苦，这些症状具有威胁生命的原因，它们是难治的和无希望的预后。

癌症对患者的影响通常是破坏性的，痛苦既可由疾病也可由其治疗引起，痛苦不仅局限于躯体症状。为了确定痛苦的根源，需要从心理学上评价患者并提问未解决的问题，痛苦扩展到对社会及私生活各方面的威胁，患者经受着疾病和治疗对其外貌及各种能力影响两方面的痛苦，以及对未来理解的痛苦。

（六）社会性疼痛

社会性疼痛的意思是与预期或实际的分离，或丢失有关的痛苦。癌症患者意识到他们将要因死亡而和家人离别。因此，采取一些措施避免使癌症晚期重患者与他们的亲友分离。允许其儿孙及亲友们探视，比增加阿片药的剂量能更有效地缓解疼痛。

（七）精神性疼痛

持续的癌痛及死亡的前景给患者造成了巨大的忧虑及不安，在姑息治疗中，任何一个人或一种治疗作用一般都不那么激动人心。然而基本要旨仍未改变，也就是说癌痛是一种躯体和精神的感受，非躯体的各个方面必须提出来。

【癌痛的强度】

评价癌痛患者的疼痛强度对决定治疗方案至关重要。镇痛药物、给药途径和用药剂量都需要据此做出选择。

根据患者的主诉、镇痛药服用情况、睡眠状况及某些客观体征，将疼痛分为4级三度。

1. 0级 无痛。

2. 1级（轻度疼痛） 虽有疼痛但可忍受，要求服用镇痛药物，睡眠不受干扰。

3. 2级（中度疼痛） 疼痛明显，不能忍受，要求服用镇痛药物，睡眠受干扰。

4. 3级（重度疼痛） 疼痛剧烈，不能忍受，需用镇痛药物治疗，睡眠受到严重干扰，可伴有自主神经功能紊乱表现或被动体位。

【癌痛的分布】

疼痛区域的分布可为诊断与治疗提供线索。区别局部性、多发性与普遍性疼痛对选择治疗方法，包括神经阻滞、放射治疗或外科手术，有重要意义。局部性疼痛是指仅出现在某个部位的疼痛，一般是在基本病变区。牵涉痛的定义是远离病变区的疼痛，此种类型的疼痛具有躯体和内脏伤害感受性及神经病变性的特点，可作为评价器质性病因的参考。例如颈、臂疼痛可能由心脏疾病所引起，肩部疼痛可能系横膈受刺激的缘故，而膝关节疼痛则可能因髋部病变所造成。对这种牵涉痛的规律应给予足够的重视，以提高疼痛病因的诊断水平。

【诊断要点】

（一）主诉

相信患者关于疼痛的主诉，并请患者对疼痛的性质和强度进行详细的描述，如：

1. 用视觉模拟评分法（VAS）表示疼痛的强度；

2. 用不同符号或颜色标出疼痛的性质及疼痛部位的深浅程度；

3. 请患者对疼痛的强度进行描述，如："轻度疼痛"、"中度疼痛"或"重度疼痛"；

4. 对目前的疼痛程度和以前的进行比较，如"加重"或"减轻"。

（二）病史

详细询问病史，除肿瘤的有关情况外，还应包括：

1. 疼痛开始和持续的时间；

2. 疼痛的部位；

3. 疼痛对身体活动的限制程度；

4. 疼痛对睡眠的影响程度；

5. 曾经用过哪些止痛药或采用过哪些治疗措施，以及这些药物或治疗措施的疗效如何；

6. 除肿瘤以外的其他疾病。

（三）体检

进行详细的体格检查，包括神经系统检查，对确定导致患者疼痛的原因和选择合适的治疗措施是必要的。

（四）特殊检查

选择有限的特殊检查，对于确定癌的播散范围和疼痛的器质性原因是必不可少的。包括疼痛部位的X线摄片、CT、ECT、B超、MRI等。

（五）心理状态的评估

了解患者过去患病情况及目前疾病的发展对其心理的影响；对疾病和治疗的态度；是否存在焦虑和抑郁症状。

（六）其他情况

请患者家属回忆并协助记录癌痛患者的身体和活动情况，说明疼痛是否影响患者的工作、活动和日常生活，以及食欲、睡眠、性功能、情绪及与同事、亲属间的关系等。

【癌痛的原因】

癌症患者的疼痛较一般患者更为复杂，因为在癌症确诊前，往往会被遗漏而误诊，而在癌症确诊后，又往往只考虑癌症而疏忽其他疼痛原因的诊断。疼痛原因主要有以下几种：

（一）由癌症直接引起

如实质性器官内肿瘤生长迅速，造成包膜紧张牵拉；肿瘤浸润和堵塞血管，造成局部缺血；肿瘤转移至骨骼，刺激骨膜或引起骨折；肿瘤压迫空腔脏器，造成梗阻、黏膜炎症、坏死等；若肿瘤侵犯到脑、椎体或其他神经组织，更易引起疼痛。

（二）与癌症相关

如癌症引起的带状疱疹及带状疱疹后神经痛，癌症骨关节病的剧烈疼痛等。

（三）与癌症治疗有关

如手术后、化疗后及放疗后的各种疼痛综合征。

（四）与癌症无关

如癌症伴发腰椎间盘突出症引起腰腿痛，伴发肺部感染引起胸痛等。

【癌痛的分类】

癌症相关性疼痛可分为急性与慢性两种。急性疼痛的特点是近期发作，病史短暂，有明确的发生时间，并能确认原因，例如化学治疗引起的胃炎、腰椎穿刺造成的头痛。这种疼痛可伴有或不伴有明显的疼痛行为，如呻吟、痛苦表情或因挣动而需固定，以及心情焦虑或全身交感神经功能亢进的体征，包括出汗、血压升高和心动过速。慢性疼痛是指疼痛持续一个月或更长时间，超过急性疾患或损伤的一般病程，或合并慢性病变，在数月或数年内间断复发的其他慢性疼痛性疾病。

（一）急性癌痛

可因病情突然变化而发生，也可由于诊断治疗措施所引起。

1. 化学治疗引起的急性疼痛　由抗癌药物引起的疼痛，除注射化学治疗药物时静脉痉挛与化学性静脉炎引起的疼痛外，腹腔内注射化学治疗药物时有些患者诉腹痛，系化学性浆膜炎或感染的缘故。肝动脉输入抗癌药物时常伴有弥漫性腹痛。若不是由于胃溃疡和胆管炎的原因，则停药后疼痛可缓解。减小剂量后再输入便能耐受，提示疼痛与剂量有关。

2. 放射治疗引起的急性疼痛　放射治疗区的感染与黏膜溃疡可造成疼痛，例如头颈部照射后的口腔炎和咽炎，胸部与食管照射后的食管炎，盆腔照射后的直肠炎、膀胱尿道炎或阴道溃疡。腹部或盆腔放射治疗可引起50%的患者发生急性放射性肠炎，出现痉挛性腹痛、恶心和腹泻等症状，停止治疗后2～6个月消失。乳腺癌照射胸壁与邻近的淋巴结后可引发短暂的臂丛病，发病率约1.04%～20%，感觉异常、疼痛与上肢无力是其主要症状，多能自愈。此外，头颈部癌和霍奇金病放射治疗后尚可并发脊髓病，屈颈时颈部疼痛，或呈休克样剧痛，沿脊柱向下或向肢体放射。

3. 免疫治疗引起的急性疼痛　用干扰素治疗的患者几乎都会出现发热、寒战、肌痛、关节痛与头痛综合征。用药后很快出现，重复给药后则渐轻。严重程度与剂量有关，100万～900万U的干扰素均能耐受，1800万U以上便能出现毒性反应。事先给对乙酰氨基酚可减轻症状。

4. 感染引起的急性疼痛　癌症患者，尤其是血液病或淋巴细胞增生性恶性肿瘤及曾接受免疫抑制剂治疗者，易患急性疱疹性神经痛。皮节性红斑出现前数天就有疼痛或瘙痒症状，有时并没有疱疹。疼痛呈连续性或撕裂样，持续约2周后消退，若超过此时间则称为疱疹后神经痛。患病区一般与肿瘤部位有关，例如妇科与泌尿生殖系肿瘤疱疹多在腰骶部，乳腺癌与肺癌疱疹在胸部，血液病疱疹好发在颈部。

5. 硬膜外注药时疼痛　发生率约20%，注药时出现后背、盆腔或大腿疼痛，系因注入的药液压迫神经根的缘故，停注后逐渐消失。

6. 创伤性操作引起的疼痛　手术后疼痛很普遍，若其持续时间与严重程度超出了合理范围，应考虑有感染或其他合并症。

7. 激素治疗引起的急性疼痛　前列腺癌采用黄体化激素释放因子（LHRF）治疗的初期有5%～25%的患者肿瘤症状短暂突发，疼痛加重、尿潴留、脊髓压迫，甚至突然死亡。此症状一般出现在治疗的第1周，若不进行雄激素对抗治疗，症状能持续1～3周。

8. 药物引起的痛性痉挛　甲羟孕酮、泼尼松龙、倍氯美松、β_2-肾上腺素能受体激动剂（沙丁胺醇、特布他林）、利尿剂、甲氰咪呱、氯贝丁酯等药物可引起痛性痉挛，特别是大剂量的甲羟孕酮。

（二）肌筋膜痛

肌筋膜痛是颈部、肩带区和腰部最常见的骨骼肌疾病。衰弱的癌症患者比普通人群患肌筋膜痛的要高出几倍。

（三）癌性内脏痛

内脏痛并非全由内脏引起，内脏痛并非与内伤有联系，内脏痛常牵涉其他部位，疼痛呈弥漫性，不易定位，内脏痛可以是强烈运动和自主神经反射的伴随症状。所有形式的内脏痛均定位模糊，大多数患者感受到的疼痛面积明显比原有的内脏面积大。而且，当疼痛强烈时，感受到疼痛的躯体面积会更大。这表明中枢神经系统中内脏器官的代表区不很精确。

食管扩张也会发生腹痛，肠激惹综合征和便秘的患者中也会发生绞痛，这可能与肠肌对硬粪块产生过度收缩有关。腹泻患者发生绞痛，是因为粪便排出后肠肌层仍沿着原有的方向收缩。一些患者服泻药后感到肠绞痛，这可能与腹泻的机制一样；当粪便特别大而硬时，服泻药后的肠绞痛与便秘引起的绞痛更为相似。

（四）神经病理性疼痛

神经病理性疼痛是由周围神经系统或中枢神经系统的功能障碍或损伤所致，它亦可与交感神经系统的过度活动有关。神经病理性疼痛几乎都伴有感觉的改变。根据这种特性导出了现在的神经病性痛的定义，即感觉异常或缺失的部位发生的疼痛。

（五）神经压迫性痛

神经压迫性疼痛在癌症患者中很常见。它发生于神经丛病变的早期，是椎骨转移性病变的结果。如果一个患者存活时间足够长，可逆性神经压迫性病变会转变为不可逆的神经损伤。神经压迫性痛是按神经-皮区分布的，可能还有其他一些神经症状和体征，但这些改变是功能性的、可逆的。神经压迫性痛对阿片类药物的敏感性一般比神经损伤性痛更加敏感，糖皮质激素可以作为辅助镇痛药物应用。

（六）交感神经持续性痛

交感神经持续性痛（SMP）是组织损伤或交感神经损伤后的一种不太常见的后遗症状，交感神经阻滞后疼痛缓解，感觉障碍逆转。有作者认为SMP产生于脊髓后角第Ⅴ层内宽动态域神经元的敏感化，是机械性感受器（不是伤害性感受器）的传入纤维引起的疼痛。就像神经损伤性痛一样，SMP可能也有遗传易感性。

癌痛患者中，SMP在下肢更常见。典型的SMP可伴有主动脉旁淋巴结肿大，并经常与颈部或直肠肿瘤有关，除了寒冷可加重疼痛外，患者可能会提供肌肉疲劳和无力的病史。在癌症晚期，常常可以看到一条冰凉、疼痛的下肢，伴有交感神经过度活动的其他现象，这比交感神经切断术后所致的“热足”更为常见。如果怀疑为SMP，就应以局麻药进行交感神经阻滞，不仅能明确诊断，而且能缓解症状。

（七）阿片类药物引起的疼痛

阿片性头痛　极个别患者使用阿片制剂后出现全头痛，重复给药时仍会发生，可能与阿片引起的组胺释放有关。

椎管内阿片痛觉过敏综合征　鞘内或硬膜外注射大剂量阿片制剂偶有异常反应，其特点是疼痛、痛觉过敏、肌阵挛、立毛与阴茎异常勃起，疼痛主要在会阴、臀部与大腿。这是一种罕见现象，停药后上述症状很快缓解。

在大剂量髓鞘内注射（it）吗啡或大剂量静脉注射（iv）吗啡后会出现痛觉倒错和肌阵挛。

【癌痛综合征】

癌痛综合征是癌症患者疾病发展过程中具有一定特点的各种疼痛症状与体征的暂时性聚合。这种综合征常提示特定的病因、病理、预后与应采取的治疗方案，故癌痛综合征的定义是：在癌症的基础上所出现的剧烈疼痛，而且具有明显体征与特殊并发症的一组相关症状。身体各部位疼痛综合征，绝大多数与癌相关的慢性疼痛系直接由肿瘤所造成，主要是骨骼与神经组织受压的缘故。

（一）骨转移癌痛综合征

恶性肿瘤晚期产生疼痛的最常见原因之一是癌侵蚀或转移至骨骼，约占癌痛的85％。据统计产生骨转移骨痛综合征的原发性癌依次为乳腺癌、支气管癌、前列腺癌、膀胱癌、食管癌、颈部癌及其他癌。癌性骨痛的性质多为中度至重度胀痛、刺痛、撕裂痛，持续存在或阵发性加剧。癌转移至骨骼后，分泌前列腺素等物质促使癌周围骨质破坏吸收，致敏神经末梢而产生疼痛。因此，尽管发现骨浸润灶或转移灶尚很小，但临床上已产生剧烈疼痛。癌生长迅速牵张骨膜也是致痛原因。骨转移癌还可并发病理性骨折。颅骨、椎骨也是癌浸润和癌转移的常见部位，可产生相应的头痛、腰腿痛和根性脊神经痛。

（二）盆腔癌痛综合征

有一组癌痛报道盆腔癌痛占 11.4%，这种痛多起源于盆腔软组织。而最常见的原发肿瘤为结肠直肠癌，其次为妇科恶性肿瘤，少数来源于腹腔外肿瘤。即使直肠癌已手术切除，患者仍经常主诉直肠胀满痛或烧灼痛，偶尔感到会阴生殖器痛。多为持续性中度至重度疼痛，当盆腔继发感染、出血或梗阻时疼痛加重，坐位或便秘时疼痛加剧。物理学检查可发现盆腔内包块，甚至有瘘管形成；有些患者早期未能发现盆腔内包块，只有疼痛。

（三）癌性肝痛综合征

虽然癌症患者肝大可占 26%，但主诉肝区疼痛者仅占 10%左右。一种主诉是季肋下持续性钝痛，向前弯腰或活动时加剧，平卧或轻轻抚摩肝区可略缓解。另一种主诉为突然刺痛持续几分钟，每天可发作 1～2 次，疼痛起始部位是右季肋部，向两侧有时向背部放散，此时患者有窒息感。厌食和消瘦也是常见症状，多数患者肝区有压痛，可伴有黄疸。

（四）癌性肠绞痛综合征

有时仅在便秘时出现，如腹腔或盆腔肿瘤压迫或粘连或侵蚀平滑肌、静脉、淋巴道或自主神经或引起肠梗阻时也可发生。通常是脐周围或上腹痛，当局部肠管有绞窄或坏死时，相应部位有疼痛。疼痛一般为间歇性，进食可加剧。腹部按压或热敷略有缓解。机械性梗阻时可发现肠鸣音亢进。

（五）癌性胸痛综合征

发生率约占 12%，原发癌多为支气管癌和乳腺癌。以下季肋部胸壁较严重的疼痛多见，有诉肋骨痛和胸膜痛者。胸腔脏器感觉神经来自上四对胸神经，因此这些脏器的疼痛反应在胸壁的相应神经支配部位。胸部 X 线或 CT 可确定癌的部位和大小，但不能确知疼痛部位。

（六）癌性臂丛神经痛综合征

硬脊膜或硬膜外癌侵犯，或椎体破坏，肺尖部肿瘤牵拉臂丛神经以及颈部、锁骨上窝或腋窝淋巴结癌转移等均可造成此疼痛综合征，临床发病率约为 1.3%。最常见的原发癌仍为支气管癌和乳腺癌；患者上肢和手有日晒样痛感和钳夹样痛，比较严重，同时可见臂丛神经支配区的感觉丧失和运动障碍。

（七）脑瘤所致的头痛综合征

以原发性脑瘤多见，继发性脑瘤也可发生。脑实质对疼痛并不敏感，头痛可能来源于颅内血管扭曲或硬脑膜受压，以及颅内压升高。多数为全头痛，少数为局部性头痛，部分为间歇性头痛。

脑脊膜癌瘤为全身各处癌瘤种植于软脑膜，称脑脊膜癌病。以乳腺癌及淋巴瘤发生率较高，其次是肺癌和黑色素瘤，血行散布所致。可发生梗阻性脑积水，脑神经和脊神经根的损害，癌瘤浸润或缺血以及继发性脑脊膜炎，这种情况多出现两侧性或弥漫性头痛。也可有颈背部的局灶性疼痛，也可出现意识状态变化和下段脊神经的病变表现。脑脊液细胞学检查可以确定诊断。

（八）颅底转移癌症疼痛综合征

从广义上讲，颅底是指鼻以下咽以上的区域。有几个综合征是颅底转移癌引起的，它们的共同特点是：脑神经穿出颅底的癌症疼痛综合征；感觉障碍，感觉迟钝或疼痛；单个或多个脑神经功能障碍；颅底X线平片对诊断的帮助有限。

（九）颈髓或腰髓压迫癌痛综合征

颈髓或腰髓压迫的根性痛常是单侧的，而胸髓病变的根性痛一般是双侧的，特别是伴有硬脊膜外扩散时，有时患者平卧时更痛（夜间痛加剧），然而当伴有周围神经受压时，休息常能减轻疼痛的强度（夜间不被疼痛困扰）。几乎所有患胸髓压迫症的患者都有伸性足趾反射。

（十）脑脊膜癌痛综合征

是癌转移扩散到脑脊液所引起。为数众多的转移灶出现在脑膜和脊膜上。也可伴有中枢神经系统受累。大多数患者在做出诊断时已有一个部位以上的症状和体征。早期脑脊液细胞学检查，半数病例可做出诊断，而晚期则阳性率超过90%。头痛和背痛是最常见的起始症状。头痛通常是严重的，而且可伴有脑膜刺激的症状和体征（即恶心、呕吐、畏光和颈强直）。

【生活质量分级】

按如下12项评分，满分为60分。分为：良好（51～60分）；较好（41～50分）；一般（31～40分）；差（21～30分）；极差（≤20分）。

1. 食欲　几乎不进食（1分）；食量<正常的1/2（2分）；食量为正常的1/2（3分）；食量略少（4分）；食量正常（5分）。

2. 精神　很差（1分）；较差（2分）；有影响，时好时坏（3分）；尚好（4分）；正常（5分）。

3. 睡眠　难入睡（1分）；睡眠很差（2分）；睡眠差（3分）；睡眠略差（4分）；正常（5分）。

4. 疲乏　经常疲乏（1分）；自觉无力（2分）；轻度疲乏（3分）；有时轻

度疲乏（4分）；无疲乏感（5分）。

5. 疼痛　剧烈疼痛伴被动体位或时间超过8个月（1分）；重度疼痛（2分）；中度疼痛（3分）；轻度疼痛（4分）；无痛（5分）。

6. 家庭理解与配合　完全不理解（1分）；差（2分）；一般（3分）；家庭理解及照顾较好（4分）；好（5分）。

7. 同事理解与配合（包括单位领导）　完全不理解，无人照顾（1分）；差（2分）；一般（3分）；少数人理解关照（4分）；多数人很理解关照（5分）。

8. 自身对癌症的认识　失望，完全不配合（1分）；不安，能勉强配合（2分）；不安，配合一般（3分）；不安，但能较好配合（4分）；乐观，有信心（5分）。

9. 对治疗的态度　不抱希望（1分）；半信半疑，信心不足（2分）；希望看到疗效，但又怕有副作用（3分）；希望看到疗效，尚能配合（4分）；有信心，积极配合（5分）。

10. 日常生活状况　卧床（1分）；能活动，多半时间需要卧床（2分）；能活动，但有时需要卧床（3分）；正常活动，但不能工作（4分）；正常活动，能工作（5分）。

11. 治疗的副作用　严重影响日常生活（1分）；影响日常生活（2分）；经对症治疗后，可以不影响日常生活（3分）；未用对症治疗，基本不影响日常生活（4分）；不影响日常生活（5分）。

12. 面部表情　特别适用于儿童及不能用语言表达的患者，记分见附图。

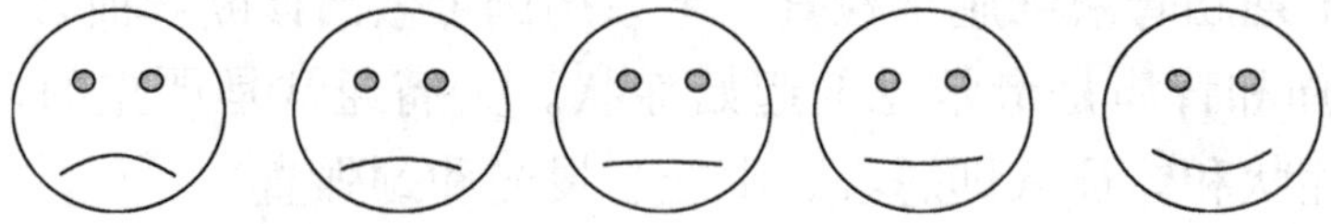

面部表情示意图（从左到右分别为1～5分）

【疗效评价】

根据治疗前后疼痛程度的变化，分为：

1. 完全缓解（CR）　治疗后完全无痛；

2. 部分缓解（PR）　疼痛较治疗前明显减轻，睡眠基本上不受干扰，能正常生活；

3. 轻度缓解（MR）　疼痛较治疗前减轻，但仍感明显疼痛，睡眠仍受干扰；

4. 无效（NR）　与治疗前比较无减轻。

第二节 癌痛的药物治疗

【概述】

我国大约1000万以上的癌症患者中，相当多的患者还难以得到有效的疼痛治疗。因而，在我国普及癌症疼痛的治疗技术是一项急迫的长期的任务。在美国800万癌症患者或有癌症病史的人中，近90%的癌痛都可以通过一些简单的方法得到有效治疗。癌痛治疗的意义远远超出疼痛减轻的躯体感受，它还可以提高患者的生活质量、工作能力、享受娱乐，使其在家庭和社会发挥正常职能。

（一）药物治疗是癌症疼痛最基本的治疗方法

药物治疗癌症疼痛的特点是方法简单、便于学习和掌握，便于普及和推广。在药物治疗癌症疼痛的过程中，如何才能获得良好的疗效呢？为每一位癌痛患者制定合理的个体化的治疗方案是癌痛药物治疗的关键。由于每一位癌痛患者的诊断、病情不同，对疼痛和治疗的反应不同以及个人喜好不同，因此，在治疗上也必须因人而异。而在所有的治疗程序中，正确评估疼痛是治疗成功的关键。在治疗开始后不同时间段、出现新的疼痛时以及进行治疗后适当的时间，都应该对疼痛进行评估。及时调整治疗方案。

（二）确定疼痛的原因对治疗非常必要

医师必须认清由于外周神经病变引起的普通癌痛综合病症。及时的诊断和治疗这些综合征能够减少疼痛相关病症的发生率。

（三）提高全体医生对治疗癌症疼痛的认识

用各种方法使医生重视癌症疼痛的治疗是非常重要的，这是开展药物治疗癌痛的基础。疼痛是并存于很多疾病或外伤的病态，人们确实未给予应有的重视。在新标准中，例如乳腺癌患者，要求不仅治疗乳腺癌本身，而且应适当处理由此伴随的任何疼痛。新标准的项目如下：

1. 承认患者对疼痛有适当评估和接受处理的权利；
2. 对所有患者确认有无疼痛，如有疼痛应评估疼痛的性质和程度；
3. 用简单方法定期再评估和追踪疼痛，并记录评估结果；
4. 判定医护人员评估、控制疼痛的能力，保持熟练程度，对新参加工作人员应定向培训，传授评估、控制疼痛方面的知识；
5. 为容易开出有效止痛药的处方或医嘱，医院内必须建立措施和手续；
6. 向患者及其家属介绍有效管理疼痛的知识；
7. 对计划出院的患者，探讨控制患者症状的必要性。

（四）要求控制癌症疼痛是患者的权利

癌症疼痛患者有以下权利：

1. 获得有关疼痛和止痛手段的信息；

2. 由熟练医护人员预防和控制疼痛；

3. 对疼痛主诉，医护人员应迅速采取措施；

4. 相信患者的疼痛主诉；

5. 接受疼痛管理专家的治疗。

（五）癌痛患者在治疗中的义务

治疗癌症疼痛不仅是医生的责任，患者对于治疗也有一定的义务，使患者知道并履行自己的义务是癌痛治疗的新观点。可以说，如果没有患者的参与，任何镇痛方案都难以达到良好效果。疼痛患者有以下义务：

1. 向经治医师或护士说明希望了解疼痛和疼痛管理知识；

2. 同经治医师或护士详细交谈止痛方法；

3. 在确定疼痛管理计划时，配合经治医师和护士；

4. 出现疼痛应及时报告；

5. 协助经治医师和护士评估疼痛情况；

6. 疼痛不缓解时向经治医师或护士报告；

7. 同经治医师或护士交谈对止痛药的焦虑。

疼痛不缓解，从生理上、心理上均给患者造成不良影响。不能缓解的疼痛将延迟患者的恢复，增加患者及其家属的负担，加大医疗保险机构的费用。

（六）患者自我疼痛评估对药物治疗的重要性

医生都要记住，疼痛评估的主体是患者自己的报告。为了提高评估的准确性，医师应该教会家属在家中使用疼痛评估工具，还应帮助患者描述内容包括：

1. 疼痛　仔细听取患者对疼痛的描述，简单的疼痛强度评分包括简单描述、数字和视觉模拟评分法；

2. 位置　让患者在身体上或身体图形上指出确切的疼痛位置，以及疼痛放射到哪里；

3. 疼痛调查表　可帮助确定位置和疼痛严重程度；

4. 疼痛强度　让患者在以后随访或电话报告疼痛强度时保持同一个标准；

5. 疼痛加重和缓解因素　询问患者何时疼痛最重和最轻，记录入反应表中；

6. 对疼痛的认知反应　注意那些由于认知障碍或有与教育、语言、民族或文化相关交流困难的患者，用适当的疼痛评估工具；

7. 药物治疗过程中的疼痛分级（VRS） 在药物治疗过程中的疼痛分级可按以下评估：

（1）0级：无痛；

（2）1级（轻度疼痛）：虽有疼痛但可忍受，可不服用或仅临时少量服用镇痛药，并能正常生活，睡眠不受干扰；

（3）2级（中度疼痛）：疼痛明显不能忍受，要求服用止痛药物，睡眠受干扰；

（4）3级（重度疼痛）：疼痛剧烈不能忍受，需要镇痛药物，睡眠严重受到干扰，可伴有自主神经功能紊乱或被动体位。

（八）癌痛缓解程度分级

用药后观察患者主观疼痛感觉、面部表情、生活能力的变化以判断疗效。

1. 完全缓解（CR） 治疗后完全无痛；

2. 部分缓解（PR） 疼痛明显减轻，睡眠不受干扰，能正常生活；

3. 轻度缓解（MR） 疼痛有所缓解，仍需加强止痛，睡眠仍受干扰；

4. 无效（NR） 与治疗前比较无减轻。

（九）注意用药过程监护

对应用止痛药物的患者要加强监护，密切观察其反应，使患者获得最佳的疗效，而发生不良反应最少，对于出现的不良反应要如实告诉患者，以免加重其精神负担。同时要认识到鸦片类药物在反复使用后往往产生耐受性，即对药物的敏感度降低，因此，医护人员不能因此而断定患者对药物“成瘾”。对伴有抑郁症的患者，可加用抗抑郁药治疗，以提高止痛药物的治疗效果。

（十）提高癌痛患者的用药质量

按止痛方案，实施口服给药，按时给药，按阶梯给药和用药个体化。癌痛患者尽可能给予口服止痛药，避免创伤性给药途径，以利于长期用药。美施康定片为长效类口服吗啡类药物，没有短时间反复给药造成的刺激，即在峰值时欣快感和谷值时强烈觅药行为，使血药浓度维持在较稳定的水平，深受患者的欢迎。其次按时给药，根据药物半衰期和疼痛发作间隔确定给药时间，如每隔8小时给药一次，而不是按需给药，这样可保证疼痛的持续缓解，又不会断药而出现戒断症状。阶梯给药是防止药物滥用的关键，本组病例中，34例均在门诊有不同程度的滥用现象，入院后我们在详细了解用药史后，根据疼痛程度及时调整用药措施，改善了用药疗效。在用药个体化过程中必须视用药时间、疼痛状况予以区别，对于确属剂量不足的增加剂量或者按方案中的下一阶梯药物予以治疗。

【治疗原则】

癌痛药物治疗原则：

1. 药物治疗是癌痛治疗的基础。药物治疗有效、相对危险性低、价格便宜，而且通常作用迅速。即使在同一止痛药家族中，每一种药物的效果和副作用也不尽相同。

2. 世界卫生组织设计的简单、有效、公认、合理的三阶梯药物治疗癌痛方案可以使85%的癌症患者疼痛得到有效缓解，75%以上的晚期癌症患者疼痛得以解除。应用三阶梯药物方案治疗癌痛时应注意以下5点要求，即口服、按时、按阶梯、个体差异性用药和注意治疗药物的副反应。

3. 要先使用最简单的剂量表和侵害性最小的方法。对轻度至中度的疼痛，除非患者病情不允许使用，一般用阿司匹林、扑热息痛（对乙酰氨基酚）等非甾体消炎药。当疼痛持续或加重时，加用阿片类药物。如果疼痛继续或变为中度至重度，应逐渐增加阿片类药物的强度或剂量。按规定时间给药，以维持药物浓度，可防止疼痛的反复。求得患者和家属的合作，以达到有效的治疗水平。

4. 对长期的癌痛用药进行全程的监督和管理，如果需要可额外给药。阿片类药物是治疗中度至重度疼痛的主要止痛药。它的效果好，有很好的性能价格比。

5. 长期使用阿片类药的后果——耐受和生理依赖性——常和药物滥用引起的精神依赖（成瘾）相混淆。这种误解常妨碍给癌痛患者的处方、服药和发放药物，结果是癌痛不能得到有效治疗。

6. 治疗癌痛有三大类药物：

（1）非甾体类抗炎镇痛药物，即一般镇痛药；

（2）阿片类镇痛药；

（3）辅助镇痛药、镇静药和营养神经药等。实施镇痛药物治疗前，应仔细估价疼痛的位置、性质、程度以及心理状况。然后有针对性地选择不同的镇痛药物。如对疼痛判断不细致，则难以获得满意的镇痛效果。

7. 疼痛患者带伴有多种其他症状，应用镇痛药的同时，可联合应用其他药物，例如存在焦虑、恐惧甚至抑郁时，可适当加用精神药物。应用镇痛药时，有时需要与非药物疗法并用，例如，对由骨转移或肿瘤局部压迫引起的疼痛应考虑加用放射治疗。

8. 镇痛药并非对各种疼痛都有相同效果。神经或脊柱损伤引起的疼痛为传入神经阻滞痛，多表现为浅表性灼痛，用一般镇痛药治疗常无效，而抗抑郁药常可有较好效果。传入神经阻滞痛有时伴随着间断性针刺样痛或枪击样疼痛，使用抗癫痫药有效。有些疼痛则需要采用神经松解术或神经外科手术。

【治疗方案】

（一）第一阶梯药物镇痛方案

对于轻度疼痛的癌症患者应用非甾体抗炎药治疗，这些患者虽有疼痛但可忍受，可不服用或仅临时少量服用镇痛药，并能正常生活，睡眠不受干扰。持续使用非甾体抗炎药可延长止痛第一阶梯的时间，止痛其他阶梯的患者使用非甾体抗炎药可能改善止痛效果，避免增加阿片类药物的剂量。

轻度癌痛一般可以忍受，能正常生活、睡眠基本不受干扰，应按照第一阶梯治疗。第一阶梯治疗原则上是口服非甾体类抗炎镇痛药，该类镇痛药作用于末梢，具有解热镇痛抗炎的效果，能抑制下丘脑前列腺素合成酶的生成，减少前列腺素 E 的合成与释放，对前列腺素含量较高的骨转移患者的疼痛非常有效。

非甾体抗炎药的用药方法。在充分注意到防止出现并发症的前提下，最大限度的合理使用之。要适时与其他药物伍用，扬长避短，各显其能。非甾体抗炎药药效发挥。一般均在口服 1 小时起效，5 小时药效最佳，是非甾体抗炎药具有器官选择性作用的缘故。即炎症组织血管的通透性增加，其与血浆蛋白结合后可漏出至血管外，加之非甾体抗炎药属弱酸性，它在炎症组织的酸性环境中，可以被转移至细胞内。当其血药浓度降低时，其作用部位仍保持着较高药物浓度所致。

1. 阿司匹林　每片 0.3，每日 3～4 次口服。严重疼痛患者可加至 0.6g，每日 3 次口服。

2. 扑炎痛（贝诺酯）　为阿司匹林与扑热息痛的酯化产物。每片 0.5g。每次口服 0.5～1.5g，每日 3～4 次。注意此药服用剂量过大可致耳鸣、耳聋。肝肾功能障碍及对阿司匹林过敏者禁用。

3. 保泰松　第一周可每日 0.3～0.6g，分 3 次饭后服，一日总量不超过 0.8g。一周后减为每日 0.1～0.2g。

4. 布洛芬　每日 0.2～0.4g，分 3 次饭后服。

5. 非普拉宗　每次口服 100～200mg，每日 2 次。肝、肾功能不良者慎用。

6. 萘丁美酮　成人每日 1 次，每次口服 4 粒。肾功能不良者可适当降低剂量，孕妇及哺乳期妇女和儿童慎用。活动性消化性溃疡及严重肝、肾功能障碍者慎用。

7. 双氯芬酸　口服每日 3 次，每次 25mg，栓剂每日 2 次，每次 50mg，直肠纳入，也可使用注射制剂，每次 75mg，日 4 次深部肌内注射。妊娠前 3

个月禁用，肝肾功能障碍及有溃疡病史者慎用。

8. 萘普生 开始治疗时，每日分2次口服，每日500～750mg，疼痛减轻后，可每日口服375～750mg。一日总剂量不超过1250mg。此药与阿司匹林等非甾体抗炎药有交叉过敏性，与苯磺舒合用可延长血浆半衰期。服用该药偶见胃肠道出血，有消化道溃疡者禁用。

（二）第二阶梯镇痛方案

癌症疼痛的第二阶梯镇痛药物为弱阿片类镇痛药。弱阿片类镇痛药处方方便，比吗啡等强阿片药物更容易被患者接受。首次使用阿片类药物的患者用弱阿片类镇痛药加非甾体抗炎药可以产生良好的止痛效果。疼痛程度加剧是弱阿片类镇痛药改为吗啡的原因。

中度的癌痛常为持续性疼痛，睡眠已受到干扰，食欲有所减退。此类疼痛患者需应用弱阿片类镇痛药物，但用药原则上应采取逐步向第二阶梯过渡的原则，即在给予非甾体类抗炎镇痛药的同时，辅助给予镇痛药，如曲马多（曲马朵）或弱效阿片类镇痛药，如可待因、右旋丙氧芬等。晚间可服用安定药和催眠药等。痛力克（酮咯酸）是一种非甾体类强力止痛及中度抗炎解热新药，可与阿片受体结合，无成瘾性。

1. 曲马多 临床使用的剂型有胶囊、滴剂、栓剂和注射针剂。曲马多胶囊，100mg/次，每日3次，口服。静注或肌注50mg/次。曲马多栓剂，50～100mg/次，每日3次。

2. 可待因 10～30mg/次，每日3次，口服。

3. 镇痛新 肌注镇痛新（喷他佐辛）10～20mg/次。

（三）第三阶梯镇痛方案

世界卫生组织推荐对于重度的癌症疼痛患者应用强效阿片类镇痛药。

重度或难以忍受的剧烈癌症疼痛使患者的睡眠和饮食受到严重干扰，晚间入睡困难，疼痛加剧。此时用一般镇痛药已基本无效，用其他镇痛药或弱效阿片类镇痛药已起不到充分的镇痛作用。重度的剧烈疼痛迫使治疗用药方案应由第二阶梯向第三阶梯治疗过渡，需要正规使用强效阿片类镇痛药。

1. 吗啡控释片（即美施康定） 每片含吗啡30mg，每次30～60mg，每12小时口服一次，若不能口服时，可经肛门给药。盐酸吗啡直肠栓剂20mg，每12小时一次。

最合适的剂量应该是在能够控制疼痛的同时副作用最小。如果病情发展可增加剂量，以下几点需注意：

（1）剂量的确定：增加或降低的剂量应为当前用量的1/4～1/2。

(2) 服药方式的改变：当从口服改为直肠用药时，先用与口服相同的剂量，然后慢慢增加。胃肠外用药需降低剂量，皮下、肌内和静脉内途径的剂量相似。

(3) 阿片类药物的停药：当患者经过其他治疗（如神经破坏性阻滞），而疼痛消失时，要逐渐减少阿片类药物的用量直至停药，防止停药反应的发生。

(4) 应用吗啡的最佳途径是口服。最简单的剂量测定方法是每4小时给予同等剂量的速释吗啡1次，并在出现难忍的剧痛时加给一次相同剂量的吗啡，甚至多达每小时加1次。逐日记录每天的吗啡用量。根据应急追加吗啡的多少来调整吗啡的常规用量。

(5) 如果疼痛总是在下次常规用药前出现，则应增加常规用药的剂量。一般来说，两次口服速释吗啡片的时间间隔不应短于4小时，两次口服控释吗啡片的时间间隔要短于12小时。对于每4小时接受1次速释吗啡片的患者来说，在睡觉前将剂量加倍是防止痛醒的简单有效的方法。8小时应用控释吗啡片1次有时是必要或可取的。

(6) 若患者不能口服药物，最好的替代途径是直肠和皮下给药。由直肠和口服给药，吗啡的生物利用度和止痛时间是相同的。口服吗啡与直肠应用吗啡的相对效能比是1∶1。

(7) 皮下应用吗啡既可以是每4小时1次的冲击式注射，也可以是持续的输注。

(8) 口服吗啡与皮下应用吗啡的相对效能比是1∶2；口服吗啡与静脉应用吗啡的相对效能经是1∶3。

2. 芬太尼透皮贴剂　每贴含芬太尼2.5、5.0mg，可连续作用48～72小时。

3. 丁丙诺啡　舌下含化每次0.4mg或0.3mg注射。

第三节　骨转移性癌痛的诊断和治疗

【概述】

癌症骨转移是晚期癌症患者骨痛的常见原因。肺癌、乳癌与前列腺癌易向骨转移。骨转移引起骨痛的原因有多种机制，包括机械性变形或化学介质释放所造成的骨内膜或骨膜伤害性刺激感受器的激活，以及肿瘤扩展至邻近的软组织或周围的神经。尽管骨转移后骨痛很常见，但约25%以上的患者骨转移并无疼痛，有时多处转移却仅1～2处有疼痛症状。

【临床表现】

1. 骨痛是骨转移癌引起人们注意的主要原因。大多数骨转移癌在一定时期内并不发生疼痛。随着病情的进展才逐渐出现疼痛，此时患者家属才开始到医院诊治。

2. 大多数的脊髓压迫症的首发症状常是疼痛，疼痛存在的时间变异很大，从短至一天到长达数年不等。

3. 骨转移性癌痛可以发生在全身各部位，80％的骨转移癌是发生在脊椎骨。

4. 骨转移癌性疼痛一般多很严重，呈间歇性疼痛或持续性疼痛，日渐加重。

5. 此类疼痛尤其以夜间较重为特征，使患者在临睡前产生恐惧，顾虑重重。

6. 骨转移癌局部疼痛的程度从钝痛到深部难以忍受的剧痛。

7. 在活动和负重时常常加重。

8. 有病理性肋骨骨折时，从坐位改为仰卧位或相反运动或躯干侧卧时疼痛最严重。

9. 局部压痛是常见的，许多患者还可以诱发出叩击痛。

10. 在长骨负重时可以由于肉眼看不出的变形引起附加的疼痛。

11. 骨转移癌痛包括骨局部疼痛、放射到周围组织、牵扯性痛、压迫神经、肌肉痉挛和有关联的肌筋膜痛。

12. 1％～2％的转移癌症患者发生脊髓或马尾压迫症。

13. 原发性癌瘤骨转移有一些好发部位，当这些部位受侵犯时，可表现出相似的临床症候群，被称为骨转移性癌痛综合征。这些经验性的总结为我们诊断癌症疼痛时提供了帮助。常见的骨转移性癌痛综合征包括：

（1）海绵窦综合征；

（2）蝶窦综合征；

（3）斜坡综合征；

（4）颈静脉孔综合征；

（5）枕骨髁综合征；

（6）颈椎骨转移性癌痛综合征；

（7）颈齿转移癌痛综合征；

（8）癌性臂丛神经痛综合征；

（9）颈7胸1转移癌痛综合征；

（10）骨转移癌性胸痛综合征；

（11）脊椎转移癌痛综合征；

(12) 腰椎转移癌痛综合征；

(13) 骶骨转移癌痛综合征。

14. 颈髓或腰髓压迫症的根性痛常是单侧的，而胸髓病变的根性痛一般是双侧，特别是伴有硬膜外扩散时。

15. 有时脊髓压迫症患者平卧时更痛（所以夜间痛加剧），然而当伴有周围神经受压时，休息常能减轻疼痛的强度（所以夜间不被疼痛困扰）。

16. 几乎所有患胸髓压迫症的患者都有伸性足趾反射。

17. X线片可正常而骨扫描不正常，特别是没有局部创伤或骨炎继发于感染或照射的骨炎史时，应高度怀疑为恶性疾病。

18. 另一方面，多发性骨髓瘤的骨损害，骨扫描不如X线平片可靠。在放射治疗后扫描也难以作出解释。

【诊断要点】

1. 骨转移性癌痛的临床表现根据其侵犯的部位和程度而不同。

2. 同一部位的骨转移，可有不同的疼痛。

3. 在很多患者中，用力、打喷嚏和咳嗽可使疼痛加剧是脊柱转移癌症的一个特征。

4. 疼痛的性质随压迫部位的不同而变化，需从神经解剖学去分析。要注意，在初诊时患者并不总是存在局部疼痛，疼痛可以被先前用的止痛剂掩盖，或因患者采取了保护性的体位暂时缓解了疼痛。

5. 需要积累经验，才能诊断准确。

6. 磁共振是诊断骨转移癌的较重要的手段。

7. 据统计产生骨转移性癌痛综合征的原发性癌瘤依次为乳癌、支气管癌、前列腺癌、膀胱癌、食管癌、颈部癌及其他癌。

8. 全脊柱的普通X线平片检查是必要的，其中80%的病例能显示出骨质破坏，一个部位或多个部位椎骨的椎弓根消失或椎体萎陷（通常不累及椎间盘）。也许还能显示出邻近椎骨的软组织肿块。然而明显萎陷的椎骨，也许不是脊髓受压的部位。脊髓造影能提供脊髓受压部位和范围的有价值的信息。脊髓造影常与CT联合使用。脊柱X片可显示骨折、骨质破坏。脊髓造影可显示脊髓受压的部位，病变与脊髓的关系（髓内、髓外、硬膜下或硬膜外），做到定位和定性诊断。

9. 脊髓CT及脊髓造影　CT扫描可准确显示椎管管径，除外椎管狭窄，勾画病变的范围及毗邻关系，使诊断更可靠。

10. 脊柱MRI　除骨性病变以外的病变显示清楚，三维方向了解病变的互相关系，其增强MRI对肿瘤的鉴别更为有利。

经过上述检查，大部分骨转移病变（包括肿瘤引起的压迫）能定位、定性诊断。

【治疗方案及原则】

（一）治疗原则

1. 骨转移性癌痛的治疗仍是临床医生所面临的一个难题，被列为难治性癌痛。

2. 治疗的原则应是因病情而异的全面的综合治疗，包括药物治疗、神经阻滞、神经毁损、放射治疗、核素治疗、化学治疗和手术治疗。

3. 在治疗的同时，要重视对患者的心理治疗，积极改善患者的生活质量。

4. 采用强效长效阿片类和非甾体抗炎药（NSAIDs），如果使用恰当，相当部分的患者的疼痛可得到良好控制。

5. 尽管癌症还可以引起一般性疼痛综合征（如神经病理性疼痛、缺血性疼痛），但如果癌症是引起疼痛的原因，对这些综合征的治疗实际并不困难。

6. 姑息性放疗、化疗和手术治疗等在癌性疼痛的姑息性治疗中应用前景广泛。

（二）治疗方法

1. 药物治疗　药物治疗乃是骨转移性癌痛治疗的主要方法。WHO 三阶梯癌痛治疗方案正是一个在国际上已被广泛接受的癌痛药物治疗方法。只要正确遵循该方案的基本原则，相当多的骨转移性癌痛患者都能得到很好的缓解。对骨转移性癌痛，要进行认真评估，分析确定疼痛的性质、程度，有针对性地给予药物。对于单纯的骨转移性癌痛，可给予大剂量的非甾体抗炎药，抑制骨组织内的前列腺素的合成，常能获得疗效。

2. 核素治疗　放射性核素治疗，也称内放疗。放射性核素治疗骨转移性癌症及其疼痛，是一种效果明显、副作用小、不成瘾并且对肿瘤有直接杀灭作用的治疗方法之一，其本质应是一种抗癌止痛疗法。自 20 世纪 40 年代应用放射性^{89}锶（^{89}Sr）治疗骨肿瘤以来，相继出现的有放射性磷（^{32}P）、碘（^{131}I）、钇（^{90}Y）、铼（^{186}Re）、钐（^{153}Sm）等标记物。至 80 年代初期，众多学者筛选出的一批具有良好核物理性质，能发射 γ、β 粒子，具有较高生物杀伤力的放射性核素，并将这些核素与载体结合后使其能选择性地浓集在转移瘤处，由核素发出的（γ、β）射线杀伤肿瘤细胞以达到治疗的目的。

3. 神经阻滞

（1）神经干破坏性阻滞；

（2）神经根破坏性阻滞；

（3）阿片类药物蛛网膜下腔阻滞；

(4) 硬膜外腔连续阻滞；

(5) 蛛网膜下腔酚或乙醇阻滞；

(6) 硬膜外腔神经破坏性阻滞；

(7) 颈交感神经节阻滞；

(8) 胸椎旁交感神经节阻滞；

(9) 腰椎旁交感神经节阻滞术；

(10) 三叉神经半月节破坏性阻滞。

4. 放射治疗 骨转移瘤的放疗可采用少次数、大分割剂量放疗及常规剂量放疗，二者各有利弊。前者一般采用25～30Gy/7～10天，这种方法快速、方便、经济，适合于行动不便者，但疼痛缓解时间较短；后者一般采用40～50Gy/4～5周，这种方法疗程较长，费用较高，但疼痛缓解期长，适应于行动方便者。目前多采用30Gy/2周。骨转移瘤放疗并发症较少，但脊柱的转移性肿瘤放疗时应注意脊髓的放射性损伤，常规放射时应控制在40Gy/4周以下，如行大分割放疗，应采用线性-平方模式（LQ）计算相应的生物效应剂量，使脊髓的剂量控制在安全范围内。另外，对肋骨转移性肿瘤的放疗，应选择合适的剂量，避免肺的放射性损伤。放疗1～2次后疼痛好转不明显或加剧者，可能与放疗后组织充血水肿有关，以后会逐渐缓解。

5. 应用骨吸收抑制剂 双氯甲烷二磷酸二钠（骨磷）、帕米膦酸二钠、伊班磷酸钠和降钙素等在骨转移瘤的治疗中，通过竞争抑制破骨细胞的活性，阻断病理性骨溶解而起治疗作用，它可以对抗癌症引起的高钙血症，缓解骨转移引起的骨痛。

帕米膦酸二钠治疗的用法用量：

(1) 单次给药：为一次给药，剂量60～120mg/次，人均用量85mg。

(2) 分次给药组：均为30mg/次，每天一次，连用3天，人均总用量90mg。

所有病例在临用前将帕米磷酸二钠稀释于不含钙离子的氯化钠注射液或5%葡萄糖注射液中，浓度不宜超过15mg/125ml，静脉缓慢滴注4小时以上。伊班磷酸钠每月用量2～4mg，3个月为一个疗程。连用3个月以上效果最佳。

用法与用量：将1～4mg伊班磷酸钠用生理盐水或5%葡萄糖溶液500～750ml溶解，静脉内缓慢滴注，静脉内缓慢滴注时间应大于2小时。

6. 手术治疗 手术控制癌痛，这是一种不得已的破坏性手段。从神经松解术、经皮或开放脊髓前侧柱切断术以及立体定向中枢神经的烧灼术等，提供了癌痛止痛的一种办法。但是，必须由有经验的神经外科或骨科专家实施。旨在减轻疼痛和不适症状的外科手术是癌痛治疗的一种。这些外科手术包括：缩小肿瘤、阻断疼痛神经通路、切除其内分泌产物可促进原发肿瘤生长的组织，以及切除骨转移物或固定病理性骨折。骨科手术可以清除骨转移病灶，解除骨转移病灶对神经卡压而消除疼痛或减轻疼痛。骨性转移形成的病理性骨折可产生剧烈的疼痛，多数骨折病变需要外科固定或（和）椎板切除减压术，以减轻症状。

（1）肢体骨转移癌痛的手术治疗：综合骨转移瘤的部位、疼痛的程度、破坏的性质及大小等情况，对濒临病理性骨折的骨转移瘤进行定量分析。对于骨折的可能性较大的患者，应该先做内固定，以防止病理性骨折的发生，然后再行放疗等非手术治疗。可根据不同的部位和病灶范围，选取相应的治疗方法。对于四肢骨干骨折，最适宜的方法是采用交锁髓内钉内固定，术后可早期下床活动。股骨颈骨折可采用长柄股骨头或全髋关节置换，股骨转子部骨折用Gamma钉、Ziekel钉或重建针内固定，也可采用Rechards针内固定。上述手术过程中应将骨转移瘤病灶切除，骨缺损处可用骨水泥堵塞，骨水泥能协助内固定物固定骨折提高瘤骨的机械强度。骨水泥堵塞组抗压力和抗扭转力分别增加50%和70%。而骨水泥并不会影响术后的放疗疗效。

（2）骨盆转移瘤的手术治疗：当转移瘤累及到髋臼和骶髂关节，影响患者行走时，则需手术治疗。因骨盆手术时间长，出血多，危险性大，只有预计患者能存活4个月以上，才考虑进行手术治疗。对于髋内侧壁缺损，先用骨水泥金属网填充缺损区，再通过金属杯将应力引致髋臼缘，然后再安装髋臼假体。髋臼顶和内侧壁完好，髋臼下及前后方破坏缺损的患者，可采用全髋关节置换术治疗，肿瘤切除后的缺损可用骨水泥堵塞。而对髋臼外缘及髋臼顶缺损者，可用骨水泥填充缺损处，多枚斯氏针呈扇形自髋臼外缘打入正常骨质，将应力引到正常骨质。当实体转移瘤能被广泛切除，而肿瘤溶骨并不明显，对骨机械强度影响较小的患者还可选取瘤骨切除高温高压灭活再植重建。

（3）脊柱转移瘤的手术治疗：脊柱转移瘤在临床上最常见，其疼痛剧烈，常对一般药物治疗反应不佳，而且局部的神经毁损治疗又容易损伤脊髓或脊神经。脊柱转移瘤的并发症不同于其他部位的骨转移瘤，它可引起脊柱不稳、脊髓受压，导致完全截瘫，严重地威胁患者的生命和生存质量。手术治疗脊柱转移瘤的目的：

1）稳定脊柱，解除肿瘤或骨折块对脊髓的压迫；

2）切除转移瘤，虽不能达到根治切除，但大块肿瘤的切除能增加转移瘤周围卫星灶对放疗的敏感性；

3）缓解疼痛，提高生活质量，延长生命。脊柱转移瘤的传统手术可分前路手术和后路手术。有些作者认为后路手术损伤小、安全，而前路手术因脊柱周围有大血管，手术要求高，并发症相对较多，且该手术大多数为姑息性治疗，手术应越小越好，因此以后路手术较合适。而持不同意见者认为，后路手术切除肿瘤困难，又破坏脊柱的中后柱结构，影响了脊柱的稳定性，因此以前路手术为好。应根据具体情况而定。但不管采取何种方法，在减压后应以坚强的内固定，特别是对估计生存期较长的病例更应注重这一问题，范顺武等曾报道1例甲状腺癌腰椎转移病例，行 Harrington 棒固定术后，生存6年以上，发生断棒现象。至于选取何种内固定则可根据具体情况而定，可以是人工椎体、内固定器械加骨水泥等。

第四节 癌痛的在家治疗

【概述】

恶性肿瘤的特点是，病情较长，病情变化大，治疗困难。一旦患有肿瘤，就存在终生防治的问题。肿瘤患者住院治疗的时间相对较短，带瘤生存期的大部分时间是在家庭中度过，所以患者在家治疗显得非常重要。为使患者在家中也能得到良好的治疗，医护人员应做好指导和照顾工作。肿瘤患者的在家治疗，是肿瘤治疗由医疗机构延续到家庭，是患者的需要和临床思维模式的变革。晚期癌症患者平均75%伴有疼痛问题，由于患者肿瘤的复发转移，可导致或加重癌症疼痛。并因为肿瘤本身和肿瘤治疗对患者的影响，致使癌痛问题更为复杂多变，常需要医护人员及时的指导和帮助。每一位癌痛患者的疼痛治疗，应贯穿于疾病治疗的全过程。由于大多数晚期癌痛患者多因行动受限，难以到医院诊治，均在家中维持治疗，因此，医生出诊进行在家治疗，能使癌痛患者得到持续合理的疼痛治疗。

资料显示，约1/3的终末期癌痛患者是在家庭中死亡，如果改善和提供在家治疗选择这种方式的患者可能更多。在家治疗是由医生、护理人员、家庭成员和患者组成，包含对癌症患者进行姑息治疗的内容。涉及癌症疼痛治疗、治疗副作用和不适症状等症状治疗，以及患者的心理治疗、营养治疗和患者的特殊护理等诸多方面。需要医学、护理学、心理学、社会学和伦理学等学科知识。

在家治疗应以患者为中心，医生、患者和家庭成员组成一个治疗单位，医生的地位发生了微妙的变化，医生对患者的治疗不再有绝对的权利，医生提供必要的医学知识给家庭成员，使亲属对患者的病情有了足够的了解，明确了护理患者的方法和原则，使患者随时处于含有医疗理念的照料之中。并需要患者、家庭成员和医生互相讨论疼痛问题，使患者和家属对癌症疼痛有透彻的了解，能够更好地配合疼痛治疗。

肿瘤已经被认为是一种家庭疾病，因为一旦一名家庭成员被诊断为癌症，会对家庭的每个成员产生影响。传统的家庭概念是具有血缘关系的成员，广义的家庭概念应该包括与患者相关的每个人。资料显示，给予肿瘤患者护理的家庭成员中，70％是配偶，约20％是患者的子女（包括子女的配偶），约10％是朋友或其他人员。家庭成员需要面对肿瘤患者的许多症状，如疼痛、严重的乏力、全身不适、失眠、食欲缺乏等。

有时患者体会到的疼痛等问题与家属的感受不同，容易产生歧义。在一项调查中发现，家属认为患者有疼痛问题的比例平均为70％，而此时患者感到疼痛的比例平均为45％。然而疼痛是主观的感受，受到许多因素的影响，如个人对过去疼痛的体验、文化背景、精神状态。而且疼痛强度不但表达伤害性刺激的感受，也包含有患者痛苦的因素，患者常表达的是总的疼痛概念。家属最初对疼痛的关心是处于对肿瘤治疗效果的担忧，并认为疼痛是肿瘤晚期的典型症状。家属对疼痛的认识还受多种因素的影响，如家属自身对疼痛的体会、家属与患者的亲情关系、文化背景、及疼痛对于病情的含义等。家属负担和目睹到患者疼痛，会导致家属严重的精神痛苦。因此，在晚期肿瘤患者常常感到严重的躯体疼痛，而家属则受到极度的精神痛苦的困扰。

家庭对疼痛治疗影响因素的研究是为了评价家庭成员在疼痛治疗的作用。研究表明，家庭人员在疼痛治疗中的作用是不可低估的。患者家属不但给予患者精神和物质的支持，也承担了大量的照顾和护理患者的工作。在对需要疼痛治疗患者的研究中发现，家属决定何时给予镇痛药物，家属在给患者镇痛治疗时，有些家属宁愿给予患者弱阿片类药物而不愿意使用吗啡，其中的原因包括：恐惧“成瘾”、呼吸抑制和耐药的发生，使镇痛效果不佳；由于观念上的误区家属常常限制患者镇痛药物的使用量。家属对患者疼痛等症状不能缓解常常感到无助，并缺乏非药物镇痛治疗的相关知识，也不能对疼痛治疗做出恰当的判断。研究证明，家属在疼痛治疗中扮演着重要的角色，需要了解学习关于疼痛治疗、患者护理以及相关的医学知识。因此，癌症疼痛患者在家治疗重要的环节是给予家属必要的培训，如疼痛的基本知识、如何合理使用镇痛药物、如何帮助患者报告疼痛、如何观察患者疼痛变化、镇痛药物的副作用的观察和治疗、如何护理患者、如何调整患者的心理等内容。

资料显示，家属最严重的精神问题是担忧、抑郁以及焦虑等。其恐惧和担忧的问题包括：情绪紧张、身体需求、对疾病的无知、恐惧患者死亡、在生活中扮演的角色改变、经济负担、不知如何安慰患者、不能确定如何恰当的护理患者、担心不能得到所有的家庭成员的共识等。

患者与家庭成员之间缺乏交流是影响疼痛治疗的因素之一。在家治疗过程中，许多问题可以通过交流来解决，因为了解患者的需要后，才能使家属更有效地为患者提供服务。但在终末期肿瘤患者存在3个障碍影响家庭成员间的交流：①为了防止造成患者更大的痛苦，不愿意让患者了解真实病情，避免与患者讨论肿瘤相关问题。②为了使患者充满积极的人生态度，避免与患者讨论会引起患者消沉的问题。③由于过去很少有情感方面的交流，到了肿瘤晚期仍避免在感情上进行交流。充分的交流可以使家属帮助患者面对疾病引起的痛苦，有利于缓解疼痛，减轻患者的心理负担。

【在家治疗的方法】

癌症疼痛在家治疗是患者和家属的需要，也是临床工作中存在的现实问题，如何做好癌痛患者在家治疗的工作，具有非常重要的现实意义。目前对于在家治疗的模式尚无公认的方式，无论何种医疗体系，其基本的原则应该是相似的，就是使患者在家中同样可以获得专科医护人员的指导和治疗，可以得到合理的镇痛治疗，以及使患者家属知道如何正确帮助和护理患者。但应该认识到，达到上述目标，需要付出很多的努力和代价，也需要一个切合实际的模式。

需要在家治疗的原因包括癌症疼痛治疗、抗肿瘤治疗和综合支持治疗等。在家治疗的主要内容包括：

1. 首诊对患者进行疼痛的全面评价，然后按WHO推荐的癌痛治疗三阶梯原则，制定合理的镇痛治疗方案。

2. 指导患者和家庭成员正确使用镇痛药物的方法，教会患者如何报告疼痛，并告知患者和家属当治疗中出现问题或疼痛发生变化时，如何与医生联系。

3. 对疼痛控制不满意的患者，可以进行神经阻滞，安装自控镇痛泵等止痛治疗。

4. 在家中给予抗肿瘤治疗和支持治疗。

1. 癌症疼痛在家治疗

（1）癌症疼痛患者大多需要阿片类镇痛药物，为了便于麻醉镇痛药物的管理，首诊患者需要建立麻醉用品使用卡（简称麻卡）。有些患者需要阿片类镇痛药物时，已经卧床不能前来疼痛门诊就诊，而需要医生出诊进行在家治疗。此时出诊的目的包括：

1）对癌症疼痛进行全面的首次评价，需注意的是对肿瘤病变范围和扩散转移情况也给予评价。根据评价的结果，按三阶梯治疗癌痛的原则，制定合理的镇痛治疗方案。

2）培训患者如何报告疼痛，并指导患者和家庭成员如何正确使用镇痛药物。

3）应向家属和患者解释和说明用药后常见的副作用，并给予治疗和预防的药物，以防止给患者带来新的不适和痛苦，增强患者和家属对癌痛治疗的信心。

4）告知患者和家属，当患者出现过度镇静或呼吸减少时，及时与医生联系。

5）当疼痛性质和程度发生变化时，应及时与医生联系。

（2）对已经使用止痛药物的患者，需要疼痛的再次评价。由于癌痛病情的多变性，常需要及时调整用药方案。对不能到医院复诊的患者，定期由医护人员到家中治疗，如果疼痛突然急剧加重，医生应及时出诊对患者重新进行全面的疼痛评价，重新调整镇痛治疗方案。并对止痛效果进行再次评估。在疼痛治疗过程中，需了解患者及家属对疼痛治疗的满意程度，服药后副作用的程度，并对严重副作用及时对症治疗。

（3）对少数疼痛控制不满意的患者，可以进行简单的神经阻滞治疗，安装自控镇痛泵（PCA）等止痛治疗。在家治疗使用神经阻滞术时，注意保证患者的安全，采用安全度最高的方法是恰当的选择，不应单纯追求效果降低对安全的要求。一般使用椎旁痛点阻滞（用于肌肉痉挛）是安全有效的。具有熟练的操作技术也是安全的保证。简单的外周神经阻滞也可使用，但注意使用的药物以小量、低浓度、有效为原则。PCA是一种具有安全有效的治疗方法，对口服或肌内注射效差的患者，不需改变镇痛药物仍可以显效。但注意使用的管理。

2. 晚期癌痛的综合治疗　晚期癌痛患者由于肿瘤的复发、扩散及转移，常合并多种并发症。既有癌症导致的发热，食欲缺乏-恶病质综合征，恶性胸水，腹水，便秘，恶心呕吐，咳嗽，气喘等常见不适症状，亦有肿瘤治疗所引发的并发症。均需要在出诊进行在家治疗时，给予鉴别与诊断，初步进行治疗和处理，如涉及到放化疗专科问题，可以与相关科室联系，协作治疗，及早为患者解除痛苦。

3. 重视患者的心理问题　由于目前对肿瘤缺乏有效的治疗手段，晚期癌痛患者常合并多种并发症，严重地伤害了患者的生活乐趣。同时癌症对患者预后常意味着死亡，所以对患者和家属的心理压力很大。所以多数患者均存在不同程度的心理问题和精神障碍。对患者进行心理疏导和支持治疗，有助于疼痛治疗和生活质量的改善，要注意调动和指导患者家属参与治疗，对心理问题较为严重的病例，可以配合心理医师共同对患者进行治疗。肿瘤患者的精神症状，主要为焦虑或抑郁，首先对患者进行评估和诊断，采用相应的药物给予对症处理，但要注意常用精神药物与止痛药物的相互作用，防止严重并发症的发生，必要时请精神科医师协同治疗。

4. 在家治疗的常用方法

(1) 镇痛药物：镇痛药物治疗是在家治疗的首选方法，具有给药方便、有效、可控性强、安全的特点。主要采用口服或非有创性镇痛方法，具体使用见本书有关章节。

(2) 神经阻滞术：是在家治疗中最常使用的疼痛治疗方法。椎旁神经阻滞和神经根阻滞，因安全有效，经常在在家治疗中使用。较为复杂的神经阻滞，如腹腔神经丛和胸交感神经节阻滞等，应尽量在医院中进行。

(3) 患者自控镇痛（PCA)：根据给药途径的不同，分为 PCIA、PCSA、PCEA 等。根据患者的病情，疼痛的程度，疼痛的范围，引发的原因，使用时间的长短来选择不同的 PCA 方式。熟练掌握 PCA 泵的使用方法，熟知止痛药物的特点，审慎调整给药的浓度，是安全有效的保证。PCA 可以广泛应用于各种类型的晚期癌痛，适用于在家治疗。

【困难和问题】

癌症疼痛在家治疗存在许多问题和困难，妨碍了这项工作的有效开展，因此需要给予必要的重视。

(一) 重视不足

传统的治疗模式是有病需要在医院治疗，尤其是癌症疼痛问题，治疗困难且预后差，医生、患者和家属均对患者在家中治疗重视不足。医疗管理机构对患者在家中的治疗也没有正式的管理规范。

(二) 缺乏必要的培训

患者和家属对癌痛缺乏必要的知识，也未接受过有关癌症疼痛治疗的培训或指导，患者和家属常常不知道如何使用镇痛药物。而对医生的培训不足，使患者和家属难以得到指导，不能适应疼痛在家治疗的模式。

(三) 疼痛专科医护人员的精力不足

出诊进行在家治疗，需要许多具备癌痛专科知识的医师，肿瘤内外科医师，中医师和心理医师的共同参与，需要付出许多时间和精力。每个患者癌症疼痛在家得到医生的指导和治疗目前尚难以作到。

(四) 经济问题

有些患者常难以支付在家治疗所需的治疗费用，致使家属没有能力请医护人员到家中诊治患者。对镇痛治疗的方案也有影响，选择镇痛治疗的药物也受限制，难以满足镇痛治疗的需要。另外，医疗管理部门投入不足，出诊医护人员缺乏必要的交通工具和医疗设备，影响了治疗方法的选择和使用，限制了有效控制疼痛的治疗措施。

【在家治疗的基本程序】

（一）首诊负责制

当癌痛患者首诊时，对不能到医院就诊的患者，接诊的医师出诊，填写病历，建立家庭病床并存档，由首诊医师负责治疗。定期出诊（1 次/1～4 周），如患者疼痛突然发生变化，及时出诊进行在家治疗。

（二）患者的三级管理

定期由上级医师检查患者在家治疗情况，在进行较为复杂的操作性治疗时，应有上级医师在场，以保证治疗安全有效。对病情复杂和治疗效果不佳的患者，应及时请上级医师会诊，调整治疗。

（三）疑难病例会诊制

少数患者的病情复杂，同时存在多种问题，往往涉及几个专业的知识。因此，组成由化疗、放疗、中医及相关学科的治疗小组，共同给患者会诊，制定治疗方案，就显得特别重要。

（四）定期到家中巡诊

由经过培训的医生和护士组成疼痛治疗指导小组，定期到患者的家中随访，根据病情，每周随访 2～3 次。在条件不允许时，可以通过电话询问的方式，了解患者治疗情况，指导患者和家属正确使用镇痛药物。

【癌痛门诊的组织和管理】

癌痛患者在家治疗与门诊工作是紧密联系的，门诊医护人员面临着在家治疗的患者和家属，也担负着这些患者的治疗和管理，因此癌症疼痛门诊的组织和管理影响患者在家治疗的效果和质量，在临床工作中应给予必要的重视。

（一）人员编制

1. 医生　癌症疼痛门诊医生多由几个科室的人员组成，固定一名有疼痛治疗专长的副主任以上的人员，负责门诊的行政和业务管理，指导下级医生完成医疗、科研、教学等工作。各科室轮转到门诊的医生相对固定一段时间，3～6 月以上轮换比较便于工作。在人员安排上应注意人才梯度的培养，由于癌症疼痛门诊的特殊性，人员素质是最为重要的，癌症疼痛门诊医生的素质应包括：人品端正、工作认真努力、原则性强、医德高尚、乐于奉献等。

2. 护理人员　癌症疼痛门诊的护士参与“麻醉药品专用卡”的管理，我院专门成立了癌症疼痛患者评价小组，对疼痛评价小组的护士进行了专业培训。小组的护士主要到不能来医院的患者的家里，对患者进行疼痛的评价、阶梯镇痛药物使用的咨询、患者的心理护理等工作。

3. 药房人员 药房与门诊是互相协作、互相制约的关系。在癌症疼痛门诊应注意和强调药剂人员的作用，严格执行麻醉性镇痛药物的管理规定，防止麻醉性镇痛药物的非法流失。

（二）麻醉药品管理

“麻醉药品专用卡”（麻卡）是为了在门诊使用和管理麻醉性镇痛药物而设立的一种管理办法。其主要的宗旨是将麻醉性镇痛药物合理合法地用在急需镇痛治疗的患者身上，防止该类药物的非医疗目的使用，尽量杜绝非法流失所造成不良的社会问题。合理运用现行的管理制度能够满足大多数癌症疼痛患者的需要，对使用特大剂量药物的患者需要特殊认证和管理。对麻卡的管理一定由两个人以上负责，医生对患者进行评价，考虑在治疗上是否需要麻醉性镇痛药物，如需要填写麻醉药品申请表。护士负责审查建立麻卡的手续是否齐全，填写麻卡和留档。护士对医生的处方药物逐一登记，其基本原则简述如下：

1. 麻醉药品管理卡的发放由应诊医生和癌症疼痛门诊护士共同完成，医生负责确定患者是否需用麻醉止痛剂，填写麻卡申请表。门诊护士负责麻卡的管理和发放。

2. 开出的药物原则上不能超过 15 天的药量。

3. 以口服用药为主，严格控制阿片类药物针剂的使用并加强管理，确保药物使用在患者的止痛治疗上。

4. 规范和明确需使用麻卡的药物种类。

5. 确定治疗方案后，给患者服用的药物应给予相应的用药指南，并附患者疼痛自评表，以备复诊时作为调整用药的依据。

6. 规范镇痛治疗的基本原则，调整和改变患者的止痛药物种类或剂量时，要有确切的依据，避免因不同的医生应诊导致治疗的不一致，使患者或家属感到困惑，影响患者对疼痛治疗的信心。

（三）癌痛门诊的基本工作内容

患者到癌症疼痛门诊的主要目的是获取镇痛药物。患者在到门诊前，往往经历过许多专科治疗，疼痛的出现对患者和家属是一种不良的信号，即病情在恶化、治疗无效、患者的预后差，疼痛的出现标志患者痛苦来临。大多数患者和家属并未将癌症疼痛门诊作为一个专科看待，对合理的治疗要求有些患者和家属不能很好的配合。所以当患者或家属到门诊时，应对其进行必要的解释，给予的治疗方案应向患者交代清楚，并说明用药后的注意事项。下面将门诊工作的基本内容简单说明：

1. 首诊患者 对首诊患者的评价是十分重要的，填写评价量表和进行必要的体检，根据患者的需要有选择地使用影像学和实验室检查。给予治疗方案需要反复评价，根据治疗的效果调整治疗。

(1) 首次对疼痛患者进行系统的评价。

(2) 建立医疗档案和填写首诊病历。

(3) 初步确定止痛治疗方案。

(4) 审核建立麻醉药品管理卡的资料，符合条件的建立麻卡。

(5) 开具相应的镇痛药物和所需的辅助药物。

2. 复诊患者　症状不稳定患者 3～7 天复诊一次，病情稳定患者 7～15 天复诊一次。

(1) 对服药后止痛效果进行必要的评价，明确镇痛效果，评价药物的副作用，合理调整治疗方案。

(2) 对止痛效果不佳的患者进行多学科会诊。

(3) 详细记录治疗方案。

3. 出诊　对不能来门诊的患者采取出诊的方式诊治患者。

4. 癌症疼痛三阶梯止痛治疗　是首选的止痛方法，应严格规范的使用。在临床应用时应注意如下几个问题：

(1) 重视非甾类止痛药的使用，注意阿片类药和非甾类止痛药物联合使用。

(2) 注意评价疼痛的机制。

(3) 原则上弱阿片类药不与强阿片类药物同时使用。

(4) 禁止阿片类药物中完全激动剂和激动-拮抗剂同时使用。

(5) 重视止痛药物的副作用并及时纠正。

(6) 口服吗啡超过 600mg/d 时，应调整治疗方案和（或）配合其他的止痛方法。

5. 严格控制阿片类药物针剂的使用，尽量避免单独使用针剂作为止痛手段。

6. 重视和加强 PCA 方法的使用。使用 PCA 的适应证包括如下内容：

(1) 不能口服用药的癌症疼痛患者。

(2) 口服用药止痛效果不佳需要改变给药途径的患者。

(3) 口服用药副作用难以接受的患者。

(4) 需要持续神经根（丛）阻滞治疗疼痛的患者。

(5) 椎管内给药控制疼痛的患者。

7. 合理使用神经阻滞技术改善和提高癌症疼痛治疗的效果。

(1) 对于局限性的神经病理性疼痛可以考虑首选使用神经阻滞技术。

(2) 神经病理性疼痛可以结合使用神经阻滞方法。

（3）口服用药镇痛效果不佳，并伴有局限性的疼痛患者，可使用神经阻滞的方法。

（4）术后残留疼痛可以采用神经毁损方法治疗。

8. 已不能口服用药的患者，可以采用多瑞吉贴剂控制疼痛。

9. 在家治疗的内容

（1）对癌症疼痛患者的进行疼痛评价。

（2）对患者和家属进行关于疼痛治疗相关知识的培训。

（3）给予合理的治疗方案。

（4）指导患者合理使用止痛药物。

（5）采用神经技术进行简便、安全、有效的止痛治疗。

（6）提供能够改善患者生活质量的综合支持治疗。

（四）门诊疼痛评价小组

成立门诊癌症疼痛评价指导小组，是基于门诊取药而在家治疗是普遍的治疗模式。很多晚期癌症患者终末期的治疗是在家中进行的，由于各种原因患者不能来医院就诊，因此，常常由家属到医院领取麻醉性镇痛药物。虽然医生交代用药时间及方法，但在家治疗由于种种原因，用药仍存在不规范问题影响了镇痛效果，患者急需医护人员的指导和帮助。另外，患者不能到医院就诊，医生不掌握患者的用药情况，就会存在治疗及管理上潜在的问题。因此，建立疼痛评价和指导小组，到患者的家中对患者的疼痛进行评价，对患者用药给予指导，有助于提高治疗的效果。疼痛评价小组主要由经过培训的护士组成，是在医生的指导下开展工作。下面将评价程序简单叙述如下：

1. 初诊

（1）凡在家中进行疼痛治疗的患者，由家属到止痛门诊登记、疼痛评价、开具门诊的麻醉药处方。

（2）建立疼痛评价病历，保持疼痛评价的连续性。

（3）家庭护理中心选派评价小组成员，参阅患者有关病例资料，到患者家中访视，并做出首次详细的疼痛评价，指导患者正确用药，对患者及家属进行疼痛知识宣教。

2. 复诊

（1）对长期服用止痛药的患者，定期进行家庭访视，每月一次，评价治疗效果。

（2）建立门诊咨询电话，保持对患者及家属进行持续性的用药指导和相关症状的处理的指导。

3. 所有评价资料内容认真记录、送回止痛门诊，集中保存，以备查用。

癌症患者家庭疼痛的评价，促进了患者用药规范化、个体化，通过传授预防副作用知识、心理支持等措施，使用药副作用得到明显缓解，睡眠得到改善，减轻了患者的痛苦，全方位提高了患者的生存质量，增强了患者和家属对疼痛评价重要性的认识，提高了家属对患者疼痛治疗的支持力度，由开始拒绝到家中评价转变为积极参与治疗，及时报告患者疼痛的变化，许多家属在家中记录用药时间及效果，建立了新型医、护、患及家属之间的关系，发挥了团队的精神，使之成为一个相互配合的整体，提高了癌症治疗的效果，同时，家庭疼痛评价弥补了领取麻醉药品而见不到患者的漏洞，起到了对患者用药观察及治疗效果的监测，从而进一步规范了麻醉药品的管理。

第五节　癌痛的神经毁损治疗

【概述】

1986年WHO推广的癌痛治疗“三阶梯方案”，使相当数量的癌痛患者得到了有效治疗。但有部分癌痛患者在严格应用“三阶梯方案”治疗后，仍有剧烈疼痛；也有部分患者因不能进食、有药物禁忌或不能耐受镇痛药等原因，无法充分接受“三阶梯方案”的治疗，因此，迫切需要缓解癌痛的其他方法。这类无法接受“三阶梯方案”，或用“三阶梯方案”治疗无效的癌痛称为顽固性癌痛或难治性癌痛，约占癌痛患者的10%～20%。近年来，对顽固性疼痛治疗有了多方面的进展，如癌症疼痛的三阶梯治疗方案的推广，口服阿片类药物剂型的改进，椎管内止痛和脊髓止痛技术的应用等，现在需要神经破坏性治疗的病例已减少。对止痛药反应相当好的患者中，没有必要考虑应用神经破坏治疗技术。

交感神经持续性痛（SMP）是组织损伤或交感神经损伤后的一种不太常见的后遗症状，交感神经阻滞后疼痛缓解，感觉障碍逆转。肿瘤患者中，交感神经持续性痛在下肢更常见。如果怀疑为交感神经持续性痛，就应以局麻药进行交感神经阻滞，这不仅能明确诊断，而且能缓解症状。如果症状重新出现，在X线监视下进行腰交感神经切断术是一种安全且副作用较小的治疗方法。

癌症骨转移是骨痛的常见原因，骨转移性癌痛综合征是癌症患者疾病发展过程中具有一定特点的各种疼痛症状与体征的暂时性聚合。这种综合征主要是骨骼与神经组织受压的缘故。由于骨痛是阿片类反应性疼痛，需要神经毁损性治疗。

一般地说，至少10%以上的癌痛患者需要使用神经破坏措施。过去因缺乏资料而难以对神经破坏性治疗方法的长期效果进行评估。人们对于神经破坏性治疗有许多不良的猜测。许多医生自己并没有开展此类治疗，他们对此治疗的恐惧是想像出来的。一个专门处理疼痛的止痛中心的以上评论，他们对药物治疗持更反对的态度。他们将联合王国广泛使用脊髓止痛于晚期癌症的日期提前了。一位神经外科医生的评论或者是恰当的。

【治疗方案及原则】

治疗顽固性癌痛使用的神经毁损治疗方法主要有周围神经阻滞、神经根阻滞、蛛网膜下腔阻滞、交感神经阻滞和腹腔神经丛阻滞、垂体破坏术、神经外科手术控制癌痛等方法，基本上可满足顽固性癌症患者的镇痛需求。临床上要在准确评估的基础上，合理选择适应证和治疗方法。

（一）周围神经破坏性阻滞

癌症疼痛较局限，应用药物治疗效果不佳时，使用不同浓度的酚、乙醇、阿霉素和丝裂霉素溶液阻滞周围神经，主要用于疼痛较局限或用其他方法阻滞后残留局部疼痛者。常用的神经阻滞包括上颌神经、下颌神经、耳颞神经、枕大神经、肩胛上神经、股神经、闭孔神经、坐骨神经和腓神经等。在用局麻药试验性阻滞后，确定好部位及阻滞的范围，再给予神经破坏性药物，可获得长时间的周围神经毁损性阻滞。

（二）神经根破坏性阻滞

注射药物的部位主要在颈、胸、腰椎的椎间孔附近。多在X光透视引导下穿刺并造影，确认椎间孔位置时，进行局麻药试验性阻滞，确认无异常情况，再注入药液。在椎旁注射的造影剂，可经椎间孔进入硬膜外腔，有时一个点注药，可同时阻滞同侧3～5个神经根。如果能准确穿刺，注意调整药物剂量、浓度及注药速度，很少发生严重的运动神经功能障碍。部分患者在颈或腰神经根阻滞后出现肢体乏力、活动不灵及麻木。

（三）蛛网膜下腔神经破坏性阻滞

蛛网膜下腔酚或乙醇阻滞的镇痛效果和持续时间都优于局部神经阻滞和神经根阻滞。此种方法控制癌痛有效，但需要有经验的麻醉医师操作。酚甘油阻滞是目前比较常用。可作蛛网膜下腔注射，方法基本同无水乙醇，只是体位完全相异。阻滞后的并发症主要是非痛觉神经受损害所引起。治疗均应在手术室内进行。双侧阻滞的并发症包括尿潴留、直肠功能障碍和肌肉瘫痪，多在一周内减轻或消失。一过性头晕，头痛多在数日内消失。

双侧疼痛时一般是先施行一侧阻滞，2～3日后待阻滞平面固定、病情稳定后再阻滞对侧。若需两侧同时阻滞，在穿刺成功后，可将患者置于俯卧位，使疼痛节段处于最高点，注入的乙醇便散布到两侧的后根。

（四）硬膜外腔神经破坏性阻滞

硬膜外腔阻滞系将神经破坏药注入硬膜外腔，阻滞脊神经传导，产生节段性镇痛的方法。与末梢神经阻滞相比，硬膜外腔阻滞可同时阻断躯体和自主神经，阻滞范围较大，且效果确切；与蛛网膜下腔阻滞相比，则可避免脑膜刺激与脊髓或脊神经损伤，且因神经破坏药不直接接触神经根，系在硬膜之外发挥作用，故膀胱与直肠括约肌受累的可能性较蛛网膜下腔阻滞少，但其效果也不如蛛网膜下腔阻滞。此外，还可经硬膜外导管分次注入神经破坏药。

此法适合双侧的广泛性疼痛。由于在硬膜外腔不容易控制药物的流向，难以准确控制阻滞范围，不适合局限性疼痛。脊神经的前、后根通过硬膜外腔时，在椎间孔处汇合，故硬膜外腔注药不能单纯破坏后根。但采用适宜浓度的神经破坏药，例如5%～15%酚甘油，可阻滞感觉神经的传导，而运动神经功能不受或很少受影响。其临床应用较蛛网膜下腔阻滞少。

（五）腹腔神经丛乙醇阻滞

腹腔神经丛乙醇阻滞治疗腹部肿瘤引起的疼痛，特别是胰腺癌痛，约60%～85%的患者可获得无痛。需在X光透视下进行。腹腔神经丛阻滞有3种径路，即后入路、前入路与开腹后在直视下注药。在X线下能精确判定针尖的位置。由于腹腔神经丛系双侧后腹壁的弥漫性组织，故应注射大体积神经破坏药阻滞双侧，以获得最佳效果。另一种方法是在开腹后直接在腹腔神经丛注药，即前入路法，较为准确，但无法重复注药。疼痛缓解时间长达5周至4个月。

腹腔内恶性肿瘤引起的疼痛，用其他方法治疗效果不佳，应考虑采用腹腔神经丛阻滞。使用此阻滞最多、效果最好的是胰腺癌疼痛。但是与内脏神经传入纤维无关的疼痛，例如食管、胸壁、腹壁、腹膜、肠系膜根部、子宫颈部、膀胱等处病变产生的疼痛，用本阻滞效果不佳或无效。腹腔神经丛阻滞对结肠和直肠癌疼痛有效。凡是胸5～10节段硬膜外阻滞可消失的疼痛，均可采用腹腔神经丛阻滞。由于硬膜外阻滞对躯体神经传导的疼痛有效，注入局麻药后的镇痛过程对于决定是否使用腹腔神经丛阻滞显得很重要。硬膜外腔注入局麻药后，腹部产生温暖感时疼痛消失，是本法的最佳适应证。

此种阻滞适用于上腹部内脏癌痛、慢性胰腺炎原因不明的内脏神经痛。乙醇的效果好，且持久。对高龄、衰弱与晚期患者，神经破坏药的效果优于外科手术。与腰交感神经阻滞并用，可治疗腹腔或下肢因血管疾病引起的缺血性疼痛、幻肢痛与灼痛。

腹腔神经丛阻滞的严重合并症发生率非常低。但在治疗前必须严格检查患者的生命体征，术中和术后密切观察。医生应该掌握腹主动脉、肾脏以及其他腹部器官之间的正常解剖关系，以及有关该阻滞的操作细节和经验。

（六）颈交感神经节阻滞

颈交感神经节阻滞的作用涉及自主神经系统、内分泌系统和免疫系统，对上述系统的功能有调解作用。该阻滞方法有助于维持机体内环境的稳定，使许多自主神经失调性疾病得到纠正。颈交感神经节阻滞的作用主要有中枢作用和周围作用两方面，其通过调理下丘脑的维护内环境稳定功能而使机体的自主神经功能、内分泌功能和免疫功能保持正常；其周围作用是由于阻滞部位的节前和节后纤维的功能受到抑制，分布区内的交感神经纤维支配的心血管运动、腺体分泌、肌肉紧张、支气管收缩及痛觉传导也受到抑制，此周围作用一直被用来治疗头颈部、上肢、肩部、心脏和肺部的癌症疼痛和非癌症疼痛。

（七）胸椎旁交感神经节阻滞

胸部交感神经阻滞若能避免刺破胸膜，危险性较小。神经破坏药与造影剂混合后注入有助于减少剂量。

（八）腰椎旁交感神经节阻滞术

盆腔及下肢肿瘤疼痛、血栓闭塞性脉管炎、下肢雷诺病、难治性下肢缺血性溃疡、下肢多汗症、灼性神经病、断肢痛、幻肢痛、损伤性神经炎、外伤及手术后肿胀及疼痛、冻伤、冻疮、伯格病、红斑性肢痛、肢端发绀症、网状青斑症、无脉症、静脉血栓形成、血栓性静脉炎等。

（九）神经外科手术控制癌痛

从神经松解术、经皮或开放脊髓前侧柱切断术以及立体定向中枢神经的烧灼术等，也提供了癌痛止痛的一种办法。必须由有经验的神经外科专家实施。由于晚期患者多身体状况不佳，常难以接受手术。这类神经破坏性疗法应严格掌握适应证，主要用顽固性癌痛患者。

（十）三叉神经破坏性阻滞

三叉神经及其分支的破坏性阻滞对控制三叉神经痛很有效，下颌支与上颌支神经阻滞常用于治疗其分布区的癌痛。除酚甘油、乙醇外，单纯甘油亦有较好效果。半月神经节注射乙醇的方法曾广泛应用，近年亦有注射阿霉素、丝裂霉素等方法，在阻滞神经镇痛的同时也破坏局部的肿瘤组织。注射神经破坏药前应先注射局麻药 2ml，以判定感觉丧失的范围。三叉神经节注射乙醇的效果优良者约占 70%，其余 30%为差或无效，有效期数周至一年以上。注射甘油的疼痛缓解率为 86%，与乙醇相比，副作用少。面部癌痛施行神经阻滞前应作 CT 排除颅底侵犯，若颅底受累则效果很不理想。

（十一）垂体破坏性阻滞

垂体破坏性阻滞法是在乳腺癌行垂体摘除术后，无论肿瘤是否消失均能使疼痛消除这一事实的启发下提出的。虽然此法的镇痛机制尚未明确，但已被各国医生采用。1981 年曾召开了以垂体乙醇阻滞为专题的国际专题讨论会。很多研究认为是乙醇激活了垂体的疼痛抑制系统，从而实现镇痛。垂体破坏术也称脑下垂体神经腺体溶解术或化学性垂体切除术。主要用于癌广泛转移与扩散的疼痛，尤其对乳癌与前列腺癌效果好。

临终前之患者，近期内可能死亡者，蝶窦出血者，鼻腔、蝶窦内有感染的患者不能使用垂体破坏性阻滞。

需要注意的是，由于晚期癌症患者体质较差，阻滞前后又应用皮质激素，一旦操作中带入细菌易发生感染，故应严格无菌操作。如果垂体阻滞合并眼外肌麻痹，多在数日后好转。这是由穿刺针损伤动眼神经所致。在正中线穿刺可防止穿刺针引起的机械损伤。视交叉部受乙醇浸润而发生的视野不全约占 7.6%，一旦发生则难以治愈。

第六节　癌痛的放射治疗

【概述】

癌痛的放射治疗（包括核素治疗）主要用于恶性肿瘤引起的疼痛。大约 30%的恶性肿瘤患者有疼痛的症状，特别是晚期患者疼痛的发生率可达70%～90%。恶性肿瘤引起疼痛的原理大致可归纳为侵犯或压迫神经、骨骼、空腔脏器等。放射线可引起 DNA 链的断裂，从而导致细胞死亡，达到治疗肿瘤或减轻症状的目的，它是治疗癌性疼痛很有效的方法之一，常用于骨转移、鼻咽癌、胰腺癌、颅内肿瘤、神经血管受压等引起的疼痛。值得注意的是，同时也可造成正常组织的放射反应和放射损伤。

【临床表现】

（一）骨转移

常见的症状是骨痛，以及自发性病理骨折和由于骨破坏塌陷或骨外广泛扩散而导致相应脊髓、脑神经或周围神经受压所引起的神经系统症状。

（二）肿瘤引起的头痛

当肿瘤侵犯颅底或脑神经时可引起头痛及脑神经麻痹的症状。例如，约有 57.2%的鼻咽癌患者有头痛的症状。颅内肿瘤引起的头痛常伴有颅压增高的症状及定位体征。

（三）肿瘤引起的胸痛

肺癌等肿瘤累及纵隔、胸壁、胸膜时可伴有胸痛。

（四）肿瘤引起的腹痛

腹痛是胰头癌常见的症状，高达61%，胰体胰尾癌发生腹痛的比率更高，由于病变可累及腹腔神经丛，疼痛可向两季肋部延伸至腰背部，疼痛往往持久严重。

（五）肿瘤引起的神经血管受压

有疼痛及静脉回流受阻的表现。如肺尖癌可引起颈静脉怒张、上肢疼痛、Horner综合征等表现。

【诊断要点】

（一）骨转移

1. 局部疼痛与压痛，位于浅表的可有肿胀及肿块；有的患者可有病理性骨折的症状；转移到脊柱的患者可有脊髓受压的症状。

2. X线检查（包括CT和MRI）有骨质破坏的表现。

3. 实验室检查可有贫血的表现，广泛骨破坏时可出现碱性磷酸酶升高。

4. 放射性核素检查有阳性发现，它的灵敏度高于X线检查，可发现较早发生的、多发的骨转移。

5. 有原发癌的病史，但个别患者原发灶不明。

（二）肿瘤引起的头痛

有鼻咽癌、脑肿瘤等原发肿瘤的明确诊断，详细内容请参考有关专业的章节。

（三）肿瘤引起的胸痛

有胸部肿瘤的明确诊断，详细内容请参考有关专业的章节。

（四）肿瘤引起的腹痛

有腹部肿瘤的明确诊断。详细内容请参考有关专业的章节。

（五）肿瘤引起的神经血管受压

有原发灶的诊断及神经血管受压的表现。

【治疗方案及原则】

（一）骨转移

放射治疗可缓解疼痛症状，延长生命，提高生活质量。

1. 一般外照射　估计寿命较长的患者可整骨照射，常规分割，4000～5000cGy/4～5周/20～25次。一般的止痛性放射治疗，给予转移灶3000cGy/2周/10次。行动不方便的患者可用单次800～1000cGy，但此照射方法维持的时间较短，需再次放射治疗的可能性大。

2. 半身照射　当骨转移广泛发生在颅骨、肋骨、肩胛骨、颈胸椎等上半身的骨骼时，可采取上半身照射，下界达第四腰椎下缘水平。颅骨有转移照射头部时，应对眼及唾液腺挡铅，对肺应做校正。单次肿瘤吸收剂量 600～800cGy，剂量率不超过 45cGy/min。当骨转移广泛发生在腰椎、骨盆及下肢骨时，可行下半身照射，单次肿瘤吸收剂量 800～1000cGy。半身照射受照面积大，要注意骨髓抑制，并给予止吐、利尿、激素等支持疗法。

3. 骨转移癌的核素治疗　静脉注入亲骨性放射性药物，其主要聚集在骨转移灶部位。利用放射性药物发射的β射线可对肿瘤进行照射，达到止痛和破坏肿瘤的目的。治疗适应证为白细胞高于 $3.5\times10^9/L$ 和血小板高于 $90\times10^9/L$ 的骨转移癌患者。治疗禁忌证为进行过细胞毒素治疗的患者、化疗和放疗出现严重骨髓功能障碍者、严重肝、肾功能障碍的患者。治疗方法：核素治疗前停用化疗或放疗至少 2～4 周，做必要的理化检查。用于治疗骨转移癌的放射性核素制剂很多，主要有 ^{153}Sm-EDTMP（^{153}钐-乙二铵四甲撑乙酸）：一般用量为 0.5～1mCi/kg，1 个月后可重复第二疗程治疗；^{89}Sr（^{89}锶）：临床上用 ^{89}Sr 治疗骨转移癌的一般用量为 3～4mCi，3～6 个月后可重复第二次治疗；^{186}Re-HEDP：^{186}Re（铼），一般用量为 25～35mCi/次。2～3 个月后可重复第二次治疗。

（二）肿瘤引起的头痛

鼻咽癌引起的头痛，随着对原发病变的治疗，头痛症状可逐渐减轻以至消失。一些中枢神经系统肿瘤（包括脑转移）对放射线比较敏感，放射治疗能缩小肿瘤体积，减轻或消除颅压增高引起的头痛。具体治疗方法参见《临床放射肿瘤诊疗指南》。

（三）肿瘤引起的胸痛

针对肺癌、纵隔肿瘤的放射治疗可减轻肿瘤引起的胸痛症状，具体治疗方法参见《临床放射肿瘤诊疗指南》。胸膜间皮瘤常导致剧烈疼痛，尽管间皮瘤对放射线不敏感，但用 30Gy/10 次照射后短期内疼痛还是可以部分缓解。

（四）肿瘤引起的腹痛

胰头癌患者腹痛的发生率很高，往往不能手术切除，放射治疗可起到减轻疼痛、抑制肿瘤生长、延长生命的作用。照射方法：射野边界应超过病变 1～3cm，每次 180～200cGy，根据患者情况总剂量可达 6000～7000cGy/6～7 周。放射性粒子植入可提高肿瘤局部的照射剂量，降低周围正常组织的损伤，是一种有效的治疗方法。肝脏受侵常导致右季肋部疼痛，常伴有肩背部疼痛，经过肝区照射，约 50％的患者腹痛症状得到改善，但剂量不应超过 30Gy，以避免放射性肝炎的出现。

第七节 小儿癌痛的诊断和治疗

【概述】

疼痛是小儿癌症发生、发展、诊断、治疗等过程中最常见的症状之一，也是患儿产生惊慌恐惧的最主要原因，因此，儿童癌症镇痛比成年人显得更为重要。传统观点往往把疾病的治愈性治疗和临终姑息性治疗分隔开，实际上应该将原发病的治疗和癌痛的治疗作为一个连续过程对待，从而使临床医生更加重视小儿癌痛的治疗。在儿童癌症治疗中，化疗、放疗和手术仍是目前采用的常规治疗方法。这些方法对于儿童来说是一个非常艰难的过程，有的化疗需要一年或更长时间。而疼痛又是伴随患儿诊断、治疗整个的过程最大痛苦，由此引起的恐惧和焦虑，使得患儿与其家长宁愿选择治愈性低、痛苦小的疗法，也不愿意选择处于临床实验阶段的新方法。因此，小儿癌痛治疗过程应包括从诊断检查、治疗到临终关怀整个过程。

【临床表现】

1. 许多儿童在初诊时就伴随与肿瘤相关的疼痛，MISER 调查发现 62%的儿童在第一次就诊时诉说疼痛，并且已经超过 2 个月。

2. 与小儿肿瘤相关的疼痛包括骨骼、内脏、软组织和神经的疼痛。

3. 骨骼疼痛往往是肉瘤引起的骨膜刺激症状或白血病及其他恶性肿瘤在骨髓腔增生造成髓腔填塞压力增加的结果。

4. 白血病、淋巴瘤、成神经细胞瘤、肝脏胚母细胞瘤在腹腔内生长，尤其在肝脏和脾脏，引起被膜刺激症状而产生疼痛。

5. 肾脏胚胎瘤一般是无症状包块，但是，巨大肿块可引起肋腹部的胀疼。

6. 脑瘤儿童头痛最常见，但同时多伴有神经症状。

7. 脊髓肿瘤早期多表现为背部和项部疼痛，到晚期可出现脊髓受压症状。

【诊断要点】

1. 小儿原因不明的疼痛，持续时间较长，是诊断的重要依据。

2. 疼痛部位的压痛、肿块是主要的体征。

3. 根据疼痛的部位，B 超、CT 扫描多能发现病变，必要时进行磁共振检查。

4. 骨痛的小儿要进行血液学检查，以除外白血病、淋巴瘤等。

【治疗方案及原则】

小儿癌痛的治疗要针对儿童的特殊发育水平、适应特征、医学心理条件、治疗过程的特殊性，可采取相应的镇痛措施，通过药物和非药物方法相结合可以达到很好镇痛目的。

（一）临床操作性疼痛的治疗

随着诊断和治疗技术的进展，与诊断和治疗相关的疼痛有时超过了肿瘤本身所带来的疼痛。主要包括手术后的疼痛和与操作有关的疼痛如针刺、骨穿、腰穿、中心静脉穿刺等。医生在整个操作过程中应取得儿童的信任，使儿童感到安全，被关心。

针刺是癌症患儿痛苦的一个主要原因，许多长期存活的癌症患者回忆说针刺是其癌症治疗过程中最痛苦的经历。一般包括静脉穿刺、静脉套管置入、腰穿、骨髓抽吸、活检和中心静脉穿刺。其他过程包括放疗，虽说每步都没有疼痛但经历却是痛苦的，经常需要镇静或基础麻醉以加强合作和保持体位的固定。

对许多既往健康的儿童来说，初步的诊断和针刺治疗过程可能是第一次集中的医疗治疗经历。初始诊断和治疗所带来的疼痛以及痛苦是印象最深刻的。在针刺以前需对儿童进行充分的准备以减少其害怕和焦虑，这种准备涉及到家长去洞察儿童的适应特征，向其解释诊断治疗自然过程以取得患儿的支持。与年龄相适宜的解释应考虑到儿童的特殊经历和适应特征：①充分做好与年龄相适宜的解释工作。②减少不必要的过程尤其是重复穿刺。③家长要支持孩子并成为孩子的同盟者。④要尽量在治疗间进行操作减少病房的操作，这样会使儿童觉得自己的病房很安全。⑤事先要准备好所有的设备和物品，尽可能缩短操作时间。⑥操作要熟练、轻柔，减少痛苦时间。⑦特殊情况要在麻醉监护下进行操作。

治疗临床操作性疼痛的方法包括非药物镇痛疗法和药物镇痛疗法。

1. 非药物镇痛疗法　非药物疗法一般采用一些特殊心理学方法用来镇痛和减轻痛苦过程，包括催眠术、放松训练、意念引导等利用心理学的方法控制癌症患儿的痛苦，其应用有广泛的文献支持。应该尽可能地将这些方法教给癌症患儿，其特点是：

（1）非常的安全。

（2）可以培养儿童控制意识和自信心。

（3）这些技能容易推广普及。

（4）面对一些新情况儿童能够随时应付。

（5）尽管对所有的疼痛都可以应用，但不可能是什么时候都适用。

（6）催眠术是一种技能，一旦学会了走到那里都可以应用。

（7）催眠术对中重度疼痛不能够充分控制。

（8）一些儿童因精神创伤太重、生长发育的原因或认识上的限制而不能使用催眠术。

2. 药物镇痛疗法 根据不同的操作，疼痛的强度和性质，使用局麻药、镇静药和全麻药物可以达到良好的临床效果。

（1）局麻麻醉：皮肤镇痛可以通过局麻药物或几种局麻药的复合应用来完成镇痛，包括利多卡因和丙胺卡因混合物，丁卡因凝胶和利多卡因电离子透入疗法。丙胺卡因贴片或乳膏贴敷都是非常有效的，已经被广泛应用。

（2）局部麻药浸润能减少深部针刺的疼痛。丙胺卡因和丁卡因的局部麻醉能减少针刺的不适。利多卡因和其他的局麻药配制为酸性液，可以增加其稳定性和延长保存期。用碳酸氢钠配置成碱化局麻药可增强其浸润速度和深度，使镇痛效果更完善。

（3）镇静和全身麻醉：对于一些时间长、创伤大、操作复杂而儿童协作能力差或不协作的情况，则必须采取“有意识”镇静或全身麻醉。“有意识”镇静是指给予抗焦虑药和镇痛药使儿童安静舒适，但能对刺激做出反应并保持气道反射存在和良好的通气。这里“有意识”镇静不是全麻，此种状态下不允许对事件完全缺失反应。“有意识”镇静和全身麻醉必须是在一定的条件下实施，一般应注意以下几点：

1）操作人员必须有一定的应用麻醉和镇静药物的经验。注意药物剂量的个体差异，应常规备有拮抗药，特别是纳洛酮和氟马西尼。

2）患儿应充分禁食水，减少误吸危险。

3）必须备有氧气、吸引器、面罩和通气设备，整个过程要有氧饱和度检测氧合情况。

4）专人观察意识水平和通气情况。

5）高危患者和操作广泛的要由专业儿科麻醉医师实施。

氯胺酮能产生极好的镇痛以及在绝大多数儿童能保持呼吸稳定。偶尔会出现长时间的镇静、思维混乱和幻觉，尽管一般情况下呼吸容易维持，使用氯胺酮必须具备气道管理能力。

异丙酚（丙泊酚）很受欢迎，因为其起效快、苏醒快、苏醒质量高并有抗呕吐效应。

（二）肿瘤治疗过程中的镇痛

1. 手术后疼痛 所有的患儿和家长对手术都有焦虑和恐惧心理，一般情况下需要加大麻醉前用药剂量，麻醉前提前应用镇静药可以防止术前等待期间的不愉快和痛苦场景。咪唑安定作为小儿术前用药非常适合。对阿片药耐受的儿童，特别是应用以笑气-阿片样物质-肌松药为基本麻醉药的麻醉方法时，而需要增大阿片类药物的用量，否则，在麻醉期间意识存在将有很大的危险。

术后硬膜外自控镇痛（PCEA）的用药配伍为局麻药复合阿片类药物或其他镇痛药如曲马多，设定合理的给药模式和适当的给药剂量，可以达到完全无痛。如果手术部位不适合 PCEA，可以实行静脉自控镇痛。局麻药的最大剂量应以体重为基础进行计算，而硬膜外阿片药物的剂量应据临床效果来定。

2. 黏膜炎　癌症的放疗和化疗干扰口腔黏膜和胃肠道黏膜上皮细胞的分裂，而黏膜的损坏和细胞的死亡降低抵抗力，产生疼痛和炎症如黏膜炎，其范围和严重程度可以不同。

局部的治疗包括：苯海拉明、高岭土悬浮液、碳酸氢钠、过氧化氢、硫糖铝、克霉唑、制霉菌素、利多卡因和丁卡因贴膏。如果使用了局部疗法仍然疼痛时，应该使用阿片制剂。骨髓移植术后的黏膜炎比常规化疗后的黏膜炎要强烈和顽固得多。骨髓移植后的黏膜炎有延续性，在口腔护理和吞咽时明显加剧。

患者自控镇痛（PCA）的镇痛泵被广泛应用于临床。骨髓移植后患黏膜炎的儿童应用 PCA 安全有效。PCA 吗啡用量小，镇静轻，不良反应少，与工作人员控制组相比可达到同等效果。

3. 移植物抗宿主疾病的镇痛　骨髓移植后供体的免疫细胞攻击宿主组织产生多器官炎症被我们称为移植物抗宿主疾病。腹部疼痛和肢体疼痛最常见。腹部疼痛主要由肝脏和肠道的炎症以及静脉阻塞造成，尽管在骨髓移植时提前采用了抗 T 细胞疗法，依然发生，是疼痛的一个常见原因，常规采用阿片制剂来治疗。

4. 感染　癌症和艾滋病患儿的急性带状疱疹疼痛有时非常剧烈，阿片的合理用法是按需给药，带状疱疹感染产生的后遗症性神经痛儿童少于成人，只有一小部分儿童有严重的烧灼痛、片状枪击痛和皮肤的高敏状态持续数年。疱疹后神经痛的疗法和成人一致，包括三环类抗抑郁药、抗惊厥药、局部的和系统使用局麻药、阿片制剂等。

5. 术后的神经性疼痛镇痛　儿童在癌症手术后有神经痛的症状和体征，就应该及早应用三环类抗抑郁药和抗惊厥药，这种方法适用于大部分病例，需要应用数周至数月。去甲替林每晚 0.1～0.2mg/kg，每隔数日增加剂量直到缓解或出现了副反应或抗抑郁症状取得成功，经常在早上需加一个小剂量。

加巴喷丁用于神经性疼痛治疗，取得了肯定效果，其疗效好安全性高，部分儿童会出现头痛、镇静、腹部不适以及行为障碍。

6. 抗肿瘤剂引起的疼痛　可用阿片、三环类抗抑郁药和抗惊厥药治疗。还没有充分的资料支持使用好的药物种类进行化疗可减轻副作用。一些实验性的抗癌疗法产生了外周感觉神经的严重疼痛，加巴喷丁可缓解这种疼痛。

（三）长期生存的癌症患儿慢性疼痛的治疗

小部分患者长期生存，在综合治疗的同时，每天口服一个基础剂量的阿片镇痛药可以达到完善镇痛。

（四）肿瘤发展过程中的镇痛

对于广泛扩散且没有治愈可能的肿瘤，放疗和化疗仍可通过减小肿瘤而缓解部分疼痛，世界卫生组织对成人癌症的阶梯疗法在许多时候对儿童一样适用。非阿片类和阿片类药仍是目前的常规用药。

1. 非阿片类药物（第一阶梯） 在儿童癌痛中对乙酰氨基酚是最常用的非阿片类镇痛药之一，特别是它没有非甾体类抗炎药和阿司匹林的抗血小板作用及胃肠道反应。口服剂量10～15mg/kg，4小时一次，儿童日最大剂量60mg/(kg·d)，婴儿日最大剂量90mg/(kg·d)。

2. 弱阿片类药物（第二阶） 可待因在儿童癌痛中被广泛应用，其剂量很少超过2mg/kg。推荐小儿口服剂量0.5mg/kg，4小时一次。

3. 强阿片药物（第三阶） 吗啡。

阿片类药物应用于小儿癌痛，应遵循以下原则：

(1) 首选使用口服途径，尽量避免固定剂量肌注治疗，因为小儿害怕打针。

(2) 用量要足以保持患者舒适，镇痛完善，及时追加，防止疼痛反复和波动。

(3) 用药剂量正确的标准是用药后疼痛缓解，患儿焦躁不安情况缓解。六个月以内的儿童首次剂量必须减少，并且按体重计算。

(4) 迅速治疗阿片的副作用，优先治疗便秘，注意非常幼小的儿童不会向你诉说副作用。

(5) 如果一种阿片药物副作用非常明显，要及时更换其他阿片药物。

对中重度疼痛，吗啡是应用最广泛的强阿片药，在大多数情况下是首选药物。口服吗啡片初始剂量是0.3mg/kg，4小时一次。

4. 阿片给药途径的选择

(1) 有些晚期癌症患儿拒绝口服药物，或者因恶心、梗阻、吞咽疼痛、反射迟钝而不能口服药物，则必须静脉或其他途径给药。静脉给药起效快，生物利用率完全。微量泵输注泵已广泛适用于保留中心静脉导管无须重复静脉穿刺置管的病儿，可以保持一个稳定的血药浓度，达到镇痛平稳。

(2) 连续皮下输注对于静脉通道不好建立的患儿，是肠胃外给药的一个很实用的技术。一个小导管或蝴蝶针置于胸部、腹部或大腿部的皮下，根据需要每3～7天变换一下位置。尽管快速输注已有应用，但是，高浓缩药物一般的输注速度不超过 1～3ml/h。吗啡和氢吗啡酮常用，能很好耐受。

（3）美散痛（美沙酮）禁止皮下给药，因为它可以产生局部刺激和皮肤坏死。

（4）在输注液中混合小剂量的利多卡因能使注药时的疼痛减轻，利多卡因的速度不能超过 1.5mg/(kg·h)。

5. 椎管内镇痛　对于年龄在 6 岁以上的儿童应用术后硬膜外镇痛，应该是可行的，但在使用时要高度警惕。要充分考虑适应证、操作人员的技术和经验、用药的个体化、并发症的应对措施，以及患儿和家长的希望。

（1）首先优化使用非药物方法、阿片和辅助疗法。

（2）不要在清醒状态下，一定要在麻醉或深度镇静下进行操作。

（3）有条件时使用 X 射线引导以确保导管放置准确，初步放置导管时皮下隧道植入较好，注意皮肤保护，预防感染。

（4）满意的镇痛取决于阿片药物和局麻药的联合应用，偶尔加一些其他药物如可乐定。

（5）对脐以下疼痛，腰部蛛网膜下腔置管较好；对高位皮区的疼痛，胸部硬膜外置管较好，导管头端位于疼痛区域神经分布节段的中心。蛛网膜下腔途径进行传入神经阻滞时，在安全范围内增加局麻药剂量具有最大的灵活性。

（6）椎管内肿瘤影响置管和药物的扩散，放射摄影可以帮助我们确定药物的扩散方向。

（7）根据以往镇痛药的使用情况和患者对副作用的耐受性，选择并联合用药

6. 神经破坏性镇痛

（1）进行腹腔神经丛阻滞能够很好地缓解儿童上腹部内脏肿瘤引起的疼痛。

（2）当儿童对阿片药物不敏感时，脊髓前柱切断术应用很成功。

（3）脊柱减压术有时能产生很好的疼痛缓解。

（4）椎管肿瘤的治疗要采取综合方法，包括高剂量类固醇、化疗、放疗。

第八节　癌痛的化学治疗

【概述】

癌症疼痛的化学治疗，即应用抗癌药物治疗肿瘤，广义的化疗尚包括内分泌治疗、生物治疗及中药治疗，是一种抗癌止痛疗法。对于癌痛患者，经过有效的化学治疗，在肿瘤得到控制的同时，疼痛也得到缓解。

化疗始自1964年氮芥的临床应用。但作为一系统学科，直到1968年才由Karnofsky提出肿瘤内科学（medical oncology）这一学科概念。化疗的发展与抗癌药物的开发研制密切相关。目前临床上所使用的抗癌药物，大多是干扰或阻断细胞的增殖过程，一般称为细胞毒药物。根据其作用原理，化疗药物大致可分为以下几类：

（一）抑制DNA合成

通过阻碍脱氧嘌呤核苷或脱氧嘧啶核苷的合成、互换、还原而干扰DNA的合成。大部分的抗代谢类药如5-FU、MTX、Ara-C等属于此类。

（二）直接破坏DNA结构或与DNA结合

大多数烷化剂和抗癌抗生素属于此类。如HN_2、CTX等烷化剂，通过烷化剂作用与DNA交叉联结，从而破坏DNA结构和功能；ADM、MMC、BLM等抗癌抗生素和DDP等亦有类似烷化剂的作用，可使DNA链断裂，直接破坏DNA。

（三）抑制蛋白的合成

如门冬酰胺酶。

（四）抑制有丝分裂

如VCR、NVB、VP-16等植物类抗癌药与细胞的微管蛋白结合，促进微管解聚，抑制细胞分裂。紫杉类抗癌药物如紫杉醇、泰索帝（紫杉特尔）均属于新型的有丝分裂抑制剂，其作用机制为促进微管聚合，抑制解聚。

【治疗方案及原则】

1. 化疗在临床上通常用于以下4个方面：

（1）晚期或播散性肿瘤的姑息性化疗（palliative chemotherapy）

（2）辅助化疗（adjuvant chemotherapy）和新辅助化疗（neoadjuvant chemotherapy）：辅助化疗作为综合治疗的重要组成部分，是指有效的局部治疗（手术或放疗）后，针对可能存在的微小转移灶，防止复发转移而进行的化疗。如有高危因素的乳腺癌患者，术后辅助化疗能明显改善生存率。新辅助化疗又称诱导化疗（induction chemotherapy）或初始化疗（primary chemotherapy）指在局部治疗前首先使用的化疗，其目的在于使肿瘤缩小，减少局部治疗的范围，并清除可能存在的微小转移灶（亚临床灶）。

（3）敏感肿瘤的根治性化疗：如恶性淋巴瘤、睾丸肿瘤、绒毛膜上皮癌、急性白血病等恶性肿瘤，通过全身化疗可以治愈或完全控制。对于这些肿瘤引发的癌痛，化疗也常能获得满意效果。

（4）体腔置管局部化疗或肿瘤主要侵犯部位的定向灌注治疗。无论哪一种方式的化疗，都应严格掌握化疗指征，对于有下列情况之一者禁忌或慎用化疗。

1）骨髓造血功能差，白细胞总数低于 $4.0\times10^9/L$，或血小板计数低于 $80\times10^9/L$者。

2）肝功能异常或肾功能异常者。

3）有心功能异常者，不用或慎用蒽环类抗癌药。

4）一般状况衰竭者。

5）有严重感染的患者。

6）有精神障碍不合作者。

7）有消化道穿孔倾向者。

8）妊娠妇女，可先做人工流产或引产，哺乳期妇女也不宜使用。

9）过敏体质患者慎用，对所用抗癌药过敏者忌用。

（5）此外，还应特别注意：

1）肿瘤化疗须在有经验的专科医师指导下进行，以免引起不良后果。治疗中还应根据病情变化和药物毒副反应随时调整用药及进行必要的处理。

2）鉴于化疗药物广泛的细胞毒性，禁忌在诊断有疑问的情况下给予试验性的治疗。

3）严重贫血者应先纠正贫血；全骨盆放疗后患者应注意观察血象，并根据情况掌握用药。

4）对敏感肿瘤导致的骨髓受累、血象降低，在积极扶正、支持和密切观察下，仍可考虑酌情化疗。

5）不提倡每年数个月、连用几年的化疗方法。对已治愈或有效控制后疗效未再提高的患者可巩固 2 周期化疗后停药。

2. 化疗疗效评价目前均采用世界卫生组织（WHO）制定的标准。

（1）完全缓解（complete remission，CR）：所有可测病灶达到完全消失，并在至少 4 周后复测证实一直保持所有病灶完全消失；

（2）部分缓解（partial remission，PR）：双侧可测病灶，各病灶的最大直径及其最大垂直横径之乘积总和减少 50％以上，维持此病灶缩小标准，并至少 4 周后复测证实。单侧可测病灶，各病灶最大径之和减少 50％以上，并在至少 4 周后复测证实。在多病灶时，PR 的标准以上述“总和”的消退为标准，并不要求所有病灶均缩小 50％。然而任何病灶不得增大，也不得出现新病灶，否则不能评为 PR。一系列测量所依据的影像学记录或照片，必须保留以备复核。

（3）无变化（no change，NC）或稳定（stable disease，SD）：双径可测病灶，各病灶最大两垂直径之乘积总和减少＜50％，或增多＜25％，并在至少

4周后复测证实，然而必须无新病灶出现，并至少经2周期（6周）治疗，才能评定为NC。

（4）进展（progressoin，PD）：至少有1个病灶，双径乘积或在单径可测病灶时，单径或双径之和增大25%以上，或出现新病灶。新出现胸腹水，且癌细胞阳性，也评定为PD。新出现病理性骨折或骨质压缩，不一定评为PD。必须经6周以上的治疗才能评为PD，如在6周内出现病情进展，则称为早期进展（early progression）。脑转移的出现，如新出现脑转移，即使其他部位病灶有所消失，也应认为系肿瘤进展，但医生也可根据其他病灶有效而继续用药。

（5）缓解期：自出现达PR或CR疗效之日起至肿瘤复发不足PR或CR标准时的日期为止为缓解期，一般以月计算，亦有以周或日计算的。将各个缓解病例的缓解时间（月）列出，由小到大排列，取其中间的数值（月）即为中位缓解期。

（6）生存期：从化疗开始之日起至死亡或末次随诊时间之日止的时间为生存期或生存时间，一般以月或年计算，中位生存期的计算方法与中位缓解期的计算方法相同。

（7）无病生存期：CR患者从化疗开始之日起至肿瘤开始复发或死亡之日止的时间为无病生存期或无病生存时间。

（8）有效率或缓解率（RR）%＝有效病例数（CR＋PR）/可评价病例数。治疗后患者的生活质量如何亦是评价治疗（效果）的重要指标。生活质量一般以体能状态评分（Performance Status）来表达，常用的评分方法和标准如下。

1）卡氏评分（Karnofsky评分，KPS评分）：

100分—能正常活动，无症状和体征。

90分—能进行正常活动，有轻微症状和体征。

80分—勉强可进行正常活动，有一些症状和体征。

70分—生活可自理，但不能维持正常生活或工作。

60分—有时需人扶助，但大多数时间可自理。

50分—常需人照料。

40分—生活不能自理，需特殊照顾。

30分—生活严重不能自理。

20分—病重，需住院积极支持治疗。

10分—病危，临近死亡。

0分—死亡。

2）Zubrod-ECOG-WHO评分（ZPS评分，ECOG评分）：

0分—能正常活动。

1分—有症状，但几乎完全可正常活动。

2分—有时卧床，但白天卧床时间不超过50%。

3分—需要卧床，白天卧床时间不超过50%。

4分—卧床不起。

5分—死亡。

3. 癌痛化疗的不良反应及其处理

（1）局部反应：

1）栓塞性静脉炎：NVB和HN_2最易产生静脉炎，其表现为用药局部疼痛、皮肤发红、皮肤色素沉着、脉管呈索条状变硬和导致静脉栓塞。

处理：为防止静脉炎的发生，避免直接推注药物，而通过输液器的小壶将药物分段冲入，并间断放开输液夹，使液体不断稀释化疗药，以减轻药物对静脉的刺激。如需多次用药，可采用锁骨下静脉穿刺法，将导管插入上腔静脉，则不会引起静脉炎，并可保留导管，使患者减少多次穿刺之苦，提高患者的生活质量。

2）局部组织坏死：当刺激性强的化疗药漏入皮下，即可引起局部皮下组织的化学性炎症，表现为局部红肿、疼痛，可持续2～3周，如当时未做处理，可引起局部皮肤坏死、形成溃疡，需待数月才愈合。

处理：①及时发现：患者感到漏药局部明显疼痛，此时应立即停注药物，拔出针头；②及时处理：用生理盐水作局部皮下注入，以稀释化疗药的浓度，并用2%普鲁卡因局部注射，然后予以冷敷。

（2）胃肠道反应：

1）恶心呕吐：大多数抗癌药具有不同程度的恶心和呕吐，其中呕吐最严重的药物为顺铂（DDP），其次为HN_2、环磷酰胺（CTX）、ADM、氮烯咪胺（DTIC、达卡巴嗪）、CBP、VP-16、氟尿嘧啶（5-FU）、长春新碱（VCR）等。

2）食欲减退：是最常见的胃肠道反应。

处理：①给合适的止吐药物，使恶心呕吐减少到最低程度；②必要时于化疗同时给予甲地孕酮或甲孕酮，可增进食欲，减少化疗反应；③给高蛋白、富含维生素、易消化的饮食，增加热量，改善营养状况；④调整电解质平衡；⑤检测血浆蛋白水平；⑥营养不良患者宜适当减少化疗药物剂量；⑦必要时给予经肠道内（口服或鼻饲全营养素）或肠道外（通过锁骨下静脉穿刺经静脉）补充营养。

3）便秘：长春新碱类药物偶可发生麻痹性肠梗阻。因化疗药所致神经毒性使胃肠道平滑肌蠕动减慢，进而可出现肠麻痹。

处理：①让患者进高纤维素食物，多饮水；②鼓励患者适当活动；③给缓泻剂以软化大便；④控制使用 5-HT_3 拮抗剂的次数；⑤减少化疗药物剂量或停用引起便秘的化疗药物。

4）腹泻：5-FU、大剂量 6-MP 和美法仑（MEL）常可出现腹泻。因化疗药使胃肠道上皮细胞损伤，增加肠管蠕动，影响水分和营养的吸收，而发生腹泻。伊立替（CPT-11）可引起迟发性腹泻。草酸铂（L-OHP）致腹泻为神经毒性所致。

处理：①进低纤维素、高蛋白食物和补充足够液体；②避免对胃肠道有刺激性的食物；③给止泻药；④需要时静脉补充液体和电解质。

5）腹痛：有 VLB、VCR、VM-26 等。发生腹痛时应在查明原因的基础上作对症治疗。

6）黏膜炎：在使用较大剂量时可出现严重黏膜炎或黏膜溃疡。可作对症处理。

7）口腔炎：因化疗药损伤口腔黏膜细胞，引起口腔和口腔内软组织炎症，形成口腔溃疡和感染。

处理：①做好口腔护理；②对口腔溃疡给保护黏膜药物和局部止痛药；③维持营养、多饮水；④需要时应用抗炎、抗真菌药物；⑤常规每日盐水漱口。

（3）骨髓抑制：大多数化疗药有不同程度的骨髓抑制，首先表现为中性粒细胞减少和白细胞总数的减少，继而血小板减少，严重者出现全血象减少。

1）贫血：化疗引起严重的骨髓抑制

处理：①化疗中定期检查血常规；②贫血明显时输注红细胞成分血；③有出血倾向者予以处理；④必要时吸氧；⑤适时应用红细胞生成素（EPO）。

2）白细胞/粒细胞减少的处理：①化疗前后检查血常规，每周 1～2 次，明显减少时隔日查 1 次，直至恢复正常；②必要时给粒细胞集落刺激因子（G-CSF）；③白细胞减少时应减少化疗药剂量或停药；④清除感染源，⑤必要时给予抗生素。

3）血小板减少的处理：①化疗前后检查血小板计数，一般每周查 1 次，必要时每周查 2 次，直至恢复正常；②注意观察出血倾向；③避免皮肤、黏膜的破损；④避免服用阿司匹林和含阿司匹林的药物；⑤静脉穿刺拔针时，压迫局部 3～5 分钟；⑥妇女经期观察出血情况，必要时用药推迟经期；⑦给止血药；⑧必要时应用升血小板药物白介素-11（IL-11）等。

骨髓抑制时常用化疗药剂量调整原则：

A 组抗癌药：①烷化剂 HN_2、CTX、BCNU、CCNU、Me-CCNU、TS-PA、DBD；②抗代谢药 5-FU、MTX、FT-207；③抗生素 ADM、EPI、ACTD、MMC、STZ；④植物药 VLB、VDC、VP-16；⑤杂类 HU、PCZ。

剂量调整：①当 WBC≥4.0×10^9/L，PLT≥120×10^9/L 时：给推荐剂量的 100%；②当 WBC（3.9～2.5）×10^9/L，PLT（119～75）×10^9/L 时：给推荐剂量的 50%；③当 WBC<2.5×10^9/L，PLT<75×10^9/L 时：停化疗药，观察血象，待恢复正常时再用药。

B 组抗癌药：DDP、DTIC、HMM、VCR。

剂量调整：①当 WBC≥3.5×10^9/L，PLT≥100×10^9/L 时：给推荐剂量的 100%；②当 WBC（3.4～2.0）×10^9/L，PLT（99～60）×10^9/L 时：给推荐剂量的 50%；③当 WBC<2.0×10^9/L，PLT<60×10^9/L 时：停化疗药，观察血象，待恢复正常时再用药。

（4）肾脏毒性：引起氮质血症的药物有 MTX、DDP、亚硝脲类、STZ、MMC、MTH 等。引起肾小管损伤药物有 DDP、STZ 和 CTX 等。

1）处理：①主要为预防肾损伤的发生，主要采用水化利尿和碱化尿液。亚硝脲类为限制药物剂量或停药；②尿素氮轻度增高时，可口服包醛氧淀粉（尿素氮吸附剂），每次 5～10g，1 日 2～3 次；③重度尿毒症则需作肾透析。

2）肾功能异常时抗癌药的剂量调整：①肾小球滤过率（GFR）：≥50ml/min，DDP、MTX、亚硝脲类、MTH、BLM 给常用剂量的 100%，GFR 10～50ml/min 时，MTH、BLM 给常用剂量的 75%，DDP、MTX 给 50%剂量，当 GFR<10ml/min 时，MTH、BLM、CTX 给 50%剂量；②当肌酐清除率>70ml/min、血清肌酐<132.6μmol/L、BUN<7.2mmol/L 时，DDP、STZ、MTX 及其他药物（包括 BLM、VP-16、VM-26、MEL、CTX、PCZ、MMC、DTIC、HMM）均给常用剂量的 100%，当肌酐清除率为 70～50ml/min、血清肌酐为 132.6～176.8μmol/L、BUN 为 7.2～14.3mmol/L 时，DDP、STZ、MTX 给 50%剂量，其他药物（同上）给 75%剂量，当肌酐清除率为<50ml/min、血清肌酐为>176.8μmol/L、BUN 为>14.3mmol/L 时，MTX 给 20%剂量，其他药物（同上）给 50%剂量。

3）需要注意的是：①上述剂量调整仅供参考，应结合患者情况区别对待肾功能异常应从严处理，及时减量或停药；②当血清肌酐是肾功能的唯一参考数据时，对老年患者的药物剂量应进一步减少；③当尿蛋白≥3g/L 时亦应调整剂量。

（5）肝脏毒性：多数药物是在少数患者中发生的轻度和一过性损伤。原肝功能较差或大剂量用药易产生肝损伤，治疗中应密切观察。

肝功能异常时抗癌药的剂量调整：当胆红素<25μmol/L 或转氨酶<60IU/L

时，5-FU、MTX、CTX、DNR、ADM、VLB、VCR、VP-16 可用剂量的 75%，ADM、VLB、VCR、VP-16 可用剂量的 50%；当 53～86μmol/L 或＞180IU/L 时，5-FU 可用剂量的 100%，CTX、MTX 可用剂量的 75%，DNR 可用剂量的 50%，ADM 可用剂量的 25%，而 VLB、VCR、VP-16 应停药；当胆红素＞86μmol/L 时以上药物均应停用。肝功能明显异常，一般应减量或停药。

（6）心脏毒性：有心毒性的药物有 DNR、ADM、THP、EPI、ACM、IDA、MIT、CMM、HRT，还有 PTX、AMSA、5′-DFUR，使用大剂量 CTX 亦可引起心肌炎。

蒽环类抗癌药可引起心肌病，严重者可发生心力衰竭。其发生率与药物总剂量有关，ADM 总量＜550mg/m^2 时很少发生，＞600mg/m^2 为 30%，＞1000mg/m^2 为 50%左右，儿童心毒性更易发生。纵隔放疗患者可增加危险性，在累积剂量 450mg/m^2 时即可出现心毒性，但 EPI 和 MIT 的心毒性发生较少。使用大剂量 CTX 和 5-FU 的少数患者可发生心肌损伤。特异 ST-T 改变和 QRS 降低，心电图异常出现率为 14%。

处理：主要以预防为主，限制 ADM 的累积剂量在 450～550mg/m^2。心肌病的治疗可给洋地黄、利尿剂、低盐饮食和卧床休息。

（7）肺脏毒性：少数抗癌药可引起肺毒性，表现为间质性肺炎和肺纤维化。主要为 BLM、BUS、CTX、MTX 和亚硝脲类药等。但要与肺部感染、肿瘤肺转移（肺内淋巴管播散）、放射性肺炎和心血管病引起的肺充血等鉴别。肺毒性是 BLM 的重要不良反应，其发生的有关因素有：①BLM 的总剂量大于 300mg，但低剂量也可发生；②高龄患者，70 岁以上发生率较高；③有慢性肺部疾患；④胸部放疗史；⑤有的抗癌药联合使用有协同的肺毒性。

处理：当明确因抗癌药引起的肺毒性后，应立即停止使用该抗癌药，并给予积极对症治疗，吸氧、糖皮质激素和抗生素治疗。

（8）神经毒性：长春碱类和鬼臼类药物常发生周围神经炎，表现为指（趾）端麻木、腱反射减弱或消失、感觉异常，少数可发生感觉消失、垂足、肌肉萎缩和麻痹、体位性低血压、膀胱张力减弱、便秘或麻痹性肠梗阻。一般指（趾）端麻木可不停药，如出现末梢感觉消失则为停药指征。老年或伴有肝损伤的患者具有高危险性。

第九节 癌痛的心理治疗

【概述】

癌痛患者大多存在心理问题，随着疼痛时间的持续和疼痛程度的加强，患者的心理问题更为突出。严重的疼痛是导致患者自杀倾向的主要因素之一，而心理治疗可以调整患者的心理障碍，有助于缓解疼痛程度，改善患者的生命质量。因此在癌性疼痛治疗中，要重视患者的心理问题，尤其是严重疼痛的患者，在给予镇痛处理的同时进行心理治疗，会减轻心理问题对疼痛的影响，明显提高镇痛效果和患者的生命质量。

【临床表现】

晚期癌症患者，尤其是几经手术、几经治疗均告失败后依然疼痛难忍的患者，他们所承受的心理压力更是巨大的。他们一方面要承受疾病所带来的各种症状，另一方面还要承受在疼痛中一步一步走向死亡的威胁。从心理学角度讲，有两种形式的精神刺激是难于承受的，一种是急性的难以承受的刺激，另一种是慢性的长期承受的刺激。那么对于晚期癌痛患者来讲，他所承受的精神刺激既是难以承受的又是慢性存在的，有的患者说："对于一个备受折磨的晚期癌症患者，能像心脏病患者一样猝然死去是太幸福了"。可见对心理状态较差的患者合并心理治疗尤为重要。

【治疗方案及原则】

（一）癌痛心理治疗的适应证

1. 年老体弱的癌痛患者　在临床工作中，许多年老体弱的患者进行癌痛治疗是十分困难的，每日所需的最佳治疗剂量相当难以确定，今天给 10mg 可能还痛，明天给 10mg 就会出现过度镇静，昏睡不醒，还有的患者出现疼痛，在第一、二阶梯止痛无效以后进入吗啡治疗，但问题是注射吗啡后半小时，便出现心衰症状和体征的加剧，难以实施药物治疗。这类患者以心理治疗为主辅以疼痛治疗，是相对好的方法。

2. 镇痛药物副作用严重的患者　有的患者平时既有消化道慢性炎症、慢性溃疡等疾病，或者由于长期的慢性消耗，长期卧床，反复手术、心情压抑等因素的影响使得每日的进食量很少，或者进食后不舒服，与此同时，三阶梯止痛治疗的任何一个阶段的药物都不同程度的有消化道的不良反应，再加上患者不可避免地大量服用中药汤丸制剂、西药化疗等使得我们经常面临一个癌痛患者时，他的胃肠状况已经不能再承受任何有胃肠道刺激作用的药物，尤其是吗啡所带来的剧烈呕吐反应。

3. 严重的癌性疼痛患者　对于严重疼痛的癌症患者来讲，任何词汇都难以全面的表达和描述他们所承受的痛苦。有人认为"如果要把抽象的疼痛感觉能够具体的分级的话，癌症所产生的癌痛肯定被分在顶级"。事实上在晚期癌痛患者中，由于难以承受巨大的痛苦，许多患者伴有抑郁反应。有研究发现，癌性疼痛患者的自杀倾向与抑郁反应密切相关。所以在临床上对于剧烈癌痛患者，应当重视心理问题和注意有无自杀倾向，联合使用心理治疗有利于缓解疼痛和改善心理状态。

（二）癌痛心理治疗的作用

1. 改善不良情绪 许多研究考察了心理治疗对改善患者不良情绪的作用，其中绝大部分都证明心理治疗对改善患者的不良情绪有较大的作用。

2. 增加积极应对反应 研究发现，对癌症相关问题的应急反应与患者具有的应对策略有关，不同的应对策略又与患者的心理社会适应有关，如利用社会支持的应对策略可以降低情感困惑，而逃避-回避应对策略导致情绪困惑增加。积极的应对反应能明显的减少疼痛的发生。

3. 积极寻求社会支持 社会支持作为心理应急的中间影响因素，它能对应急反应起到缓冲的作用。那些克服疾病带来的种种困难，战胜疾病的患者往往有较强的社会支持系统。实际上正常人在生活中若有强大的社会支持系统也特别有利于其事业的发展和心理健康。对于癌痛患者就显得更为重要，在整个社会支持系统中来自家庭成员的情感支持和必要的物质支持是非常必要的。

4. 增进食欲 饮食是人体健康的基本要求，可以说不管患什么疾病，食欲良好是非常重要的。然而肿瘤患者受种种因素的影响，饮食往往成为影响其康复的重要障碍。消化道治疗的患者术前受症状的影响不能正常进食，术后受自我认知的影响不能正常进食。化疗患者受药物副作用的影响不能正常进食，疼痛较重的患者疼的无法进食。总之在不同的患者身上，在癌痛的不同阶段，几乎总能看到影响正常进食的因素。除了采取针对性措施如止吐治疗，给予帮助消化的药物，镇痛治疗等方法外，良好的心理治疗是改善患者进食情况的重要手段。而改善进食又能够增强患者的体质，提高抵抗疼痛的能力。

5. 减轻疼痛和治疗的副作用 疼痛是心身综合反应的结果，疼痛体验与患者的心理社会因素有一定的关系，而癌症治疗引发的恶心、呕吐等副作用也和患者的心理状况有关。良好的心理治疗技术如松弛训练，催眠治疗、音乐治疗、生物反馈等能不同地缓解患者疼痛，如能和正规的疼痛治疗同时进行会更好。实际上疼痛既是一个生理症状又是一个心理症状，如果不合并心理治疗，有的疼痛治疗是很难完成的。有一位患者在行破坏性治疗后，仍然感到患肢很疼，从病理、生理上去理解，他的确不应该再有疼的感觉了，可患者的确仍感觉疼得难以忍受，这就主要是心理症状没有解决的缘故，辅以心理治疗以后疼痛才得以控制。所以心理治疗已经成为癌痛患者必不可少的治疗方法之一，有时甚至是主要的治疗。

（三）癌痛心理治疗的方法

1. 支持性心理治疗 我们把对患者的指导、劝解、疏导、鼓励、安慰、心理保证等均作为支持性精神治疗的内容，应用范围极广，当一个人遇到社会问题诸如工作、学习、生活或人际关系严重受挫；恋爱婚姻或家庭遭到破裂；或遇到精神和躯体疾病时所引起的精神紧张，情绪紊乱、剧烈心理矛盾，以至消极悲观，有自杀观念时，均需要给予支持疗法。即使疾病已到晚期阶段，或已成残疾也可通过支持疗法，引导他们面对现实，鼓励想些对人生有意义的事情而使情绪愉快起来。在患者临终时也用支持疗法，使他们平静地离去。

进行支持疗法时，治疗者必须热心对待患者，对他们的身心痛苦寄于高度同情，即使他们的想法和做法不对，也要尊重他们，以下几点是取得疗效的保证：

（1）倾听：治疗者不论在任何情况下都要善于倾听患者的叙说，不管讲的多么啰嗦，多么激动都要认真耐心地倾听，这不仅为了了解患者的病情，而且会使患者感到治疗者非常认真地关心他们的疾苦，从而产生一种信赖，感到自己不是孤立的，树立起勇气和信心。另外患者尽情倾吐也会感到轻松许多。

（2）解释：在与患者之间建立起信任关系和对患者的问题有了充分的了解后。才向患者提出切合实际的和真诚的解释与劝告，患者时常记不得那么多，治疗者要用通俗易懂的语言，对建议和劝告反复多次地讲，使他在会谈话后能够仔细领会。

（3）保证：在患者焦虑和苦恼时，尤其一时处于危机之中时，给予保证是十分有益的。但若对患者了解不够，保证不能实现时，患者会感到受欺骗，使治疗前功尽弃，因此治疗者提出的保证要有足够的依据。能使患者深信不疑，这样信任是取得疗效的主要保证，谈及疾病的预后时，治疗者应该给患者足够的信心，尽可能向好的方面回答，可以同时附上几条希望和建议，如戒烟、多进食等。

（4）建议：治疗者一旦在患者的心目中建立起权威地位，他所提出的建议才是强有力的，但治疗者的作用在于帮助患者分析问题，从中让患者了解到问题的焦点，一般由治疗者提出建议和劝告，而让患者自己找出解决问题的办法，并鼓励他们走出第一步。

（5）调整关系：治疗者过多地为患者提供支持时，患者容易产生依赖，什么问题都要治疗者做主。出现这种情况时要渐渐地引导他们把希望寄予一个更广泛的人群如亲人、单位等。

2. 认知疗法　临床上常用的一种以认知疗法为原理的治疗方法叫 ABC 技术，其中的 A（acting stimulus）代表刺激物，B（beliefs）代表个人的观念，C（emotional and behavioral consequences）代表情绪和行为的结果，通常我们只注意到了 A 和 C 之间的关系，甚至认为 A 和 C 之间是必然的关系，忽视了B在其中的调节作用，在不同的个体身上B的差别是很大的，不恰当的B必然会导致不良的结果，治疗者的任务之一就是把患者所持的错误的观念调整成合理的，科学的，现实的，理智的，积极的，相对获益的和损失相对小的等观念，所以我们在治疗时要做到良好的医患关系→详细的患者资料→找出错误的认知观点→纠正错误的观点→产生相对良好的结果。

（四）癌痛的精神药物治疗

1. 三环类抗抑郁药（TCA） TCA的治疗剂量范围因受镇静，抗胆碱能和心血管毒副作用限制，一般常用量为50～100mg/d。TCA必须从小剂量起步，一般从12.5mg开始，根据患者的耐受情况，症状改善状况，以后酌情每隔2～3天增加12.5～25mg。直至病情好转，最高日量一般不超过100mg。

镇静作用大的阿米替林，多虑平可在午、晚服用，适用于焦虑，激越、失眠明显的患者，多数TCA在体内半衰期长，故可每天1次服用，以睡前2～3小时为宜，可避免白天患者有过度镇静和抗胆碱能幅反应。如剂量大可分为2～3次服。取得满意疗效后，治疗剂量应维持四周左右，然后逐渐减量，用最低维持量继续给药。

2. 选择性5-羟色胺再摄取抑制剂（SSRI）

（1）帕罗西汀：内源性抑郁、症状性抑郁，可以使用。用法与用量：用量为20～50mg/d，大多数患者用20mg/d即可取得满意疗效，由于该药半衰期长达24小时，每天可一次给药。常见不良反应有恶心、呕吐，往往继续服用时会减轻。此外可见性功能障碍、荨麻疹等。禁忌证：禁用于对帕罗西汀过敏者，禁止与MAOI合用。

（2）舍曲林：

1）适应证：舍曲林可用于治疗各种原因所致的抑郁。用法与用量：成人每日服药一次，与食物同服或不同服均可，早或晚均可。通常治疗抑郁的有效剂量为50mg/d。少数患者疗效不佳而对药物耐受性较好时，可在几周内根据疗效逐渐增加药物剂量、每次增加50mg，最大可增加100mg/d，每日一次。服药7天左右可见疗效，完全的疗效则在服药的第2～4周才显现。少数特别敏感的患者在每日25mg时，也有一定的疗效。长期用药应根据疗效调整剂量，并维持在最低有效治疗剂量。老年患者用药量应控制在每日50mg以内。

2）不良反应：治疗抑郁的多级药物剂量研究中，与安慰剂组相比，舍曲林可能引起的反应有：恶心、腹泻、稀便、厌食、消化不良、震颤、头晕、失眠、瞌睡、多汗、口干及性功能障碍。

3）禁忌证：舍曲林禁用于对舍曲林过敏者，舍曲林禁止与单胺氧化酶抑制剂合用。

（3）万拉法新：

1）适应证：适用于各种抑郁状态。

2）用法与用量：起始剂量为25mg/d，分2次或3次，进餐时服用。根据病情和耐受性可以逐渐增加剂量，一般情况最高剂量为100mg/d，分3次口服。不良反应：通常在治疗早期发生，部分存在剂量相关性，常见不良反应有恶心、呕吐、头痛、虚弱、出汗、嗜睡、失眠、头晕、神经质、口干、焦虑、厌食、体重下降、皮疹、男性射精异常或阳痿。较少发生的不良反应有心动过速、血压升高及肾功能异常、血清胆固醇轻度升高、视力模糊、可逆性骨髓抑制。及性功能障碍。

3）禁忌证：对本品过敏者及正在服用单胺氧化酶抑制剂患者禁用。

3. 抗焦虑药

（1）常用的药物有安定、硝基安定（硝西泮）、氯硝安定（氯硝西泮）。安定2.5～5mg/d，硝基安定5～10mg/d，氯硝安定1～2mg/d。

（2）丁螺环酮：是近年发现的一种新药，其药理性质与BZ完全不同。有很多对照研究表明对焦虑症和BZ一样有效，优点是无耐受性，无滥用危险，抗焦虑作用的同时无明显镇静作用，因此一般不影响患者日常生活功能。

第十章　神经病理性疼痛和中枢性疼痛

第一节　幻　肢　痛

【概述】

幻肢痛是指患者在截肢后，主观感觉已经截除的肢体依然存在并兼有剧烈疼痛的现象。如果仅仅感到已被截除的肢体仍完整存在，称为幻肢现象。几乎全部外伤性断肢或手术截肢后的患者均有幻肢现象，多于失去肢体后立即出现，大多数患者的幻肢现象能逐渐自行消失。幻肢痛的神经损伤性疼痛的病因学和病理生理学机制尚不清楚。发生严重的幻肢痛占截肢患者 0.5%～20%。

【临床表现】

（一）发病时间

幻肢痛多于失去肢体后立即出现，有的可在截肢手术后 1 周内发病。少数患者可在手术后数月或数年后才开始出现幻肢痛。

（二）截肢前疼痛

截肢前有严重疼痛的患者比那些截肢前没有疼痛的患者更易发生幻肢痛，而且这些患者发生幻肢痛的疼痛性质、疼痛部位与截肢前的疼痛相似。

（三）病程

幻肢痛在术后 1～2 年内逐渐减轻，且最后消失，在此期间幻肢痛的发作频率及持续时间均有明显的减轻，持久性、严重的幻肢痛仅占少数。

（四）疼痛部位

幻肢痛主要疼痛部位在已被截除肢体的远端，如手指和手掌或足趾和足底部，正中神经或胫神经的分布区域内疼痛常常最严重。

（五）疼痛性质

幻肢痛疼痛的性质和程度不一，可呈灼痛、钻痛、刀割样痛或放射性痛，其中尤以灼痛较多见和较严重，酷似灼性神经痛。幻肢痛多呈阵发性发作或反复加重，夜间发作较多，有些患者的疼痛程度相当剧烈，以至于在发作时伴有全身颤抖等极端痛苦的表现。

（六）幻肢痛的诱发或加剧因素

天气变化、情绪激动、触摸肢体残端或其他各种外界刺激均可诱发或加剧疼痛。

（七）幻肢痛的体表触发区

截肢后刺激体表某些非疼痛区域可能诱发幻肢感，这些区域称之为“触发区”。例如，一侧上肢高位截肢并伴有幻肢痛者在双侧面部、颈部、上胸部和上背部可发现多组触发区。刺激触发区，可引发幻肢痛。幻肢痛越严重，其触发区的数目就越多。腰部、下腹部及双下肢均未发现触发区存在。触发区的大小可随时间推移而改变，但始终与幻肢间有明确的对应关系。

（八）合并断肢痛

幻肢痛常与断肢痛合并存在，单纯的幻肢痛则少见。

（九）心理异常

患者在截肢后初期，从心理上难以接受业已存在的事实，无法摆脱伤肢所带来的心理上的创伤。可发生程度不同的心理异常，严重者可有精神异常。忧虑、抑郁、可怜、社会的评价及情绪失调可明显引起或加重幻肢痛。幻肢痛者的心理障碍的程度与幻肢痛密切相关。

（十）压痛和扳机点

一些幻肢痛患者的肢体残端有明显压痛，有的可触及疤痕硬结，残端近侧的神经干也常有压痛。这些患者肢体残端的局部皮肤极为敏感，轻微触压即可引起放射性幻肢痛，类似三叉神经痛患者的扳机点。

（十一）幻肢痛的调节效应

幻肢痛的感受在不同患者，甚至同一患者的不同阶段可变化多样。已知有许多因素可使幻肢痛发生变化，如精神紧张、情绪苦恼、残端触摸或受压、天气变化、刺激身体其他部位、配戴假肢等。这些因素作用于患者，可使原本无痛的幻肢现象出现疼痛或幻肢痛加剧，也可使幻肢痛减轻或消失。

（十二）神经系统损伤与幻肢痛的关系

已经形成的幻肢现象，无论疼痛与否，可因大脑或脊髓损伤而发生显著性的变化。脊髓损伤可诱导发生或消除幻肢痛。在内囊后部的灶性脑梗塞可使原来的幻肢痛消失，一过性的大脑功能失调可使幻肢痛的性质或程度发生暂时性改变。

【诊断要点】

1. 截肢后感到已截除肢体依然存在并有剧烈的疼痛。

2. 上述的幻肢痛的临床表现特点。

3. 体检时发现肢体残端有明显压痛，疤痕硬结，近侧的神经干压痛，残端的局部皮肤极为敏感，轻微触压扳机点即可引起放射性幻肢痛。

4. 应注意与截肢后残端痛相鉴别。幻肢痛的疼痛部位常位于截肢的残端或非残端，而残端痛仅位于截肢的残端。

5. 难以与截肢后残端痛相鉴别时，可行诊断性神经阻滞，局部压痛点注射或局部神经阻滞常可使残端痛缓解，却不能使幻肢痛缓解。

【治疗方案及原则】

1. 由于对幻肢痛的病原学和病理生理学机制还不能肯定，幻肢痛的治疗目前仍是一个难题。手术治疗有时可能导致疼痛加剧，应以非手术治疗为主。

2. 一般治疗　经皮神经电刺激、针灸、超声波和微波在某些残端痛和幻肢痛患者有一定的治疗效果。理疗、按摩和被动活动可以改善残端的营养变化和局部血液循环，从而起到一定的治疗作用。

3. 伤口愈合后，给残端以种种不同的刺激，鼓励患者早日下地活动，使患肢多接触阳光、空气、冷热水，并对残端进行按摩和拍打，促进残肢的功能恢复。

4. 精神心理治疗　对某些具有精神因素的幻肢痛有非常重要的意义。要解除截肢造成的精神负担，树立生活的信心。早期给予适当的抗焦虑或抗抑郁药物。

5. 药物治疗　目前无任何特效药物。吗啡、哌替啶等药物不但不能解除幻肢痛，而且可以很快成瘾，反而增加患者的痛苦，应避免应用。长期持续的幻肢痛常对任何药物治疗产生耐受性。

(1) 卡马西平在某些患者有显著疗效，常用剂量为0.1g，每日3次，口服。

(2) 抗抑郁药物多虑平在有些患者有效，特别是脊柱骨折合并截肢患者。常用剂量为25mg，每日2～3次，口服。

(3) 皮下连续输注氯胺酮　静脉注射氯胺酮0.3mg/kg，幻足出现温暖感，疼痛立即缓解，无任何中枢神经副作用，然后用26号导管置前腹壁皮下，与微量泵相连，皮下泵注氯胺酮0.2mg/(kg·h)，教会患者操作，回家治疗，疗效较好。

(4) 口服氯胺酮　静脉用氯胺酮0.4mg/kg后，疼痛缓解，后改用氯胺酮20mg溶于果汁中口服，10分钟后疼痛缓解，一般可维持6小时。以后患者按此剂量每日口服4次。

6. 神经阻滞治疗

(1) 神经干周围阻滞：对发病早期且幻肢痛较轻者，可在相应的神经干周围局部阻滞，注射0.5%利多卡因10ml加入适量糖皮质激素激素。

(2) 星状神经节阻滞：对上肢幻肢痛效果较好。每次可注射0.5%～1.0%利多卡因8～10ml。

（3）腰椎旁交感神经节阻滞：一般对下肢幻肢痛可行 T_2、T_3 交感神经节局麻药阻滞，必要时可用酒精损毁腰椎旁交感神经节，先注射 2%利多卡因 5ml，然后注射无水酒精 1～3ml。

7. 残端探查术　目的是去除来自残端的各种刺激因素。可酌情施行残端探查术，切除残端瘢痕组织、神经瘤和松解神经血管束。也可采用微孔滤膜或医用生物膜将神经断端囊状包裹、神经束结扎术、神经断端吻合术、肌肉包埋术等。

第二节　残　端　痛

【概述】

残端痛也称为残肢痛，系指截肢后所产生的断（残）端疼痛。易发生于高位截肢或肩、髋关节离断后，上肢较下肢多见。残端痛在有各种残端病理改变的患者比没有病理改变的患者更易发生，但也可在残端完全愈合的情况下发生。截肢后周围神经干切断常形成假性神经瘤，产生疼痛。截肢残端骨刺的形成是残端痛的另一原因，由于截肢时骨断端处理不当，骨端不平整而使骨刺刺入周围组织造成疼痛。

【临床表现】

1. 残端痛常于截肢伤口愈合一个时期后开始出现，随时间推移逐渐加重。

2. 残端痛的性质多呈跳痛、刺痛或灼痛。

3. 残端痛常伴有幻肢痛，情绪波动、嘈杂声响或天气变化均可使疼痛加重。

4. 残端痛患者的疼痛多为弥散性疼痛，可由整个断端并向身体其他部位放射。

5. 少数病例的疼痛也可较局限，仅位于断端的局部区域内。

6. 检查残端常可发现有显著的压痛点。断端的局部非常敏感，受到触碰、抚摸、假肢压迫或一些其他的轻微刺激即可引起剧痛。

7. 有时可触到瘢痕硬结或明显的骨刺。

【诊断要点】

1. 有截肢病史，术后残端出现疼痛等临床表现可诊断。

2. 需要与幻肢痛相鉴别。

3. 难以确定诊断时可行诊断性局部神经阻滞。

4. 残端拍片可发现截肢残端骨刺形成的残端痛。

【治疗方案及原则】

1. 对症治疗　应用非甾体抗炎药和抗惊厥药缓解疼痛。

2. 神经阻滞疗法　在断端压痛明显处，注射局麻药和糖皮质激素混合液。

3. 局部神经毁损术　在断端局部应用局麻药局部浸润麻醉后，注射无水乙醇或5%酚溶液或7.5%酚甘油溶液。

4. 手术治疗　可行残端探查术以切除瘢痕组织，神经瘤，骨刺和松解神经血管束。

第三节　灼性神经痛

【概述】

灼性神经痛是一种与神经损伤有关的疼痛，是一种顽固性的神经伤后疼痛症状。这种疼痛呈火灼样，或火辣辣的，是伴有以感觉和痛觉过度敏感为特征的一组临床综合征，常发生在周围神经损伤后，好发于手或足的部位。灼性神经痛常发生于周围神经损伤后，而周围神经损伤的典型机制是由于高速投射器所致的损伤，像子弹伤、刀伤或其他类似物的损伤。这种损伤有直接的和间接的因素，间接因素主要是冲击波通过流体静力的作用影响周围组织。灼性神经痛在战争时期发生率较高。

灼性神经痛的发生与神经缺血有关，如神经处于疤痕中，神经伴行的大血管损伤，神经干的微循环障碍，严重神经挤压伤或药物性神经损伤。缺血可使有髓纤维产生脱髓鞘改变，外露的神经纤维失去其绝缘成分，组织代谢化学物质的刺激如酸性离子、儿茶酚胺等，局部疤痕的绞窄刺激均直接作用到轴突上，产生灼性神经痛。

【临床表现】

1. 灼性神经痛多数在受伤后立即发生或在1周内发生，少部分在受伤1个月以后才发生。灼性部位广泛，持续时间较长。在有周围神经损伤的伤员中，发展为灼性神经痛的为1%～5%。

2. 以20～40岁多见（小儿极少）。

3. 灼性神经痛的好发部位依次为臂丛神经、坐骨神经、正中神经、胫神经、股神经。损伤部位85%是在肘或膝关节以上，极少数发生在三叉神经、枕大神经和马尾神经所支配的区域。

4. 大多数患者疼痛发生在肢体末梢浅表部位，尤以指（趾）尖、手（足）掌心、手的尺侧等部位为甚。表现为烧灼样疼痛，或火辣辣的疼痛，疼痛的严重程度不完全一致，但大多数患者的疼痛是严重的、持续性的，约2/3的灼性神经痛患者还主诉深部组织有刀割样、刺痛样、撕裂样、压榨样搏动性疼痛。

5. 灼性神经痛影响患者的日常生活、饮食、睡眠，甚至使患者产生极严重的心理和行为障碍。严重者食宿不安、情绪波动，以致产生病态人格及特殊行为。

6. 温度、噪音、刺眼的灯光、情感因素（如愤怒、恐惧、精神紧张、兴奋）等也可加重疼痛。

7. 轻度疼痛一般在1～3个月内消退，中度疼痛约4～6个月烧灼感消失，重度疼痛持续大约1年，极个别患者的疼痛持续许多年。

8. 多数灼性神经痛的患者有交感神经过度活动的表现。多数患者早期表现为血管扩张，晚期则血管收缩。部分患者只有一种表现，或扩张或收缩。

9. 灼性神经痛患者的皮肤导电水平比正常人高，皮肤血流低，而且受影响的肢体和对侧比有不对称性。皮肤异常干燥或异常潮湿。晚期，受影响的皮肤、皮下组织、骨骼、关节发生营养不良性改变。多数患者早期局部皮肤潮红，有弹性。以后逐渐发展可出现皮下组织萎缩，皮肤变薄、光亮，指甲僵硬卷曲，毛发稀少、失去光泽、粗糙，许多患者指间小关节僵直而固定，肌肉萎缩和纤维化，最后产生挛缩以及不同程度的骨质疏松。

10. 多数患者有不同程度的心理、情感方面的障碍，如抑郁、焦虑，甚至个别还有自杀行为倾向。

【诊断要点】

1. 患者典型的受伤机制，周围神经干（丛）的部分损伤，神经受伤后灼性疼痛的持续数月、数年以上。

2. 性质为难言的灼性疼痛。

3. 灼性疼痛的范围超越损伤神经的支配区。

4. 灼性疼痛的程度，轻者影响情绪，重者痛苦不堪，不思食宿。

5. 好发部位依次为臂丛神经、坐骨神经、正中神经、胫神经、指神经。

6. 早期对交感神经阻滞治疗有效。

7. 需与其他慢性躯体性疼痛和心源性疼痛，复杂的局部疼痛综合征等鉴别。

【治疗方案及原则】

灼性神经痛的治疗强调及早综合治疗。其中许多治疗方法是中断被累及的交感神经的病理性反射活动。经皮神经电刺激和其他物理治疗能缓解部分患者的疼痛。

1. 发病时间短，3个月以内的患者，倾向于保守治疗，如物理治疗，包括：抬高患肢、牵引、制动、电兴奋、共鸣火花、针灸、音乐、锻炼和一般的身心调养。

2. 药物治疗

(1) 眠宁：10mg，3 次/天；

(2) 泰尔登（氯普噻吨）：25mg，3 次/天；

(3) 心得安（普萘洛尔）：4mg，每 4 小时 1 次；

(4) 酚苄明：开始可用 10mg，每 8 小时 1 次，剂量可酌情增加，每隔 2 日增加 1 次，直到出现体位性低血压为止。疗程一般 6 周，最长 16 周，副作用主要有直立性低血压，疗效一般较好。

3. 积极镇痛，可使用麻醉性或非麻醉性镇痛药，以及其他全身性药物。

4. 对严重灼性神经痛伴有心理障碍的患者有必要进行心理治疗。

5. 全身静脉普鲁卡因疗法　0.5%普鲁卡因 500ml 静脉注射。

6. 星状神经节阻滞　有效者可维持 3 小时，必要时可损毁星状神经节。

7. 静脉区域交感神经阻滞　常用药物是胍乙啶、利血平，产生非选择性的交感神经阻滞，能阻断肢体的交感神经传导，起到阻滞交感神经的作用。没有局麻药阻滞和全身用药的副作用。

8. 对于下肢，行腰交感神经节阻滞治疗。

9. 对已发展成不可逆营养改变致挛缩者可用外科矫形术。

10. 手术治疗

(1) 血管手术：与神经伴行的主要血管损伤，应当修复，血管本身的神经缺氧无疑也是造成灼性痛的因素之一。

(2) 神经手术：快刀切除痛性神经瘤，让其固缩在血运丰富的软组织内。神经瘤切除后，将神经分成两束，两束作端端吻接，有利于轴浆的循环流动平衡。切除疤痕较多和有张力的神经干，代之以神经移植。

(3) 中枢痛觉神经元手术：尾状核埋置电极等手术。

(4) 交感神经手术：包括星状神经节切除术，颈胸腰交感神经节切除术，交感神经切断术，化学性切断术，肠线结扎、压榨、冰冻破坏神经和脊神经后根切除术等。主要适应于诊断性交感神经阻滞呈阳性而治疗性交感神经阻滞疗效不能维持者。

第四节　复杂的局部疼痛综合征

【概述】

复杂的局部疼痛综合征（complex regional pain syndrome，CRPS）指继发于局部损伤或全身性疾病之后出现的以严重顽固性、多变性疼痛为特征的临床综合征，常伴发自主神经功能障碍和营养不良，其严重程度与病程远远超过当初致病因素引起的损伤。以前曾存在反射性交感神经萎缩症（reflex sympathetic dystrophy，RSD），灼性神经痛（causalgia），痛性营养不良（algodystrophy），外伤后骨质疏松（Sudeck's atrophy）及其他许多诊断名称。1995年，世界疼痛学会（IASP）提出了 CRPS 的概念，并将反射性交感神经营养不良命名为复杂的局部疼痛综合征Ⅰ型（CRPS Type Ⅰ），将灼性神经痛命名为复杂的局部疼痛综合征Ⅱ型（CRPS Type Ⅱ）。

复杂的局部疼痛综合征中，某些对交感神经阻滞效果良好，称为“交感神经维持性疼痛（sympathetically maintained pain，SMP）”；某些对交感神经阻滞无反应，称为“交感神经无关性疼痛（sympathetically independent pain，SIP）”；另外一些交感神经阻滞后疼痛反而加重，称为“ABC 综合征（Angry Backfiring C-nociceptor syndrome）”。

【临床表现】

Ⅰ型与Ⅱ型临床表现相似，但Ⅰ型有神经损伤的可能性，可是不能确定是什么神经受损；而Ⅱ型一般有较明显且明确的神经损伤。具体表现如下：

（一）疼痛

疼痛是 CRPS 最重要的症状，大多数患者表现为自发痛（spontaneous pain）与诱发痛（evoked pain）并存，诱发痛包括痛觉倒错与痛觉过敏。诱发因素通常包括机械性，温热性，精神性刺激等。疼痛部位超越当初损伤的区域，严重程度及病程与最初损伤不相符，性质多种多样。一般患者描述为烧灼样，持续固定或搏动性疼痛，Ⅱ型患者经常伴有发作性疼痛。一些患者仅存在疼痛而无其他症状，也有少数患者在病程的某些阶段不发生疼痛。

（二）自主神经功能改变

一些患者在一定时期出现自主神经功能改变。常见皮肤温度与颜色改变及发汗增多、皮肤湿润潮红、温度升高或降低不定。早期常因血管运动神经功能障碍出现水肿，或水肿体征不明显，但患者主诉肿胀感。

（三）运动功能改变

患者运动功能改变的客观征象多种多样，主要表现为受累区域功能不全。因为剧烈疼痛常常令患者保护性地减少肢体活动，久而久之因肌肉无力、废用、挛缩及关节僵直导致运动受限。少数患者可观察到肌肉震颤与肌张力障碍。

（四）营养障碍

皮肤改变包括变薄，外观发亮，也可出现变厚及脱屑。毛发脱落或异常粗糙，指甲变厚。常常发生失用性骨质疏松，但偶尔发现不明原因的骨矿物质成分丢失（Sudeck's atrophy）。

（五）心理因素

长期的剧烈疼痛、功能丧失及缺乏明确的诊断，常导致许多患者出现焦虑、恐惧、抑郁等情绪。应该与原发性精神疾病出现疼痛症状相鉴别。

（六）其他

CRPS可具有游走性，复发性，或四肢中两个或以上肢体同时发生，但这种情况极少见。有时出现反复发作的难治性皮肤感染（与慢性水肿有关），自发性血肿，色素沉着，手掌或脚掌皮肤结节性筋膜炎与杵状指（趾）。

【诊断要点】

目前还没有用于确诊CRPS的诊断性试验，诊断需依赖临床表现。

（一）病史

1. 通常在一伤害性事件或受伤制动之后发生；

2. 单侧肢体起病（很少累及对侧）；

3. 通常1个月之内起病。

（二）症状

1. 疼痛　是CRPS确诊必需的症状。疼痛的特点各不相同，为自发痛或诱发痛，或二者共存。自发痛可表现为SMP或SIP或二者共存。呈烧灼样，持续固定或具有搏动性。

2. 其他症状

（1）肿胀感；

（2）皮肤温度或颜色改变：具有不对称性与不稳定性；

（3）发汗：具有不对称性与不稳定性；

（4）营养改变：毛发、指甲及皮肤出现营养改变。

（三）体征

1. 痛觉过敏或痛觉倒错（轻微碰触，深压，关节运动及寒冷等均可产生疼痛）；

2. 水肿（单侧发生，除外其他原因所致）；

3. 血管自主神经功能改变：不对称或不稳定的温度或颜色改变；

4. 发汗增加；

5. 毛发、指甲及皮肤营养改变；

6. 运动功能障碍（可能存在肌张力障碍与震颤）。

（四）Ⅰ型的诊断标准

疼痛史：①加上痛觉倒错，痛觉过敏或感觉过敏；②加上上述体征中的其他两项。CRPS诊断及治疗时应对患者进行自主神经功能状态评估。方法包括：

1. 血管舒缩功能 皮肤血管舒缩反应受交感神经和副交感神经支配，临床可用划痕试验检查。白色划纹症：以钝器轻划皮肤，半分钟出现白色划纹；红色划纹症：以尖物重而慢划过皮肤，半分钟后出现红色划纹。轻划重划分别出现白色和红色划纹，或轻划先白色后红色划纹，均为正常。轻划与重划后若划纹颜色相同为不正常，均为白色是交感神经亢进，均为红色是副交感神经亢进。血管舒缩神经走行与感觉神经一致，可用以协助定位诊断。

2. 诊断性交感神经阻滞 阻断支配病变部位的交感神经后，如疼痛缓解，温暖发热，则证实疼痛为SMP。CRPS同一患者在病程的一定时期可能表现为SMP，另一时期则可能表现为SIP，二者可能交替出现。

3. 立毛反射 用寒冷物或针刺、搔擦或揉捏方法刺激颈部皮肤（头部立毛肌反射）或足底皮肤（脊髓立毛肌反射），正常情况下立毛肌收缩出现“肌皮疙瘩”，如果刺激后，同侧颈部和胸部皮肤立毛反射特别明显，表明交感神经亢进。

4. 自主神经反射 包括眼心反射，颈动脉窦反射及卧立和立卧反射。眼心反射：缓慢加重压迫双眼球侧面30秒，前后脉搏之差少于10次/分为正常，如大于10次/分为迷走神经占优势，如压迫后脉搏反而增多为交感神经占优势。颈动脉窦反射：缓慢压迫下颌角处颈动脉，感到其搏动即停止压迫，计数压迫前后脉搏差。正常差值为6～12次/分，大于此为迷走神经功能增高。注意不可双侧同时压迫，且不可久压。对颈动脉窦过敏者严禁压迫。卧立和立卧反射：从立位变换成卧位，正常脉搏差小于12次/分，从卧位变为立位，正常脉搏差小于24次/分，如超过以上数值为阳性，表示交感神经兴奋性增高。

5. 其他方法 微小神经电极法，微量发汗测定法等。

【治疗方案及原则】

CRPS的发病机制及其病理生理学基础尚未完全阐明，因此治疗方法主要依据目前的研究结果及以往的经验。

（一）损伤后早期预防

局部受到损伤后，尽快处理与治疗，充分镇痛，在一定程度上可以防止CRPS发生，即使发生也可以改善预后。镇痛能够令患者早期恢复活动与康复，减少失用性功能丧失。对限制活动的患者应在损伤急性期进行物理疗法。一般认为多种疗法联合使用效果较好。

（二）抗交感神经疗法

对SMP患者效果较好，常用方法如下：

1. 耗竭交感神经末梢的去甲肾上腺素。局部静脉注射胍乙啶，间断注射，以期可以实现累积效应；酚妥拉明 5mg，1～2 次/天。

2. 交感神经节阻滞，用局部麻醉药物阻断支配病变部位的交感神经节，包括星状神经节，胸交感神经节，腰交感神经节等。

3. 交感神经切断术，采用手术、化学或射频方法破坏交感神经的传导，近期效果好，但远期效果较差。

4. 其他局部阻滞药物，可以试用溴苄铵、可乐定及酮咯酸等。

（三）硬膜外腔与鞘内注射药物

注射局部麻醉药物或阿片类药物或二者联合用药，但副作用是易引起膀胱与直肠括约肌功能障碍。可乐定硬膜外腔注射可能缓解上肢与下肢疼痛，口服则无此作用。

（四）经皮电刺激与脊髓刺激

据报道，经皮电刺激对 CRPS 的儿童效果较好，对成人则无效。成人可以采用脊髓刺激疗法。

（五）膜稳定药物

周围神经受损后可增加其自发兴奋性，可使用膜稳定药物。如利多卡因、卡马西平、苯妥英钠、丙戊酸钠、加巴喷丁（gabapentin）及慢心律（美西律）等。

（六）抗抑郁药

常用的有阿米替林、多虑平（多塞平）、马普替林及丙咪嗪等。宜先从小剂量开始服用，逐渐增加剂量。

（七）心理支持疗法

像其他慢性疼痛综合征一样，恐惧、焦虑、抑郁、功能丧失及失业压力等可能在 CRPS 的发展中起重要作用。心理支持疗法如认知疗法、生物反馈疗法及催眠疗法等对治疗有很大帮助。

第五节　带状疱疹后神经痛

【概述】

急性带状疱疹临床治愈后持续疼痛超过 1 个月定义为带状疱疹神经痛，6 个月以上者定义为带状疱疹后神经痛（postherpetic neuralgia，PHN）。带状疱疹后神经痛是困扰中、老年人群的顽痛症之一，其持续时间短则 1～2 年，长者甚至超过 10 年，如无有效的控制疼痛的方法，一般病史均长达 3～5 年。患者长期遭受疼痛的折磨而苦不堪言，不仅情绪低落，生活质量低下，而且工作和社交能力降低甚至丧失。如何有效的控制这类疼痛将是一项长期而艰巨的任务。此外，与急性带状疱疹不同的是，急性带状疱疹后神经痛的患者有心理异常者明显增加，他们由于长期剧烈的疼痛折磨，心理负担沉重，情绪抑郁，对生活失去信心，多数有自杀倾向。

【临床表现】

1. 疱疹临床治愈 1 个月后患区仍存在持续或发作性剧烈疼痛；患区范围内可见明显的色素沉着改变。

2. 患区内明显的感觉、触觉异常，大部分患者临床表现以对痛觉超敏为特征，轻轻的触摸即可产生剧烈难以忍受的疼痛；部分患者临床表现以对浅感觉减退为特征，触痛明显。

3. 疼痛性质以自发性刀割样或闪电样发作痛或持续性烧灼痛为主，多数患者疼痛剧烈难以忍受。极个别患者缺乏典型的神经痛。

4. 由于对剧烈疼痛的恐惧，患者心理负担沉重，情绪抑郁，甚至对生活失去信心，有自杀倾向，应予以特别重视。

【诊断要点】

1. 急性带状疱疹临床治愈后持续疼痛超过 1 个月或既往有急性带状疱疹病史。

2. 明显的按神经分布支配域区内感觉、痛觉、触觉异常，局部可见色素改变。

3. 疼痛性质为自发性刀割样或闪电样发作痛或持续性烧灼痛、紧束样疼痛。

4. 患区内明显的神经损伤后遗症状，如痒、紧束感、蚁行感、抽动或其他不适感。

5. 患者心理负担沉重，情绪抑郁，甚至对生活失去信心，有自杀倾向。

6. 根据疼痛性质和临床表现可进行临床亚型诊断。

（1）激惹触痛型：临床表现以对痛觉超敏为特征，轻轻的触摸即可产生剧烈难以忍受的疼痛。

（2）痹痛型：临床表现以对浅感觉减退和痛觉敏感为特征，伴有触痛。

（3）中枢整合痛型：临床上可兼有以上两型的部分或主要的表现，由于中枢继发性敏感化异常改变为主要特征。

【治疗方案及原则】

首先应该强调 PHN 的临床治疗及结果是非常复杂和多变的，到目前为止没有任何一种方法能够满意的缓解疼痛，多采用综合治疗的方法来缓解患者的剧烈疼痛、改善患者的生存质量。

（一）药物治疗原则

1. 麻醉性镇痛药　麻醉性镇痛药（弱阿片类）可以用于PHN患者的治疗如：奇曼丁0.05～0.2g/次，2次/天口服，临床上对部分患者有效。

2. 抗抑郁药　阿米替林（25～100mg/d）、多虑平（25～150mg/d）、百忧解（20mg/d）等，可作为常规使用，使用过程中应注意从小剂量开始并逐步增加剂量，防止发生显著的副作用，另外去甲替林、马普替林和gabapentin（300～1500mg/d）也可以使用。

3. 抗惊厥药　卡马西平（200～300mg/d）和苯妥英钠（200～300mg/d），使用过程中应注意肝肾功能，特别是老年患者和长期服药的患者应该倍加小心。

4. NSAIDs　早期可配合其他药物共同使用，应特别注意胃肠道系统的副作用，尤其老年人应予以特别注意消化道出血的危险，在一些临床病例可以毫无症状或主观感觉的突然发生大出血。

5. 局部用药　有资料报道，对于局部皮肤激惹症状明显的患者，即激惹触痛型后遗神经痛，使用利多卡因、阿司匹林、辣椒素和其他NSAIDs类乳剂或膏剂均能取得一定的治疗效果。

（二）常用的综合治疗

我国常用的综合治疗包括中医中药、针灸、理疗等治疗有时可有效缓解患者的疼痛。

（三）区域神经阻滞、交感神经阻滞和硬膜外腔注药

区域神经或神经根注药为主要手段，包括局部注药、神经干阻滞、椎旁神经根及颈、胸、腰交感神经节阻滞。联合使用镇痛、抗抑郁等药物是缓解后遗神经痛患者剧烈疼痛比较有效的方法，尤其对于病程<6个月效果比较理想。硬膜外腔注药用于后遗神经痛的治疗，许多患者仅能暂时缓解疼痛，其效果不如外周神经根注药或交感神经节阻滞。

（四）电生理治疗

电生理治疗用于后遗神经痛治疗，如经皮肤（TENS）、经脊髓（DCS）、经下丘脑（DBS）电刺激止痛等均为常用的方法。由于后遗神经痛属于一类特殊的疼痛，在运用电生理治疗过程中如何做到有序和持久，充分发挥机体内部的镇痛调节机制以达到临床上的治疗效果有待于进一步的研究。

（五）心理治疗

心理治疗从广义上来说，包括患者所处的环境和生活条件的改善，周围人的语言作用，特殊布置和医师所实施的专门心理治疗技术等。狭义的心理治疗则指专科医师对患者所实施的心理治疗技术和措施。后遗神经痛患者均伴有不同程度的心理障碍，如焦虑、紧张、抑郁、异常人格特性甚至自杀倾向，只有

辅以有效的心理治疗才能达到临床目的。

1. 暗示

(1) 支持性暗示治疗。

(2) 解释性暗示治疗。

2. 行为疗法 又称为矫正疗法，是临床医师专门设计特殊的治疗程序来消除或纠正患者的异常的行为或生理功能。常用有系统脱敏、厌恶疗法、行为塑性法及自我调整法等。

3. 生物反馈 借助于仪器使患者知道自己身体内部正在发生的功能变化并进行调控的方法，以达到改善机体内器官、系统的功能状态，矫正应激时不良反应，维持心身健康的目的。

(六) 患区后遗症状的处理

患区后遗症状是指后遗神经痛患者在支配区除了疼痛之外的症状，如感觉异常、蚁行感、痒、紧束感、麻木感或不定时抽动及其他不适的感觉等，部分患者有时主诉比疼痛还要难以忍受，临床病程往往与疼痛症状并存，绝大部分患者长于疼痛期，临床上处理起来比较麻烦，因为除了外周神经受损伤外，中枢异常整合机制的涉入也是主要因素。交感神经阻滞有时可缓解症状，部分症状可终身存在，仍是值得我们继续探讨的重要和疑难课题，要彻底解决问题有赖于神经修复过程。

第六节 交感神经相关性疼痛

【概述】

交感神经相关性疼痛是继发于外伤（如挫伤、骨折、烧伤等）、医源性损伤（如外科手术切口瘢痕、注射、徒手整复损伤等）、血管性疾病（如静脉或动脉血栓、脉管炎、血管硬化等）、内脏疾病（如胸腔、腹腔、盆腔内器官的肿瘤、炎症、缺血）以及脑瘤、蛛网膜下腔出血等疾病之后，以剧烈的自发性、顽固性、多变性疼痛，对触觉、痛觉的刺激异常过敏，血管运动障碍以及皮肤、肌肉与骨骼的营养障碍和萎缩为特征的临床综合征。该疾病与交感神经的功能障碍、受损有关。

【临床表现】

(一) 疼痛

疼痛是主要症状，呈灼痛、电击痛、针刺样痛等多样性，可表现为突发的自发性疼痛，也有患者无自发痛，当身体活动时方可出现疼痛。大多数患者因机械性、温热性、精神性、情感性刺激而诱发异样疼痛，疼痛呈弥散、扩散状，不沿神经走行，可有痛觉、感觉过敏表现。疼痛的程度与损伤的程度和基础疾病的程度无明显相关性。

（二）营养障碍

在损伤部位及其周围组织可出现浮肿。有时浮肿不明显，但主诉有肿胀感。随着疾病的进行性发展，毛发、指甲的生长速度由加快转为减慢，并逐渐出现皮肤菲薄、指甲卷曲且失去光泽。

（三）血管功能异常

可出现血管功能障碍。当血管收缩占优势时，皮肤湿冷、苍白，当血管扩张占优势时，皮肤温暖、潮红。皮肤温度可高可低，后期皮温呈下降趋势，表现为缺血性变化。有时可见发汗异常。

（四）运动功能障碍

早期即可出现握力下降和精巧运动功能障碍。后期韧带和周围组织纤维化可致关节挛缩、骨质疏松，进一步导致运动功能障碍。

【诊断要点】

1. 有外伤、感染或内脏疾病等既往史。

2. 持续性烧灼样疼痛，或异样疼痛，或痛觉过敏，疼痛剧烈。

3. 血管舒缩和排汗功能异常。肢体水肿或脱水，对寒冷等刺激过度敏感。

4. 皮肤、爪甲、肌肉、骨关节营养障碍。

5. 早期关节周围水肿、晚期肌肉萎缩和韧带纤维化致运动功能障碍。

6. 诊断性交感神经阻滞实验多为阳性。

7. X线像可见患肢的骨萎缩、骨吸收。

【治疗方案及原则】

（一）预防性治疗

1. 首要原则是预防本病的发生。

2. 受伤早期对创面完善的处理和充分的镇痛。

（二）神经阻滞治疗

1. 阻滞原则

(1) 反复使用局麻药，尤其是通过阻滞，疼痛逐渐减轻者。

(2) 强调用药的单一性。

(3) 当局麻药阻滞后，疼痛症状只是临时改善时，选择使用神经破坏性药物，进行神经毁损或行交感神经切除术。

2. 交感神经阻滞

(1) 星状神经节或椎旁交感神经节或腹腔神经丛阻滞　根据疼痛的部位，选择相应的交感神经节。

（2）常用2%利多卡因5ml或0.25%布比卡因5ml。每日或隔日或数日一次，数周到数月反复进行。

（3）化学性毁损交感神经节常用7%～15%酚甘油或无水乙醇0.3～0.5ml注入相应胸腹交感神经节，如果一次阻滞效果不充分，间隔1～2天后可重复治疗。

3. 硬膜外腔阻滞

（1）对椎旁交感神经节阻滞困难或双侧病变时，用连续硬膜外腔阻滞。

（2）导管可留置3～5天，可视病情延长至8～15天，导管保持全注射状态。

（3）用0.5%利多卡因10～15ml，每日2～4次注入，或用镇痛泵连续注入，视镇痛效果，每小时注入2～4ml。

4. 局部阻滞治疗

（1）局部静脉内注药治疗：适用于四肢病变的患者。先于肢体近心端用驱血带加压达到33.25～40.55kPa（250～300mmHg），于远端静脉末梢注入药物。胍乙定10～30mg，用生理盐水稀释至20～40ml；或利血平0.5～1.0mg加生理盐水50～100ml；或倍他米松20mg加1%利多卡因15～20ml等，15～20分钟后，逐渐分次放松驱血带，治疗过程中应密切观察心律与血压的变化。

（2）局部浸润治疗：直接在疼痛触发点用局麻药行局部浸润阻滞，有时能收到较好的疗效。

（三）药物治疗

1. 抗抑郁药　常用阿米替林、丙咪嗪、多虑平、马普替林等，成人从每日25mg起，老人从每日10mg起，每晚睡前顿服。若效果不明显，且无副作用，可每日增加10～25mg，达到每日150mg后，维持使用1～2周。最大量不能超过每日300mg。当出现口干时，表明药量已足。

2. 抗痉挛药　代表药物卡马西平、苯妥英钠、丙戊酸钠，对电击样疼痛有效。苯妥英钠每日300mg口服。

3. 抗心律失常药　慢心律50～200mg，每日3次，口服。心动过缓、房室传导阻滞者禁用。利多卡因100～300mg静滴，每日2～3次。

4. 氯胺酮　0.3mg/kg，先静注半量后，余下的量在20分钟内静滴。效果不明显时，可加至0.6mg/kg，2～3周为一个疗程。可用氟哌啶（氟哌利多）或咪唑安定对抗其副作用。

5. 交感神经阻滞药　常用酚妥拉明每次5mg，每日1～2次，口服。胍乙定每日20～30mg，口服6周，服药期间注意监测血压。

6. 其他药物　可根据治疗情况，选择应用一些药物，如非甾体抗炎药、神经妥乐平、前列腺素制剂、激素吗啡类等。

（四）经皮电刺激

1. 经皮硬膜外脊髓电刺激 用硬膜外麻醉的方法，于硬膜外腔插入电极，自体外给脊髓以电刺激，以期达到镇痛的目的。电刺激装置参数多用频率1～200Hz，电压0～10V，脉冲宽度0.1～1.0ms，在这个范围之内可变换各种条件进行治疗，以患者疼痛减轻为标准。

2. 经皮体表电刺激 在体表神经敏感点放置电极，进行刺激，参数同硬膜外脊髓电刺激。

3. 交感神经切除术 对病情严重或晚期患者，一般治疗无效时，可行交感神经切断术。

4. 物理治疗 针灸、理疗可作为辅助疗法应用，有一定效果。

5. 心理治疗 罹患本症的患者，多伴有不同程度的精神、心理障碍，在治疗疼痛的整个过程中，要适当地介入一些精神心理方面的治疗，如认知疗法、松静疗法、生物反馈疗法、催眠疗法等。

第七节 中枢性疼痛

【概述】

中枢性疼痛（central pain）是指中枢神经系统病变或功能失调所引起的疼痛，其原发病变在脊髓或脑内，常见的致病原因有出血、梗死、血管畸形、肿瘤、外伤、感染、多发性硬化、神经元变性、脊髓空洞症等，此外癫痫和帕金森病患者的疼痛也可归为中枢性疼痛。

丘脑痛是最典型和最常见的中枢性疼痛，各种中枢性疼痛也曾被笼统地误称为丘脑痛，其实脑和脊髓的各种病变、从脊髓后角灰质或三叉神经脊束核至大脑皮层之间沿神经轴索任何水平的病变都能引起中枢性疼痛。

【临床表现】

（一）疼痛出现的时间

中枢性疼痛继发于中枢神经系统的病变或功能障碍之后，可即刻出现疼痛，也可延迟数月或数年后出现疼痛，大多数是在数月内发生中枢性疼痛。

（二）疼痛的部位

中枢性疼痛多发生在躯体感觉减退、感觉缺失或感觉异常的部位，范围大者可以累及全身、半身、整个肢体或头面部，范围小者可以只是局部。少数患者没有感觉障碍区域，也会出现中枢性疼痛，而且疼痛的部位可能也不是固定不变的。

（三）疼痛的性质

中枢性疼痛可以是任何性质、任何形式的，强度可高可低，各种内在或外界的刺激，如触物、寒冷、情绪波动等常常可以诱发或加重疼痛。烧灼样痛是最常见的疼痛类型，其他各种性质的疼痛如刀割样痛、针刺样痛、撕裂样痛、压榨样痛、紧缩样痛以及放射痛、牵拉痛、隐痛、跳痛、蛰痛等也可以单独或合并存在。

（四）疼痛的持续时间

中枢性疼痛是一种慢性顽固性疼痛，大多数疼痛持续存在，可以阵发性加重，但一般没有无痛间隔。有些中枢性疼痛也可以是间歇性出现的，例如多发性硬化的间歇性疼痛和部分癫痫患者的疼痛都表现为反复出现的发作性的疼痛，存在明显的无痛间隔。

（五）疼痛的伴随症状

中枢性疼痛可伴有中枢神经系统病变的其他表现，如头痛、偏瘫、截瘫、单瘫、失语、共济失调、脑神经损害症状以及躯体的感觉障碍等，此外疼痛部位的感觉异常和感觉过敏也是中枢性疼痛的常见症状，表现为轻微的触摸、冷热等正常刺激即可以引起剧烈的疼痛反应。

【诊断要点】

（一）病史

患者存在中枢神经系统的病变或功能障碍，疼痛继发于之后，可即刻出现，也可延迟数月或数年发病，疼痛多慢性进行性加重。

（二）症状

疼痛表现为各种性质和各种形式，强度可高可低，范围可大可小，持续时间可长可短，各种外界或内在的刺激常可诱发或加重疼痛。

（三）体征

可存在感觉异常、感觉过敏等现象，多伴有中枢神经系统的阳性体征。

（四）辅助检查

CT、MRI、DSA、PET 等神经影像学检查多有阳性发现，如出血、梗死、肿瘤和脊髓空洞等。

【治疗方案及原则】

中枢性疼痛的治疗比较困难，目前尚无有效的治疗方法，治疗往往只是减轻疼痛而很难根治疼痛，几种治疗方法的联合应用有时能够取得较好的止痛效果。

（一）药物治疗

1. 抗抑郁药　抗抑郁药物不仅可以改善中枢性疼痛患者的抑郁症状，本身也具有一定的镇痛作用，是在中枢性疼痛的治疗中应用较多的一类药物。常用的抗抑郁药有阿米替林、多虑平、帕罗西汀、氟伏沙明、氟西汀等。

2. 抗癫痫药 常用的抗癫痫药有卡马西平、苯妥英钠、丙戊酸钠、氯硝安定等，这些药物可以通过不同的途径抑制病变神经元的异常放电，从而减轻中枢性疼痛。

3. 抗心律失常药 用于治疗中枢性疼痛的抗心律失常药有利多卡因、美西律、妥卡尼等，可以作用于中枢和周围神经系统的离子通道，抑制神经细胞 Na^+ 内流，降低神经元的病理活动。

4. 镇痛药 镇痛药对中枢性疼痛的镇痛效果较差，应用大剂量的麻醉镇痛剂往往也难以满意地控制疼痛，所以镇痛剂并不是中枢性疼痛的首选治疗药物。常用的镇痛剂包括罗痛定、曲马多、芬太尼、度冷丁和吗啡等。

5. 其他药物 可以用于治疗中枢性疼痛的药物还有纳络酮、肾上腺素能药物和胆碱能药物等，一般只作为辅助药物应用。

（二）手术治疗

1. 脊髓止痛手术

（1）脊神经后根切断术：适用于躯干、四肢的节段性疼痛或区域性疼痛，手术切断范围应包括疼痛水平上下各 2 个神经根，一般需要切断相邻的 3～4 个脊神经后根才能产生一个带状的感觉丧失。切断脊神经后根后，不仅其分布区域的痛觉丧失，触觉和深感觉等各种感觉也均丧失。

（2）脊髓前外侧束切断术：脊髓前外侧束主要为脊髓丘脑侧束，位于脊髓的前外侧 1/4 象限，是痛觉和温度觉的主要传入通路。切断脊髓前外侧束可以阻断痛觉的二级传导通路，也可以阻断非特异性痛觉传导通路，疗效较为肯定。上肢、上腹部和胸部的疼痛一般做脊椎颈 2 水平的脊髓前外侧束切断，下腹部、会阴部、下肢的疼痛宜作脊椎胸 2 水平的脊髓前外侧束切断。疼痛位于中线或双侧者，可以切断两侧脊髓的前外侧束，但在高颈髓不宜行双侧切断，以免引起呼吸肌麻痹。

（3）脊髓前连合切开术：可以切断两侧痛觉传导的二级交叉纤维，用一次手术解除双侧或中线部位的疼痛，而且可以避免损伤脊髓的其他传导通路，防止严重并发症的发生，主要用于治疗躯体双侧、中线部位的疼痛。上肢疼痛可做颈 4～胸 1 脊椎节段的脊髓前连合切开术，胸背部疼痛一般选择胸 2～胸 8 节段，腹部疼痛、盆腔疼痛和下肢疼痛的手术节段在胸 7～腰 1。

（4）脊髓后根入髓区（DREZ）毁损术：可以毁损脊髓后角 RexedⅠ～Ⅳ板层，痛觉传导的二级神经元都集中在此区域，毁损后能够部分破坏脊髓丘脑束和脊髓网状束，减少疼痛冲动的上行传递。另外，毁损 DREZ 后，脊髓后外束（Lissauer 束）的调节功能发生改变，也有一定的止痛作用。该手术主要适用于臂丛或腰丛神经撕脱伤后疼痛、脊髓损伤或截瘫后疼痛、残肢痛或幻肢痛以及带状疱疹后的神经痛等。

2. 脑内止痛手术

（1）丘脑核团毁损术：丘脑是各种感觉的中继站，可以毁损的核团有腹后内侧核（VPM）、腹后外侧核（VPL）、中央中核（CM）、束旁核（PF）、中央旁核（PC）、中央外侧核（CL）以及丘脑枕核等。丘脑核团毁损短期疗效显著，但容易出现感觉迟钝等并发症，长期随访有些病例疼痛复发，多与脑内其他核团或结构的毁损联合应用，以增强止痛效果、减少并发症。

（2）中脑传导束毁损术：中脑的脊髓丘脑束和三叉丘系分别是躯体和头面部的痛觉传导到达丘脑之前在脑内走行最集中的部位，也是切断疼痛的脊髓-丘脑通路的理想部位，可以用较小的毁损灶比较完整地阻断疼痛通路，适用于偏侧性范围较广的躯干或头面部疼痛。躯干疼痛毁损对侧中脑脊髓丘脑束，头面部疼痛则毁损对侧中脑三叉丘系，手术要采用脑立体定向技术，精确性要求较高。

（3）双侧扣带回前部毁损术：扣带回在解剖上联系着纹状体、前丘脑、隔区、穹隆、海马、边缘系统和额叶皮质，对控制各种行为、精神状态和情绪反应具有重要作用。慢性疼痛患者往往伴有情绪和精神状态的异常，而且疼痛与情绪的关系也非常密切，扣带回毁损切开后疼痛患者的焦虑、忧郁、恐惧与强迫等症状得到改善，疼痛也会有明显缓解。近年来，扣带回前部毁损术已成为治疗各种顽固性疼痛的一种常用的手术方式，一般同时进行双侧扣带回前部的毁损，才能获得较好的止痛效果。

3. 慢性电刺激镇痛术　慢性电刺激可能会引起中枢神经系统某些神经递质的改变，激发内啡肽的产生，或抑制甚至阻断痛觉传导，从而起到镇痛作用。常用的慢性电刺激部位有脊髓背柱、丘脑腹后外侧核（VPL）、腹后内侧核（VPM）、三脑室后下部脑室旁灰质（PVG）和导水管周围灰质（PAG）等。慢性电刺激的近期镇痛效果一般比较满意，远期疗效会有所减退。

第八节　灼热足综合征

【概述】

灼热足综合征（burning feet syndrome）是指因营养不良而引起足底、小腿灼热样剧烈疼痛的一组症候群。1946 年 Gopalam 首先报道，该症又称为“疼痛足”、“电击足”、“痛足”及“闪电足”。该症病因尚不清楚。近年来研究认为其原因可能是由于长期营养不良造成多种维生素缺乏、尤其是烟酸、核黄素和泛酸而引起的神经代谢障碍。

【临床表现】

1. 主要的特征是两侧足跖和足背发生难以忍受的烧灼感和剧烈疼痛，疼痛的性质如针刺样、有搏动性，呈电击样。一般为持续性痛，发作性加剧且表现为“晨轻夜重”，以至影响行走和睡眠。疼痛遇热则重；冷敷或浸于冷水中略可减轻。个别病例亦可发生在两侧小腿，甚至股部和双手。

2. 局部感觉异常，痛觉减退或过敏；多汗潮湿。

3. 病程长者，可因休息不好，精神紧张而有自主神经紊乱症状。

【诊断要点】

1. 有长期营养不良和多种维生素缺乏史，如有集团性发病更具有参考价值。足跖疼痛为“晨轻夜重”，“冷轻热重”的特征。

2. 局部检查无红、肿、热、痛的体征。

3. 物理学检查及肌电图检查均无阳性发现。

【治疗方案及原则】

1. 病因治疗　烟酸 50～100mg；泛酸 50～200mg；核黄酸 5～10mg，每日 3 次，可使症状明显改善，亦可同时加用维生素和酵母，至症状消失后持续一个月。同时应补充高热量饮食及各种营养素。

2. 神经阻滞疗法　低位硬膜外阻滞或骶管阻滞，每日或隔日 1 次；严重者可行连续硬膜外腔注药。药物可选低浓度局部麻醉剂，如 0.5%利多卡因、0.25%布比卡因。严重者可加用吗啡 0.2mg 加入 0.25%利多卡因溶液内，每 12 小时注药 1 次。

3. 镇痛药物治疗　可选用非甾体类镇痛药物。

4. THENS 疗法　刺激腓神经、胫神经表皮投影区以缓解疼痛。

5. 其他　指导患者尽量下垂两足，足底部冷敷和冷水浸泡以缓解疼痛，同时注意多休息。

第九节　叶酸缺乏性周围神经病

【概述】

叶酸即嘌呤谷氨酸，属水溶性维生素 B 族，是神经元代谢过程中的重要物质，是核酸合成所必需的物质。当体内叶酸缺乏时，使神经元赖以代谢的 DNA 合成障碍而引起的神经系统的损害，称叶酸缺乏性周围神经病，同时引起造血系统和胃肠道病理性改变。在我国叶酸缺乏症的发病率北方明显高于南方。

【临床表现】

本病起病及进展均较缓慢，临床表现主要为多发性周围神经炎病理性改变。

1. 肢体远端感觉减退或消失，范围呈“手套”或“袜套”样分布，亦可出现麻木、刺痛及灼热感。

2. 严重者可出现四肢无力，尤以下肢明显。表现为闭目难立、共济失调及深感觉丧失、巴宾斯基征阳性等亚急性脊髓联合变性表现。同时常伴有易激动、健忘、失眠等精神症状。

【诊断要点】

根据病史及上述临床表现可诊断本病。实验室检查可发现血清叶酸含量降低<6.8nmol/L（正常值 13.4～47.67nmol/L），尿排泄叶酸减少。电生理检查显示感觉及运动神经传导速度均较迟缓。

【治疗方案及原则】

本症多属营养缺乏性疾病，故首先要加强营养卫生知识的宣传教育，纠正饮食、烹调等不科学的习惯，减少食物中叶酸等营养成分的破坏和丢失，从而达到祛除病因、治疗症状，而且还有积极的预防作用。

1. 药物治疗　叶酸口服 5～10mg，2～3 次/天，连续服用 3～6 周或到临床症状消失。胃肠道吸收不良者可肌注甲酰四氢叶酸 3～6mg/次，1 次/天。症状重者可辅助应用维生素 B_{12} 及维生素 C。

2. 神经阻滞疗法　可采用相应的神经节、根或神经丛阻滞，以改善局部营养、代谢促进炎性改变的恢复，减轻疼痛、缓解症状。

3. TENS 疗法　肢体周围神经炎用 TENS 疗法可起到辅助治疗作用。

第十节　维生素 B_{12} 缺乏性周围神经病

【概述】

维生素 B_{12} 是机体合成 RNA、DNA 过程中所必需的一种辅酶，在动物组织中含量较多。每日需要量约 2～7μg，体内总含量为 3～6μg。当体内维生素 B_{12} 缺乏时可引起周围神经和中枢神经系统的病理性改变。

【临床表现】

主要表现在神经系统的病理性改变。尤其是四肢的周围神经，且下肢重于上肢。典型的症状是感觉障碍，严重者可出现运动障碍。

1. 感觉障碍　早期常出现主观感觉障碍，表现为手足麻木、蚁爬感或灼热感，进展可出现感觉过敏，减退或消失，常有束带状感觉异常，可伴有疼痛，呈自发性，刺激时加重。

2. 运动障碍 病程进展缓慢，严重者出现下肢强直、行走困难、肌肉萎缩和腱反射消失。

【诊断要点】

1. 临床表现 对称性、远端性神经系统损伤的症状，结合既往有全胃切除或胃大部分切除史和肠道疾病史，应首先考虑本病。

2. 实验室检查 血清维生素 B_{12}含量低于 150pmol/L，可作为本症的有力依据。尿中甲基丙二酸排泄增加，放射性核素维生素 B_{12}吸收试验呈现缺陷。

【治疗方案及原则】

对引起本症的直接原因，给予相应治疗措施，同时对症支持治疗。

1. 药物治疗 给予维生素 B_{12} 250～500μg，肌内注射，每日一次。亦可使用弥可保，其疗效较维生素 B_{12}好，应用方法同维生素 B_{12}。也可加用 ATP、辅酶 A 等。

2. 神经阻滞 可根据神经受损部位采用相应的神经节、根或神经丛阻滞，以改善局部神经营养、代谢，促进炎性改变恢复，减轻疼痛，缓解症状。

3. TENS 疗法 用于肢体周围神经炎，可起到辅助治疗作用。

第十一节 维生素 B_1 缺乏性多发性神经炎

【概述】

维生素 B_1 亦称硫胺素，蕴含于多种食物中，以酵母含量最多，豆类、麦类、肉类、动物内脏（肝、心、肾）中含量十分丰富，糙米中也不少，米糠中含量很高。因饮食、烹饪习惯致摄入不足和（或）机体代谢障碍等原因而使维生素 B_1 缺乏，由此引起的周围神经疾病称为维生素 B_1 缺乏性多发性神经炎。脚气病是典型的维生素 B_1 缺乏症。

【临床表现】

因各种原因使维生素 B_1 缺乏持续 3 个月以上即可出现临床症状。

1. 神经系统 最常见的病变是多发性周围神经炎。初始为疲乏、无力、小腿肌肉酸痛、头痛失眠、食欲不振、体重减轻等症状。继而出现典型症状，即进行性四肢感觉异常，自远端上行进展，下肢较上肢重。自足及踝部出现感觉过敏及灼痛，并有针刺样疼痛，蚁行感、呈袜套型分布，夜间尤甚，以致影响睡眠。其后，过敏带向上发展，严重时出现痛觉、温觉及振动觉依次消失，随之出现四肢远端无力、肌肉酸痛（以腓肠肌最显著）、步态不稳，病程长者可见远端肌肉萎缩，造成垂足垂腕。腱反射早期亢进，后逐渐减弱至消失。

2. 心血管系统　常有运动后心悸气促，心前区胀闷痛、心动过速及水肿。如不及时治疗，短期内水肿迅速发展、呼吸困难加重，产生急性心力衰竭。

【诊断要点】

本病诊断主要依据营养缺乏史和典型的临床表现，并可依靠下列检查加以确诊。

1. 蹲踞试验　患者取蹲踞姿势时，即觉小腿疼痛，起立困难。

2. 挤压腓肠肌时有疼痛。

3. 足背、踝部、小腿下部皮肤触觉、痛觉减退。

4. 膝腱、跟腱反射异常、减弱或消失。

5. 实验室检查　发现血丙酮酸增高，红细胞转酮酶活性降低，糖代谢指数大于15。

6. 心电图检查　窦性心动过速、P-R间期缩短、QRS波低电压、Q-T间期延长及T波双向变化。

7. 肌电图检查　可出现及传导速度减慢。

8. 诱发电位　躯体感觉诱发电位可出现异常。

【治疗方案及原则】

对本病的治疗原则是祛除病因，并尽早摄入大量维生素B族。

1. 一般治疗　饮食宜采用富含维生素的高蛋白低盐饮食。注意休息，适当加强肢体的被动和主动功能锻炼，防止肌肉萎缩。

2. 药物治疗　以维生素B族制剂为主，口服硫胺素片5～10mg，每日3次，并可同时服用酵母片（干酵母）或复合维生素。对不能口服或肠道吸收不良者，可肌内注射维生素B_1 10mg，每日2次，连续7～10日，或加兰他敏5～10mg肌注，每日2次。

3. 神经阻滞治疗　对疼痛、感觉异常严重者，可根据病变部位，选取相应的交感神经节段施行阻滞术，上肢发病者可阻滞同侧星状神经节，双上肢对称者应交替阻滞。下肢发病者可阻滞腰1～3交感神经节，双下肢对称者可行硬膜外阻滞术。能明显改善周围神经营养和促进代谢，缓解疼痛和其他症状。

4. TENS疗法　有利于防止和恢复肌肉萎缩，对本病有辅助治疗作用。

第十二节　麻风病性神经炎

【概述】

麻风病性神经炎是由麻风分枝杆菌侵入人体周围神经而引起的一种间质性

周围神经疾病。主要侵犯神经鞘及神经束，可侵犯中枢神经。患者可出现运动、感觉、自主神经功能障碍以及反射改变。

【临床表现】

麻风病性神经炎是麻风病的主要临床症状。该病潜伏期很长，最长可达10年以上，最短3个月，平均2～5年，其病变主要发生在周围神经，临床表现主要有以下几个方面。

（一）皮肤损害

大多数麻风病性神经炎患者都出现皮损，其形态多样，有斑疹、丘疹、结节、斑块、水疱、溃疡及萎缩等表现形态，皮肤表面干燥，可有鳞屑，伴以毳毛脱落、汗闭和明显浅感觉障碍，并可检出麻风杆菌。

（二）感觉障碍

麻风病常见而较早的一种表现是感觉障碍。麻风杆菌侵入表皮和皮肤后，首先损害痛觉神经纤维，触觉神经则相对保存或受累较轻，因而出现痛、温觉减退但触觉仍保持的感觉分离现象（温觉障碍出现最早，痛觉障碍次之，触觉障碍最晚）。症状主要表现在皮疹部及皮损神经支配区有疼痛及短暂的感觉过敏、感觉异常、严重的瘙痒等，继而出现感觉消失呈手套-袜子型或按神经节段分布。

（三）运动障碍

主要表现在手、足及面部。如尺神经受累出现小指、无名指弯曲障碍，小鱼际肌群及骨间肌萎缩，对指活动障碍，形成“爪形手”畸形。正中神经受累则使大鱼际肌瘫痪、萎缩，拇指旋后内收、掌面与手掌平行，造成“猿手”畸形。桡神经受累表现为拇指不能伸直及外展，形成垂腕和垂指畸形。腓总神经受累时则出现足下垂。面神经受累时产生面神经周围性瘫痪。

（四）周围神经粗大

表现为表浅神经增粗肥大。常见受累神经有眶上神经、耳大神经、正中神经、桡神经、腓总神经、胫后神经及皮神经。神经呈梭状、结节状或均匀增粗。用手容易触摸到。

（五）自主神经功能障碍

自主神经系统受损造成血管舒缩障碍，致皮肤发红、灼热、角化过度或脱皮，严重者皮肤发冷、发绀、干燥、毛发脱落，甚至发生营养性溃疡及坏死。

（六）反射障碍

腱反射减弱或消失，无病理性反射出现。

【诊断要点】

应具备下列依据中的两项或两项以上，或仅有第4项者即可确诊。

1. 有麻风病接触史；

2. 皮肤损害，伴有浅感觉或运动障碍，或仅有麻木区无汗；

3. 周围神经粗大；

4. 皮肤损害处或组织切片内查到麻风杆菌；

5. 病理组织中见到麻风特异性病理改变。

【治疗方案及原则】

患者应隔离，休息，加强营养，及早抗菌治疗，迅速杀灭体内麻风杆菌，同时大量摄入维生素 B 族及神经营养药，促进受损神经的修复。

（一）抗菌治疗

1. 氨苯砜　为首选药物，可抑制麻风杆菌的生长繁殖，浓度高有杀菌作用，疗效较好，每日 100mg 口服或肌内注射，每周用药 6 日，连续用药至痊愈，有严重肝肾疾病及贫血患者慎用，对此药过敏者忌用。

2. 氯苯吩嗪（B663、氯法齐明）　本药可干扰麻风杆菌的核酸代谢，具有杀菌和消炎作用，每日口服 100mg，每周用药 6 日，服用后皮肤发生红色色素沉着为其主要副作用。

3. 利福平　本药对麻风杆菌有显著和较迅速的杀灭作用，每日 450～600mg。近期疗效较好，但远期疗效不理想，也易产生耐药性，故不宜单用。

4. 丙硫异苯胺　对麻风杆菌有中度的杀菌作用，主要用于多菌性麻风病的联合治疗。每次 100mg 口服，每日 3 次，连续服用。有严重肝、肾疾病、糖尿病及对此药过敏者忌用。

5. 联合化疗方案　1991 年 WHO 推荐用上述药物联合治疗，其目的是迅速杀灭体内麻风杆菌，消除传染性，使患者达到临床治愈。

（1）多菌型麻风联合化疗方案：

1）利福平：每月一次 600mg 监督服药。

2）氨苯砜：每日 100mg 自服。

3）氨苯吩嗪：每月监督服用一次 300mg，并每日 50mg 自服。

（2）用于少菌型麻风的联合化疗方案：利福平 600mg 每月一次监督服药，氨苯砜每日 100mg 自服，共 6 个月，利福平必须在监督下给药。如治疗中断，需用该方案从头开始治疗，直至达到足够疗程。

（二）神经营养疗法

1. 维生素 B_1　100mg/次，3 次/天，有维持神经系统功能作用。

2. 维生素 B_6　口服 10～20mg，3 次/天，有助于促进氨基酸的吸收和蛋白质合成。

3. 维生素 B_{12}　可参与周围神经的正常代谢，每日一次，250～500mg 肌内注射。

4. 神经生长因子　有促进损伤的神经元再生和恢复功能，2～4ml/次，1次/天肌注，7～14 天为一疗程。

5. 地巴唑　有扩张血管和解痉作用，能改善神经的营养供应，有利于神经再生，口服 50mg/次，每日 3 次，症状较重者可并用 ATP、CoA、以助神经再生。

6. 弥可保　可有助于修复受损的神经纤维，缓解麻木和疼痛。500μg/次，肌内注射，隔日一次，或口服 500μg/次，每日 3 次。

（三）疼痛治疗

对神经炎引起的疼痛，可服用阿司匹林、曲马多及卡马西平等镇痛或解痉药物，亦可施行受累神经干近端或相应的神经根、丛阻滞术，选用 0.5%利多卡因或 0.25%布比卡因，和维生素 B_{12} 500μg 混合液，必要时可加可的松或康宁克痛 A 以提高疗效。

（四）康复治疗

对于患者肢体运动障碍及畸形，应采取康复治疗（可选用理疗、针灸、按摩、功能锻炼等）或矫形手术，以保护和恢复其功能。

第十一章　软组织和骨关节疼痛

第一节　脊柱创伤后慢性疼痛

【概述】

涉及脊柱的软组织损伤十分常见，尤其是以颈部及腰部慢性劳损性损伤、损伤后引起的肌纤维组织炎等更为多见。

【临床表现】

1. 颈部疼痛多局限于肌肉撕裂处，且伴有明显的压痛及牵拉痛。

2. 颈部活动受限，常处于强迫体位，即头颈部处于使受损肌肉松弛状态的体位，多为侧弯、双手托头状，拒绝向相反方向活动。伤后早期可出现肌肉痉挛。

3. 腰部扭伤同样具有强迫体位、疼痛、活动受限、脊柱侧弯、僵直、肌肉痉挛等表现。

【诊断要点】

1. 外伤史；

2. 症状特点　应注意观察及检查上述体征，尤其是压痛点、肌肉痉挛、强迫体位及有无活动受限。颈部牵拉试验即术者双手托住患者的下颌轻轻向上牵引，颈部扭伤患侧出现疼痛加剧；

3. 注射治疗试验　即用1%普鲁卡因5ml或10～20ml分别对颈部及腰部痛点注射，有效者为急性扭伤；

4. X线平片　主要显示生理曲度改变或消失，一般无其他特殊改变。

【治疗方案及原则】

1. 急性期可适当卧床休息3～5天；

2. 局部制动　一般颈围、腰围即可，持续7～14天，严重者可制动3周以上；

3. 注射治疗　用1%普鲁卡因对痛点注射；

4. 理疗　磁疗、中频、超短波、半导体激光等均有较好疗效；

5. 对症治疗　急性期局部冷敷，给予止痛剂等。

第二节 腰背筋膜纤维织炎

【概述】

因某种原因（寒冷、潮湿、急性扭伤及慢性劳损等）致使腰背筋膜等组织出现水肿、渗出及纤维性变，并伴有一系列临床症状者称为腰背筋膜纤维织炎。

【临床表现】

本症除具有一般腰痛共性症状外，主要特点有：

（一）弥漫性疼痛

其特点是晨起时痛剧，活动数分钟或半小时后即缓解，但至傍晚时，似乎因活动过多疼痛又复现，休息后又好转。

（二）多有诱发因素

患者发病多有明确的诱发因素，其中以受凉、受潮及过度劳累等为多见，且既往病史中多有类似情况。

（三）点状压痛及皮下结节

患者多能用手指明确指出其痛点（一点或数点）；除局部压痛外，尚可沿该痛点处所分布的神经纤维末梢向上传导，反射地出现该处邻近部位痛感。皮肤较薄者，尚可在痛点处深部触及结节样硬块。

（四）其他

包括腰痛的一般症状，其中以腰部僵硬、活动受限及肌肉紧张等多见。

【诊断要点】

1. 多有风寒、潮湿或慢性劳损病史；

2. 一般均有典型的症状体征；

3. X线平片无特殊改变。

【治疗方案及原则】

（一）非手术疗法

方法主要有：消除病因，即注意防潮保温，避免引起腰背部劳损的体位；腰背肌锻炼不仅可增强肌力，且可改善局部血循环而有利于本症的康复；局部注射治疗。

（二）手术疗法

1. 对有明确压痛点，疑发生末梢神经卡压者，可行局部点状或片状软组织松解术，将粘连、纤维化之筋膜及血管神经末梢切开，减压；

2. 对于腰骶部脂肪脱垂者，可行手术探查及脂肪摘除（或筋膜松解）术。

第三节 踝关节扭伤

【概述】

踝关节扭伤比较常见，以青壮年居多，男性多于女性，其中以外踝韧带中之前距腓韧带扭伤最常见，而单纯三角韧带损伤很少见。很多踝部骨折伴有韧带扭伤。

【临床表现】

当踝内翻或外翻外旋时可发生踝关节扭伤，无论外踝或内踝扭伤均有以下主要临床表现：

（一）肿胀

局限于外踝或内踝处，视断裂程度不同而有轻重不等的肿胀范围。损伤严重时常出现淤斑。

（二）压痛

以受伤踝关节下方韧带处最为明显，且多局限。

（三）活动受限

踝关节活动受限，尤以内翻或外翻时因局部剧痛而中止。踝关节抽屉试验阳性。

（四）X线平片

常规片上无骨折征，如局麻后应力位摄片时，可显示相应的踝关节间隙增宽。

【诊断要点】

根据外伤史、踝关节局部的症状体征，结合X线检查，不难作出诊断。

【治疗方案及原则】

（一）外踝韧带损伤的治疗

1. 非手术治疗　对于部分断裂者，可用胶布将踝与足固定于轻度外翻位，10～12天解除固定后用弹性绷带包扎，以增加踝关节的稳定性。完全断裂者，若为青年患者多主张手术治疗，而老年患者可将踝置于0°位，足外翻位以U形石膏或短腿石膏托固定6周。解除固定后加强足外翻肌锻炼。行走时可将鞋跟外侧垫高0.5cm左右，保持踝关节处于轻度外翻位。

2. 手术治疗　韧带完全断裂者除全身情况不佳不能施术外，原则上应行韧带修复术；对修复困难的晚期病例，亦可用附近的部分腓骨短肌大部或全部重建受损的韧带。

（二）三角韧带损伤的治疗

1. 部分断裂者，可用胶布将踝与足固定于轻度内翻位 4～6 周。完全断裂者，可用 U 形石膏或短腿石膏托于内翻位固定 4～6 周。

2. 三角韧带断裂部或胫后肌腱嵌入关节间隙而阻碍距骨复位时，可考虑手术治疗。

3. 合并有外踝或腓骨下端骨折，或同时有下胫腓韧带损伤的三角韧带完全断裂　对断裂的韧带行修补术，对有移位的骨折可同时行开放复位内固定术。

第四节　髋、膝骨性关节炎

【概述】

骨性关节炎特征是能动关节的关节软骨发生原发性或继发性退行性变，并在关节缘有新骨形成，退行性变的速度超过修复和再生的速度。该症可分为原发性和继发性两种，原发性骨性关节炎无明显致病原因；继发性骨性关节炎系在原有病变的基础上，促使一些关节发生骨性关节炎。常见的因素有：先天性关节解剖异常，损伤或机械性磨损等。

【临床表现】

1. 疼痛　骨性关节炎的最显著症状是关节疼痛，为持续性钝痛，或为活动时突然剧痛。疼痛一般具有活动多加重，休息减轻的特点。

2. 受累关节常有关节胶着现象，即关节在某一位置较长时间静止不动以后，开始活动时比较困难，且伴有疼痛；短时间活动后胶着现象才消失。

3. 体格检查　活动时关节有摩擦音，局部压痛。

4. X 线表现　在早期 X 线片常为阴性，以后可见关节间隙狭窄、软骨下骨板致密、关节边缘及关节内结构尖锐、边缘性骨刺形成。软骨下骨质内可见囊性改变。晚期可见关节畸形及半脱位。

5. 实验室检查　无特殊异常。

6. 髋关节骨性关节炎主要症状及体征　主要的症状是在活动或负重时，腹股沟处有疼痛，并向大腿或膝关节内侧放射。患侧髋关节常有轻度屈曲内收畸形。

7. 膝关节骨性关节炎主要症状及体征　多见于女性，主要为疼痛、关节交锁、关节胶着和运动受限。关节肿胀较明显，活动时可听到或摸到骨摩擦音。以膝关节的内侧室最为显著，造成膝内翻畸形。

【诊断要点】

根据疼痛特点、体征、X 线检查可作出诊断。应与类风湿性关节炎鉴别，后者常伴有全身性病变，手部与腕部关节对称性受累。而骨性关节炎的血沉正常，类风湿因子阴性，关节滑液很少异常。

【治疗方案及原则】

（一）适当休息

减少受累关节的应力和承重，应避免过多地步行和上下楼梯，股四头肌锻炼对膝关节的骨性关节炎特别重要，过分肥胖的患者应减轻体重，减轻对受累关节的压力。

（二）理疗

适当行理疗、按摩等治疗可缓解症状。

（三）药物治疗

没有任何药物能抑制关节退行性变的发展。一般疼痛较轻者，不需服用止痛药物。在发作期可用消炎止痛和解除肌肉痉挛的药物。

（四）关节腔注射治疗

药物以小剂量糖皮质激素和局麻药为主，还可以根据情况选择透明质酸制剂注射。

（五）手术治疗

根据患者的病变严重性、年龄、职业以及对生活质量的要求，结合全身情况来确定手术方法。

1. 关节清理　适用于关节内有游离体，边缘骨刺比较明显，但关节负重面尚比较完整的病例，可在关节镜下完成手术。

2. 截骨术　适用于具有明显的膝内、外翻畸形和髋屈曲内收畸形，但关节软骨面仍有一部分比较完整的病例。

3. 闭孔神经切除术　对于髋关节疼痛明显，但关节破坏较少的患者，可行闭孔神经切除术。

4. 关节融合术　适用于单发的下肢负重关节，关节破坏严重而患者又较年轻，需要多走路或站立工作的患者。

5. 人工关节置换术　适用于疼痛严重，关节破坏较多的老年人。随着手术技术的提高，已无特别严格的年龄限制。

第十二章　周围神经卡压综合征

第一节　腕管综合征

【概述】

本征为正中神经在腕部受压迫所产生的一系列症状，腕管综合征在临床中较为常见。1909 年 Hunt 首先描述此症，1938 年 Moersch 命名此病为腕管综合征。

腕管是腕骨与腕横韧带构成的一闭合性骨纤维性管道，其桡侧为舟骨及大多角骨，尺侧为豌豆骨及钩骨，背侧为月骨、头状骨、小多角骨及覆盖其上的韧带，掌侧为腕横韧带。在腕管内通过的有指浅屈肌腱、正中神经、指深屈肌腱及拇长屈肌腱。

在此硬韧的骨纤维性鞘管内，通过的组织排列得十分紧密。任何增加腕管内压的因素，都将使正中神经受到压迫。如骨关节炎、腕骨骨折或脱位、腕横韧带增厚和指屈肌腱非特异性慢性腱鞘炎，此外，腕管内的腱鞘囊肿，脂肪瘤，血管瘤，指浅屈肌肌腹过低或蚓状肌肌腹过高而进入腕管等，均可造成腕管的容积减小，从而使正中神经出现充血、水肿及粘连等病理改变，产生压迫正中神经的症状。本病发生原因尚不清楚，可能与内分泌失调、腱滑膜增厚有关，常发生在停经期、妊娠期或哺乳期的妇女。

【临床表现】

1. 女性多于男性，男女比例约为 1∶6。

2. 患者主诉手掌面桡侧二指半麻木、疼痛，夜间或清晨较明显。疼痛有时放射至肘。甩手、按摩、挤压手腕，可使症状减轻。

3. 有时拇指外展、对掌无力，动作不灵活。

4. 检查可发现正中神经分布区皮肤感觉迟钝，但感觉完全丧失者少见。

5. 有拇外展功能障碍者，可有大鱼际肌运动障碍，甚至瘫痪、萎缩。

【诊断要点】

1. 示指和中指麻木、疼痛，尤以中指为明显，夜间症状加重，病期较久可出现大鱼际肌无力、萎缩。

2. 屈腕试验（Phalen 试验） 腕关节极度掌屈，一分钟后，自觉正中神经单一分布区手指皮肤麻木加重者为阳性。可双侧同时对比做。也可在屈腕时，一拇指压迫腕部正中神经部位，一分钟出现手指麻木、疼痛者为阳性。

3. 神经叩击试验（Tinel）征 用手指轻叩腕掌部，如出现沿正中神经分布区异常感者为阳性。

4. 肌电图检查 早期病例可用肌电图检查，以帮助确定诊断。

5. 神经诱发电位检查 通过测定正中神经传导的变化进行诊断，该法优于肌电图，它可借分段测定神经传导速度，而发现神经嵌压的部位，有利于确立诊断，明确手术的部位。

【治疗方案及原则】

1. 早期病例采用非手术疗法，可用含普鲁卡因的强的松（泼尼松）溶液作腕管内注射，每周 1～2 次，三次为一疗程。泼尼松龙可使腕管内组织水肿减轻，肌腱滑膜变薄，神经充血及水肿减少，以缓解症状。

2. 也可以应用非甾体抗炎药及神经营养药或进行理疗。

3. 经上述治疗无效或发生大鱼际肌萎缩者，应行腕横韧带纵行切开或部分切除以减压，将增厚的正中神经外膜切除，行神经外膜松解术。如已出现大鱼际肌萎缩者，应同时在显微镜下行神经束间松解术。

4. 如有腕骨脱位或其他病变，切开腕横韧带后，还应进一步处理腕骨脱位及其他适当治疗。

5. 近几年来，也有人提出在关节镜下切开切除腕横韧带。

第二节 肘管综合征

【概述】

肱骨内上髁与尺骨鹰嘴间存在一窄而深的沟，为骨性纤维鞘管，称肘尺管。管内为尺神经及尺侧上副动、静脉伴行，肘管前侧为腱膜带覆盖。在此狭窄的通道内，由于任何原因压迫尺神经，均可产生肘管综合征。1958 年 Feindel 和 Stratford 首先描述了肘管综合征。

肘关节陈旧性骨折，骨折复位不良，肘管内骨质增生，尺神经滑脱，肘管内的血管瘤、腱鞘囊肿，尺侧屈腕肌起始部异常，过度屈伸肘关节均可卡压尺神经。此外，全身性的疾患，如糖尿病、麻风、遗传性神经疾患等也可以并发肘管综合征。

【临床表现】

1. 早期患者常感到尺神经单一分布区皮肤麻木、不适，有时感到写字、用筷子等动作不灵活。

2. 症状加重时，尺侧腕屈肌及环、小指的指深屈肌肌力减弱。

3. 病程长者，可发生小鱼际肌及骨间肌萎缩，出现爪形手畸形，Froment 征阳性。

4. 肘部尺神经沟处近端尺神经变得粗大，局部叩击尺神经可有过敏现象。

【诊断要点】

1. 发病缓慢，主要为环、小指麻木或感觉异常，手指活动不灵敏，自觉持物无力，并有前臂、手背侧麻木感等上述临床表现。

2. 随病情进展，可出现手内在肌萎缩，Froment 征阳性，偶有肘部尺神经增粗，Tinel 征阳性。

3. 双侧尺神经沟切线位 X 线片，患侧可见尺神经沟变浅、不平滑。

4. 肌电图检查　早期病例可用肌电图检查，以帮助确定诊断。

5. 神经电图检查　通过测定尺神经前臂段（腕-肘下 5.0cm）和肘段（肘下 5.0cm～肘上 5.0cm）传导速度及潜伏期的变化进行诊断，是诊断肘管综合征的主要方法。

【治疗方案及原则】

1. 早期病例采用非手术疗法，可用含普鲁卡因的泼尼松溶液作肘管内注射，每周 1～2 次，三次为一疗程。

2. 也可以应用非甾体抗炎药及神经营养药或进行理疗。

3. 环、小指麻木定位准确，内在肌萎缩，为手术指征。将尺神经从尺神经沟中解脱出来，然后移至肘前皮下。神经外膜可行松解术，一般不主张行神经束间松解，否则易伤及神经内丛，使症状加重。术后屈肘位石膏托制动，三周后开始练习活动。

第三节　腕尺管综合征

【概述】

腕尺管位于腕关节掌尺侧，起于豌豆骨近端，止于钩骨钩的远端。在豌豆骨与钩骨之间有豆钩韧带作为腕尺管的衬底。管的顶部有小鱼际肌起始部，腕掌侧横韧带及尺侧腕屈肌扩张部所覆盖。中间构成一个骨性纤维鞘管，即腕尺管。1861 年 Guyon 首先对腕尺管的解剖进行描述，并提出此部位有发生尺神经卡压的可能，故腕尺管又称尺管、Guyon 管。尺神经及尺动、静脉通过此管至掌部。尺神经在此受压，产生一系列症状，1956 年 Dupont 命名为腕尺管综合征。

腕尺管尺神经受压的原因很多，变异的肌肉，钩骨钩部骨折，腱鞘囊肿，血管瘤，掌长肌腱变异，腕掌侧韧带增厚等等均可压迫神经产生症状。有时尺管内的炎性反应，也可刺激神经产生疼痛或感觉异常。

【临床表现】

1. 病程短者，仅以环、小指中、末节皮肤感觉障碍为主，手内在肌无力。

2. 病程延长，可出现手内在肌萎缩。

3. 腕尺管综合征应与肘管综合征或胸廓出口综合征相鉴别。前者除在Guyon管附近压痛或可触及肿物外，环、小指指深屈肌及尺侧腕屈肌不受累。

【诊断要点】

1. 腕豆骨平面受压，即尺神经主干受压，发病缓慢，开始为小指、环指尺侧感觉麻木、刺痛，可向前臂放射；病程延长，可出现手内在肌无力、萎缩，爪指畸形。

2. 如在钩骨钩部受压，主要为手内在肌无力、萎缩麻木，但无感觉障碍，无内在肌功能障碍。

3. 肌电图也可以帮助定位诊断。

4. 神经电图检查　通过测定腕部以下尺神经传导的变化，可进行诊断。

【治疗方案及原则】

1. 早期病例可试行用含普鲁卡因的泼尼松龙溶液局部阻滞。

2. 也可以应用非甾体抗炎药及神经营养药或进行理疗。

3. 晚期病例或发现有手内在肌萎缩者，应手术治疗。去除腕尺管上部纤维结构，解除一切压迫因素，局部肿物应予切除。

第四节　桡管综合征

【概述】

1972年，Reles等人提出桡管综合征，也叫旋后肌综合征。桡管指桡神经自上臂后方绕穿外侧肌间隙，出桡神经沟开始，走行于肱肌和肱桡肌之间，然后下行至肱桡肌与桡侧腕长伸肌之间，越过肱骨外上髁前方进入前臂。这一段结构称之为桡管。其外侧为肱桡肌及桡侧腕伸肌；内侧面是肱二头肌与肱肌；前面为上臂深筋膜；后面为肱骨下端、肱骨小头及肱桡关节。肱三头肌在桡神经沟下外方形成一个纤维腱桥，桡神经从腱桥下方通过。在肘关节上方发出肱桡肌支与桡侧腕长伸肌支，在进入旋后肌前分为浅、深二支。此时桡神经已走出桡管。主要病因：旋后肌弓变异、增厚，桡侧腕短伸肌起始处坚硬的腱性内缘，桡侧返动脉或其分支攀绕、压迫桡神经或骨间后神经，孟氏骨折。

【临床表现】

1. 桡神经在桡管内受压时，患者主诉肘外侧及前臂伸肌群近端疼痛，劳累后加重，疼痛向肘关节放射。

2. 有的患者因上肢突然地过度用力，可发生桡神经完全性麻痹，出现垂腕、垂指、垂拇症状。此现象往往是肱三头肌纤维腱桥压迫桡神经所致。

3. 临床检查桡管附近压痛，伸肘位抗阻力伸指及前臂抗阻力旋前、旋后时疼痛明显。

4. 第1、2掌骨间背侧桡神经单一分布区的皮肤出现感觉障碍。

【诊断要点】

1. 临床表现。

2. 肌电图。

3. 神经电图检查　通过测定桡神经传导的变化进行诊断。

【治疗方案及原则】

1. 早期病例可试行用含普鲁卡因的泼尼松龙溶液局部阻滞。

2. 也可以应用非甾体抗炎药及神经营养药或进行理疗。

3. 诊断明确者，主要应采取手术治疗。沿桡管走行切开皮肤及深筋膜，分离肌间隔，切断或切除肱三头肌纤维腱弓。

4. 病史较长神经外膜增厚病例，可行神经外膜松解。一般术后都有较明显的疗效。

第五节　肩胛上神经卡压综合征

【概述】

本症为肩胛上神经于肩胛上切迹及其远侧部位受压，引起选择性冈上肌或冈下肌麻痹、萎缩，伴随有肩周疼痛和运动受限的症候群。

【临床表现】

1. 好发于中老年人，长期肩部扛、挑重物者亦多见。

2. 起病缓慢，早期患侧肩部酸胀，夜间尤甚，患肩时有沉重感，提携物件无力。

3. 肩部疼痛在肩前屈和外旋时加剧，在锁骨后方、肩胛冈前方凹陷处有压痛，可向肩后或颈部放射，肩关节外展、外旋无力，晚期出现冈上肌和冈下肌选择性萎缩。

4. 当神经卡压发生在冈盂切迹时，则表现为孤立性的冈下肌萎缩，肩关节外展、外旋无力，而常不出现疼痛。

【诊断要点】

1. 根据临床表现可作出诊断。

2. 肌电图检查，在冈上肌及冈下肌可出现神经损伤电位。

3. 肩关节X线片检查，以判断有无肩胛骨骨折，并除外骨肿瘤。

【治疗方案及原则】

本症早期非手术治疗，即可治愈。

1. 患肢适当休息，不持重物。

2. 药物治疗　可口服消炎镇痛药和B族维生素。

3. 神经阻滞治疗　行肩胛上神经阻滞，选用药物为局麻药、类固醇激素，每周2次，5次为一疗程。

4. 物理治疗　理疗、针灸、按摩等有辅助治疗作用。

晚期肩部肌肉萎缩、肌电图检查示有神经损伤现象者，应手术治疗。

第六节　旋前圆肌综合征

【概述】

旋前圆肌综合征是由于正中神经在肘窝部经过时受到挤压而产生的神经运动和感觉功能障碍的一系列临床症状。

【临床表现】

1. 多为男性，尤好发于经常作强有力前臂旋转工作者。

2. 患者感到前臂近端疼痛，有时向桡侧3个手指放射，抗前臂旋转和屈腕使疼痛加重。

3. 手掌桡侧3个半指麻木，感觉减退或消失。

4. 旋前圆肌有压痛、变硬或明显肥大。旋前圆肌上缘可出现Tinel征阳性。

5. 拇长屈肌、示指及中指的指深屈肌、拇指对掌肌表现无力，患者拿笔写字无力或不稳或拿不住，不能做精细动作。

【诊断要点】

1. 根据临床表现诊断并不难，但应与腕管综合征相鉴别。

2. 电生理检查显示前臂运动神经从旋前圆肌的两个头开始传导速度减慢，肌电图检查可显示拇长屈肌有去神经征象。

【治疗方案及原则】

急性期患肢休息、制动，禁止前臂做过度旋前的工作及活动。早期保守治疗即可治愈。

1. 药物治疗　以镇痛、消炎、解痉为主，可常规辅助维生素B族制剂。

2. 神经阻滞术　局部痛点阻滞疗效最显著，该症的痛点，往往就是病灶的所在，将0.25%利多卡因、氟美松（地塞米松）5mg、维生素B_{12} 500μg的混合液2～3ml，缓慢注入痛点的肌筋膜下，即可收到立竿见影的效果。对病程较长者，连续反复进行痛点阻滞，每周2次，5次为一疗程。治疗一疗程后，视病情变化继续治疗至痊愈。

3. 物理治疗、针灸TENS疗法，及局部热敷或药物外敷，有改善局部血液循环的作用，可以缓解症状。

4. 若保守治疗无效，则手术治疗，探查旋前圆肌，解除束带或压迫性病变。

第七节　旋后圆肌综合征

【概述】

旋后圆肌综合征又称前臂骨间背侧神经卡压综合征，多指桡神经骨间背侧支在进入旋后肌深浅两层之间，由于旋后肌腱弓肥厚，或此处发生脂肪瘤、血管瘤、腱鞘囊肿及肘关节外伤后畸形，牵拉摩擦或机械压迫此神经，使其支配的肌肉产生不同程度的运动障碍甚至瘫痪。

【临床表现】

1. 男性多发，病程较缓慢。

2. 患肢主要表现为伸指无力而呈垂指状。

3. 患肢前臂近端疼痛，休息时加重，常有夜间痛醒史，疼痛又往往是瘫痪的先兆；本征无感觉障碍。

【诊断要点】

根据临床表现及以下几点可作出诊断：

1. 桡骨头背外侧相当于旋后肌投影处压痛，重压可向远端放射；

2. 伸拇、伸指或外展拇指肌力减弱或消失；

3. 伸腕肌肌力桡侧正常，尺侧减弱或消失，腕部呈背伸并向桡侧倾斜；

4. 肌电图检查神经传导速度减慢，伸拇伸指肌出现纤维震颤电位。

【治疗方案及原则】

1. 一般治疗　早期局部热敷、理疗及TENS疗法，可起到一定疗效，能使水肿减退，改善局部血供，缓解症状。

2. 药物治疗　给予非甾体类抗炎止痛药物可减轻症状和抗炎止痛。也可辅助维生素族制剂。

3. 神经阻滞疗法　局部痛点阻滞疗效明显，将局麻药、激素、维生素 B_{12} 混合液适量，注入旋后圆肌压痛处，每周 2 次，5 次为一疗程。

4. 手术治疗　若经保守治疗 2～3 个月无效，可手术治疗，解除压迫或粘连。

第八节　坐骨神经卡压综合征

【概述】

坐骨神经是全身最粗大的神经，是由骶丛神经构成，由于在神经走行过程中会受到骨性结构、肌肉、韧带、软组织等结构的影响，当上述结构出现病理性改变时，对神经干产生卡压，出现疼痛等症状。此外，肿瘤、骨折、股骨头脱位、与坐骨神经相关区域内的手术、手术后疤痕等均可能导致坐骨神经卡压，出现坐骨神经痛。

【临床表现】

1. 疼痛特点　初期为臀部钝痛、刺痛伴酸痛、沉重，疼痛向大腿后侧、小腿后外侧及足背、小趾放射。有时伴有麻木，或向下腹部、会阴部放散，行走时疼痛加重，但咳嗽、喷嚏时疼痛无明显加重。患肢无力，可出现瘸行，甚至不能行走。

2. 坐骨神经支配区内感觉、运动功能障碍和跟腱反射异常。

（1）反射性紧张，脊柱向健侧侧凸，患腿微屈膝状。

（2）臀区坐骨神经骨盆出口体表投影处有压痛，并沿坐骨神经放射。

（3）直腿抬高试验、屈颈试验、下肢内旋试验等坐骨神经牵拉试验均为阳性，但腰部一般无压痛点和阳性体征。

【诊断要点】

1. 根据病史、症状、体征，尤其是疼痛的特点、部位、及压痛点等，可以提示诊断。

2. 注意与椎间盘突出征、腰椎管狭窄等疾病相鉴别，有必要进行 X 线、CT、MRI、脊髓造影等影像学检查。

3. 肌电图及电生理检查显示坐骨神经传导速度减慢，潜伏期延长，严重者肌肉呈现失去神经支配表现。

【治疗方案及原则】

1. 非手术治疗是首选的治疗方法，对于急性期或发病初期的患者，首先去除病因、卧床、抬高患肢等，其目的是消除神经水肿、缓解疼痛程度。

2. 给予必要的镇痛治疗，可以口服非甾类镇痛药物，也可以给一些营养神经的维生素类药物或神经妥乐平等药物。

3. 坐骨神经阻滞术是经常使用的治疗方法，在疼痛最为明显的局部注射止痛液，配方应根据患者的情况而定，通常为小剂量的糖皮质激素、维生素 B_{12}、利多卡因（或普鲁卡因）等药物构成，有时可以加入神经妥乐平等药物。

4. 中药治疗 可以服用中成药和汤药，进一步调整身体状况，缓解或减轻疼痛程度。

5. 针灸治疗 是一种有效的治疗方法，可以明显地减轻疼痛程度。

6. 理疗 可以缓解腰背部疼痛和坐骨神经疼痛，减轻神经水肿。

7. 非手术治疗无效、诊断明确，可以考虑手术治疗。

第九节 股神经卡压综合征

【概述】

从广义上来讲，因各种原因卡压股神经而出现的症状称之为股神经卡压综合征。引发股神经卡压综合征的原因很多，在股神经走行的各个节段均可发生，其症状亦各不相同，与其解剖特点有关，分别简述如下。

【临床表现】

1. 疼痛 位于股前侧至小腿内侧放射性疼痛。常伴有腰丛神经损伤的其他症状，如下腹痛、阴囊痛等。髂窝部位疼痛，髋关节活动受限。

2. 压痛 位于腹股沟韧带中 1/3 靠近股动脉外侧、膝内侧、小腿至足内侧。腰丛受损时，经腹壁压迫腰椎旁时，可有明显的压痛。

3. 大腿前内侧至膝及小腿前内侧麻木，伸膝无力，股四头肌紧张、肌束颤动、肌力减弱，膝腱反射减弱或消失。晚期可出现股四头肌萎缩。

【诊断要点】

1. 多有外伤史、手术史及其他疾病症状，发病突然且逐渐加重。

2. 对于症状较重和病因不明确的患者，可进一步行 X 线、CT、MRI、B 超等检查，排除器质性疾病。如有血友病病史的患者，高度怀疑有股神经鞘内出血的可能。

3. 股神经牵拉试验阳性。

4. 肌电图可见股神经电位异常。

【治疗方案及原则】

1. 有明显外伤史，突然出现股神经卡压症状，在除外血友病后，尽快行手术减压，有利于神经功能的恢复。对手术或外伤后疤痕引起的卡压症状，也可以手术松解。

2. 对于有血友病病史的患者，首先给予止血治疗，输注新鲜血液或成分输注凝血因子，早期局部冷敷，压迫止血，及抬高患肢等症治疗措施。

3. 股神经阻滞，局部可以注入小剂量糖皮质激素，减轻水肿，有利于神经恢复。

4. 对于有神经损伤症状的患者，可试用神经妥乐平，局部注射、静脉注射或肌内注射均可。

5. 针灸和中医康复治疗有助于神经损伤后的恢复，可试用。

第十节 股外侧皮神经卡压综合征

【概述】

股外侧皮神经卡压综合征是指股外侧皮神经支配区的感觉异常和股前外侧表皮疼痛的综合征。该症为临床常见病，常见于中年以上，肥胖之男性，尤多见于喜穿紧窄短裤者；女性也可发病。男女之比为2.8∶1。有腿部外伤、糖尿病、妊娠者较易发病。

【临床表现】

1. 多数为一侧发病，起病可急可缓，以中年以上患者为主。

2. 股前外侧皮肤疼痛，初期疼痛为间歇性，逐渐成为持续性痛，且因持久站立、远距离行走、衣服摩擦、仰卧位大腿过度伸展等动作使疼痛加剧。

3. 髂前上棘内侧并沿此向下约2cm处有压痛点，股前外侧皮肤可有局限性感觉减退。

【诊断要点】

1. 根据该神经行程及其分布区的疼痛、感觉异常及皮肤出汗、甚至皮肤萎缩，可作出初步诊断。

2. 髂前上棘内侧直下约2cm处（股外侧皮神经投影处）出现局限性压痛点，压之有向肢体远端放射感（Tinel征阳性）。

3. 肌腱反射存在，不出现股四头肌萎缩。

4. 对症状严重的病例，应行腰椎X线平片及盆腔脏器检查，以排除器质性病变。

【治疗方案及原则】

1. 病因治疗　祛除致病因素或进行病因治疗，如避免腰带、紧裤等各种理化因素刺激，改变生活习惯，矫正脊柱畸形。

2. 药物治疗　可给予非甾体消炎镇痛药及维生素B族药物；也可服用卡

马西平 0.1～0.2g，每日 3 次口服。

3. HANS 疗法或激光、红外偏振光照射治疗。

4. 神经阻滞治疗 本法对原发和继发性疼痛均有疗效，具体操作方法见神经阻滞疗法一章。

第十一节 腓总神经卡压综合征

【概述】

腓总神经通过的骨筋膜管是由腓骨颈外侧面的骨沟、腓骨长肌的纤维弓和深筋膜组成。当踝关节强力内翻即腓骨长肌强力收缩时，其纤维弓可卡压腓总神经造成本症。

【临床表现】

本症多因足、踝急性或慢性跖屈内翻损伤所致，如舞蹈演员、运动员等易损伤；腓骨头颈部骨折、肿瘤、腱鞘囊肿的内在压迫，以及外来压迫如绷带包扎过紧、管型石膏、盘膝坐位时间过久，极度屈膝位时间过久，长期卧床时下肢体位不当，均可使腓总神经受卡压引起足及小腿外侧疼痛伴有痛区感觉障碍，严重时出现足姆背伸或外翻肌力减退，甚至发生足下垂。

【诊断要点】

1. 足及小腿外侧疼痛，运动时加剧。

2. 痛区伴异样感、麻木等感觉障碍。

3. 姆背伸或外翻肌力减退，甚至出现足下垂。

4. 在卡压神经激痛点叩诊时，其所支配区出现刺痛，即 Tinel 征阳性，表示有神经损伤。

5. 辅助检查 踝正侧位 X 线片有时可见到腓骨头颈部骨折、局部肿瘤、腱鞘囊肿等器质病变的表现。

【治疗方案及原则】

1. 病因治疗 因骨折、肿瘤、腱鞘囊肿所致者，应首先去除原发病因，再做对症治疗。

2. 镇痛及对症处理

(1) 局部物理治疗：外伤引起者，可用红外偏振光、半导体激光等局部治疗。

(2) 口服非甾体消炎镇痛药或外敷用药。

(3) 在发生局部神经卡压的压痛点处，可行病灶注射治疗。配方可用 0.5%利多卡因镇痛复合液（内含维生素 B_{12} 0.5mg、胞二磷胆碱 250mg、得宝松 1ml 或来比林 0.5ml 的混合剂）5～8ml，一周一次，3～4 次为一疗程。

3. 手术治疗　上述治疗无效时，应行腓骨颈处骨筋膜管切开减压术，可根治本症。

第十二节　跖管综合征

【概述】

跖管是小腿内后区及足底深部蜂窝结缔组织间隙纤维组织形成的通道，有肌腱、神经、血管通过。跖管狭窄压迫胫神经可出现足趾、足跟内侧及足底疼痛和麻木等症状，称为跖管综合征。

【临床表现】

发病与性别、年龄无明显相关性，临床亦较少见，与从事强体力或体育活动有关。其临床特征为足趾烧灼痛或感觉异常，夜间尤重，常痛醒而影响睡眠。有时疼痛可放射到小腿后侧腓肠肌处，或呈间歇性足跟内侧、足底烧灼痛、刺痛及麻木。上述症状可因久立或远行而诱发，但休息或脱鞋后疼痛可以减轻或消除。

【诊断要点】

1. 体格检查　可发现内侧足底神经及外侧足底神经分布区的皮肤感觉丧失，足趾背侧感觉丧失，但足背部感觉却正常。

2. 在内踝处压迫腓后神经可触发症状，并常在跖管部位或足跟内侧发现压痛点。足背伸至极限时，症状加剧。

3. 叩击内踝后方，足底刺痛加重，Tinel 试验阳性。

4. 充气止血带试验呈阳性。

5. 肌电图及腓总神经传导速度检测，可发现传导时间延长；内侧足底神经潜伏期＞6.1ms，外侧足底神经＞6.7ms。

6. X 线片可见距骨内侧骨刺。

【治疗方案及原则】

1. 物理疗法　可用红外偏振光、半导体激光治疗。

2. 跖管内胫后神经阻滞术　于内踝下方跖管部位为穿刺点，用 7 号针头垂直刺入皮下后，稍斜向远端进针，穿过分裂韧带出现放射样异感后，稍退针少许，回抽无血液后注入镇痛复合液 5ml，配方同本章第二节治疗部分。

3. 手术减压　自内踝后 1cm 处做弧形切口，在支持带的上部分离出神经血管，然后把支持带分开，同时向远侧游离神经，保留跟骨支，逐渐向远侧移动神经直达拇展肌的纤维性开口处，此外先部分切除即可松解卡压的神经。一般保守疗法效果不佳或无效者，即可选择外科手术减压治疗。

第十三章 特殊疼痛

第一节 原发性骨质疏松症

【概述】

原发性骨质疏松症是老年人的一种常见病，是与衰老有关的多因素疾病。主要以骨量减少和骨的微细结构破坏为特征，使骨的脆性增加并易发生骨折的一种全身性骨骼疾病。骨组织中的矿物质和骨基质成比例地减少。原发性骨质疏松症病因尚不清楚，一般认为与内分泌紊乱、钙吸收不良及废用有关；也可能与遗传因素及免疫因素有关。此症女性较男性多见，常见于绝经后妇女和老年人，在轻微外伤或无外伤的情况下都容易发生骨折，尤其是75岁以上妇女骨折发生率可高达80%以上。

【临床表现】

疼痛是骨质疏松症最常见和最主要的症状。其原因主要是由于骨转换过快，骨吸收增加。在吸收过程中，骨小梁的破坏和消失，骨膜下皮质骨的破坏均可引起全身骨痛，其中以腰背痛最为常见。另一个引起疼痛的原因是骨折。无并发症的骨质疏松患者可无症状，或只有乏力、骨痛。特别是在背部与骨盆区，常为持续性疼痛，一般与骨质疏松程度有关。尤以劳累时加重，机体活动受限，日久可引起下肢肌肉不同程度的萎缩。骨质疏松病程进展缓慢，患者多以腰背疼痛和（或）骨折来就诊。

（一）腰背痛

腰背痛是骨质疏松患者最常见的临床症状，当椎体发生压缩性骨折时表现尤为明显，但部分患者也可症状不明显。就诊时常无明显外伤史，疼痛多较轻但持续，有时疼痛剧烈并可持续数周。急性疼痛缓解后，可残留不同程度的慢性疼痛。与骨质疏松有关的疼痛可能系骨结构的破坏或组织的受压使伤害性感受器受到直接刺激所致，也可能源于组织损伤时所释放的化学物质的间接作用。此外，尽管骨组织的某些区域对于疼痛性刺激敏感性较差，但在机械压力作用下邻近关节形状的改变也可使距离相对较远的伤害性感受器受到刺激而引起疼痛。腰背疼痛主要表现为下腰及腰骶部的钝痛，多在坐位或立位姿势时发生，而卧床休息可使疼痛得以减轻或缓解。

（二）骨折

脊柱椎体压缩性骨折、髋部骨折和桡骨远端骨折是骨质疏松患者中最常发生的三种骨折。发生在胸腰段的压缩骨折，除有骨折症状外，尚有轻度肠麻痹，胸部可出现肋间神经痛。骨折愈合与常人相同，4～5年后病情稳定，不再发生骨折。此时躯干较骨折前缩短，可出现驼背，重者可引起胸廓畸形，影响心肺功能，肋软骨与骨盆上缘贴近，在腰部两侧常伴有疼痛。

部分患者也可出现脊柱弥漫性疼痛的表现，多见于绝经后的骨质疏松症，沿脊柱有弥漫性疼痛及压痛，原因不明，经过一段时间后疼痛也可自行消失。

【诊断要点】

原发性骨质疏松症主要根据临床症状和体征并结合其他辅助检查结果进行诊断。

（一）影像学检查

1. X线平片　利用X线片可观察身体不同部位骨骼的密度、形状，骨小梁的数量、形态及分布。本病在X线检查中，病变最常发生在椎体、肋骨、骨盆及股骨上端。椎体所见特点为骨密度降低，侧位片因髓核的张力，使疏松椎体的上下两个面形成凹形，凹缘的密度较高，椎体因压缩骨折而形成楔形。骨折后的新生骨较为致密，全身其他部位的骨骼密度也有所降低。

2. 光子吸收法　利用放射性核素所产生的射线，在穿透人体组织时被吸收使其强度下降的原理，由计算机检测出射线衰减强度，换算成矿物质含量，可用于皮质骨及骨小梁的扫描，对骨质疏松的诊断有较大的参考价值。

3. X线吸收法　本法基于X线在穿透骨组织时，因骨矿物质含量的不同而产生不同的X线吸收，通过检测器检测穿透骨组织的X线的强度，得出骨矿物质含量数值。

4. 定量CT扫描　定量CT扫描可对骨骼密度进行三维测量，通过对CT图像重建处理所产生的X线衰减系数可用来确定任何部位的组织密度。

5. 超声波检查　此方法为新型无创骨质疏松诊断技术。应用超声波在不同介质中传播的速度及衰减系数的差异，能够测定骨骼的密度和强度，从而可以早期显示骨量的变化。

（二）形态计量学方法

通过骨穿刺取得骨组织样本，做成病理切片，在图像分析仪上对切片中骨小梁的数量、形态和分布进行观察、计算及分析，得出骨组织中骨基质、骨小梁等参考值。

（三）实验室检查

实验室检查尤其是生化检查对于骨质疏松的诊断具有重要意义，不仅有助于区分不同原因的原发性与继发性骨质疏松，而且还可用于预测发生骨折的危险性、监测骨量丢失以及选择适当的治疗方案。

检测项目主要包括：

1. 性腺激素；

2. 钙调节激素：甲状旁腺素、降钙素、1,25-$(OH)_2D_3$ 等；

3. 血钙、血磷、尿钙以及 24 小时尿钙/肌酐比值；

4. 骨钙素；

5. 碱性磷酸酶；

6. 尿羟脯氨酸。但上述指标对于诊断存在一定的局限性。

【治疗方案及原则】

（一）延缓骨量的丢失和增加骨量的储存

1. 以预防为主，预防和治疗并举的原则。

2. 重视营养和药物治疗并举。

3. 抓住年龄时机，早补、早防、早治疗。

（二）对症处理

骨质疏松症临床上常见的并发症是疼痛及骨折，因而可以利用药物、物理、神经阻滞和外科手术等方法对这些并发症进行综合治疗，并辅以康复措施。由此可基本控制和缓解骨质疏松症的并发症状，稳定该症的急性期过程。

（三）药物治疗

对于骨质疏松患者可考虑酌情选用药物治疗。

1. 补充钙剂及维生素 D　每日给予钙剂 1～2g 为宜，睡前服用。老年妇女常有肠腔钙吸收障碍，同时应给予维生素 D，剂量每日 4000U，或服用阿法 D_3，首次量每日 0.5μg，维持量每日 0.25～0.5μg。以增加钙和磷在肠道吸收，促进骨骼矿化作用，降低血液中甲状旁腺激素水平和减少骨钙吸收，解除骨骼和肌肉的疼痛。

2. 性激素　雌激素是预防绝经后骨质疏松的首选药物，并对减少骨折发生具有肯定疗效。给予丙酸睾酮，可促进钙、磷、氮的贮存，对骨的组成有效。

3. 降钙素　它的快速作用可以抑制破骨细胞活性，缓慢作用可以减少破骨细胞数量，有止痛、增加活动的作用，并具有改善钙平衡的功效。

4. 其他药物还有甲状旁腺激素、二磷酸盐类、氟化物、异丙氧黄酮等，对原发性骨质疏松症都有不同程度的治疗作用。

在急性骨折时需卧床休息，服用适当镇痛药，注射降钙素甚为有效，穿特制的背心支架以限制脊柱活动。椎体压缩骨折腰痛明显者，患者可适当卧床休息，但不能过分强调制动，否则会加重骨质疏松的发展。

第二节 小儿疼痛

疼痛是主观上的感知，是一种令人不快的感觉和情绪上的感受，并伴有潜在的或现存的组织损伤，故疼痛本身亦属于疾病。对那些不能表述疼痛存在的人群（小儿、弱智）尤应予以关注。2001 年，第二届亚太地区疼痛会议认定：消除疼痛是基本人权之保障。美国国会决议将 2001～2010 这十年规定为“疼痛研究的十年”，决定投入大量人力、物力予以支持，目的在于不断提高和保护小儿的生活质量。疼痛普遍存在，小儿也不例外。传统观点认为新生儿神经系统发育未成熟，髓鞘发育不全，大脑皮层不成熟，痛觉通路的突触形成不全，因此新生儿不能感知疼痛。故一般不必给予镇痛治疗。但近来大量研究表明：人在胎儿期的大脑皮质功能就已发育完备，其外周痛觉感受器官在孕 7 周时即已产生，其后不断发育、完善及至黏膜。同时在胎儿，中枢性痛觉传递物质多肽类、单胺类、胆碱类，痛觉旁路包括 P 物质、生长抑素、降钙素基因相关肽、血管活性肽、谷氨酸以及与脊髓后角神经元相关的 5-HT、多巴胺、去甲肾上腺素等在成人能查到的致痛物质，在胎儿、新生儿及小儿体内也均能检测到。此点提示：人，从胎儿期开始，其感知疼痛的中枢、末梢和传导等神经系统就已形成并具备功能。因此，对于由小儿疼痛所造成的小儿呼吸、循环、代谢、免疫、神经、心理、生长、发育、行为等身心方面的负面影响，以及由此带给其家庭、社会的不利影响不容忽视，应引起医务人员的足够重视。

一、小儿疼痛的特点与评估

（一）小儿疼痛的特点

1. 小儿疼痛的诊断和治疗比较复杂，皆因小儿表达能力有限，欠合作，病史陈述不清，查体结果不可靠，治疗措施难以实施。

2. 小儿的疼痛敏感性高，年龄越小对疼痛愈加敏感。此外，小儿的大脑控制能力较差，皮层下常处于释放状态，由此可提高对疼痛的敏感性。

3. 小儿有时因惧怕治疗而隐瞒病情，不及时向医生及家长陈述疼痛，常延误治疗。

4. 小儿疼痛的持续时间与成人相比明显缩短，常表现为阵发性疼痛，疼痛发生后，强度迅速减弱，表现为高起点短时程。

5. 小儿疼痛是一种强烈的不愉快的伤害性感受，可引起小儿类成人或超成人的反应，包括呼吸循环、激素代谢、免疫等影响小儿的健康生长发育。此外，疼痛对小儿心理和精神也有很大影响。

（1）疼痛对小儿呼吸循环的影响：疼痛使小儿的呼吸、心率加快、血压升高，代谢加速，耗氧量增加，经皮脉搏血氧饱和度下降、颅内压升高。有时可致小儿发生喉痉挛、哮喘及肺不张等。

（2）疼痛对小儿激素和代谢的影响：大量临床资料证实，小儿创伤、手术等疼痛刺激可致应激激素如儿茶酚胺、皮质醇、胰高血糖素、生长激素等释放增加，胰岛素分泌减少，从而引起代谢改变，包括分解储存蛋白、脂肪及糖，出现高血糖、高脂血症、高乳酸血症与酮体浓度升高，而术后镇痛良好的病儿其应激激素水平降低，并发症明显减少。Anand 等观察到，新生儿的手术尽管时间短，但由于麻醉过浅产生的应激反应是成人的 3～5 倍，气管内吸引亦也可引起新生儿、早产儿血浆儿茶酚胺水平的升高。许多研究表明，新生儿、早产儿术后并发症和死亡率较年长儿和成人高，其主要原因是应激情况下高血糖可致血浆渗透压增高，造成新生儿、早产儿肾皮质、脑实质损害，甚至造成脑室内出血。

（3）疼痛对小儿行为的影响：疼痛常伴随哭闹和扭曲的痛苦面容，四肢屈曲、内收。与镇痛完善的小儿对比，在无麻醉镇痛情况下行包皮环切术的新生儿，术后可出现睡眠减少，易激惹，睡眠时出现非快速眼动。

（4）疼痛对小儿神经、心理发育的影响：新生儿已具有记忆能力。新生儿时期的疼痛经历，对损伤性神经反射通路可产生永久的结构和功能的影响，可增加将来对疼痛刺激的敏感性。短期内可影响新生儿对出生后环境的适应能力、母婴关系、饮食节律等，从长远看，新生儿的疼痛经历，日后可能会产生心理方面的后遗症。有些类型的小儿疼痛，可造成神经系统结构和功能的永久性改变。另外，小儿疼痛影响进食、睡眠，不良的睡眠可导致严重的神经行为改变的后遗症，引起清醒和睡眠周期的紊乱。

6. 小儿的新陈代谢快，而器官代谢能力较差，各项生理指标易发生急剧的变化。新生儿和婴儿的肝脏功能尚未发育成熟，其血浆蛋白水平及蛋白结合力较低，血浆游离药物浓度较高，此时应用麻醉性镇痛药易引起呼吸抑制，3 个月以内的小儿，吗啡、度冷丁和芬太尼的半衰期明显延长。切记小儿不是成人的缩影，应根据年龄、体重及其解剖生理特点谨慎实施镇痛。

（二）小儿疼痛的评估

对疼痛程度如何客观评估是小儿疼痛处理上长期存在的问题。对还不会说话的婴儿的评估尤其困难。因此，儿科疼痛治疗较成人发展的相对缓慢。现已研制出一些适用于测量儿童疼痛的方法。常用的疼痛评估方式有：自我评估（主观测量）、行为评估和生理指标评估。由于小儿的语言认知和表达能力各不相同，各年龄段的主观测量和客观测量也存在差异。自我评估有语言评估和视觉模拟评估，前者只适用于7岁以上的小儿，后者适用于5岁以上的小儿，对于更小的小儿可以采用脸谱示意图，10岁以上的小儿可以采用成人的视觉模拟评分尺。此外，CHEOPS法可通过小儿的行为来评估小儿的疼痛。

1. 新生儿、婴儿疼痛的评估　由于新生儿、婴儿无法用语言表达感知的疼痛强度，所以，判断疼痛水平，仅能依据观察患儿行为表情（面部表情、运动反应、哭声）或生理性检测法（血压、心率、皮肤颜色、经皮脉搏血氧饱和度、呼吸频率、出汗和睡眠等情况）。临床观察发现，面部表情与疼痛的关系最密切，主要表现为皱眉、挤眼、鼻根膨大、口张大、撅嘴、缩舌、口角歪斜和下颌颤动。Johnston等对婴儿的哭声进行研究，发现疼痛刺激时婴儿哭声的频率、声调等与受惊和发怒时的哭声不同，建议通过哭声来评定疼痛程度。但是，目前对新生儿及婴儿的疼痛评估尚缺乏客观定量的“金标准”（The Golden Standard）。

2. 幼儿、学龄前儿童疼痛的评估　对此年龄段小儿疼痛的评估方法有10余种之多。但比较实用的还是面部表情9种差别量表法：A～D代表各量级的积极影响，F～I代表各量级的不良影响，E代表中性。

3. 学龄儿童疼痛的评估　方法也较多，但常用的还是小儿视觉模拟评分法（VAS法），具体评估法是：纸上划条直线，通常为10cm（也可按100mm标记）。线的一端为剧痛。让患儿在线上标出疼痛的相应位置，可用尺量出厘米数，该数字即为疼痛的强度。按病程、临床用药或采用镇痛措施之后，有计划按时让患儿根据感觉疼痛的增减，标记在相应的位置上，疼痛加重则厘米数增大，减轻则厘米数向0点移行（即减少）。只要事先给患儿讲解清楚，多数患儿是能够配合和接受的。目前，VAS法是临床疼痛治疗中最常用的方法。评估疼痛的方法还有OPS（Objective Pain Scale）评分法，详见表13-1。该法不需小儿参与，根据血压、哭闹程度、运动、烦躁情况及语言或形体语言等进行疼痛的评估，每个指标分为三级，分别为0、1、2分。若各项积分之和≥6分，就需要镇痛。不管采用何种评分法评估疼痛的存在和镇痛的效果，都需要有连续性、客观性、科学性，严防主观方面暗示或粗暴地对待患儿。

表 13-1 OPS 评分表

观察指标	标 准	分数
血 压	↑<10%术前	0
	↑10%～20%术前	1
	↑20%～30%术前	2
哭 闹	无	0
	哭-对疼爱有反应	1
	哭-对疼爱无反应	2
运 动	安静	0
	不停的动	1
	折腾（乱蹦乱跳）	2
烦 躁	睡眠或安静	0
	轻度烦躁	1
	歇斯底里	2
语言或形体语言	睡眠或述无痛	0
	轻度痛-不能定位	1
	中度痛-能定位（指或说）	2

注：≥6 分为重度疼痛，需要镇痛

总之，小儿疼痛的测量是很重要的，是进行恰当疼痛治疗的基础。由于疼痛同时受客观感觉和主观感受的影响，对于不能进行主观测量的小儿，宜将行为测量法和测定生理指标综合起来评定小儿疼痛的强度，并应在疼痛测量时排除其他因素的干扰，如便意、恶心呕吐、姿势不适、恐惧或焦虑等对评分的影响。

二、小儿神经病理性疼痛

神经痛是指沿周围神经走行及其分布区域疼痛为主要特征的一种综合病征。主要病因是周围神经根、神经节（或丛）、神经干及其分支的原发性或继发性障碍。

神经痛分类：典型的神经痛包括特发性（原发性）、继发性（症候性）及非典型性的神经痛。

（一）特发性神经痛

典型的特发性神经痛常见于三叉神经痛和舌咽神经痛。特发性神经痛的原因尚不清楚，但多数是由于神经的炎症、中毒、营养障碍等因素而引起，在临床工作中常很难将其与神经炎、继发性神经痛加以鉴别。

1. 临床表现

（1）特发性神经痛的症状特点是疼痛常局限于某一神经支配的区域，为剧痛，发作性增强，发作间歇期疼痛可完全消失，亦无感觉异常，症状常可完全消失。

（2）有时疼痛发作可扩散至其他神经的支配区域（称为牵涉痛或关联痛）。

（3）当刺激皮肤、黏膜部分时，可诱发疼痛发作，这一部分称作扳机点（trigger point）或触发区。扳机点有时位于非疼痛部位。扳机点的常见部位是：

1）神经干通过骨孔来到表面的部位；

2）神经通过筋膜的场所；

3）神经分支的部位；

4）神经丛从深处出至浅处的部位。

2. 诊断要点

（1）一般无引起特发性神经痛的病因。

（2）要根据临床表现，一般为剧痛，发作与发作之间疼痛完全消失。可有牵涉痛，当刺激皮肤、黏膜部分时，可诱发疼痛发作。

（3）这种疼痛在初期一般没有感觉的变化，但数年以上反复发作时，常出现感觉异常。

（4）有时伴有肌痉挛现象。

3. 治疗方案及原则

（1）神经阻滞（例如舌咽神经阻滞、三叉神经阻滞等）。

（2）使用抗癫痫药或镇痛药。

（3）必要时进行外科手术，详细治疗参看各神经痛相关章节。

（二）继发性神经痛

除了三叉神经痛、舌咽神经痛以外，大多数的神经痛都属于继发性神经痛。与特发性神经痛不同，它是在原有病变的基础上发生神经痛。如器官的病变、肿瘤、外伤、骨骼的变形等。疼痛传导经常涉及多个神经。

1. 临床表现

（1）疼痛性质多数为烧灼痛，且呈持续性，但在其发作过程中，疼痛程度有强弱之分。

（2）一般无扳机点，当仔细查体时、可查出感觉异常、肌力降低等末梢神经障碍。

2. 诊断要点

（1）继发性神经痛一般有较明确的原发病。

（2）疼痛性质大部分为烧灼痛，并呈持续性。

（3）一般无触痛点，但可有感觉异常、肌力降低等。

3. 治疗方案及原则

（1）治疗原发病是止痛的基础。

（2）也可采用神经阻滞或应用镇痛药。

（三）非典型性神经痛

与典型性神经痛不同，非典型性神经痛与脑神经、脊神经之间无直接关系，而与血管或自主神经的关系较为密切。

1. 临床表现

（1）疼痛大多偏于一侧，通常为深部痛，无局限性，涉及范围较广。

（2）疼痛性质为搏动性疼痛，且多为持续性，没有无痛期。

（3）找不到明确的触痛点。

2. 诊断要点　非典型性神经痛诊断较为困难，在实际临床工作中，如遇到因其他的脑或脊神经痛而进行各种神经阻滞后疗效欠佳者，多数情况下，应考虑诊断为非典型性神经痛。

3. 治疗方案及原则

（1）可选用交感神经阻滞。

（2）也可用酒石酸麦角胺使血管收缩。

（3）精神安定药等亦有一定疗效。

三、小儿生长性疼痛

【概述】

生长性疼痛是一种原因不明的发生在小儿生长旺盛期之前的一种肢痛症。此病临床并不少见，学龄儿童的5%发生过此疼痛。发生疼痛的最常见的年龄是11岁，11岁学生中约20%的男生和30%的女生有此疼痛体验。经调查发现，男孩的总发病率是12.5%，女孩是18.4%，该病的发病机制尚不清楚，可能与小儿发育快、腿部负担过重、下肢骨骼充血有关，亦有人认为系小儿膝关节韧带松弛，关节面受力不均衡，关节摇摆不稳而引起疼痛。

【临床表现】

1. 疼痛部位以膝关节周围最常见，髋骨及股上段后侧次之，主要累及股部肌肉及腓肠肌。

2. 不定期间歇性发作的下肢痛，发作频率不规则，夜间较多，疼痛轻重不一，持续时间不定，从数秒到数小时。

3. 发作时无其他伴随症状，疼痛消失后肢体活动正常。

【诊断要点】

1. 临床表现。

2. 体格检查无异常发现。

3. 实验室检查及影像学检查无异常发现。

诊断主要依靠临床表现，要与风湿性关节炎进行鉴别诊断。

【治疗方案及原则】

1. 一般无须特殊治疗，本病随生长发育的成熟可完全自愈。仅需注意疼痛的变化。

2. 疼痛发生时可对症处理，发作频繁时可口服非甾体抗炎镇痛药。

3. 局部按摩、热敷等处理能否缓解症状难以肯定。

4. 也有人用大剂量维生素C或补钙治疗。

5. 本病预后良好，不影响健康，无后遗症。

四、小儿腰背部肌膜炎

【概述】

病因较复杂，常是腰背部扭挫伤、单一姿势、寒冷或某些先天畸形，可致骶棘肌、背阔肌、斜方肌等肌肉筋膜劳损、水肿、痉挛，若得不到缓解而持续，久之则出现纤维性变及持续腰痛。本病常与肌肉扭伤并存。

【临床表现】

1. 弥漫性疼痛　以两侧腰部及髂嵴上方明显，腰背部酸懒沉重，过劳或气候骤变而不适应时加重。特点：晨起时痛剧，活动数分钟或半小时后即缓解，但至傍晚时似乎因活动过多疼痛又复出现，休息后又好转。

2. 多有诱发因素　多有明确的诱发因素，以受凉、受潮及过度劳累为多见，且于既往病史多有类似情况。

3. 其他症状　包括腰痛之一般症状，其中以腰部僵硬、活动受限及肌肉紧张等多见。

【诊断要点】

1. 临床表现。

2. 体格检查　劳损部肌肉发硬或有索状痉挛，若用手轻缓拍击，痉挛即可缓解。本症压痛不明显，但急性者可明确指出其痛点，压之除局部疼痛外，尚可沿该痛点处所分布神经纤维末梢向上传导，反射性的出现该处邻近部位疼痛感。皮肤较薄者尚可在痛点处深部触及结节样硬块，大小多在5mm×5mm以下，有时亦可触及直径1cm左右脂肪瘤样结节（多伴有放射痛）。前弯腰尚可，后伸则出现酸沉感（骶棘肌），耸肩或两肩胛骨向背中线靠拢时有酸沉感（斜方肌），前弯腰并上臂前伸时也可出现酸沉感（背阔肌、前锯肌）。

3. X线　可见退变性改变，无其他异常所见。

本病易与腰背部其他疾病相鉴别，但应注意与退变性脊柱炎相鉴别。

【治疗方案及原则】

以非手术治疗为主，针对病因，采取有效措施，防治结合。

1. 消除病因。

2. 腰背肌锻炼。

3. 非手术治疗可采取理疗、热敷、口服非甾体抗炎镇痛药。局部压痛点注射或神经阻滞效果较好（如骶管阻滞、椎旁阻滞）。

4. 手术疗法

（1）有明确压痛点，疑有末梢神经卡压者，可行局部点状或片状软组织松解术。

（2）腰骶部脂肪脱垂者，可行手术探查及脂肪摘除术。

（3）中医手术割治法，但范围不宜过广。

五、小儿慢性腰背下肢痛

多为肌肉骨骼的继发性疾病所致，不是疾病名，而是多种疾病的表现。

（一）腰扭伤或下腰紊乱

其突出特点是没有神经系统改变，肌力、反射、感觉完整，直腿抬高试验皆属正常。可由触摸引出压痛，通常局限于椎旁肌。压痛一般在7～10天消失，采取热疗，服用止痛药和休息的保守治疗效果很好。没有必要使用脊柱支架，保护性的不干预就是最好的治疗。腰扭伤或下腰紊乱都可引起严重意外，必须提防并发的神经压迫或急性椎间盘突出，或脊髓横断损伤或脊髓挫伤。

（二）脊椎前移和脊椎脱位

在青少年更常发生，通常疼痛发生在用力的活动之后，影像学检查（X线片、CT）可见到异常。

（三）脊柱侧弯

通常无不适主诉，只有少数病儿诉背痛或易疲劳。

（四）Scheuermann病或称圆背综合征

在胸椎区容易产生疼痛。

（五）肿瘤

在儿科年龄范围可发生两种肿瘤：骨瘤和成骨细胞瘤，都是良性骨肿瘤，通常累及椎骨的后方结构，只是椎体本身少见。肿瘤压迫可引起腰痛和轻度脊柱侧弯。最好通过X线片检查进行诊断。如果疼痛不能通过水杨酸类止痛药有所缓解的话，通常主张手术治疗。一般手术切除方法可获得永久性的疼痛缓解。

（六）脊椎的先天性解剖异常

一般情况，在儿科年龄范围先天性解剖异常很少引起疼痛。即使有隐性分叉脊椎，在儿科年龄内也很少发生腰痛。腰的视诊非常重要，至少对于识别其他伴有神经缺损的先天性异常有所帮助，例如特殊毛发区，如出现在腰的中线上的圆形脂肪块有时被广泛的毛发覆盖。它是脂肪瘤存在的迹象，脂肪瘤又可伸延到脊髓中，产生神经症状

（七）椎间盘间隙感染

随青少年麻醉药成瘾的增加，椎间盘间隙感染引起的腰痛并不少见。通常主诉为感染区的局限性疼痛。脊柱触诊时，感染椎间盘间隙上有明确的压痛。通常X线片对诊断没有帮助，不过有时可见椎间隙狭窄。一般白细胞轻度增高，血沉加快。处理是通过查明致病的病原菌，常规使用抗生素治疗。

（八）腰间盘综合征

虽然成人腰椎间盘综合征是腰痛的常见病因，但在儿童是很少见的。由于儿童的神经系统阳性体征通常比成人更为隐匿，所以诊断较为困难。利用两侧对照是非常重要的。一般治疗与成人治疗相同，保守治疗、卧床休息，止痛药。

（九）其他疾病

在儿童年龄组下腰痛的其他潜在病因包括下肢不等长超过2.5cm，脊柱肿瘤和肾结石。肾结石在儿童罕见。通常肾结石性下腰痛有突出特点，呈急性剧烈疼痛，单侧肯定放射到腹股沟区。显微镜所见，血尿和肾穿刺活检阳性有诊断价值。治疗可根据病因及临床表现进行处理。在儿科临床工作中，腰背痛的儿童也较常见，应完善病史和辅助检查，明确病因，对症治疗。

六、小儿棘突上滑膜炎

【概述】

多为继发性，常与外伤有关。常见于脊柱结核、骨折、畸形所造成脊柱后突畸形的棘突处。小儿的第3、4腰椎棘突上附着的韧带较薄弱，腰部剧烈活动时易损伤引起继发炎症。棘突上滑囊受摩擦、压迫或风湿等因素影响产生无菌性炎症、水肿、充血，病程长者棘上韧带增厚、粘连。

【临床表现】

1. 急性外伤或慢性刺激病史。

2. 局部可触及圆形或椭圆形肿块，基部不能移动，不与皮肤粘连，囊状，紧张而具弹性或波动感。

3. 试验穿刺可抽出黄色黏液性液体。如属化脓性滑囊炎，则可抽出脓性液体。

4. X线片一般无变化，有时在侧位X线片上可见钙化影像。

【诊断要点】

依据病史、临床表现及体征，一般不难诊断。

【治疗方案及原则】

1. 急性期局部休息。

2. 治疗可采取理疗、热敷、口服非甾体抗炎镇痛药。

3. 局部压痛点注射或神经阻滞效果较好。

4. 张力较大者，可穿刺抽出液体。

5. 如慢性反复发作，非手术治疗无效，可手术切除滑膜。

七、小儿腰椎间盘突出症

【概述】

小儿腰椎间盘突出症常见于外伤，特别是从高处跳下，因软骨板破裂、椎间盘变形膨出，椎间盘物质在局部引起强烈的化学性炎症，疼痛急剧出现，卡压神经时伴有下肢麻木乏力。

【临床表现】

1. 好发年龄多在10岁以上，且多有外伤史。

2. 腰痛及下肢放射性疼痛，特点为：

(1) 下肢痛沿神经根分布区放射，呈根性放射痛。

(2) 疼痛与腹压有关。

(3) 疼痛与活动、体位明显有关。

3. 跛行。

4. 腰肌痉挛、脊柱畸形与活动受限。

5. 棘突间旁侧压痛与放射痛。

6. 神经功能损害。

(1) 运动：受累神经根所支配肌肉发生萎缩，肌力减退，少数有瘫痪发生。

(2) 感觉：受累神经根分布区可出现感觉过敏、减退或消失。

(3) 反射：受累神经根支配区生理反射减弱或消失。

【诊断要点】

1. 临床表现。

2. 体格检查。

(1) 直腿抬高试验;

(2) 健腿抬高试验;

(3) 颈静脉压迫试验。

3. 辅助检查

(1) 腰椎正侧位X线片，少数病例加拍斜位片。

(2) 造影：包括脊髓造影、硬膜外造影、椎间盘造影、椎静脉造影及腰骶神经根造影，以脊髓造影应用最普遍，准确率为70%～90%。

(3) CT：准确率为80%～90%。

(4) MRI：可观察椎间盘及脊髓情况。

依据外伤史、典型症状、体征及辅助检查，诊断并不困难，但应与硬膜内外脊髓肿瘤相鉴别。

【治疗方案及原则】

1. 轻型病例　卧床休息，佩戴腰围6个月直到症状缓解消退。

2. 治疗可采取理疗、热敷、口服非甾体抗炎镇痛药。

3. 神经阻滞效果较好，小儿的骶裂孔标志清楚，比成人容易定位，穿刺较易成功可经骶管注药治疗。病情好转后可进行动作和姿势的恢复性训练，并要求家长注意不要让小儿参加剧烈活动，防止复发。

4. 有神经根压迫症状经保守治疗无效者可手术治疗，取出椎间盘破裂之髓核，术后肢体活动范围可完全恢复，但脊柱的活动恢复较慢。

八、小儿腰骶椎裂

【概述】

是一种先天性骨骼发育畸形，分为脊膜膨出和腰骶椎隐性裂两类型。有的小儿无任何症状，直至成年后发生疼痛。也有的在婴幼儿期就出现症状。可引起慢性神经根炎、病变附近软组织受累后引起韧带增厚、粘连、肌筋膜炎，随着年龄增长，活动增多，组织损害越来越重。脊膜膨出手术修复后，遗留的疼痛等并发症也比较常见。可因术中神经根或脊髓损伤，术后瘢痕形成等因素引起。小儿腰骶椎裂大多发生在后侧，发生在前侧的极少见，有以下几种类型：

1. 隐性脊柱裂;

2. 脊柱裂伴脊膜膨出;

3. 脊柱裂伴脊髓脊膜膨出;

4. 脊柱裂伴脊髓外翻，可合并有脊髓内积水、无脊髓、畸胎瘤、皮样囊肿、骶骨发育不全、原发性泌尿系畸形及阿-奇畸形（Arnold-Chari）。

【临床表现】

1. 腰骶部包块或局部皮肤异常。

2. 神经系统症状　症状的多寡与程度，因脊髓及脊神经畸形程度而定，较常见的有下肢迟缓性瘫痪、大小便失禁等。随着年龄的增长，神经系统症状逐渐加重。

【诊断要点】

1. 临床表现。

2. 体格检查　包块多位于背部的中线，偶有偏离中线，大小不定，表面皮肤正常或有毛发增多、色素沉着、红色斑痣等。脊柱裂伴脊髓外翻可见纵行的梭形肉芽创面，有时可在脊髓中央见纵行沟，即未闭合的神经管，有时可见脑脊液滴出。隐性脊柱裂没有包块，只有皮肤异常或无异常表现。包块通畅试验阳性，有时可触及骨质缺损。下肢迟缓性瘫痪和肌肉萎缩，感觉和腱反射消失。下肢常见发冷、青紫和水肿。马蹄足很多见，常有肌肉挛缩，有时有髋关节脱位。

3. 辅助检查　X 线、CT 及 MRI 检查均可见到椎板棘突缺如，CT 与 MRI 检查还可观察脊髓及脊神经情况。

依据典型症状、体征及影像学检查，诊断并不困难，但应与该部位的畸胎瘤、脂肪瘤及皮样囊肿相鉴别。

【治疗方案及原则】

1. 手术治疗可保存神经组织，防止发育过程中神经继续受到牵拉和压迫，以免畸形不断发展，加剧神经的功能障碍。

2. 已有神经肌肉功能缺损者，手术不能使之恢复。治疗可采取理疗、热敷、口服非甾体抗炎镇痛药。局部压痛点注射或神经阻滞效果较好。

3. 一般认为病儿有轻度的下肢瘫痪和大小便失禁时，仍应早期手术，术后再做功能重建及括约肌成形术。

4. 出生后早期手术感染危险少，神经根受到牵拉和压迫较轻，其支配区肌肉功能损害小。

九、小儿颈源性疼痛

【概述】

第 1～4 颈神经与头痛关系密切，颈源性头痛是小儿最常见的头痛。本病持续存在，反复发作，严重影响儿童的学习和身心健康。本病的发生，是由于小儿颈部肌肉、韧带及关节囊较薄弱，支架结构不稳定，减弱了对颈部的保护作用。小儿的颈部活动过强，或长时间低头学习，易引起颈部组织的疲劳和损伤，继发软组织炎症，刺激神经引起头痛。另外，咽后壁上部的血液注入齿状突周围的血管丛，此部位无淋巴过滤，咽部炎症可直接扩展引起咽后部肌腱炎、齿状突周围韧带炎及滑囊炎，炎症可直接刺激神经和血管引发头痛。慢性炎症的病灶位于颅底和上部颈椎，侵犯颈神经后支引起头痛。颈源性头痛也可产生于颈部肌肉组织，一方面神经根，特别是其腹侧的运动神经根（前根）受到压迫或炎症侵袭时可引起反射性颈部肌肉痉挛；另一方面，持续性肌肉慢性痉挛引起组织缺血，代谢产物聚集于肌肉组织引起肌筋膜炎，产生疼痛，并可直接刺激在软组织内穿行的神经干及神经末梢产生疼痛。长时间低头学习，肌肉持续收缩以维持姿势，使肌肉供血减少，继发肌痉挛，并使韧带、肌筋膜易发生损伤；冗长而乏味的精神活动或体力劳动，在全身各部位中最容易引起颈部神经-肌肉的紧张，这些都是小儿颈源性头痛的常见原因。

【临床表现】

1. 本病小儿患者多为7～15岁，最小的仅5岁。

2. 早期多为前额部、枕部、耳后部、耳下部不适感，以后转为闷胀或酸痛感，逐渐出现疼痛。疼痛部位可扩展到前额、颞部、顶部、颈部。

3. 疼痛可有缓解期。随病程进展，疼痛逐渐加重，持续性存在，缓解期缩短，发作性加重。

4. 寒冷、劳累可诱发疼痛加重。

5. 头痛常不表现在它的病理部位，疼痛部位常模糊不清，分布弥散并向远方牵涉，可出现牵涉性疼痛，类似鼻窦或眼部疾病的表现。

6. 部分患儿疼痛时伴有耳鸣、耳胀、眼部闷胀、颈部僵硬感。

7. 多数患者在疼痛发作时喜欢用手按压痛处以求缓解。

8. 病程较长者注意力和记忆力降低，情绪低落、烦躁、易怒，易疲劳，学习成绩降低。

【诊断要点】

1. 检查可发现在耳下方颈椎旁及乳突下后方有明显压痛。

2. 病程较长者可有颈后部、颞部、顶部、枕部压痛点。

3. 有的患者局部触觉、针刺觉减弱，部分患者患侧嗅觉、味觉和舌颊部感觉减退。

4. 部分患者压顶试验和托头试验可阳性。

5. 但也有患者无明显体征，X线检查多无特殊变化。

【治疗方案及原则】

1. 一般性治疗　对于病程较短，疼痛较轻的患儿，可采取休息、头颈部针灸、牵引、理疗同时配合口服非甾体抗炎镇痛药。一部分患者的病情可好转。但对按摩要慎重，许多病儿经按摩后病情加重，有的还发生严重损伤。

2. 颈椎旁病灶注射 在第2颈椎横突穿刺，注入消炎镇痛药物（2%利多卡因2ml＋泼尼松龙15～25mg＋来比林450mg＋生理盐水至15ml），每6～7天治疗一次，经过3～5次治疗对多数颈源性头痛患儿具有良好疗效。药液在横突间沟扩散可流到第1、3颈神经及周围软组织内，发挥消炎、镇痛作用，促进神经功能恢复。由于药液直接注入病灶区域，疗效较好。

【注意事项】

椎动脉在第2颈椎向外侧转折后上行，进针时易刺入。在进针时要分段多次回吸，严防药物误入椎动脉。注药时应先注试验量，观察无不良反应后，再分次缓慢注射。注射过程中要反复询问患儿的感受，以及时发现不良反应。有时药物向前流至颈上交感神经节，出现一过性Horner综合征，可增加疗效。操作中尚应严防药物误注入蛛网膜下腔。

十、小儿带状疱疹性疼痛

【概述】

带状疱疹是同时累及神经和皮肤的病毒性皮肤病。由水痘-带状疱疹病毒感染，引起皮肤损害及脊髓背根神经节炎症，此病的首次感染常发生在儿童。

【临床表现】

1. 带状疱疹可表现为水痘或无症状。病毒常潜伏在一个或多个脊髓背根神经节内。一旦身体免疫功能降低，体质虚弱时，可促使带状疱疹发病。

2. 带状疱疹的特点为粟粒至绿豆大小、群聚丘疱疹及水疱，疱壁紧张，排列呈条索状。亦可见大疱、血疱、糜烂、溃疡或坏死。

3. 皮损沿着被侵犯之神经走行，呈束带状，主要为单侧发病。

4. 发疹前后有不同程度的神经痛，疼痛为烧灼样、割裂样剧痛。严重者衣服摩擦也加重疼痛。

5. 局部淋巴结肿大、压痛。

6. 疱疹多发生于胸部，也有的发生于肩、上肢、头面部，偶见病毒侵犯三叉神经眼支。

7. 有少数患儿属于微皮损型疱疹，皮肤几乎看不到疱疹，但疼痛存在。

8. 一般在发病后7～10天皮损达到高峰，2～3周疱疹消退，3～6周痊愈，疼痛消失。愈后一般不复发，小儿极少发展成为带状疱疹后神经痛。

【诊断要点】

根据临床表现，结合实验室检查，一般不难诊断。

【治疗方案及原则】

1. 发病后应给予营养神经、支持疗法和对症处理。

2. 服用非甾体抗炎镇痛药及B族维生素肌内注射。

3. 为避免感染可在病变区外敷甲紫药水。

4. 一经确诊，立即在皮损区皮内、皮下或神经节附近注射局麻药激素溶液，病情较重者可口服糖皮质激素（对急性期应用糖皮质激素，国内外学者尚有争议），可加速痊愈并预防形成带状疱疹后神经痛。

5. 疼痛剧烈者，可给予神经阻滞治疗。

十一、小儿手术后疼痛

现今对术后疼痛开始有了共识，但尚缺乏满意的治疗手段。一般仅在术后以间断注射吗啡的方法予以镇痛，效果虽有，但多不满意，约有50%以上的患儿仍遭受中、重度疼痛的折磨。近年来，对小儿镇痛的认知率的攀升和镇痛技术的不断完善，情况有所好转。针对小儿术后疼痛所采取的治疗措施，可概括为下述几个方面：

（一）预先镇痛术

中枢敏感化是术后疼痛的重要机制之一，防止中枢敏感化的方法可应用于临床。在手术前经硬膜外注射吗啡，可减轻手术后疼痛、恶心、呕吐，使术后小儿合作和减少术后对镇痛的需求量，故有利于小儿的康复。硬膜外注射小剂量吗啡，对循环影响轻微，常用的方法是在术前行腰2～3硬膜外置管。在注射局麻药前30分钟，经该导管注入吗啡0.04mg/kg。

（二）非甾体抗炎镇痛药

既往因该类药物的潜在诱发出血的倾向，而被禁用于术后镇痛。目前证实：这种担心在一般情况下是不必要的（近期临床研究证明该类药物并不明显增加患者的出血倾向）。但对已行广泛组织剥离、有凝血功能障碍、消化道溃疡和术后需要禁食的小儿，则不适用此类药物。如连续应用，以不超过5天为宜。否则应改用COX-2抑制剂。

（三）曲马多

国外对此药应用于小儿尚没有法规明确使用。国内已将此药应用于小儿，且有较好的效果，至今尚无严重并发症的报告。该药可用于中、重度的疼痛，治疗上可肌注、静注，以口服为多。对呼吸抑制也较轻。即释片每次使用剂量1mg/kg，即有6小时的镇痛效果。

（四）阿片类药物

中度疼痛可使用可待因（可卡因）。中、重度疼痛可用吗啡、美沙酮或羟考酮。

可待因、吗啡或美沙酮在口服时，应尽可能选用缓释制剂或控释制剂。肌内注射阿片类药物起效较慢，血药浓度不稳定，可能间断出现镇痛不全。而且肌注的疼痛会让小儿拒绝。所以目前常采用静脉内持续滴注阿片类药物的方法，血药浓度稳定，可提供较恒定的镇痛效应，而且不良反应也较少。在小儿手术后，持续静脉内滴注吗啡即可获得较好镇痛效果。婴幼儿首次剂量可限于0.005mg/(kg·h)，再依疗效调整之，适用于中、重度疼痛。硬膜外腔持续滴注吗啡，负荷量30μg/(kg·h)，维持3μg/(kg·h)滴注。

芬太尼很少单独用于术后硬膜外镇痛，多与布比卡因联合用药。可先给负荷量2μg/(kg·h)后，继以0.2μg/(kg·h)持续点滴维持。小儿硬膜外腔注射吗啡后，镇痛作用持续24～36小时，短于成人，可能与吗啡容易透过小儿血脑屏障有关。围术期使用吗啡有发生小儿低血压或/和心动过缓的危险，可能与吗啡作用于脑干孤束核内啡肽受体、兴奋延髓神经核、降低中枢交感神经兴奋性有关。应注意补充血容量，防止低血压。应用吗啡后还可发生镇静过度甚或呼吸抑制，此与剂量不当（过大）有关，应予重视，必要时采用纳洛酮进行拮抗。

术前硬膜外腔注射吗啡的小儿，有的可在术毕2小时，出现皮肤红斑、瘙痒，其发生率约为10%～15%，可用抗组胺药物进行治疗。因其有镇静作用，婴幼儿宜慎用。小剂量纳洛酮是安全有效的，0.5μg/kg每隔15分钟注射3次或以1～2μg/(kg·h)速度滴注，此量对椎管内阿片引起的瘙痒非常有效，而且不影响吗啡的镇痛效果，又无镇静等副作用。术后尿潴留发生率约为4%～9%，常发生在椎管内应用阿片药物时，可酌情留置尿管，也可用小剂量纳洛酮拮抗之，0.5～2μg/kg。注射吗啡后5小时是恶心和呕吐的高峰期，其发生率为15%～35%，主要机制是阿片类药物刺激脑髓质的化学感受器产生恶心呕吐，常发生在较大儿童、上腹部和肾外科手术后。但中、重度的疼痛特别是内脏病本身也可引起恶心、呕吐。

阿片类引起的恶心、呕吐是属剂量依赖性，所以首先应减少阿片类药物的用量，抗呕吐的药物可选用异丙嗪或小量氟哌啶。引起锥体外系症状的抗呕吐药物宜少用。此外，阿片可使肠梗阻患儿的病情恶化，应慎用。便秘亦属常见，可采用缓泻剂防治。

（五）患者自控镇痛术（PCA）的应用

PCA给药途径以静脉为主，适用于7岁以上小儿，有些5～6岁小儿也可应用，对于较小的患儿可由护士或父母亲控制。建议处方（经静脉）：吗啡1mg/kg加入0.9%盐水共50ml＝20μg/(kg·ml)；负荷量：20μg/kg＝1ml

(<1个月5～10μg/kg=最大量1mg，锁定时间5分钟)；泵速（月龄）：1个月龄，0.2ml/h=4μg/(kg·h)（术后头12～24小时）；1～3个月龄，0.5ml/h=10μg/(kg·h)；>3个月龄者，1ml/h=20μg/(kg·h)。如果患儿应用了其他镇静药物或椎管内神经阻滞麻醉，或患有呼吸道梗阻或患神经肌肉疾患，吗啡引起呼吸抑制的发生率就较大，应予以注意。

在应用阿片类药物时，应备好氧气、呼吸器、面罩和阿片受体拮抗剂纳洛酮，如呼吸抑制严重，患儿表现发绀或/和心动过缓，应去除诱因（包括镇静药物）实施呼吸循环支持等措施。具体按轻到重的处理步骤如下：保持气道通畅，高流量吸氧，辅助通气，停止阿片类药物。静脉内注射纳洛酮2～4μg/kg（纳洛酮的作用时间短于阿片），总量10μg/kg，（如无静脉通路，可肌肉内注射10～100μg/kg)，纳洛酮静滴1～10μg/(kg·h)，吗啡的其他一些副作用的处理办法见前。PCA对阵发性剧烈疼痛的效果不可靠，可采用背景连续输入加用PCA，方法为：在吗啡0.05mg/kg负荷量静注后，20μg/(kg·h)持续点滴维持。PCA泵则每次注入10μg/kg，锁定时间为10分钟，每小时最大量为0.1mg/kg，对于矫形手术后疼痛，连续输入量可增加到30μg/(kg·h)，每小时最大量为0.15mg/kg。

（六）骶管应用长效局麻药

罗哌卡因是一种新型的局麻药，具有感觉神经阻滞时间长、心血管副作用小和对运动神经阻滞作用弱的优点，应用于小儿术后止痛比较安全。常用于小儿腹部、盆部及下肢手术后镇痛。0.2%罗哌卡因，0.75ml/kg加用0.25mg/kg氯胺酮可维持镇痛24小时左右。骶管穿刺应在镇静情况下进行。副反应：局麻药入血的毒性反应。处理：吸氧，可给一些安定类药物，严重者需肌松后人工呼吸。循环系统的并发症可对症处理。预防措施：给药时回抽无血，注药时压力不要过大，缓慢注药。此外，周围神经阻滞也用于术后镇痛，对于单侧胸壁手术和上腹部手术，可经置入的导管向胸腔内注入长效局麻药，能够产生单侧镇痛而很少有感觉麻痹或运动障碍；此外，对于硬膜外麻醉下行手术的患儿，术后保留硬膜外导管继续注射局麻药或镇痛药，也是很好的术后镇痛办法，阴茎手术后采用髂腹股沟和髂腹下神经阻滞，唇裂术后采用眶下神经阻滞，也是简便有效的镇痛办法。

十二、小儿癌症疼痛

儿童的恶性肿瘤疾病谱与成人有所不同，大多数少年期肿瘤对化疗、放疗和手术治疗有较好适应性。因此常需要安排有创性诊断和治疗方案，如各种途径的注射治疗、骨穿等，对大多数儿童，有时也存在感染、口腔黏膜炎症等引起的疼痛问题，需要镇痛治疗，此外晚期肿瘤扩散也会引起的疼痛，因此不管是癌症本身导致的疼痛问题，还是癌周组织放射后肿瘤诊断和治疗过程中产生的疼痛问题，均应参照WHO推荐的癌症镇痛治疗方案予以实施治疗：

1. 镇痛按阶梯、口服为主、按时用药、用药个体化和注射具体细节的原则，并以患儿主诉疼痛得以满意控制为用药后效果评估的唯一标准。

2. 用药过程中应随时调整服药的剂量，一般情况下只要患儿仍然疼痛，就是所用药物不合适或用药剂量不足，此时不应对药效或/和患儿反应产生怀疑。但需注意用药后副作用，如恶心呕吐、镇静、瘙痒、便秘等，尤其出现过度镇静时应注意药物有过量的危险。

3. 使用吗啡时可用其糖浆，但应注意每4～6小时给一次为基础。缓释吗啡片每日2次给药。缓释吗啡亦可采取其他给药方式，如经肛门给药。研究表明吗啡输注，由于急性耐受性的发生，剂量必须非一般性的增加方能达到满意的镇痛效果。超大剂量不应只在剂量的增加上，在这种情况下，可换用高浓度的吗啡制品（如吗啡酒石酸盐150mg溶于1.5ml）。

4. 皮下点滴给药在口服无效或不易耐受时采用。可用电池驱动的注射器，这种给药方法通常用25G固定针，在胸部和腹部任何部位皮下注射，几日后将针转动至其他部位。吗啡起始剂量与以前阿片类药物相当，由于急性耐受性和病情的发展，剂量常随之增大，此为生理依赖性或称耐药性，并非是成瘾表现，所谓成瘾是指精神依赖。癌症镇痛时应用即或是大剂量的吗啡也鲜见成瘾的报告，只是医学界要改变传统的观念的束缚，由于"恐惧症"的作祟，不给患儿以足（治疗）量的吗啡，致使患儿的疼痛得不到合理的控制，倘真如此，则是不人道的表现。

5. 晚近有羟考酮控释片（奥施康定）上市，应用于晚期癌痛的治疗。羟考酮（oxyeodnne）是一种阿片受体激动剂，与口服吗啡相比，口服该药的生物利用度更高，每mg药物的药效是吗啡的2倍，因为还没有适用于学龄前小儿的剂型，所以该药仅能在医生监督下用于大龄儿。

6. 芬太尼外用贴剂（多瑞吉） 对那些不能进食的大龄患儿也可应用多瑞吉，因其对呼吸抑制轻而少和使用方便的特点正逐渐为众多医生所认同。只是其最小剂量的剂型是25μg/h约相当于吗啡50mg/d的药效剂量，故只适用于使用已大于50mg/d剂量吗啡的患儿。

疼痛治疗是个综合的措施，除用非甾体和甾体抗炎镇痛药、阿片类药物外，还需与其他辅助药物，诸如抗抑郁药、抗癫痫药、镇静药等药配伍使用，这里就不一一介绍。

总之，治疗小儿疼痛，并没有简单的方法，但将一些简单的事情做好则是可以提高治疗效果的，特别对那些需要镇痛但又是在小儿专科病房以外，如边远地区的儿童，准确地评估疼痛，加强对家长的培训和采用多种镇痛药物安全有效地联合使用，都能够提高我们对疼痛患儿的治疗质量。小儿镇痛领域已开始向完善治疗的方向发展，增进对现有镇痛药的认识和改进给药方法，已在很大程度上改善了小儿镇痛的治疗条件，给患儿及其家庭带来更多的福音。

第三节 妇科疼痛

一、慢性盆腔炎

【概述】

盆腔慢性炎症，一般多由急性炎症而来，对急性炎症未能治疗，或虽经治疗而不彻底，或患者体质较差，病情迁延或无急性炎症的过程直接发生慢性炎症。

【临床表现】

1. 腹坠痛、腰痛，在月经期、性交后或劳动后加重。

2. 可有尿频，白带增多，月经量增多，周期不准，经期延长等症状。

3. 子宫后倾，活动性受限，可触及增粗的输卵管，并有触痛，有时可触及囊性包块。

4. 可伴有不孕。

【诊断要点】

1. 病史　可有或无急性盆腔炎的病史。

2. 症状　下腹坠痛、腰痛，在月经期、性交后，或劳动后加重。可有尿频，白带增多，月经量增多，周期不准，经期延长等症状。

3. 体征　子宫后倾，活动性受限，可触及增粗的输卵管，并有触痛，有时可触及囊性包块。

4. 辅助检查　当形成卵巢输卵管囊肿时，B超可见腊肠形或曲颈瓶状的包块，壁薄。

【治疗方案及原则】

1. 药物疗法　透明质酸酶1500U，或α糜蛋白酶5mg肌内注射，隔日一次，5～10次为一疗程。

2. 神经阻滞疗法

(1) 骶前阻滞：每次用0.25%普鲁卡因40ml，每周1～2次，每一疗程4～5次；

（2）注射疗法：即在距子宫颈 1cm 处刺进阴道侧穹隆约 2～3cm 深，每次注入 0.25%普鲁卡因 10ml，每周 1 次，每一疗程 5～7 次。

（3）骶管阻滞术。

3. 物理疗法

（1）激光疗法：利用激光治疗的特点消炎、止痛，以及促进组织的修复作用。

（2）超短波疗法：用下腹腰骶对置法，或将阴道电极置于阴道内，微热量或温热量，每次 15～20 分钟，每日 1 次，或隔日一次，12～15 次为一疗程。

（3）微波疗法：用圆形或矩形电极置于下腹部，距离 10cm，功率 80～100W，每次 15～20 分钟，每日一次，10～20 次为一疗程。

（4）中波直流电离子透入法：用骶阴道法或腹骶阴道法，中波电流用 0.6～1A，直流电用 10～15mA，每次 20～30 分钟，每日或隔日一次，15～20 次为一疗程，用于盆腔粘连，效果较好。

（5）紫外线疗法：用短裤照射法，红斑量为 2～4 个生物计量，以后每次增加 1/2～1 个生物计量，隔日一次，每一疗程 5～6 次。

（6）石蜡疗法：用腰腹法，使用蜡饼或蜡袋置于下腹部及腰骶部，每次 30 分钟或用蜡栓放置阴道内，隔日一次，10～15 次为一疗程。

（7）热水浴疗法：一般用 1∶5000 过锰酸钾液或中药洁尔阴坐浴，水温约为 40℃，每日一次，5～10 次为一疗程，每次 10～20 分钟。

（8）应用理疗治疗慢性盆腔炎时，应注意下列禁忌证：

1）月经及孕期；

2）生殖器官有恶性肿瘤；

3）伴有出血；

4）内科合并症如心、肝、肾功能不全；

5）活动性结核；

6）高热；

7）过敏性体质等情况时均不易作理疗。

4. 手术疗法　长时间治疗不愈，经常下腹坠痛，腰酸，精神忧郁，影响身体健康及工作，尤以盆腔已形成包块，年龄在 40 岁以上，不考虑生育者，也可行手术治疗。

（1）全子宫切除：对输卵管或卵巢囊肿，输卵管积水，如已有子女，年龄已超过 40 岁者，可行全子宫切除术及病灶切除术，但需保留一侧卵巢或部分卵巢。

（2）年轻患者迫切希望生育，如单侧或双侧输卵管均不通，根据情况可作输卵管复通术。

二、痛　　经

【概述】

痛经是指月经期疼痛，常呈痉挛性，集中在下腹部，其他症状包括头痛、头晕、恶心、呕吐、腹泻、腹胀、腰腿痛。是年轻妇女常见的症状。分为原发性痛经和继发性痛经。

【临床表现】

1. 原发性痛经常发生在年轻女性，初潮后数月（6～12个月）开始，30岁以后发生率开始下降。

2. 常在月经即将来潮前或来潮后开始出现，并持续在月经期的前48～72小时，疼痛呈痉挛性。

3. 疼痛集中在下腹正中，有时也伴腰腿痛或放射至股内侧。

4. 盆腔检查无阳性所见。

【诊断要点】

1. 病史　经常发生在30岁以下的年轻女性，初潮后数月（6～12个月）开始，常在月经即将来潮前或来潮后开始出现，并持续在月经期的前48～72小时，疼痛呈痉挛性，集中在下腹正中，有时也伴腰腿痛或放射至股内侧。

2. 体格检查　盆腔检查无阳性所见。

3. 辅助检查　如B超、腹腔镜、宫腔镜、子宫输卵管碘油造影等，排除子宫内膜异位症、子宫腺肌症、盆腔炎症等，以区别于继发性痛经。另外，还要与慢性盆腔痛区别，后者的疼痛与月经无关。

【治疗方案及原则】

1. 心理疗法　对痛经患者进行必要的解释工作，尤其对青春期少女更为重要。痛经时可以卧床休息同时热敷下腹部。注意经期卫生。

2. 药物疗法

（1）口服避孕药：适用于需要采取避孕措施的痛经患者。

（2）非甾体抗炎镇痛药：应用详见第十五章第一节。

（3）钙离子通道阻滞剂：经前预先服用硝苯地平5～10mg，一日3次，3～7天。或疼痛时用10mg舌下含服。副作用为头痛、心悸等。并注意血压下降。

（4）β肾上腺素受体激动剂：间羟舒喘宁治疗原发性痛经，有一定疗效，但副作用较多。

3. 神经阻滞疗法

（1）星状神经节阻滞法：使用≤1%利多卡因5ml，隔日1次，5次为一疗程。

（2）上腹下神经丛阻滞法：使用≤1%利多卡因6～10ml，隔日1次，5次为一疗程。

4. 物理疗法　经皮电神经刺激（TENS），可用于药物治疗无效，或有副作用，或不愿接受药物治疗的患者。操作方法：一台TENS仪，加上可重复使用的电极。两个阴极分放在脐旁4cm，此区相当于双侧胸10～11皮区，阳极放置耻骨弓上方正中区域（胸12皮区水平）。这3个电极刺激胸10～12皮区的感觉神经，它们与子宫的感觉神经是相同的神经根支配，电刺激每秒100次，刺激强度40～50mA，脉冲为100μs宽，患者自行调节幅度，以达到一种舒服麻刺的感觉为宜。

5. 腹腔镜下子宫神经部分切除术　对药物等方法治疗无效的顽固性痛经患者，采用腹腔镜检查了解有无器质性疾病存在，与此同时行子宫神经部分切除术。操作时应注意止血及勿伤及输尿管。

三、子宫内膜异位症

【概述】

子宫内膜异位症是指有活力的子宫内膜组织在正常子宫腔被覆黏膜以外的部位生长所致的疾病。好发于生育期妇女，至绝经后消退，主要病变部位为卵巢、子宫直肠陷凹、宫骶韧带，是引起盆腔疼痛的最常见原因之一。

【临床表现】

1. 疼痛

（1）痛经：最常见，约50%的患者有痛经，最典型表现为经前1～2天开始，月经第1天最剧，经后逐渐停止。痛经程度可逐渐加剧，疼痛时可伴有颜面苍白，出冷汗，恶心呕吐，里急后重等。

（2）性交痛：表现为深部盆腔疼痛，常为宫骶韧带病灶引起。月经前疼痛最严重，且有其特异的性交体位。可能为性交活动时引起盆腔器官移位和直接压迫子宫骶韧带病灶处或牵扯腹膜引起。

（3）盆腔慢性疼痛：盆腔疼痛至少持续6个月，月经期疼痛可加重，常与晚期内膜异位症病变有关。

2. 不孕　30%～50%的内膜异位症患者发生不孕。

3. 月经异常　可表现为月经过多，经期延长，经前点滴样出血或子宫不规则出血。卵巢功能异常是引起这些症状的主要原因。

（1）非子宫部位的异常出血：如气管内内膜异位症可导致每次月经时少量

咯血或大口咯血；腹壁瘢痕性子宫内膜异位症表现为周期性瘢痕疼痛及肿块增大。

（2）体征：典型的盆腔子宫内膜异位症表现为子宫后倾粘连固定，子宫一侧或双侧附件区扪及与子宫相连的不活动囊性肿块，有轻压痛，宫骶韧带、子宫直肠陷凹处有触痛性结节。若阴道直肠隔受累，可在阴道后穹隆部扪及甚至看到突出的紫蓝色结节。

【诊断要点】

1. 病史及症状。

2. 体格检查　盆腔、外阴或其他创口部位的病灶一般形成或大或小的不规则硬质结节，触痛明显，盆腔内也可粘连形成团块，附件区可触及刺痛肿块。

3. 辅助检查

（1）腹腔镜检查：可确诊子宫内膜异位症，并可取得组织活检。

（2）超声检查：应用在盆腔内形成了子宫内膜异位囊肿的患者，需结合临床和其他检查予以鉴别。

（3）血清 CA125：在大部分患者升高，若以血清 CA125 浓度＞35U/ml 为诊断子宫内膜异位症的标准，其敏感性为 44％，特异性约为 88％。但因本病发病率高，故 CA125 检测有可能作为一种诊断标记。CA125 浓度与疾病的严重程度和临床过程相关。

【治疗方案及原则】

对内膜异位症的治疗主要有三种方法：一是用药物抑制其生长发展；二是对症治疗；三是手术消除异位内膜组织。原则上症状轻微者采用非手术治疗，需要生育的轻度患者明确诊断后先行激素治疗，病变较重而需要生育者则行保守手术；年轻但病变较重、无生育要求者采用保留卵巢功能的手术，再辅以药物治疗；症状和病变较重且无生育要求者或保守性手术治疗后复发者，可考虑根治性手术。

1. 药物疗法

（1）大剂量孕激素或雌、孕激素联合诱导的假孕治疗：大剂量连续给予雌激素和孕激素诱导一种高激素状态的闭经以及一些类似正常妊娠的状况。如炔诺孕酮 0.5mg 与炔雌醇 0.05mg 制成的片剂，每日 1 片，持续用药 6～9 个月。

（2）达那唑诱导的假绝经：达那唑是人工合成的一种 17α-炔孕酮衍生物。于月经周期第一天开始，用 200mg，qd 或 12mg/(kg・d) 持续 4～9 个月假绝经。

（3）GnRH-a 诱导的药物性垂体切除：

1）长效 GnRH-a：如戈舍瑞林（goserelin）商品名诺雷得（zoladex），每28天腹部皮下注射3.6mg。

2）短效 GnRH-a：如布舍瑞林（buserelin）喷鼻，900～1200μg/d 或皮下注射200～400μg/d。

（4）他莫昔芬：是一种非甾体类的雌激素拮抗剂，但也有弱雌激素作用。用法为10mg，bid 或 tid，连续3～6个月。

2. 神经阻滞疗法　采用星状神经节阻滞或上腹下神经丛阻滞，详参考本节二。

3. 手术疗法

（1）姑息性手术：指以保留生育或卵巢功能为目的的手术方法。包括：

1）切除所有可见的内膜异位病灶以及粘连；

2）尽可能恢复正常的解剖结构；

3）完全止血；

4）以无创和再建为手术原则。主要适用于不孕症患者，年轻、无生育要求且病变较重、症状严重者也可行保留卵巢功能的手术。

（2）根治性手术：需切除子宫及双侧卵巢，造成手术后绝经，达到真正的永久性治愈。适用于已生育过的妇女疼痛非常严重或以前经保守性手术治疗无效的患者。手术治疗联合药物治疗，是晚期内膜异位症患者的首选治疗方法。

四、节育手术后疼痛

【概述】

少数妇女于输卵管结扎术后或其他绝育手术后出现持久性腹痛，可能是由于手术方式、手术损伤或术后炎症而引起术后输卵管血管损伤，输卵管扭曲粘连，导致阔韧带内血液循环受阻，静脉怒张所致，严重者盆腔静脉淤血扩张呈“瘤状”，管腔直径可达1cm以上，此称为“输卵管结扎术后盆腔静脉淤血综合征”。

【临床表现】

1. “三痛”，即术后下腹持续性隐痛、腰骶部疼痛和性交痛，部分病例可出现阴道刺痛，外阴、直肠坠胀。

2. 月经紊乱，月经周期不规则，以缩短为主，经期延长或月经前后点滴出血，月经量以增多为主，但少数妇女表现月经减少甚至闭经，伴有痛经。

3. 白带增多。

4. 自主神经功能紊乱，病程长者表现为无一定规律的、涉及多系统的主诉。

5. 部分或全部丧失劳动能力。

6. 体格检查 无明显阳性体征，仅附件区及骶韧带、主韧带区稍增厚，敏感或触痛明显。

【诊断要点】

1. 症状 绝育术前无腹痛病史，术后出现以“三痛”为主的多种主诉。

2. 体征 体检及妇科检查无明显阳性体征，仅附件区及骶韧带、主韧带区稍增厚，敏感或触痛明显。

3. 辅助检查

（1）盆腔静脉造影：经宫底肌注造影剂行盆腔静脉造影，是诊断本病的辅助方法。

（2）腹腔镜检查：可见输卵管系膜淤血，有不同程度的血管怒张、增粗，重者可集合成圆形蓝紫色淤血区。但腹腔镜检查有一定的局限性，必须密切结合临床表现作出诊断。

（3）超声检查：经阴道B超可较清楚地显示曲张的静脉，彩色多普勒超声扫描可准确地测量卵巢静脉扩张程度和静脉内血流动力学改变。

（4）经股静脉逆行造影术：此技术损伤较大，但特异性高，还可同时行卵巢静脉硬化术，以达到既诊断又治疗的目的。

（5）放射性核素诊断。

【治疗方案及原则】

1. 一般治疗 注意休息，避免长期站立或坐位，加强心理疏导，增强体质，以调整紊乱的自主神经系统功能。

2. 姑息疗法

（1）中药治疗：选用活血化瘀、理气止痛的中药，如复方丹参注射液。

（2）采用孕激素对抗雌激素，甲羟孕酮10mg，每天3次，60天为一疗程。

（3）物理疗法或胎盘组织浆注射疗法。

（4）非甾体抗炎镇痛药：应用详见第十五章第一节。

3. 神经阻滞法 硬膜外阻滞、骶管阻滞或上腹下神经阻滞方法。

4. 手术疗法 长期保守治疗无效，并经盆腔静脉造影或腹腔镜证实者，可考虑开腹手术，术中根据病变程度或范围，行输卵管或系膜内怒张静脉剔除术，经卵巢静脉内注入硬化剂，或行一侧附件、一侧输卵管及子宫全切术。

五、盆腔肌肉痉挛

【概述】

盆腔肌肉痉挛较常见于肛提肌痉挛（levatospasm），是较易被忽视的慢性盆腔痛病因之一。患者多主诉下腹痛和下坠感，尤其是每天的下午以后，常向后背和腰骶部放射，月经前可加重，但周期性加重不如子宫内膜异位症明显。

【临床表现】

1. 肛提肌痉挛多主诉腹部下坠感，尤其是每天的下午和晚上，疼痛常放射到后背和腰骶部，此外还有性交痛。

2. 经前加剧，但周期性特点不如子宫内膜异位症和盆腔淤血综合征典型。

3. 疼痛于卧位时缓解，排便时疼痛。

【诊断要点】

1. 症状　腹部下坠感，尤其是每天的下午和晚上，疼痛常放射到后背和腰骶部，此外还有性交痛，疼痛于经前加剧，排便时疼痛加剧，卧位时缓解。

2. 体征　体格检查时，可触及肛提肌疼痛，且疼痛在嘱患者收缩肛提肌时加重，此检查是诊断的有效方法。

【治疗方案及原则】

1. 神经阻滞疗法　骶管阻滞，奇神经阻滞和上腹下神经阻滞，其效果较确切。

2. 物理疗法　可参见本节一。

3. 药物疗法

（1）非甾体抗炎镇痛药：详见第十五章第一节。

（2）肌肉松弛药。

（3）肉毒素注射疗法。

第四节　皮肤瘢痕痛

【概述】

由皮肤创面愈合后形成或正常皮肤自然发生的瘢痕引起的原发性疼痛，称为皮肤瘢痕痛。此症在人群中的发生率较高。皮肤瘢痕痛是由瘢痕部位的向心性、离心性交感神经反射引起，其发生机制与反射性交感神经萎缩症相同，而且症状亦十分相似，因此，有人称之为“小灼性痛”（little causalgia）。

【临床表现】

皮肤瘢痕痛为皮肤瘢痕部位及其周围广泛范围内的烧灼样刺痛或跳痛、紧箍样感，阴雨天气或气温变化时症状可加重，同时伴有血管痉挛、发绀、多汗、皮肤和指甲的营养障碍等一系列交感神经功能亢进的表现。此外，还可出现肌力减退，但无肌肉萎缩。瘢痕在下肢和足部时可影响站立、行走，发生在上肢则可出现握力严重减弱。若瘢痕组织过度增多可形成蟹足状瘢痕疙瘩，称为“蟹足肿”。有时瘢痕可诱发内脏反射而引起内脏功能障碍。如头皮的瘢痕有时可诱发癫痫和心绞痛发作，背部瘢痕则可引起顽固性恶心和神志不清等表现。瘢痕处于皮肤活动度不大和附近骨质粘连固定的部位时，容易出现上述临床症状。

【诊断要点】

根据病史，结合临床表现诊断本病并不困难。但若伴有瘢痕疙瘩时应与纤维肉瘤等病症进行鉴别诊断。

【治疗方案及原则】

本病症状顽固，治疗较困难，瘢痕中的神经纤维往往需要数月或数年的时间才能修复至正常。同时本病易复发，常需长期反复治疗。常用治疗方法如下：

（一）病因治疗

局部可采用放射治疗、物理疗法，也可外敷肤疾宁和类固醇激素软膏。亦可在瘢痕组织内注射皮质类固醇激素。此外，还可口服 H_1 或 H_2 受体阻滞剂，如赛庚啶、扑尔敏（氯苯那敏）、甲氰咪胍（西咪替丁）等。

（二）疼痛的治疗

1. 镇痛、镇静药的应用　可根据病情适当选用阿司匹林、消炎痛（吲哚美辛）、芬布芬、布洛芬、英太青、安定、利眠宁等，对于症状顽固者可考虑使用麻醉性镇痛药。

2. 神经阻滞疗法

（1）局部浸润阻滞：在瘢痕敏感部位的基底部注入0.5%～1%利多卡因或0.25%布比卡因，常能收到满意的疗效，有时一次即可消除疼痛，亦可反复注射。

（2）躯体神经阻滞：适用于瘢痕或疼痛范围广且无明显敏感点的患者，根据瘢痕及疼痛所在部位，可选择相应的硬膜外间隙、神经根、神经丛、神经干或神经支进行阻滞。在局麻药中可加入B族维生素或皮质类固醇激素，每周2～3次，5次为1个疗程，一般疗程较长，需反复治疗。

（3）交感神经阻滞：如出现反射性交感神经萎缩症的体征时，应对支配瘢痕部的交感神经节进行阻滞，常可收到良好的镇痛效果。交感神经阻滞对蟹足肿有特殊的治疗效果，通过反复阻滞治疗可使蟹足肿逐渐缩小。

3. 中医中药

（1）毒热内蕴、血淤阻络型，以清热解毒、活血化瘀为原则；

（2）淤血内阻、血流不畅型，则以活血化瘀、软坚散结为治疗原则；

（3）气虚血滞、脉络淤阻型，则以益气养血、活血通络为治疗原则。在上述治疗基础上，可同时外用瘢痕止痒膏。

4. 对于顽固性病例也可采用在瘢痕疼痛敏感位点注射酚溶液或无水乙醇，能起到延长疗效的作用。如经上述处理措施还不能奏效，可考虑应用外科手术切除瘢痕，对于较大的神经纤维瘤亦有手术切除的必要。

第五节　艾滋病疼痛

【概述】

艾滋病（AIDS），即获得性免疫缺陷综合征，由感染人类免疫缺陷病毒（HIV）所致，主要通过性接触、血液和母婴传播。以发生细胞免疫严重缺陷，易患致死性的条件性感染（特别是卡氏肺囊虫性肺炎）和不常见的恶性肿瘤（特别是 Kaposi 肉瘤）为特征，病情发展快，死亡率极高。疼痛是艾滋病患者的常见症状，也是此类患者住院治疗的主要原因之一。据报道艾滋病患者疼痛的发生率占住院患者的 50%～60%，临终前患者疼痛的发生率高达 97%。如何对这类患者进行系统治疗的同时，提高患者的生活质量，是我们需要面临和解决的问题。

【临床表现】

艾滋病患者中最常见的疼痛部位为消化系统，其次为神经性疼痛，此外还有风湿性疼痛，胸痛等。大多数艾滋病患者晚期多并发头痛，有些患者常因并发神经系统症状而入院。一般表现头痛、头晕、肢体无力、癫痫、进行性痴呆、局灶性神经体征及幻觉等。如病变波及脊髓，可伴有下肢瘫痪、痉挛性共济失调、膀胱与直肠功能障碍等。

（一）消化系统疼痛

许多机会感染和新生物形成都会导致消化系统的疼痛。75%以上的艾滋病患者可发生口腔念珠菌感染，是最常见的 HIV 阳性患者口腔内疼痛的原因。口周或口内痛性溃疡常发生于 HIV 感染的早期，为病毒或机会细菌的感染所致。约 1/3 的艾滋病患者有吞咽困难和吞咽痛的食管症状，致使进食量减少，加速病情恶化，食管念珠菌是最常见病因。

（二）胸部疼痛

艾滋病患者常有胸痛，胸痛可由卡氏肺囊虫肺炎引起，表现为深吸气时胸骨后烧灼感。卡氏肺囊虫肺炎还可导致气胸，产生胸膜痛，以及发热、气促、咳嗽等其他症状。

（三）风湿性疼痛

HIV 感染患者最常见的关节炎为 Reiter 综合征或反应性关节炎，常表现为严重而持续地累及下肢大关节的关节痛。此外，许多患者有关节外表现，如尿道炎、结膜炎、无痛性口腔炎等。HIV 阳性患者最常见的肌病为炎性肌病，即特发性血清阴性多发性肌炎。表现为近端肌无力、肌痛及肌肉痉挛，肌酸激酶升高等。

（四）神经性疼痛

约 40%的 HIV 阳性患者会出现神经综合征，10%的患者以神经系统表现为 AIDS 的原发症状。

1. 头痛　头痛是 HIV 阳性患者最常见的主诉，在病情的不同阶段其基础病因是不同的。通常情况下，健康的 HIV 携带者头痛的原因为紧张和焦虑、偏头痛或鼻窦炎。少数 HIV 阳性患者在急性感染期会出现无菌性脑膜炎，表现为发热、头痛、假性脑膜炎，偶尔有脑神经病或短暂的脑病。

2. 外周神经病　痛性外周神经病出现于 6%～30%的艾滋病患者，在疾病的晚期发生率明显增高，最多见的为对称性末梢感觉性多发性神经病，患者常主诉双足烧灼样痛，接触性痛觉过敏或双足麻木。炎性脱髓鞘性多发性神经病在患有外周神经病的 HIV 阳性患者中约占 30%，可发生在病情的任何阶段，典型表现为严重的运动无力。感觉系统症状先于肌无力出现，并表现为痛性感觉异常。

3. 带状疱疹　5%～10%的 HIV 阳性患者患有疱疹性脊神经根炎。临床上患者常表现为尖锐的、烧灼样或刀刺样疼痛，受累皮节会出现感觉下降。艾滋病患者出现疱疹后神经痛的几率较高，临床上患者常表现为三种类型的疼痛：持续而严重的疼痛或烧灼感；自发的刺痛；由轻触或穿衣引起的表皮感觉异常。

4. 其他原因所致神经痛　除上述神经痛外，艾滋病患者还可由于长期卧床出现神经压迫而导致疼痛；或由于腰椎病变及硬膜外占位而引起背痛。如合并感染梅毒会提早出现神经梅毒的表现。

【诊断要点】

（一）诊断依据

1. 有感染的途径和历史，属易感人群，如性混乱、同性恋、注射吸毒和多次输血者。

2. 除了疼痛外，尚有不明原因的体重减轻、慢性腹泻、咳嗽、全身性淋巴结病等临床症状。

3. 免疫学检查人类 T 细胞白血病病毒Ⅲ型（HTLV-Ⅲ）或淋巴结病相关病毒（LAV）的病毒学和血清试验阳性。

4. 外周血 T 淋巴细胞绝对值减少，辅助型 T 细胞数目下降，抑制型 T 细胞数目升高。

5. 合并有严重的或一种以上机会感染或罕见的恶性肿瘤。

（二）疼痛特点

晚期艾滋病的疼痛常是多发性的，有的疼痛有其特殊性。Kaposi肉瘤引起的疼痛有青蓝色的皮损；鳞状细胞癌引起的口咽痛有典型的红斑病变；腹痛常合并有持续性腹泻，组织学或粪便镜检有同型孢子病；胸痛伴有咳嗽和呼吸困难，通过镜检在支气管黏膜上可见典型的白斑；头痛患者常合并乏力、局灶性神经体征及进行性痴呆，不同的感染源引起的头痛其头颅CT会有不同的表现。

【治疗方案及原则】

对于艾滋病患者所出现的各种疼痛综合征的足够了解是对疼痛进行诊断和治疗的基础。有针对性的病因治疗是疼痛治疗的关键，但同时对症治疗也不容忽视。艾滋病患者是一个相对特殊的群体，疼痛不仅是病理生理的改变，社会心理因素也非常重要。因此对这类患者，疼痛治疗应包括药物治疗、应用麻醉技术的镇痛治疗、心理治疗及其他辅助性治疗措施。

（一）病因治疗

艾滋病患者的疼痛在很多情况下，是由各种机会感染引起的，因此查明病原，使用针对性的药物非常重要。原发性颅内淋巴瘤对放疗较敏感，尽管不能延长患者的生存期，但全脑的照射和激素的应用却能显著减轻患者的头痛症状。外周神经病的治疗较为困难，有时通过针对自身免疫原发病的治疗可使疼痛得以缓解。某些情况下，如炎性脱髓鞘性多发性神经病可选择血浆置换治疗，疗效不佳时也可静脉应用免疫球蛋白或短期使用泼尼松，有时也需辅以相应的对症治疗。

（二）对症治疗

1. 艾滋病患者疼痛的药物治疗方案与WHO建议的癌性疼痛治疗的三阶梯方案基本相同。首选药物为弱阿片类类药物，如对乙酰氨基酚或用非甾体类抗炎药物治疗轻度或中等度疼痛，可口服或直肠给药。如止痛不充分，可加用弱阿片药如可待因或氧可酮。如疼痛较顽固持续存在，则可换用强效阿片药，如吗啡，由10mg开始逐步加量至疼痛控制满意或出现不能耐受的副作用。

2. 某些对阿片药疗效欠佳的病例，如神经源性疼痛，可应用辅助性镇痛药或采用非药物治疗措施，如三环类抑郁药、抗惊厥药及膜稳定剂来缓解疼痛。如阿米替林和阿片药物联合使用可有效地控制疼痛。

3. 在治疗神经病、关节炎、肌病所致疼痛时，经常全身应用皮质类固醇。

需注意的是这类患者本身已存在免疫抑制，用药后会增加机会感染和肿瘤发生的机会。此外，由于局部用药没有全身副作用，是疼痛治疗的较好选择。经皮给药对治疗疱疹后疼痛很有效，而利多卡因凝胶可用于减轻口咽部溃疡所致疼痛。

4. 如药物治疗失败，可选择应用有创性的疼痛治疗措施。对于晚期艾滋病合并疼痛的患者，可采用神经阻滞的方法以缓解疼痛。根据疼痛部位选择阻滞方法，头部及肢端疼痛可选用末梢神经阻滞；颈部、躯体及肢体疼痛可选用硬膜外阻滞；胸膜间阻滞用于胸痛；交感神经阻滞主要用于各交感神经节（丛）所分布区域的内脏性疼痛；早期选用局麻药、神经营养药以及激素组成的混合液，晚期可使用破坏神经组织的药物。

第六节 血液病疼痛

【概述】

血液病系原发于血液或造血组织或骨髓象的异常改变，以白血病最为多见，其病理特征为骨髓及造血组织中出现多种类型的白血病细胞异常增生及其他组织被增生异常的白血病细胞浸润破坏。白血病细胞无限增殖后，骨髓腔内压力增高，浸润破坏骨皮质和骨膜，因此可产生不定型的疼痛。白血病疼痛实质上属于癌痛之一，据统计，有超过半数的血液患者会有疼痛经历。在各类血液病中，急性白血病是较为严重的一类，其以恶变造血干细胞的异常分化和增生为特征。这些白血病细胞在骨髓中聚集，达到相当数量就会抑制正常血细胞的生长和分化，并由此导致不同程度的贫血、黏膜感染或溃疡，中性粒细胞和血小板减少或组织浸润，以及肝、脾和淋巴结肿大，周身出现不定时疼痛，以关节疼痛最为常见。如何使血液病晚期患者减少身体及精神痛苦以达到“安乐而去”，目前已成为国内外关注的热点。

【临床表现】

血液病疼痛与恶性肿瘤、晚期癌痛类似。各类血液病除了一般的临床表现外，各种血液病在疼痛方面还有其各自特点。

1. 白血病和多发性骨髓瘤患者常可出现胸骨或肋骨部位出现压痛，亦可涉及肘、腕、膝、髋多关节出现游走性疼痛。

2. 痛性淤斑可见于血栓性血小板减少性紫癜及白血病细胞浸润。

3. 巨幼细胞性贫血及白血病可引起口舌灼痛；缺铁性贫血患者可出现口腔溃疡性疼痛，吞咽困难或吞咽后胸骨后疼痛。

4. 急性腹痛、脐周围疼痛或腹部绞痛可见于腹型过敏性紫癜（或称紫质病）。慢性粒细胞白血病脾栓塞，溶血性贫血的急性溶血亦可引起急性腹痛征。

5. 急性溶血及白血病细胞浸润神经根，可引起腰背部剧烈疼痛。

6. 多发性骨髓瘤，浆细胞恶性增生，穿破骨皮质，破坏骨小梁，可引起剧烈骨痛。过敏性紫癜及继发于尿酸增多白血病，可发生痛风性关节炎。

7. 阵发性睡眠性血红蛋白尿可出现腰及四肢关节酸痛；急性再生障碍性贫血可引起头痛的表现。

8. 除了肉体痛苦以外，血液病患者由于病痛的折磨，加上长期卧床精神受压抑，诸多因素使心理感情发生改变。悲观、失望、恐惧心理严重，情绪变化很明显。

【诊断要点】

根据患者临床症状及体征，结合血液及骨髓等实验室检查，再根据各种血液病特有的疼痛表现，诊断血液病疼痛并不困难。

【治疗方案及原则】

主要应按确诊后的病因进行治疗，而不同于一般疼痛的症状治疗。

1. 如急性粒细胞性白血病出现颅内压增高、头痛、恶心呕吐、会阴部皮肤感觉障碍、神经根痛、肢体运动受限等表现，症状轻者可口服阿司匹林或消炎痛；重者可给予可待因，局部进行放疗，鞘内注射化疗药物，可减轻症状，缓解疼痛。

2. 对于慢性粒细胞性白血病引起的骨痛，可采用深部放疗的方法。因深部用X线照射可穿透中枢神经破坏浸润的白细胞或用^{60}Co治疗以减轻疼痛。

3. 对恶性淋巴瘤所致的细胞浸润和骨破坏，或肿大淋巴结压迫脊髓或神经根引起的疼痛，可采用化学治疗或放射治疗，对腹痛严重者，可进行腹腔神经丛阻滞或化学破坏，脊髓压迫严重者可行手术椎板减压以止痛。

4. 白血病患者如出现痛风性关节炎，可在局部行神经阻滞，或采用中医中药的方法以缓解病痛。如并发手足麻木、腱反射降低，可口服维生素类药物。腹痛者可采用理疗，亦可用针灸和中药的办法缓解疼痛。

5. 对于白血病晚期患者，疼痛剧烈者，可按癌痛三阶梯止痛方案治疗，最大限度地减轻患者痛苦。白血病患者临终前神志一般仍很清楚，可根据疼痛程度按三阶梯方案给药止痛：

（1）对轻度疼痛者，原则上可口服非甾体类抗炎镇痛药，该类药能减少前列腺素的合成与释放，对前列腺素含量较高的骨转移痛非常有效。如阿司匹林、扑热息痛（对乙酰氨基酚）、扶他林（双氯芬酸）等。

（2）对中等程度疼痛，在给予非甾体类抗炎镇痛药的同时，辅助给予弱阿片类镇痛药，如可待因、右旋丙氧酚或曲马多（曲马朵）。

（3）对重度疼痛患者应给予强效阿片类药物，目前较常用的是吗啡控释片、吗啡、哌替啶、美沙酮、丁丙诺啡等。如患者有明显的焦虑症状，可辅助安定、氯丙嗪、奋乃静、可乐定，与镇痛药合用可产生协同作用，强化镇痛效果。

6. 在药物治疗的基础上，应加强心身结合锻炼，树立战胜疾病的信心，由此可提高机体的免疫力，增强与促进神经细胞的协调功能，以达缓解疼痛之目的。

总之，缓解或控制血液系统肿瘤患者的疼痛，不但可以减轻患者精神上的痛苦，而且通过合理用药，能提高患者的生存质量，增强治疗信心，为患者进行综合治疗提供时机，从而延长患者的生命。

第十四章　非疼痛性疾病

第一节　不定陈诉综合征

【概述】

具有全身倦怠、容易疲劳、头痛头晕、心悸、不眠、胃肠功能障碍等躯体不固定的多主诉而又没有与此相吻合的器质性病变者，称为不定陈诉（unidentified complaints），具有这些不定陈诉的一群症状，统称为不定陈诉综合征（unidentified complaints syndrome）。

不定陈诉综合征是近年来在临床疼痛诊疗中常见的多发病，使患者折磨终日，“生活质量”（quality of life，QOL）降低，影响工作和生活。根据著者的经验发现这些患者常往返于许多临床科室，常得不到及时有效的治疗，例如神经科→内科→妇产科→骨科→理疗科，常有三、四个不同诊断却久治不愈，于是带着忧虑和苦闷的表情转诊到疼痛科。当经过检查、查体诊断成一个叫“不定陈诉综合征”病名时，患者立刻抱着希望和信心，乐于接受治疗。经过星状神经节阻滞或直线偏光近红外线照射疗法获戏剧性效果，即发凉、头痛、便秘或腹泻、睡眠障碍等症状明显好转，进而达到根治性疗效后，重返工作岗位和社会生活者举不胜举。

不定陈诉综合征分三大类：①神经症型（心理性为主），②心身症型（心理性和自主神经失调共存），③原发性自主神经症型（只有自主神经失调而无心理性因素）。

【临床表现】

（一）患者主诉

全身性占 18.8%，包括全身倦怠，易疲劳、发热、盗汗；神经肌性占 36.3%，包括不眠、头晕、麻木感、头痛、肩僵硬、背痛、腰痛、下肢乏力；心血管性占 22%，包括心悸、气喘、胸闷、浮肿；胃肠道性占 22.9%，包括食欲不振、恶心、胃痛、腹痛、腹部不适感、便秘、腹泻。

（二）临床表现

1. 多陈诉性。医生应详细进行问诊，否则难以掌握诊断第一手材料，患者以为“疼痛科只管疼痛，不应该说与疼痛无关的倦怠、不眠、便秘等症状”，易被遗漏。因此医生应事先了解本病的主诉分布，主动诱导让患者诉说所有症状，以便综合分析。

2. 时间和空间上的无固定性。这个特点是指腹痛有时突然变成头痛，或变成咽喉异常感，有时因心理活动，社会因素使症状更加恶化。

（三）自觉症状

归纳起来有以下自觉症状：

无力、疲倦、思虑涣散、头晕、头痛、面痛、眼疲劳、鼻塞、眩晕、耳鸣、声带异感、胃闷不快、颈肩僵硬、晨起不快感、睡眠不佳、手足发凉、手掌发粘、便秘、心悸气喘、双手足麻木、容易晕车、食欲减退、烦躁。

【诊断要点】

1. 躯体性陈诉和自觉症状，是很重要的诊断依据，但只有陈诉和症状而查不出相应的器质性病变，即使有体征也与陈诉无明显的因果关系。

2. 发凉，对诊断有重要意义。在下列 6 条中符合 4 条，则可确定为发凉，这 6 条是：

（1）手足发凉难忍。

（2）不想靠近冷房，对冷房适应能力很弱。

（3）夏天也穿长筒袜子或厚裤。

（4）冬天用脚炉、电毯。

（5）容易受冻伤。

（6）冬天蜷着身子睡觉。

3. Shellong 起立试验也有助于诊断。其方法如下：

（1）安静 15～30 分钟。

（2）在安静平卧位下，用自动血压计和无创心排出量测定仪测定收缩压、舒张压、心率、每搏量、心脏指数、末梢循环阻抗，共 3 分钟。

（3）取可动的立位 10 分钟。

（4）再用上述仪器每隔 1 分钟测定同样的项目。

（5）Shellong 试验阳性的标准：

1）收缩压下降；

2）舒张压、心率无显著的改变；

3）每搏量下降，取立位后更下降；

4）心脏指数降低，取立位后更下降；

5）末梢循环阻抗在取立位后显著下降。

本试验阳性者，可诊断为不定陈诉综合征。

4. 根据疼痛部位及症状，必要时进行有关化验、B超、X线、CT等检查，排除有无相关部位脏器的器质性病变。

【治疗方案及原则】

（一）星状神经节阻滞疗法

不定陈诉综合征的实质是交感神经功能亢进，星状神经节阻滞能解除交感神经过度紧张及功能亢进，改善血循环状态，促进自然治愈能力，加强防御功能，起抗炎症作用，能使自主神经安定强化，最终达到治疗目的。

1. 治疗方法

（1）操作前应向患者说明操作法的特点，以解除不安和顾虑，因为首次操作给患者的影响甚大。

（2）操作要点：采用气管旁前入法，穿刺点的选定，头面部病症选在第6颈椎（C_6）旁，颈上肢病症选在第7颈椎（C_7）旁。患者仰卧，肩下垫薄枕、颈部后屈、轻轻张口。消毒，用左手示指和中指把胸锁乳突肌、颈内动脉等软组织向外压拉，用中指尖触知C_6结节横突，垂直稍向内侧进针，触到基底部骨质时固定针和注射器，回抽无血液，注入1%利多卡因或卡波卡因5～7ml。小儿酌减。

2. 严格遵守无菌操作原则。

3. 若刺中动脉，应压迫止血。

4. 操作后须卧床休息30～40分钟。

5. 两侧交替，通常1～2次就有明显效果，10～12次为一个疗程。

（二）针刺疗法

取足三里、三阴交、合谷、曲池穴，连接于治疗仪，频率15Hz和3Hz（5秒），每次持续12分钟。

（三）药物疗法

1. 中药　可选用当归四逆加吴茱萸生姜汤，有助于改善发凉症状，解除寒证。

2. 西药　维生素E及β受体阻滞剂（如心得安），其他交感神经抑制剂也可使用。

（四）纳奥山（Naosan）疗法

1. 问诊　掌握“哪个部位”的陈诉，“何时”起发生的陈诉。

2. 指压诊　掌握体壁肌压痛、硬结程度、范围、肌肉名称，用示指、中指、拇指进行指压，看患者表情，了解压痛程度。

3. 注射液　10ml生理盐水加入0.3mg地塞米松，最高剂量2mg/d。

4. 根据纳奥山法所规定的注射部位，以指压诊寻找的点为中心，进行

“米”字形浸润注射。每周1～2次，共4～8次为一疗程。

（五）直线偏光近红外线（超激光；SL）照射疗法

患者平卧，把SG探头放在C_6～T_1区域内进行照射，输出功率为80%～100%，照射1秒、停2秒，照射时间为7～10分钟，一个疗程6～12次。单用SL时每日照射1次，共12次；与神经阻滞合用时隔一天照射1次，共6次，另6次星状神经节阻滞隔一天1次，共6次。

第二节 面神经炎

【概述】

面神经炎（facial neuritis）又称面神经麻痹（facial palsy），本病是由于非化脓性炎症而引起的面部肌肉活动降低或瘫痪性疾病。1814年，Charles Bell首次报道本病，故俗称Bell麻痹。

【临床表现】

1. 绝大多数突然发生麻痹，表情肌麻痹在几小时或1～2天内达到高峰。经仔细问诊不难发现，面神经麻痹前1周至10天已患病，然后麻痹在加重。医师在初诊时应讲清这个规律，否则患者会认为到医院后麻痹加重。

2. 麻痹表现　面部表情不灵、歪嘴斜脸、前额皱纹消失、眼睑不能闭合、眼裂变大。一侧鼻唇沟变浅、口角下垂。

3. 动作障碍　不能露齿、闭目、鼓气。进食时食物残渣停留在齿颊部，需用手掏。

4. 疼痛伴流泪、口水下淌。

5. 患侧舌前2/3味觉减退或丧失。

6. 其他症状有听觉过敏、流泪减少或前庭障碍。

【诊断要点】

（一）病史

症状和体征为主要诊断依据，经实验室检查又无异常，可诊断为面神经炎。

（二）鉴别诊断

1. Hunt综合征　有前庭障碍，耳壳或三叉神经、第2、3颈神经支配区内有水疱，应诊断为Hunt综合征。

2. 中枢性面瘫　表情肌受两侧中枢支配，因而表现为不全麻痹，仅出现于病变对侧下面部表情肌的运动障碍，而上半面部为正常。

3. 急性感染性多发性神经炎　特点是双侧性，伴有对称性肢体运动和感觉障碍，实验室检查可出现脑脊液蛋白-细胞分离现象。

4. 其他与腮腺肿瘤、中耳炎、颅底肿瘤应进行鉴别。

【治疗方案及原则】

（一）星状神经节阻滞疗法

星状神经节阻滞是治疗面神经炎的首选方法，其依据是可扩张挛缩的血管，改善血流和面部营养供应，消除缺血，起抗炎症作用。对住院患者，每日2次，门诊患者每日1次。从发病3～4周期间，尽量连续进行，此后改为2天1次，一周2次、一周1次，逐渐减少次数，直至痊愈。如果发病一周内开始本法，100%获痊愈。选用1%利多卡因5～10ml，行患侧星状神经节阻滞。

（二）药物疗法

可用血管扩张药、维生素B族。类固醇类（激素）不宜在早期应用，因为可能会促进感染，若选用，应仔细考虑应用时期、有无感染等情况后酌定。

急性期可服用阿司匹林0.5～1g，一日3次。恢复期可用地巴唑、加兰他敏及ATP等代谢激活剂。致病原因可能为病毒时，可给予抗病毒药物。

（三）一般治疗

急性期应注意休息，避免劳累，生活要规律。局部热敷、按摩。避免强烈的刺激性疗法。可使用眼罩、点眼药以保护角膜。

（四）可进行理疗和体疗，尤其是表情肌锻炼有助于恢复。

第三节 面肌痉挛

【概述】

面肌痉挛（hemifacial spasm）是中年以后，女性较多发生的一侧面部肌肉周期性不随意活动的疾病。

面肌痉挛的主要发病原因是炎症、神经受压、神经损伤，但其确切的原因尚不清楚。在炎症性原因中，病毒感染的可能性最大，此时面神经麻痹为主要症状，此后继发面肌痉挛。神经受压是更可能的病因，其中常见的有椎体骨突出、Paget病、桥的变位、肿瘤、动静脉畸形、迂回性动脉瘤、正常动静脉压迫面神经等因素。

【临床表现】

1. 阵发性一侧面肌不自主的抽动，双侧患病者仅占0.7%。

2. 起初是眼轮匝肌痉挛，逐渐扩展到一侧面部其他肌肉。

3. 口角肌肉痉挛易被人看见，重症累及同侧颈阔肌。

4. 痉挛程度轻重不同，可被精神紧张、疲劳、自主运动而加剧，睡眠时消失。

5. 部分患者有同侧舌前味觉、同侧听觉障碍。

【诊断要点】

（一）诊断

全靠视诊，其诊断要求点是：

1. 间歇性强直性痉挛症状；
2. 波及眼睑、口角、颈部；
3. 大部分是一侧性，仅极少数为双侧性（约0.7%）；
4. 睡眠过程中也出现痉挛；
5. 无强迫感；
6. 不能有意识地停止痉挛；
7. 不可能再现同样的痉挛；
8. 精神、躯体性紧张及面部随意运动可诱发痉挛；
9. 痉挛不超越面神经支配区域；
10. 多见于中年妇女，小儿不发生。

（二）鉴别诊断

要与颅后窝疾病、痉挛症、三叉神经痛、Jackson癫痫、面神经麻痹后痉挛、眼睑痉挛鉴别。

1. 痉挛症　有以下特点：

（1）小儿多发生；

（2）面部各部分都微动；

（3）面神经支配区以外部位也出现；

（4）可以再次出现微动；

（5）有强迫感；

（6）可以有意地停止微动现象。

2. 三叉神经痛　有疼痛，此点有助于鉴别，有时两者还可并发。

3. 皮质性癫痫　面神经支配区外的部位也出现较大的间歇性痉挛。

4. 面神经麻痹后痉挛　其特点是：

（1）有明确的麻痹；

（2）有挛缩、共同运动；

（3）有周期性、间歇性痉挛。

5. 眼睑痉挛　有些眼睑痉挛伴有轻微的口角运动，难以与双侧性面肌痉挛区别。其区别点如下：

(1) 双侧性面肌痉挛，左右两侧不同时出现，但眼睑痉挛则同时出现；

(2) 前者可见眼睑同程度的口角上移，但后者口角运动很微弱。

【治疗方案及原则】

(一) 面神经穿刺压迫法

该方法颇为有效。

1. 穿刺针长度 5cm，7 号穿刺针。

2. 确认乳突下端，其前方 0.5cm 处为穿刺点，用局麻药进行深部为止的局麻。

3. 经穿刺点进针后，对正中约成 30°内上方、从侧面对面部平面、印堂和人中连线相平行地刺入。

4. 当进针深度达 2.5～4cm 时，可达茎乳孔，若未准确到达时，反复几次寻找。

5. 当穿刺针进入茎乳孔后直接压迫面神经而获麻痹，如果得不到麻痹时可轻轻移动针身即可达目的。获得麻痹后嘴歪向对侧，留置针 40 分钟至 1 小时。

6. 疼痛强时或麻痹立即恢复，则可注入 0.1ml 局麻药（如 1%利多卡因）。

(二) 改良式面神经穿刺压迫法

1. 按 1 的方法穿刺后，针尖虽然接近于神经，但麻痹不充分或麻痹立即恢复时，用本法。

2. 注入局麻药 0.1～0.5ml，观其效果。

3. 获得充分的麻痹现象后注入同量的无水乙醇。

4. 用 1、2 方法产生的麻痹，必定在 2～3 个月后恢复。

第四节　痉挛性斜颈

【概述】

痉挛性斜颈是指颈部肌肉异常性不随意收缩所致的间歇或持续性头部随意运动和头位异常。

自古以来认为本病是较难治的奇特的疾病，主要类型有：水平回转型、倾斜型、混合型、前屈型、后屈型等几种。

痉挛性斜颈有张力障碍的部分症状及只局限于颈部肌肉的原发性部分，会鉴别这两种情况并不容易。另外还有颈部外伤、炎症、肿瘤等原因所致的继发性斜颈以及先天性斜颈。据调查，其发病率为 1.0/10 万。发病原因尚不清楚。

【临床表现】

1. 头颅以体轴为中心，向水平左或右方向回转称水平回转型。

2. 一侧耳朵向一侧肩靠拢，头对体轴纵线呈倾斜，即倾斜型。

3. 头呈水平回转的同时倾斜，即为混合型。一般在椎体外路性斜颈多见，肌收缩可见于颈肌以外的部位。

4. 头向前方或后方屈曲，一般均为中枢性。当立位时，屈曲增强，安静卧床时被减轻。

【诊断要点】

1. 临床表现　是主要诊断依据，通过视诊可判断哪一类型的斜颈。

2. 表面肌电图　是非侵袭性检查，可观察有关不随意运动的肌肉分布，记录肌收缩波，当副神经性斜颈时，一侧胸锁乳突肌出现最强的异常波，以波形的分析来进行诊断。

3. 刺针肌电图　用于深部患病肌肉判定上。

4. 椎动脉造影　通过椎动脉造影分析椎动脉与颈椎关系以及对副神经有无压迫等，利于定位诊断。

【治疗方案及原则】

（一）全身麻醉疗法

痉挛性斜颈发病机制中有心因说、大脑基底核障碍说和副神经压迫说，据此临床上应用全麻疗法，其方法如下。

1. 禁食、禁饮，给术前药阿托品。

2. 静脉注射戊巴比妥或硫喷妥钠等诱导麻醉药，进行麻醉诱导，必要时静脉注射肌松药后行气管插管、连接全身麻醉机。

3. 麻醉的维持，用安定 0.1～0.2mg/kg 静脉注射，若未行气管插管者，可配用氧和笑气面罩吸入维持麻醉。

4. 麻醉维持中可用琥珀酰胆碱 1～2mg/kg，保持肌肉松弛，在此情况下进行颈部被动运动疗法。

5. 在胸锁乳突肌附着点，进行 1%利多卡因或 1%卡波卡因局部浸润。全麻的维持时间大约 1 小时左右。

6. 等待从全麻中自然清醒，回病室安静卧床休息数小时，门诊患者视情况可令其回家。

7. 全身麻醉疗法后 1 周以内，来院复查一次，判定其效果。

8. 本法一般 1 周进行 1 次，2～5 次为一个疗程。

据报道 6 例中，显著效果为 3 例，有效 1 例，无改变 2 例。

（二）脊髓硬膜外刺激疗法

1. 目前进行如下检查

（1）检查记录症状；在坐位、站立位、仰卧位、精神紧张时症状恶化程度。

（2）肌电图：记录在坐位、仰卧位时，两侧胸锁乳突肌、颈长肌、背阔肌的肌电图。

（3）X线检查头、颈、胸部。

（4）CT。

（5）心理反应的检查。

2. 方法

（1）局麻 C_2～C_3 间隙或其他穿刺点。

（2）取侧卧或俯卧位。

（3）在X线透视下，经下位颈椎或上位胸椎进行硬膜外穿刺，置入两条能屈曲的镍丝，使之位于 C_2～C_3 的正中位。电极间距离为2cm，给予双极刺激，进行1周试验性刺激，此间选择最佳刺激参数（频率、强度、广幅）。试验刺激后，认为脊髓硬膜外刺激有效的病例，在全麻下进行慢性电极植入术。植入后第4天起，给予刺激。多数情况下，刺激频率为120Hz，30分钟，一天3次。如果患者要求再次刺激，可延长刺激时间。

（三）手术疗法

1. 副神经减压术

2. 定位脑手术

这两项手术疗法，应由脑神经外科专科医生进行。

（四）其他方法

当患者因强烈的肌肉收缩出现肌肉痛时，根据具体情况可选用副神经阻滞、星状神经节阻滞、局部痛点注射、针刺治疗等方法，减轻症状。

第五节　突发性耳聋、耳鸣

【概述】

突发性耳聋亦名特发性耳聋或暴耳聋，多累及单耳，以40～60岁成年人发病率高，双耳患者占1%，男性较多，春秋季节易发病。发病率约为10.7/10万，占初诊感音性耳聋的4.8%。此病似有逐渐增加趋势。患者在原来无耳鸣、耳聋的情况下，原因不明突然发生耳鸣、耳聋，于数小时或数日内听力迅速丧失达到高峰。

【临床表现】

1. 发病前常有生气、忧郁、悲伤等情绪刺激反应，以及疲劳、饮酒、妊娠和环境气压温度改变等诱因。

2. 多在晚间或晨起时发病，起初感到单耳低频或高频耳鸣，数小时后发觉突然听力下降；

3. 由部分耳聋到完全性耳聋，可历经数小时或数日；

4. 半数患者伴有眩晕，多感到患耳侧旋转；

5. 重者有恶心、呕吐；

6. 耳聋程度常与眩晕轻重呈正相关，1 周内眩晕即可逐渐消失；

7. 约有 1/3 的患者听力在 1～2 周内亦可逐渐恢复，如 1 个月后听力仍不恢复，多将在为永久性感音性耳聋。

【诊断要点】

1. 根据过去无耳鸣、耳聋史，突然发作性耳鸣、耳聋，短期内即达耳聋高峰，半数伴有眩晕，一般诊断不难。

2. 但有时突发性耳聋应和梅尼埃病相鉴别，后者发病早期听力丧失很少，呈波动性听力曲线，听力损失不超过 60dB，而突发性耳聋患者的听力损失多在 60dB 以上。此病听力曲线有四型：高频型、低频型、高低频混合型及全聋。平坦型曲线占 70%，有复聪现象者占 60%。前庭功能减弱者较少，80% 属于正常。

3. 为排除听神经瘤，应做内听道 X 线摄片或 CT 桥小脑角扫描。

4. 还应进行全身系统检查，排除高血压、糖尿病、梅毒、血液病等。

5. 有条件者在病后 3 周内可进行病毒分离检查。

【治疗方案及原则】

（一）急性期（早期）

1. 早期使用颈交感神经阻滞（星状神经节阻滞）。0.5%利多卡因 5～8ml，在患侧阻滞颈交感神经，每日 1 次，连用 7～15 次。

2. 伴有严重眩晕者，应采用镇静药物如安定、冬眠灵（氯丙嗪）等药。

3. 前列腺素 E 160μg，ATP 80mg，溶于低分子右旋糖酐 250ml，静脉滴注，90 分钟滴完。每日一次，连用 7～10 日。

4. 可加用地塞米松 5～10mg 静脉滴注。

（二）血管扩张剂

丹参 16～18g，溶于低分子右旋糖酐 500ml，或 654-2 30～40mg，溶于 5%葡萄糖液 500ml，或组胺 2.75mg，溶于生理盐水 500ml，静脉滴注。

（三）高压氧治疗

用高压氧舱治疗，亦可采用95%纯氧和5%二氧化碳吸入，效果更好。

（四）抗凝溶血栓药物

1. 肝素200mg肌注，一日两次。

2. 蝮蛇抗栓酶能降低血浆中纤维蛋白原浓度，减小血小板粘聚力，对急性血栓有溶解作用。用量为每次0.5U，加5%葡萄糖盐水250ml，静滴，每日1次。

3. 同时服潘生丁（双嘧达莫）75mg，每日3次。该药可选择性抑制病毒RNA和DNA合成，有抑制病毒增殖作用，对病毒感染所致者有效。因该药还可能抑制腺苷代谢和增加细胞内cAMP的含量，亦有抑制血小板凝集和降低其粘附力的作用。

4. 可使用神经营养药如维生素B_1、维生素B_{12}、胞二磷胆碱、能量合剂和中药等。

5. 手术治疗　如病史疑有圆窗膜破裂，或唯一有听力的耳患病，迟迟不见恢复者，亦可考虑手术探查，如鼓室探查发现窗膜破裂，可应用筋膜修补。

第六节　皮肤瘙痒症

【概述】

皮肤瘙痒症（pruritus culaneus）又称皮痒症，是一种自觉皮肤瘙痒而无原发性损害的皮肤病。瘙痒是皮肤感觉功能异常的表现，可引起搔抓皮肤的欲望，严重的瘙痒是一种非常不愉快的感觉，明显干扰了人们的正常生活。临床上可分为全身性皮肤瘙痒和局限性皮肤瘙痒症，后者多局限在肛门和外阴部。皮肤瘙痒症病因繁多，但发病机制尚未完全明了，皮肤瘙痒可能反映出一些个人的皮肤疾病和内在疾病，例如内分泌失调、肝肾疾病、恶性肿瘤、大脑动脉硬化、贫血、糖尿病、习惯性便秘以及精神性因素等问题。瘙痒虽不是有碍生命的严重疾病，但反复发作严重的瘙痒会干扰患者的情绪，造成失眠、焦虑或抑郁，严重影响患者日常生活。

皮肤的感觉可以分为两类：一类是单一感觉，皮肤内的多种感觉神经末梢将不同的刺激转换成具有一定时空的神经动作电位，沿相应的神经纤维传入中枢，产生不同性质的感觉，如触觉、压觉、痛觉、冷觉和温觉；另一类是复合觉，即皮肤中不同类型感觉神经末梢共同感受的刺激传入中枢后，由大脑综合分析形成的感觉，如干、湿、光、糙、硬、软等。另外有形体觉、两点辨别觉、定位觉、图形觉等。目前认为瘙痒没有特殊的感受器，推测瘙痒与疼痛类似，是由非特异性的游离的神经末梢来感受，或疼痛的阈下刺激产生瘙痒，搔抓致疼痛，可减轻或抑制瘙痒，但也有矛盾的情况，某些化学物质如吗啡可使疼痛消失，但可诱发或使瘙痒加剧。中枢神经系统的功能状态对瘙痒有一定的影响：精神安定或转移注意力，可使瘙痒减轻；焦虑，烦恼或对痒过度注意时，瘙痒加重。

阿片类物质在瘙痒中起重要的作用，吗啡可以使肥大细胞释放组胺，将吗啡注入皮内可引起局部出现红斑、风团及皮肤红晕反应。另外，有学者将不致引发组胺释放的小剂量吗啡或蛋氨酸脑啡肽与组胺同时注入皮内，可见有明显增强组胺所引起的瘙痒。许多研究表明，内源性阿片类物质在中枢调节胆汁淤滞导致的全身皮肤瘙痒中起着重要的作用。炎性皮肤病所致的瘙痒是内源性阿片类物质、组胺、蛋白酶类、P物质等共同参与的结果。

【临床表现】

1. 全身性瘙痒症为阵发性，常在睡前、情绪变化、进食辛辣食物及气候变化后发生。重者常瘙痒难忍，影响睡眠和工作。发作时，除患处瘙痒外并无原发损害，因不停搔抓，直至抓破皮肤，有疼痛感时瘙痒才缓解或减轻。皮肤常出现继发损害如抓痕、血痂、苔藓样变、湿疹样变、色素沉着、继发感染等。

2. 瘙痒发生于身体某一部位，称为局限性皮肤瘙痒症。常见于肛门、女阴、阴囊，也可见于小腿、掌跖、外耳等处。

3. 阵发性剧烈瘙痒，瘙痒发作常有定时的特点。此外，尚有烧灼、虫爬及蚁行等感觉。

【诊断要点】

1. 开始只有瘙痒，无原发性皮炎，由于搔抓可引起皮肤上出现抓痕、丘疹、血痂、色素沉着、湿疹样变及苔藓样变。

2. 瘙痒多为阵发性，在感情冲动、温度变化、衣服摩擦等时，症状发作或加重。

3. 有时除痒外，还有烧灼、虫爬、蚁走等感觉。

4. 发生于老年者称老年瘙痒症；只发生在冬季称冬季瘙痒症；发于肛门周围者，称为肛门瘙痒症；发生于女性外阴者称为女阴瘙痒症。

5. 有些瘙痒症继发于全身疾病如内分泌失调、糖尿病、肝胆疾病及肾脏疾病等，患者可能存在相应的疾病的症状和体征。

【治疗方案及原则】

（一）预防

1. 改善睡眠，生活规律，加强身体锻炼。内衣以棉织品为宜，应宽松舒适，避免摩擦，并及时增减衣服，满身汗时应先用毛巾擦干，不要马上吹风扇或冷气，避免冷热刺激诱发瘙痒。

2. 全身性瘙痒患者应注意减少洗澡次数，洗澡时不要过度搓洗皮肤，不用碱性肥皂。

3. 调整精神状态，尽量使精神放松，避免情绪波动，减少情绪对发病的影响。

4. 积极寻找病因，去除诱发因素。

5. 戒烟酒、浓茶、咖啡及一切辛辣刺激食物，少食鱼、虾、蟹等食物，多吃蔬菜、水果。饮食中适度补充脂肪。

（二）治疗

1. 病因治疗　寻找并除去病因和诱因，药物、食物引起的瘙痒，注意避免服用或接触。如果瘙痒与某种疾病有关，在控制瘙痒的同时，及时对原发病进行治疗。如果瘙痒与感染性疾病有关，需要及时抗感染治疗，一般原发病消除后，瘙痒也会随之消失。对于无明显疾病因素的瘙痒，往往与精神因素有关，调整情绪，改善自主神经紊乱有时可以减轻瘙痒的程度和发病频率。

（1）如果是糖尿病引起的外阴瘙痒，应积极控制糖尿病，瘙痒常可缓解。

（2）肝肾疾病或真性红细胞增多症所致的瘙痒，每日口服消胆胺（考来烯胺）5～8g 有效。

（3）甲状腺功能减退患者通过服用甲状腺素可消除瘙痒症状。

（4）对晚期 Hodgkin 病等所致的难以忍受的剧烈瘙痒，静注利多卡因可暂时使症状得以缓解。

（5）老年性瘙痒及更年期患者如无禁忌，可适当选用丙酸睾酮或乙烯雌酚等性激素治疗。

2. 全身治疗　可应用各种抗组胺类（如扑尔敏、安太乐、去氯羟嗪、赛庚啶等）和镇静类（如溴化剂、安定等）药物。静注 10%葡萄糖酸钙或硫代硫酸钠，也可使用 0.1%～0.5%普鲁卡因静脉缓慢滴注的方法，普鲁卡因 4mg/kg，总量不超过 1g，每天 1 次，10 次为一疗程，注意滴注的速度不应过快，防止普鲁卡因中毒。老年皮肤瘙痒症可服维生素 A、E、C 等，亦可用性激素治疗，男性患者酌用丙酸睾酮，女性患者可给乙烯雌酚，用药时间不宜过久。对于胆汁淤滞或肾功能不全的患者可以使用纳洛酮治疗。也可用中等量紫外线照射治疗因体内组胺释放所致的瘙痒有效。

3. 局部治疗　可以采用糖皮质激素软膏、抗组胺药、薄荷酊剂外敷，也有使用辣椒素霜外敷的临床报道。中医药对瘙痒症治疗具有丰富的临床经验，目前有许多种类的中药制剂外敷治疗的方法。

4. 中医中药治疗　中医药治疗该种类疾病具有丰富的临床经验，可以使用汤药、中药洗剂、针刺疗法、穴位注射疗法等。

5. 物理治疗　一般使用激光、磁疗、蜡疗、矿泉浴及光化学疗法等。放射治疗主要用于症状非常严重而其他治疗方法疗效不佳的患者，可以使用深部X线照射及放射性核素片贴敷的方法。

6. 神经阻滞疗法　可作为一种辅助疗法，尤其是对顽固性瘙痒患者，具有一定临床治疗价值。神经阻滞虽然只有短暂的止痒效果，但其能阻断瘙痒的恶性循环，可促进和加强其他治疗的效果。对严重瘙痒引起的皮炎，可用0.25%的普鲁卡因或利多卡因进行局部皮下浸润。

对顽固性肛门周围瘙痒可行连续骶管阻滞或在肛门周围先注射局麻醉药后，再注射40%乙醇溶液。如仍无效可考虑将7%酚甘油低位注入蛛网膜下腔，以达到选择性阻滞骶5神经的目的。采用连续硬膜外或骶管阻滞连续数日，往往可以切断瘙痒的恶性循环，促进患者的康复。

局部患处注射治疗和穴位注射治疗也是非常有效的治疗手段。使用的药物一般为局麻药物配合糖皮质激素，也有部分报道使用酒精和亚甲蓝在患处注射。

第七节　神经性皮炎

【概述】

神经性皮炎（neurodermatitis）又称慢性单纯性苔藓，因常发生在被衣领摩擦的颈项部位，故中医称领疮，因反复发作，久治不愈，故又称为顽癣。是一种较为常见的、反复发作的、以皮肤苔藓样变及剧烈瘙痒为特征的慢性炎症性皮肤病。神经性皮炎的病因，目前尚不完全明确。但可以肯定的是该病不是由细菌或真菌感染引起的。其发病机制，可能与大脑皮层的功能失调有关，及自主神经系统功能紊乱所致。主要临床特征为剧烈瘙痒，局部皮肤肥厚、皮沟加深而形成苔藓样病变。本病多见于青少年，夏季加重，冬季减轻。精神因素，刺激性食物，局部摩擦刺激，消化系统疾病，内分泌障碍亦均与本病的发生有关。因刺激而造成的局部过敏瘙痒而反复搔抓也是促使本病发生的因素，造成愈抓愈痒，愈痒愈抓，愈抓愈厚的恶性循环。

【临床表现】

本病以20～40岁的青壮年占多数，老年及儿童少见。临床上将本病分为局限性和播散性两类。

（一）局限性神经性皮炎

也称慢性单纯苔藓。开始常先感局部阵发性瘙痒，经搔抓或摩擦后，出现成群粟粒或米粒样大小皮肤色、淡褐色或淡红色圆形或多角形扁平丘疹，质地坚实而带光泽，表面附有小片鳞屑。历时稍久可形成皮纹加深和皮嵴隆起的典型苔藓样变斑片。斑片中央的损害较大而且明显，边缘的较小，境界亦很清楚。周围多呈淡红、黄褐色或有色素沉着，表面干燥无分泌物，有时常有抓痕、血痂，周围可能有孤立散在的扁平丘疹。本症多好发于颈项部，其他部位如肘、腰、骶尾、眼睑、阴部、股内侧、小腿及前臂等处亦可发生。

（二）播散性神经性皮炎

皮损与局限性神经性皮炎相似，但分布广泛而弥散，既有疏散性皮肤色、褐色或淡红色扁平丘疹，亦有大小不一苔藓样斑片。好发于头部、四肢、肩、背、腰部等处，有的皮损可沿抓痕呈条状排列，自觉阵发性剧痒，夜间加重，患者常因此失眠而表现情绪烦躁。

因剧痒易抓破表皮，可致湿疹样皮炎或继发感染，或因处理不当而产生接触性皮炎。本病病程缓慢，常经久不愈，经治疗好转或痊愈后，可因内、外环境的改变而加重或复发。

【诊断要点】

1. 发病多与神经精神因素有关，患者可有头晕、失眠、烦躁易怒、焦虑不安和抑郁等表现。此外，局部刺激（如摩擦、日晒、多汗）、消化不良、饮酒、进食辛辣等均可诱发或加重本病。

2. 多见于青年和成年人，多数患者有头晕、失眠、烦躁、焦急等神经衰弱症状。

3. 皮疹为圆形或多角形扁平丘疹，密集成群，肤色正常或淡褐色，表面干燥或附有小鳞屑，以后皮损增厚扩大，融合成片，皮纹加深，呈苔藓样斑片，周围有散在丘疹。

4. 局限性皮疹好发于易受摩擦的部位如颈部、骶尾外阴部；全身性皮疹还可侵犯眼睑、头皮、躯干四肢等部位的皮肤。

5. 常因搔抓后出现表皮剥脱及血痂，甚至有毛囊炎及淋巴结炎等继发感染。

6. 剧烈瘙痒，常为阵发性，在休息或入睡时加重。

7. 病程顽固，往往数年不愈，愈后亦易复发。

【治疗方案及原则】

（一）去除诱因

1. 首先应明确并去除诱发和加重此病的一切因素，禁食刺激性食物，尽量减少局部摩擦和刺激，避免搔抓、摩擦或热水洗烫等方法以减轻瘙痒。适当休息，减轻疲劳。如夜间入睡困难且瘙痒严重者，可考虑睡前口服安定或三溴合剂等药物。有便秘习惯者，要多饮水多吃蔬菜和水果，必要时给予通便药物，消除便秘。

2. 注意调整患者的情绪和心理状态，对于有明显的失眠、焦虑和抑郁的患者，给予对症治疗，并且鼓励患者进行身体锻炼，养成良好的起居习惯。

3. 口服药主要为抗组胺制剂，如非那根（异丙嗪）、苯海拉明、息斯敏、扑尔敏等。

4. 局部用药常采用10%黑豆馏油软膏或5%～10%硫磺煤焦油软膏外涂加电热风吹，可收到明显疗效。外用药物以各种糖皮质激素类软膏为主，也可以使用中药膏剂外用。

5. 全身性皮损可以使用0.1%～0.5%普鲁卡因250ml，按4mg/kg剂量给药，缓慢静脉滴注，一般药物总量不超过1克，每天1次，10天一个疗程。对于播散性皮炎，因病灶部位多，难以局部用药，可经静脉缓慢滴注0.1%普鲁卡因，每次不超过1g，每日或隔日1次，有一定疗效。

6. 物理治疗一般使用紫外线、TDP、冷冻、激光、磁疗、蜡疗、矿泉浴及光化学疗法等。放射治疗主要用于症状非常严重而其他治疗方法疗效不佳的患者，可以使用深部X线照射、放射性核素磷-32或锶-90局部贴敷及液氮效果亦较好，但不能防止复发。

7. 祖国医学治疗本病积累了丰富的临床经验，中医治疗可以在辨证服药的同时配合针灸、穴位注射、外敷中药等方法治疗。中医中药治疗，可达到清营凉血，清风止痒的功效。对播散性神经性皮炎可采用针灸治疗，局部或全身采用熏烟亦可收到良好地疗效。

8. 神经或区域神经末梢阻滞　如神经性皮炎仅限于颈部一侧，可行患侧颈浅丛神经注射。可沿胸锁乳突肌中点外缘上下浅筋膜下注射0.5%利多卡因4ml＋地塞米松1～2mg或泼尼松龙0.25～12.5mg的混合液。如双侧同时受累则可行双侧阻滞。如病变位于躯干可行肋间神经阻滞，骶尾部病变可行骶管阻滞。对于全身多处受累者，可每次阻滞2～3个病灶，2～3日后再阻滞2～3个病灶。

9. 病灶区皮下注射　将0.5%普鲁卡因或利多卡因加入适量复方奎宁、苯海拉明、维生素B_{12}、当归注射液或少量皮质激素病灶下注射，疗效也较好。局部皮损或严重瘙痒可以使用局部皮下注射，药物包括局麻药、激素、抗组胺药及维生素等，也有报道使用酒精、亚甲蓝等药物。使用局麻药物配合激素治疗是最为经典和常用的方法，有些造成局部组织毁损的治疗方法需要审慎使用，并且将利弊向患者交代清楚，在明确治疗后果的前提下谨慎使用。

第十五章　疼痛科常用药物

第一节　抗炎镇痛药

一、甾体类抗炎药

（一）概述

自20世纪50年代糖皮质激素被人工合成以来，由于其强大的抗炎作用，被临床各科广泛用于治疗多种疾病，也成为疼痛科的常用药物，甚至有人视为治疗疼痛的常规用药，加之近年来此类药物更新频繁，在临床应用中出现混乱和滥用等现象。

经过临床实践证明，糖皮质激素发生副反应的几率较大，甚至于效果与副反应相比是利弊各半。

（二）临床药理

目前临床应用的都是人工合成的糖皮质激素，诸如地塞米松、泼尼松、去炎松（曲安西龙）等，故本节以介绍糖皮质激素为主。

1. 抗炎作用

（1）糖皮质激素具有强大的抗炎作用，尤以地塞米松为著，以同类药物抗炎强度之比，氢化可的松∶曲安西龙∶地塞米松为1∶5∶25。其药理剂量能抑制感染性炎症和非感染性炎症（如免疫、化学、物理、缺血、肿瘤等因素而引起的炎症反应）。

（2）在炎症急性期可降低毛细血管扩张和通透性，减轻充血渗出；抑制炎症细胞浸润及吞噬反应，从而改善红、肿、热、痛等症状。

（3）在炎症后期，激素可抑制毛细血管和成纤维细胞的增生及肉芽组织的形成，减轻炎症反应引起的瘢痕粘连。

（4）上述抗炎机制（抑制吞噬细胞的功能，稳定溶酶体膜，阻止补体参与炎症反应）同时也削弱了机体的防御功能，抑制了炎症后组织的修复功能，延缓创口愈合，甚至使感染灶扩散。

2. 免疫抑制作用　药理剂量的糖皮质激素可抑制免疫反应的多个环节。

（三）应用方法

糖皮质激素的药理学剂量对多种疾病都有治疗作用，因而临床应用广泛，其用法亦依患者、病情、药物特性而各不相同，一般常采用的方法归纳有以下几种：

常用于急、慢性疼痛，诸如神经源性痛、癌性痛、转移性骨痛、神经卡压（压迫）性痛等，一般多与神经组织液混合，行神经根、丛、干/病灶局部、硬膜外间隙、关节腔内注射，要求制剂为针剂。体积小，浓度高，长效、强效为宜，并根据注射部位不同而选用不同剂型与药物。常用以下几种：

1. 地塞米松　适于椎间孔阻滞，硬膜外隙、关节腔内、扳机点注射及各种神经阻滞，局部注射时应用，每次5mg，每周1次～2次，是最常应用的激素。

2. 醋酸氢化可的松及醋酸泼尼松龙混悬剂　适用于作腱鞘内注射，每次12.5～25mg，每1～2周注射1次。

3. 曲安西龙混悬剂　其抗炎效力与泼尼松相似，是氢化可的松的4倍，作用时间持续2～3周以上，适用于各种神经阻滞局部应用，每次10～25mg，每1～2周1次。

4. 曲安奈德混悬液　局部抗炎作用更强，肌注后1～2日可达最大效应，作用可维持2～3周，适用于各种神经阻滞局部注射，每次20～40mg，每1至数周1次。关节腔内注射可能引起关节损害。

5. 利美达松（地塞米松棕榈酸酯）脂肪乳剂　利美达松作为活性物质的前体在体内经脂酶缓慢水解释放活性物质地塞米松而发挥持久的抗炎作用。具有趋炎性的特点，全身副作用小于地塞米松，除用于一般神经阻滞之外，还可作静脉和关节腔内注射，4mg（1ml）相当于地塞米松2.5mg，每1～2周1次。

6. 得宝松　是二丙酸倍他米松膦酸酯钠混合的水溶液，倍他米松是地塞米松的差向异构体，其不同点仅在于C16位的甲基为β位，其抗炎作用强于地塞米松、曲安西龙。每毫升含倍他米松二丙酸酯5mg，倍他米松膦酸酯钠2mg。适用于关节腔内注射，每次大关节1～2ml，中小关节0.25～1ml，每周1次。勿作静脉及皮下注射。

（四）禁忌证

1. 内科病症　高血压、糖尿病、高血糖症、消化性溃疡、活动性肺结核、肾上腺功能减退、骨质疏松症。

2. 外科病症　血栓性静脉炎、肠吻合术后、肌肉萎缩。

3. 精神科病症　癔症、精神病史者。

4. 眼科眼压增高。

5. 孕产妇禁用。

（五）注意事项

1. 应严格掌握适应证，防止滥用，避免/减少并发症和不良反应。

2. 大剂量长期使用，可引起肥胖、血糖升高、骨质疏松等并发症，甚至单次应用亦可引起不良反应，如痤疮、月经紊乱、兴奋、失眠等。

3. 一般感染、病毒性感染、免疫性疾病应慎用。

4. 应用时应注意记录剂量、用药时间，长期用药停药时应逐渐减量，不宜骤停。

5. 同类药物勿联合/重叠使用，以免增加不良反应及合并症发生率。

6. 某些剂型药物如混悬液，不宜硬膜外隙、关节腔内注射。曲安奈德、得宝松勿皮下注药。

二、非甾体抗炎镇痛药

（一）概述

非甾体抗炎药（nonsteroidal anti-inflammatory drugs，NSAIDs）是一类化学结构不同，却有相同临床疗效的药物，能减轻炎性肿胀，缓减疼痛，改善功能；但该类药不能对因治疗，不能防止疾病的发展和并发症的发生，停药后症状可再现或加重。NSAIDs以其抗炎、镇痛、抗风湿、影响免疫/血液功能的特点而广泛应用于临床，治疗关节炎和多种免疫功能紊乱的炎症性疾病和肿瘤止痛的阶梯治疗。该类药均有封顶效应，使用时应注意最大推荐剂量。

这类药物是通过抑制花生四烯酸转化为前列腺素（prostaglandin，PG），达到抗炎止痛的作用。花生四烯酸的代谢转化既受环氧合酶（COX）的催化，也受脂氧化酶的催化。NSAIDs仅抑制环氧合酶的活性，使PG生成受阻而取得疗效，但用药后促使花生四烯酸循着脂氧化酶的途径代谢，以至引起副作用。在长期的研究中人们发现COX至少存在两种同工酶，即环氧合酶-1（COX-1）和环氧合酶-2（COX-2）。COX-1是一种组成酶，在体内呈基础表达，调节机体正常的生理功能。COX-2是一种诱导酶，存在于白细胞中，只有在受诱导情况下表达，组织损伤时在炎症部位调节PG的产生，引起炎症、疼痛和水肿。NSAIDs正是因为抑制COX-1活性而不可避免地产生胃肠道副作用，而抑制COX-2的活性达到治疗目的的。

NSAIDs类药的镇痛作用不仅源于抑制周围前列腺素的合成，还包括其他一些中枢和外周作用机制。对COX-2的抑制，很可能是NSAIDs镇痛作用的基础。此外，有些NSAIDs还抑制脂氧化酶产生疼痛的代谢物。对G蛋白介导的信号转导的干预是NSAIDs镇痛作用的又一基础。越来越多的证据表明，NSAIDs还具有中枢作用，这种中枢作用可能是由内源性阿片肽介导或阻断5-HT的释放而产生的。

NSAIDs是WHO制定的癌症三步阶梯止痛的第一步药物，能有效地控制轻度疼痛，与阿片类药合用治疗中度～重度疼痛，并可减少阿片类药的用药剂量，降低副作用。目前还发现NSAIDs对肿瘤的发生、发展及转移均有抑制作用，并与其他抗肿瘤治疗药有协同作用。流行病学研究表明：阿司匹林及其他NSAIDs可减少结、直肠癌的危险性。长期服用可降低死亡率。NSAIDs抗肿瘤作用除与其抑制PG的产生有关外，还与其诱导肿瘤细胞的凋亡有关。

（二）分类

1. 传统分类　按化学结构可分为：

（1）水杨酸类：阿司匹林、赖氨酸阿司匹林、贝诺酯等。

（2）芳基乙酸类：吲哚美辛、双氯芬酸钠、舒林酸等。

（3）芳基丙酸类：布洛芬、酮洛芬、萘普生、芬布芬等。

（4）芬那酸类：氯芬那酸、甲芬那酸、氟芬那酸等。

（5）吡唑酮类：氨基比林、安乃近、保泰松等。

（6）苯胺类：对乙酰氨基酚、非那西丁等。

（7）昔康类：吡罗昔康、美罗昔康等。

（8）昔布类：罗非昔布、塞来昔布。

2. 国际最新分类　按对COX-1和COX-2的作用机制分为两类：

非选择性COX抑制剂　对COX-1和COX-2的抑制无生物学和临床意义上的差别，此类药物均具有普遍的胃肠、肝、肾等不良反应，表现为胃肠道溃疡、出血、穿孔，肝肾功能障碍等。前述1～7类药物中的绝大多数属此范畴。例如阿司匹林、双氯芬酸钠、布洛芬、萘普生、氨基比林、安乃近、吲哚美辛、舒林酸、氯唑沙宗等。

选择性COX-2抑制剂 对COX-2的抑制强度是对COX-1抑制强度的2～100倍，此类药物在一定剂量下对COX-1无影响，但在高剂量时，则出现有临床意义的与COX-1相关的副作用。例如吡罗昔康、美洛昔康、尼美舒利、奈丁美酮等。

（三）常用非甾体抗炎药

1. 选择性COX-2抑制剂

（1）尼美舒利（nimesulide）：尼美舒利又名美舒宁、尼蒙舒。

1）药理作用：高度选择性抑制COX-2的活性，强烈对抗组织炎症。其镇痛作用强而持久，为阿司匹林的25倍，丙氧芬的5倍。还具有抗过敏作用，能抑制体内组胺的释放，强力抑制血小板的聚集和抑制蛋白酶的活性，减少对组织的浸润和水解。口服吸收迅速且完全，生物利用度近92%，健康志愿者口服50～200mg后，Tmax 1.22～3.17小时，Cmax 1.98～9.85mg/L，其吸收速率和程度不受食物影响。栓剂的生物利用度为口服制剂的54%～96%。80岁以下的老年人口服后药动学参数和成人相似，因此不必调整剂量。中等肾功能不全的患者药动学参数几乎无明显改变，但其羟基代谢产物的半衰期有所延长。

2）适应证：本品可用于骨科、呼吸科、妇产科、耳鼻喉科、口腔科、泌尿科以及肿瘤痛、手术后痛、静脉炎、血栓性静脉炎、外伤后炎症。

3）用法用量：口服，每日2次，每次100mg，餐后服用；儿童常用剂量5mg/(kg·d)，分2～3次服用；外用，直肠给药，每日2次，每次塞入肛门栓剂1枚（200mg）。

4）不良反应：本品耐受性良好，偶见烧心、恶心、胃痛、出汗、面部潮红、兴奋过度、失眠、红斑，但多短暂和轻微，极少需要中断治疗；罕见过敏性皮炎，头痛，眩晕等症状。

5）注意事项：与阿司匹林和其他非甾体抗炎免疫药有交叉过敏反应，对上述药物过敏者慎用。

6）药物相互作用：本品可与血浆蛋白高度结合，可能置换其他与蛋白质结合的药物，增加后者的血浆游离浓度，但尚未见与呋塞米、华法林、地高辛、茶碱、格列本脲、西咪替丁有临床意义的药物相互作用。

7）禁忌证：活动性消化道溃疡患者禁用；中、重度肝功能不全者，严重肾功能障碍（肌酐清除率30ml/min）者禁用；孕妇、哺乳期妇女禁用。

8）制剂：片剂，栓剂，混悬剂。

（2）吡罗昔康（piroxicam）：吡罗昔康又名炎痛喜康。

1）药理作用：用于治疗风湿性及类风湿性关节炎，有明显的镇痛、抗炎及一定的消肿作用，近期有效率达85%以上，副作用较轻微。有报道其疗效优于吲哚美辛、布洛芬及萘普生。其特点为服药量小，每日20mg，4～7日可达稳态血浓度。Tmax 3～5小时，$t_{1/2}$ 36～45小时，长期服用不致产生蓄积作用。

2）适应证：用于急慢性类风湿性关节炎、骨关节炎、强直性脊髓炎、术后及创伤后疼痛及急性痛风。

3）用法用量：口服每次20mg，每日一次，晨服；肌内注射 每次10～20mg，每日一次。

4）不良反应：偶见头晕、浮肿、胃部不适、腹泻或便秘、粒细胞减少、再生障碍性贫血等，停药后一般可自行消失。

5）注意事项：本品不宜长期服用，长期服用可引起胃溃疡及大出血。如需长期服药，应注意血象及肝肾功能，并注意大便色泽有无变化，必要时进行大便隐血试验。

6）禁忌证：对本品过敏、胃与十二指肠溃疡患者、儿童及孕妇禁用。

7）制剂：片剂，胶囊，注射液。

（3）美洛昔康（meloxican）：美洛昔康又名美依西康，莫比可。

1）药理作用：为一种烯醇酸类非甾体抗炎药，对COX-2有高度的选择性，具有良好的抗炎作用，而胃肠的不良反应较少。健康受试者口服生物利用度为89%，肌注吸收迅速且完全，血浆蛋白结合率高，消除半衰期约22小时（30mg，静注）及20小时（30mg，口服）。

2）适应证：短期治疗急性关节炎，长期治疗类风湿性关节炎。

3）用法用量：口服7.5mg或15mg，每日一次，进食时服用。每日最大建议剂量为15mg。

4）不良反应：主要不良反应为胃肠不适，还可有皮肤反应、中枢神经系统或心血管反应和一过性肝功能试验紊乱。

5）注意事项：充血性心率衰竭、肝硬化、肾病综合征、肾衰竭、低血容量症、胃肠炎症疾病史者慎用。

6）禁忌证：对阿司匹林或非甾体抗炎药过敏者、消化性溃疡、严重肝功能衰竭、未透析的严重肾衰竭、出血性疾病、孕妇和直肠炎患者禁用。

7）药物相互作用：本品不能与抗凝剂、锂、甲氨蝶呤、考来烯胺、利尿剂、环孢素、抗高血压药、溶血栓药等药物联用。

8）制剂：片剂、栓剂。

2. 非选择性COX抑制剂

（1）阿司匹林（aspirin）：又名乙酰水杨酸（acetylsalicylic acid）。

1）药理作用：解热、镇痛作用温和确实，抗炎抗风湿作用较强，并有促进尿酸排泄作用。此外，尚有抗血小板聚集作用。口服后吸收迅速，在酸性环境中促进吸收，服后2～3小时血浆浓度达高峰，阿司匹林血浆仅为20分钟，其水解产物水杨酸盐在一般剂量时，按一级动力学代谢，血浆$t_{1/2}$为3～5小时；大剂量时，部分按零级动力学代谢，血浆$t_{1/2}$可延长达5～30小时。机体昼夜节律可明显影响本品药动学，早晨7时服药比晚7时服药吸收完全而迅速，血药峰值高，代谢和排泄较慢，半衰期长，疗效好。

2）适应证：用于发热、头痛、神经痛、肌肉痛、风湿热、急性风湿性关节炎及类风湿性关节炎等，为风湿热、风湿性关节炎及类风湿性关节炎首选药，可迅速缓解急性风湿性关节炎的症状。

3）用法用量：解热镇痛 1 次 0.3～0.6g，1 日 0.9～1.8g；小儿 1～3 岁，1 次 0.1g，1 日 1 次；3～6 岁，1 次 0.1～0.15g，1 日 1～2 次；6 岁以上，1 次 0.15～0.3g，1 日 2 次。或需要时服。最大推荐剂量 4g/d。

4）不良反应：有时可见恶心、呕吐等。口服较大量（每日 3g 以上）可刺激胃，破坏胃黏膜屏障引起胃出血，且由于使凝血酶原减少而导致全身出血倾向，如同服维生素 K（每日 2～4mg）则可防止。

5）注意事项：特异体质者可引起皮疹、血管神经性水肿、哮喘等过敏反应，其中哮喘最多见（约占 2/3），故哮喘者慎用；胃及十二指肠溃疡病患者应慎用或不用，如需用应与抗酸药同服或应用肠溶片。

6）禁忌证：可引起胎儿异常，妊娠期妇女尽量避免使用；10 岁左右儿童，患流感或水痘后忌用本品，否则可能诱发 Reye 综合征，严重者可致死。

7）药物相互作用：与其他水杨酸类药物、双香豆素类抗凝血药、磺胺类降血糖药、巴比妥类、苯妥英钠、甲氨蝶呤等合用时，可增强它们的作用；若与糖皮质激素合用可能使胃肠出血加剧；本品与碱性药（如碳酸氢钠）合用，可促进本品的排泄而降低疗效；本品使布洛芬等非甾体抗炎药的血浓度明显降低，二者不应合用。

8）制剂：普通片剂、泡腾片、肠溶片、栓剂。

（2）酮咯酸（ketorolac）：又名酮洛来克、痛力克。

1）药理作用：本品具有强力止痛作用和中等抗炎、解热作用，30mg 的效果相当于肌注吗啡 10mg。动物实验表明，本品的止痛作用比阿司匹林强 800 倍。本品不同于麻醉性镇痛药，它不抑制呼吸，对心脏功能影响极小，对中枢神经系统无明显损害，无成瘾性趋向。口服或注射吸收迅速且完全，但食物能减慢药物的吸收，单剂量 30mg 肌内注射，Tmax 50 分钟，Cmax 2.2μg/ml，$t_{1/2}$ 5.3～7.0 小时，伴有肾损害的患者 $t_{1/2}$ 9.6～10.0 小时。

2）适应证：用于短期手术后止痛，缓解癌症疼痛。

3）用法用量：口服，成人每次 10mg，每日 2 次，剧痛时增至每次 20mg，用药时间不宜超过 2 天，日剂量不能超过 150mg。

4）不良反应：本品不良反应较同类药严重，常见有嗜睡、头晕、头痛、恶心、呕吐、腹痛、消化不良、口干、血管扩张等反应。长期应用可引起肾功能不全和皮疹、支气管痉挛、休克等过敏反应。现已有引起消化道出血、术后出血、急性肾功能不全和过敏反应而死亡的报道。

5）注意事项：本品不宜于长期口服以治疗慢性疼痛。肾功能障碍或有肝、肾病史者慎用。心脏代偿失调、高血压患者慎用。

6）禁忌证：对本品及本类药过敏者禁用。患活动性溃疡病者、术后者禁用。孕妇、65岁以上老人及18岁以下患者禁用。

7）药物相互作用：本品不得与其他同类药或抗凝血药同时应用。

8）制剂：片剂。

（3）萘普生（naproxen）：又名甲氧萘丙酸，消痛灵。

1）药理作用：本品为长效抗炎、解热、镇痛药。其镇痛作用为阿司匹林的7倍。口服吸收迅速而完全，1次给药后2～4小时血浆浓度达峰值，$t_{1/2}$为13～14小时。对于类风湿性关节炎、骨关节炎、强直性脊柱炎、痛风、运动系统（如关节、肌肉及肌腱）的慢性变性疾病及轻、中度疼痛如痛经等，均有肯定疗效。中等度疼痛可于服药后1小时缓解，镇痛作用可持续7小时以上。

2）用法用量：轻、中度疼痛或痛经时，开始用0.5g，必须时经6～8小时后再服0.25g，日剂量不得超过1.25g。肌内注射1次100～200mg，1日1次。栓剂直肠给药1次0.25g，1日0.5g。

3）不良反应：主要为胃肠道轻度和暂时不适。偶见恶心、呕吐、消化不良、便秘、胃肠道出血、失眠或嗜睡、头痛、头晕、耳鸣、瘙痒、皮疹、血管神经性水肿、视觉障碍及出血时间延长，一般不需中断治疗。

4）注意事项：对伴有消化性溃疡或有消化性溃疡病史者慎用；对有活动性胃及十二指肠溃疡患者应在严格监督下使用。

5）禁忌证：与阿司匹林等非甾体抗炎免疫药有交叉过敏反应，禁用于对本品及对阿司匹林过敏的患者。

6）药物相互作用：可加强双香豆素的抗凝血作用；与丙磺舒合用时可增加本品的血浆水平及明显延长本品的血浆$t_{1/2}$；可安全地与皮质激素合用，但与皮质激素合用时，疗效并不比单用皮质激素时好；与水杨酸类药物合用也不比单用水杨酸类好。此外，阿司匹林可加速本品的排出。

7）制剂：片剂、胶囊、注射液、栓剂。

（4）布洛芬（ibuprofen）：又名异丁苯丙酸、异丁洛芬、拔怒风、芬必得、炎痛停。

1）药理作用：用于风湿及类风湿性关节炎，其消炎、镇痛、解热作用，与阿司匹林、保泰松相似，比对乙酰氨基酚好。在患者不能耐受阿司匹林、保泰松等时，可试用。特点对血象与肾功能无明显影响，胃肠道刺激性小，体内无药物蓄积的趋向。本品口服吸收，药物在体内逐渐释放，Tmax 2～3小时，$t_{1/2}$ 4～5小时，血药浓度波动较小。

2）用法用量：止痛：一次0.2～0.4g，每4～6小时一次，日剂量不得超过2.4g。

3）不良反应：偶见轻度消化不良、皮疹、胃肠道溃疡及出血、氨基转移酶升高。

4）注意事项：本品与其他同类药有交叉过敏性。有支气管哮喘病史者，本品可能会引起支气管痉挛；与口服抗凝血药同时用，最初几日应随时监测凝血酶时间。

5）禁忌证：活动期消化道溃疡者禁用；胃及十二指肠溃疡者禁用。孕妇及哺乳期妇女慎用。

6）制剂：片剂、缓释胶囊、小儿栓剂、口服液、颗粒剂。

（5）氟比洛芬（flurbiprofen）：又名氟布洛芬、风平片、苯氟布洛芬、氟联苯丙酸。

1）药理作用：本品是布洛芬的衍生物，为一新型强效镇痛消炎药。动物实验证实，本品的镇痛和消炎作用分别是阿司匹林的250倍和50倍。较布洛芬强，且毒性更低，是目前已知的芳香基丙酸非甾体类药物中作用最强的一种。本品对血小板的粘着和聚集反应也有轻度的抑制作用，有可能诱导出血。由于本品有较好的耐受性，故对阿司匹林无效或不能耐受者可选用本品。口服吸收迅速且完全，并广泛分布于各组织和关节腔，少量透过血脑屏障和胎盘屏障，并可进入乳汁。本品主要在肝脏代谢，24小时内以代谢物形式自尿中排泄，排泄率为35％～90％。健康受试者一次口服本品100mg，Tmax 1.67小时，Cmax 8.2mg/L，$t_{1/2}$ 4.21小时。

2）适应证：适用于风湿性关节炎、类风湿性骨关节炎、僵直性脊椎炎及神经痛，外伤及手术后所致的急性疼痛等。

3）用法用量：口服，每日3次，每次50mg，饭后服用。

4）不良反应：常见消化不良，胃灼热和胃痛，偶见皮疹。罕见久用后诱发消化道溃疡。

5）禁忌证：消化道溃疡伴出血史患者忌用；孕妇和哺乳期妇女、14岁以下儿童慎用；对本品过敏者或对其他非甾体消炎药过敏者禁用。

6）制剂：片剂。

（6）吲哚美辛（indometacin）：又名消炎痛。

1）药理作用：解热作用、缓解炎性疼痛作用明显，用于急、慢性风湿性关节炎、痛风性关节炎及癌性疼痛。口服吸收迅速、良好，在血浆中与蛋白结合率约90％，在肝内部分代谢，排泄快。$t_{1/2}$ 7～12小时。

2）用法用量：开始时每次服25mg，1日2～3次，饭时或饭后立即服，日剂量不得超过100mg。现亦采用胶丸或栓剂。直肠给药1次50mg，1日50～100mg，一般连用10日为1疗程。控释胶囊每日1次，每次75mg，或1次25mg，每日2次。必要时1次75mg，每日2次。

3）不良反应：①常见副作用为胃肠道反应（恶心、呕吐、腹痛、腹泻、溃疡，有时并引起胃出血及穿孔）。②中枢神经系统症状（头痛、眩晕等）的发生率不低（20%～50%），若头痛持续不退，应停药。③可引起肝功能损害（黄疸、氨基转移酶升高）。④抑制造血系统（粒细胞减少等，偶有再生障碍性贫血）。⑤过敏反应：常见的有皮疹、哮喘。

4）注意事项：与阿司匹林有交叉过敏性，对后者过敏者不宜用本品；有报道，与氨苯蝶啶合用可引起肾功能损害；溃疡病、震颤麻痹、精神病、癫痫、支气管哮喘患者，肾功能不全者以及孕妇忌用；儿童对本品较敏感，有用本品后因激发潜在性感染而死亡者，故儿童亦慎用。

5）制剂：肠溶片剂、胶囊剂、胶丸、栓剂、控释胶囊、乳膏剂。

（7）双氯芬酸钠（diclofenac sodium）：又名双氯芬酸、扶他林、奥尔芬、奥贝。

1）药理作用：为一种新型的强效消炎镇痛药，其镇痛、消炎及解热作用比吲哚美辛强2～2.5倍，比阿司匹林强26～50倍。不良反应少，剂量小，个体差异小。口服吸收迅速，服后1～2小时内血浓度达峰值，Tmax 1～4小时，$t_{1/2}$ 1～2小时。排泄快，长期应用无蓄积作用。

2）适应证：用于类风湿性关节炎、神经炎、红斑狼疮及癌症、手术后疼痛，以及各种原因引起的发热。

3）用法用量：成人口服，每次25～50mg，每日3次，最大剂量200mg/d；儿童1～3mg/(kg·d)；栓剂，每次50mg，每日2次；缓释制剂 成人一日一次，每次75mg，最大推荐剂量150mg，分两次服用。

4）不良反应：开始时可略有胃肠不适，轻微的眩晕或头痛，几天后会自行消失。长期或大量服用时偶见肝肾功能异常，消化道反应，罕见诱发胃十二指肠溃疡。

5）注意事项：长期服用应检查血象。

6）禁忌证：消化性溃疡及对本品和其他PG合成酶抑制剂有高敏性者禁用。肝肾功能不全者禁用，孕妇慎用。

7）药物相互作用：本品可使锂剂、非甾体抗炎药的血药浓度升高；乙酰水杨酸可降低本品血药浓度；与甲氨蝶呤前后24小时应用本品，应观察血药浓度和毒性。

8）制剂：肠溶衣片、栓剂、注射液、乳胶剂、口服液。

（8）对乙酰氨基酚（paracetamol）：又名扑热息痛，醋氨酚。

1）药理作用：解热镇痛作用缓和持久，解热作用强度和阿司匹林相似，镇痛作用较弱，几乎无抗炎抗风湿作用。本品抑制脑内前列腺素合成酶的强度与阿司匹林相当，而抑制前列腺素合成酶的强度仅为阿司匹林的1/10。对血小板及凝血机制无影响。口服后吸收迅速，$t_{1/2}$ 75～180分钟，吸收后可分布全身。主要由尿中排泄。

2）适应证：用于感冒发烧、关节痛、神经痛及偏头痛，癌性痛及手术后止痛。对阿司匹林过敏和不能耐受的患者，本品尤为适用。

3）用法用量：口服1次0.3～0.6g，1日0.6～1.8g。1日量不宜超过2g，疗程不宜超过10日。按年龄计，2～3岁，160mg；4～5岁，240mg；6～8岁，320mg；9～10岁，400mg；11岁，480mg。每4小时或必要时服1次。肌内注射，1次0.15～0.25g。

4）不良反应：可引起胃肠道出血；可引起恶心、呕吐、出汗、腹痛及面色苍白等。

5）注意事项：剂量过大（10～15g）可引起肝脏损害，严重者可致昏迷甚至死亡，如有可能可测定本品血药浓度或 $t_{1/2}$ 以了解肝损程度；3岁以下儿童及新生儿因肝、肾功能发育不全，应避免使用。

6）制剂：片剂、胶囊剂。

第二节　麻醉性镇痛药

一、概　　述

麻醉性镇痛药物是指作用于中枢神经系统，能够缓解或消除疼痛，并且可以改变疼痛情绪反应的一类药物。典型代表是阿片类药物，此类药物具有程度不同的双重作用：缓解疼痛和“成瘾性”，需要特殊管理。目前该类药物在疼痛领域的应用主要是癌症疼痛的治疗，理想的镇痛药物应包括如下特点：疗效好、作用肯定、显效快、无不可接受的副作用、安全、使用方便、依从性高、提高生活质量、经济等。目前个别药物尝试用于非癌痛治疗，但使用的方法和管理，还需要特别慎重和周密的研究。WHO专家委员会认为，包括吗啡在内的阿片类药物是必不可少的镇痛药物。

阿片类药物主要是通过与体内各部位的特异性阿片受体结合而产生多种药理效应。阿片受体有多种类型：μ_1 受体主要参与脊髓以上水平的镇痛，μ_2 受体主要参与呼吸抑制、心率减慢、欣快等阿片效应；脊髓及脊髓上部位的 κ_1 和 κ_3 受体介导镇痛、镇静和缩瞳等效应；δ受体激活引起平滑肌收缩，与镇痛作用的关系尚未定论。σ受体参与呼吸兴奋、烦躁不安、幻觉及焦虑等情绪活动。

有些镇痛药物与阿片类药物的结构和性质不同，镇痛机制也不完全相同，但是镇痛作用的部位也是在中枢神经系统，有部分麻醉性镇痛药物的特点（如曲马多、氯胺酮）。为了便于描述和对比，也在本节中给予阐述。

（一）分类

1. 按阿片类药物作用于受体的效应分类

（1）完全激动剂：是μ、κ、δ受体激动剂，如吗啡、可待因、二氢吗啡酮、美沙酮、芬太尼、氢可酮、羟考酮、右丙氧芬、度冷丁等。

（2）部分受体激动-拮抗混合剂：镇痛新是κ受体激动剂，高剂量有轻度拮抗吗啡作用，有剂量极限不能与吗啡等完全激动剂同时使用，以免促发戒断综合征，使疼痛加剧。丁丙诺啡有剂量极限，是μ、κ受体激动剂，对δ受体有拮抗作用，与吗啡联合使用可降低吗啡的镇痛效能。

（3）受体阻断剂：纳洛酮受体阻断强度依次为：$\mu>\kappa>\delta$。可逆转强阿片类药物的药理作用，用于吗啡过量抢救。

2. 按阿片类药物的来源分类

（1）天然的阿片生物碱：天然的阿片（鸦片）膏内约含10%左右的吗啡，为主要的治疗成分。

（2）半人工合成的阿片类制剂：在天然阿片生物碱的基础上合成的阿片类制剂，如海洛因（二醋吗啡）。

（3）人工合成的阿片类药物：由人工合成的阿片类药物，如度冷丁、芬太尼等。

（4）内源性阿片类物质：人体内存在的阿片肽，如β-内啡肽、脑啡肽、强啡肽等。

3. 根据镇痛强度分类

（1）强阿片类药物：镇痛作用确切，一般无封顶效应，用于中度程度以上的疼痛治疗，如吗啡、芬太尼。

（2）弱阿片类药物：具有中等程度以下的镇痛作用，一般镇痛剂量有一定的限制（即封顶效应），如可待因、双氢可待因、曲马多、强痛定等。

（二）临床应用

1. 用药原则

（1）按阶梯用药：选用止痛药应根据控制疼痛的需要由逐渐弱到强。WHO癌症疼痛治疗指导原则，人为地根据镇痛药物作用的强度和性质划分成3个阶梯，改变了镇痛治疗中对药物使用的混乱状况，使医生可以根据疼痛的强度合理选择镇痛药物，增强了镇痛效果，减轻了毒副作用，提高了患者对镇痛药物的依从性。但需要注意的是三阶梯的应用不能过于教条，因为患者的情况复杂多变，应根据病情灵活掌握和使用镇痛药物，更多的情况是需要不同种类药物的配伍使用，以求获得更好的镇痛效果。

1）一阶梯药物：使用扑热息痛、阿司匹林或其他非甾体类抗炎药物治疗轻中度疼痛。

2）二阶梯药物：使用可待因、曲马多，主要治疗中度疼痛。其镇痛作用有最高极限，即“天花板效应”。用药时建议使用剂量不要高于限制剂量，如果疼痛仍不能控制，则应选择第三阶梯药物。目前临床有淡化二阶梯用药的倾向。

3）三阶梯药物：使用吗啡、芬太尼贴剂、美沙酮等药物治疗重度疼痛，此阶梯药物没有“天花板效应”。可以根据镇痛效果和患者对药物的反应，按需要增加用药剂量。

4）辅助药物：主要用于难治性疼痛如神经源性疼痛，可以增强阿片类镇痛药物的止痛效果。在治疗特殊的疼痛时辅助药物可产生独立止痛作用，因此可用于任何阶梯中。

（2）按时给药：是指镇痛治疗应根据所用药物的药代动力学的规律按时给药，而不是当疼痛达到不能忍受时才给镇痛药物（即按需给药）。按时给药可以获得稳定的镇痛效果，减少了血药波动带来的疼痛反复出现的弊病，推迟了药物耐受的出现，是镇痛治疗观念上的提高和进步。而按需给药则具有疼痛反复出现、镇痛效果不确切、容易出现耐药等问题。

（3）采用无创伤性的给药方法：在可能的情况下，尽量口服给药。因为口服给药方便，经济，无创伤性，副作用小又能增加患者的独立性，不易产生药物依赖性和耐受，提高了患者的生活质量。口服给药患者的血药浓度稳定，与静脉注射同样有效，在家和医院均可采用。口服给药是一种最简单、最科学的给药方式之一。另外，经皮吸收给药也是一种新型的无创伤性给药方法。

（4）用药个体化原则：指根据不同个体对麻醉药品敏感度的差异及既往使用止痛药的情况和药物药理特点来确定的药物剂量。应该说凡能使疼痛得到缓解而无不可接受副作用的剂量就是合适的剂量。个体化给药的原则可以避免用药量的不足或过量，使镇痛治疗更符合患者自身的需求。

（5）注意具体细节：对用止痛药的患者要注意监护，密切观察其反应，目的是要患者能获得最佳疗效，而发生的副作用却最小。对于出现的不良反应及时给予治疗，防止因副作用而中断镇痛方案的实施。

2. 使用方法 根据对患者疼痛强度的评价，给出初始应用阿片类药物的药量。首先使用短效的阿片类药物，经胃肠道给药，给予快速剂量滴定，确定每日用药量。阿片类药物缓释片、控释片或芬太尼透皮贴剂均不能快速增加血药浓度，但可以使患者的血药浓度维持较为恒定的水平。可用于每天需要的阿片类药物的剂量已经确定，并且需要长期用药的患者。需要注意的是，在定时定量给药（ACT）的同时，应给予患者必要时镇痛药物（PRN），用于控制可能出现的暴发痛。

（1）阿片类药物的使用方法：吗啡是阿片的主要药理活性成分，是癌症疼痛患者选用的强阿片类药物。吗啡主要用于缓解肿瘤患者的疼痛，也可以改善患者的情绪。临床使用应根据患者的具体情况合理选择。

（2）药物剂量的调整：应该在24小时内再次对患者作出正式的疼痛评估。如果这时的疼痛指数仍为7以上，则需要重新考虑诊断。另外，以与胃肠道外吗啡类药物同效为标准进行计算和比较，评估阿片类药物用量是否足够。须根据评价后疼痛强度确定阿片类药物的增加幅度，调整阿片类止痛药量。

调整阿片类止痛药量注意事项：

1）24～72小时调整止痛药物剂量至理想止痛效果。

2）ATC和PRN的给药剂量同时调整。

3）NSAIDs不宜超过最高限量，可以增加强阿片类药剂量，以获得有效镇痛。

4）使用速释吗啡达到理想镇痛效果后，改用缓释或控释剂，即释剂备用。

5）疼痛减轻及副作用严重时应适当减少止痛药量。

二、阿片类镇痛药物

（一）吗啡

1. 概述　吗啡主要用于减轻痛苦，另外也可以改善呼吸和患者的情绪，口服用药为最佳给药途径，可以减少患者的药物依赖性，方便而无创伤性，费用相对低廉。硫酸或盐酸吗啡口服剂型有即释片、缓释（控释）片及水剂，水剂吗啡的止痛效能与普通吗啡即释片类似。硫酸或盐酸吗啡即释片和缓释（控释）片的区别是在体内维持的时间不同，因此服药间隔时间不同，一般普通吗啡即释片间隔时间是4～6小时，吗啡缓释片间隔是8～12小时。两种药从止痛的效能比较无明显的差异。由于吗啡缓释片可以间隔12小时服药，服药后血药浓度相对平稳，无明显的血药峰值和血药浓度波动，减少了服药的次数，维持了长时间的止痛效果，有利于患者的日常生活和睡眠，并减少吗啡耐药出现的机会，所以更符合患者镇痛的要求，故推荐作为临床首选镇痛药物。但需支付的药物费用较普通吗啡即释片高些。普通吗啡即释片服用后很快吸收，出现止痛效能的时间短，起效快，会出现血药峰值和明显的血药浓度波动，需要4小时服药1次，影响患者日常生活和夜间睡眠，增加了每次服药前后出现疼痛的机会，但药物费用低，适用于药物滴定和控制暴发痛的必要时给药。

2. 临床药理

(1) 中枢神经系统的作用

1) 镇痛：任何痛觉都包括两方面，伤害性刺激的传入和机体对刺激做出的反应。吗啡与痛觉初级传入神经末梢的阿片受体结合，抑制末梢由于伤害性刺激传入引起的致痛物质的释放而产生强大的镇痛作用。同时缓解疼痛引起的紧张、焦虑情绪，减轻对疼痛的恐惧感，提高患者对疼痛的耐受能力。

2) 镇静：吗啡能消除患者因疼痛或其他原因引起的过度紧张、焦虑不安、烦躁等情绪反应，并且降低皮肤感觉、嗅觉和听觉的灵敏度，因而有利于镇静催眠。在安静环境下，易于入睡，加大剂量可引起深睡甚至昏迷。

3) 欣快效应：阿片 μ-受体激动剂与大脑皮质、海马、伏膈核和腹侧被盖区等中脑边缘多巴胺系统的神经元的阿片受体结合，降低抑制性中间神经元的活性，增加多巴胺神经元活性，从而提高脑内相应区域的兴奋性，使用药者出现愉悦欣快的感觉，即阿片药物产生欣快精神效应。这是导致滥用这类药物的神经生理基础。

4) 呼吸抑制：吗啡能抑制脑干呼吸中枢，尤其是抑制呼吸中枢对血液中二氧化碳张力变化的反应，造成严重呼吸抑制。小剂量药物可降低呼吸中枢兴奋性，使呼吸频率降低，呼吸变慢，此时呼吸尚能代偿加深，每分钟换气量可以保持不变。随着用药剂量增大，对呼吸抑制加深，并可能影响呼吸深度，出现周期性潮式呼吸、缺氧、发绀等症状。

5) 镇咳：吗啡直接抑制延髓咳嗽中枢，使咳嗽反射消失。但其镇咳效能较可待因差，而且具有药物依赖倾向，因此不应作为镇咳药物使用。

6) 缩瞳：吗啡能兴奋动眼神经缩瞳核，使瞳孔缩小，中毒时瞳孔呈针尖样大小，该体征是阿片中毒诊断的重要体征。

7) 恶心、呕吐：吗啡激活延髓极后区的阿片受体，兴奋延髓催吐化学感受器，引起恶心、呕吐。

8) 肌张力增高：吗啡对脊髓的多突触传导途径有抑制作用，而对单突触传导途径有兴奋作用，因而脊髓反射和肌张力可增加。

(2) 对心血管系统的作用：大多数阿片类药物对心脏没有直接作用。由于阿片类药物对中枢血管运动-稳定机制的抑制和促组胺的释放，使外周血管扩张，使一些心血管系统处于应激状态的患者可能发生低血压，最常见的是体位性低血压。阿片类药物抑制呼吸引起血液中二氧化碳分压升高，促使脑血管扩张，增加脑血流量，升高颅内压。

(3) 对胃肠道的作用：吗啡激活胃肠道黏膜下神经丛阿片受体，使胃肠道平滑肌的张力增加，蠕动减弱，胃肠道内容物排空减慢，尤其在结肠内停留时间延长，水分被大量吸收，形成便秘。

吗啡可致胆道平滑肌收缩，尤其是奥狄（Oddi）括约肌挛缩，胆囊内压升高，引起上腹部不适，甚至诱发胆绞痛，可为阿托品部分对抗，因此使用吗啡治疗胆绞痛时需与阿托品类药物联合使用。

（4）对泌尿生殖系统的作用：吗啡减少肾血流量，抑制肾功能，对输尿管有收缩作用，增加膀胱括约肌的张力，引起尿潴留，偶尔可能加重肾结石所致的肾绞痛。

（5）其他作用：吗啡可使抗利尿激素、催乳素、促生长素分泌增加、促黄体生成素分泌减少。

3. 使用方法

（1）吗啡的初始剂量：吗啡的初始剂量一般应考虑的几个因素：

1）患者过去止痛治疗史。

2）引起疼痛的病因。

3）疼痛的强度和性质。

4）患者身体一般情况，年龄，是否合并有肝肾疾病，心肺功能情况。

对于过去服用弱阿片类药物的患者，初始剂量可以为普通吗啡即释片 5～10mg，吗啡缓释片 10～30mg，对于身体虚弱，合并呼吸或肝肾衰竭的患者需要慎重，对于高龄和体弱的患者注意减少用药量和延长用药间隔的时间，普通吗啡即释片每 6 小时给药是合适的。对于使用普通吗啡即释片有效的患者，可以在睡觉前服用双倍的药量以利于维持足够的睡眠时间。

（2）治疗用药的调整：由于患者的病情在发生变化，服用吗啡后患者发生耐药性现象，初始剂量偏小等因素，均需要调整吗啡的用药量，根据服用剂量的大小，剂量增加的幅度是不同的，普通吗啡即释片 5～10mg 增加幅度为 100％；10～40mg 增加幅度为 50％～100％；40～60mg 以上增加幅度应在 25％～50％左右。患者一般在夜间的疼痛较白天更明显，因此睡前可以增加用药量，根据患者的疼痛情况按 50％～100％的增加幅度给药。使用缓释吗啡的患者，常常由于间断出现的暴发痛影响了止痛效果，在这种情况下，需要加用普通吗啡即释片作为必要时用药（PRN），一旦疼痛加剧即可服用。

为达到将癌痛充分缓解的目的，所需吗啡剂量可不受限制。到目前为止，文献中尚无吗啡极量的报道。一般药理学和药物手册中吗啡的每天极量为皮下注射 60mg、口服 100mg。这些资料是对一般患者的限制，鉴于癌症疼痛的特殊性，必须使用较大剂量吗啡才能有效控制疼痛。因此，新的药典已规定对于癌症疼痛患者，吗啡使用无极量限制。

4. 适应证

（1）镇痛：

1）急性锐痛、严重创伤、烧伤等造成的剧烈疼痛。

2）术后疼痛治疗。

3）心肌梗死引起的心绞痛如果患者的血压正常，但疼痛剧烈，亦可用吗啡镇痛。

4）癌症患者常伴有严重的持续性疼痛。

（2）镇静：调整患者的情绪，可作为术前用药。

（3）治疗急性肺水肿。

5. 禁忌证

（1）对吗啡过敏者。

（2）不能用于呼吸抑制、呼吸道阻塞性疾病、急性肝炎的患者。

（3）不建议长期用于慢性非恶性疼痛的治疗。

6. 注意事项

（1）临床上使用镇痛药之前，必须诊断明确，查明引起疼痛的原因，尤其急腹症疼痛者。但某些急性剧烈疼痛，有时又必须在全部诊断完成之前使用镇痛药物，防治剧烈疼痛对患者的伤害。

（2）注意用药后的观察。告知患者和家属，吗啡止痛并非使患者的疼痛完全消失，而是使患者感到疼痛明显的减轻且可以耐受，不影响患者的日常生活和睡眠即可，防止患者用药过量产生严重的副作用。

（3）通过静脉或肌内注射途径给药时，由于血药波动较大，药物耐受的出现较口服途径用药更快些。

（4）吗啡镇咳作用较可待因弱，而且有成瘾性的倾向，在临床上不推荐使用吗啡缓解咳嗽。

（5）吗啡虽有治疗各种类型的腹泻的作用。由于目前已有特异地作用于胃肠道的止泻药物，没有中枢作用及阿片的其他副作用，建议不应使用吗啡治疗腹泻。

（6）吗啡引起的恶心呕吐多为自限性的，治疗也较化疗药物导致的恶心呕吐容易，控制恶心呕吐需要联合用药。

（7）便秘是吗啡最为常见和顽固的副作用，发生率约为90%～100%，患者对吗啡引起的便秘作用几乎不能耐受。治疗便秘是镇痛治疗过程的一个组成部分，需要给予预防性治疗。

（8）轻度镇静对疼痛患者的恢复有帮助，不应过多干预患者的睡眠。需要注意的是判断患者镇静是否与长期疲劳有关，患者的病情是否已非常严重，是否有肾功能障碍或减退，是否有肝功能异常，是否有脑转移问题等。如果患者嗜睡明显，疼痛消失，伴有其他严重副作用，此时服用的吗啡剂量超过了患者镇痛需要量，应适当调整给药剂量或次数，减少每次用药量。一般不建议使用中枢性兴奋剂，因为患者出现呼吸抑制所需的吗啡血药浓度高于过度镇静的浓度，减少用药量可以避免造成严重副作用。但严重的过度镇静，首先需要停药，并观察患者的呼吸和循环情况，做好拮抗呼吸抑制的准备。

（9）在使用其他方法将疼痛缓解，但仍按原剂量使用吗啡，很可能会导致呼吸抑制，及时减少药量是防止出现此类问题的主要方法。

（10）服用吗啡镇痛的患者对拮抗剂非常敏感，纳洛酮的剂量应根据患者呼吸次数的改善来确定，并逐渐增加纳洛酮的剂量，尽量做到既逆转呼吸抑制但又不诱发出疼痛。

（11）急性中毒症状，患者神志不清或昏迷、呼吸次数减少、发绀、血压下降、瞳孔缩小。治疗主要使用纳洛酮拮抗呼吸抑制。

（二）美沙酮（methadone，amidon）

1．概述　美沙酮是一种合成的阿片类镇痛药，虽然在药物结构上与阿片类药物不同，由于其空间结构上的相似，可以产生与吗啡相似的作用。美沙酮是碱性脂溶性药物，在所有的给药途径均吸收良好，单次给药时，片剂和溶液的口服生物利用度为80%。口服起效时间30～60分钟，3小时达到血药浓度峰值。在血浆浓度和镇痛之间不呈现直线关系，单次用药1～2小时达到最大镇痛效应，显然血浆浓度并不反映作用于受体的浓度。

2．临床药理　美沙酮是脂溶性药物，生物利用度高。在直肠内吸收良好，与口服用药一样，直肠给药应注意药物蓄积中毒的危险。美沙酮也可以通过颊部或舌下给药，在偏碱的环境下可以明显增加药物的吸收。所以，当患者不能口服用药时，可以选择美沙酮口含或直肠给药。

美沙酮是NMDA受体的拮抗剂，可以用于癌症引起的神经源性疼痛。当患者对吗啡镇痛效果不佳时，改用美沙酮应从小剂量开始，根据患者的反应给予恰当的药量。

美沙酮在体内的分布广泛，分布容积高，在各种组织内如肝、脾、肾、肺均有分布，但不会对组织造成伤害。组织内分布的体积很大，只有1%的药物在血中。重复给药，美沙酮可以在体内积蓄而形成很大的储存库。在血液内的药物与糖蛋白结合为60%～90%，癌症患者的糖蛋白水平通常升高，因而其血浆中游离的美沙酮更少。药物分布广和血浆内药物与糖蛋白结合，导致美沙酮的半衰期个体差异大，13～48小时（平均25小时）。美沙酮连续给药3天，在体内脏器的分布达到饱和，血药浓度趋于平稳。长期用药的患者要注意积蓄中毒的问题，尤其是老人，肝肾功能减退的患者，除逐步降低用药量外，更应注意随用药时间的延长，减少给药的次数。

美沙酮主要在肝脏代谢，其代谢产物无药理活性，经肠道和肾脏排除体外，大约10%的美沙酮未经代谢直接排除体外。当尿pH值降至6以下时，明显增加美沙酮及其代谢产物的排除。

3. 应用方法

(1) 美沙酮在临床上可以作为强阿片类药物使用，尤其是持续性的疼痛，由于口服用药后需30～60分钟产生镇痛效应，所以不适合急性暴发痛。

(2) 长期使用美沙酮每8～12小时服药一次。

(3) 在使用吗啡镇痛患者产生耐受时，可以尝试改用美沙酮，使用过程中注意患者的转换剂量，应从小剂量开始给药，根据患者疼痛的变化调整药量。

(4) 美沙酮可以用于肿瘤引起的神经源性痛。美沙酮可以阻断NMDA受体的活性，降低患者的超敏反应，进而提高镇痛的效果。

4. 适应证　癌症疼痛。

5. 禁忌证

(1) 年龄较大或伴精神症状者。

(2) 患者处于神经昏迷状态。

(3) 颅内高压者。

(4) 有呼吸、肝肾衰竭者。

6. 注意事项

(1) 美沙酮的药物代谢半衰期较长，药物在体内分布广泛，长期服药可以导致美沙酮蓄积。

(2) 美沙酮的副作用反应存在个体差异，便秘是常见的主诉之一。与服用吗啡比较恶心呕吐稍轻些，一般对症治疗可很快缓解。较为严重的副作用是呼吸抑制，正确用药很少出现呼吸抑制表现。

(3) 美沙酮缺乏大剂量使用的经验，不建议用于需要大剂量镇痛药物的患者。

(三) 羟考酮

1. 概述　羟考酮（oxycodone），是从生物碱蒂巴因提取合成的半合成阿片类药。临床上应用已多年，常与非甾类药物制成复方镇痛剂。由于非甾体类成分的潜在毒性，限制了羟考酮的使用量。目前认为单独使用羟考酮是强阿片类药物的有效替代药。其血浆半衰期是5小时，是吗啡血浆半衰期的1倍。近年来，国外渐渐广泛使用该药治疗剧烈癌痛。羟考酮是阿片受体的纯激动剂，药理作用与吗啡相似，镇痛作用强度与吗啡相等或更高，镇痛作用无封顶效应。镇痛效果确切可靠，适用于各种中重度癌症疼痛。羟考酮主要作用于中枢神经系统和平滑肌，发挥阿片类激动剂的作用，还具有抗焦虑和精神放松等治疗作用。

2. 临床药理 羟考酮等效止痛作用强度是吗啡的2倍，药效作用个体间差异较小，年龄及性别对药效作用影响不大，血药浓度与药效作用之间相关性好。羟考酮的镇痛作用与阿片受体相关。羟考酮口服的生物利用度达60%～87%，为吗啡的2～3倍。羟考酮的清除半衰期短，约4.5小时。临床重复给药，在第8周、第40周和第48周测定血药浓度，未发现羟考酮或其代谢产物积蓄现象。代谢物主要经肾脏排泄。

3. 应用方法 根据阿片类止痛药服药史及疼痛程度决定起始剂量。未使用过强阿片类药物的患者初始剂量为10mg/12h。

4. 适应证 羟考酮适用于重度癌痛。

5. 禁忌证

(1) 已知对羟考酮过敏或是禁用阿片类药物的患者，包括明显的呼吸抑制的患者（在没有监测仪器或急救设备的情况下）；

(2) 有急性或严重支气管哮喘或高碳酸血症的患者；

(3) 已知或怀疑麻痹性肠梗阻的患者。

6. 注意事项

(1) 羟考酮初始治疗出现的副作用是阿片类药物典型的反应。最常见的副作用包括便秘，恶心，嗜睡，眩晕，呕吐，瘙痒，头痛，口干，出汗和虚弱。

(2) 急性酒精中毒、肾上腺皮质功能不全、昏迷，妄想、体质虚弱、脊柱后侧凸、呼吸抑制、甲状腺功能低下、前列腺肥大或尿道狭窄，严重的肝、肺、肾功能损伤，中毒性精神错乱者，慎用或禁用羟考酮。

(3) 羟考酮会加重惊厥患者的症状，所有阿片类药物都可能导致或加重癫痫症状。

（四）度冷丁（pethidine，dolandin）

1. 概述 度冷丁又称哌替啶，是一种人工合成阿片类镇痛剂，度冷丁在临床使用已经多年，许多公众仍误认为度冷丁是镇痛作用最强和最有效的止痛药物，所以当疼痛剧烈时，常常有患者或家属请求使用该药物。另外，还有些医务人员在控制癌症患者剧烈疼痛时，也是错误地首先使用度冷丁。因此，目前对于度冷丁的使用仍然存在许多误区。

2. 临床药理 度冷丁镇痛效能是吗啡的1/10。所有给药途径均可吸收，口服给药的效力是肌内注射的1/3～1/2，但口服吸收的变异性较吗啡更大，口服用药的可靠性差，临床基本不作为常规口服镇痛药物。度冷丁作用时间较吗啡短，无镇咳作用。度冷丁在体内代谢为去甲哌替啶，具有中枢神经毒作用，其止痛效能为哌替啶的一半，神经毒作用却是度冷丁的两倍，而半衰期又是度冷丁的10倍左右。因此，大剂量重复使用或连续输注必然造成去甲哌替啶积聚，促使出现神经中毒症状，如震颤、抽搐、肌阵挛和癫痫发作。

3. 使用方法　度冷丁具有刺激性，一般不能用于皮下注射，反复肌内注射可在局部形成硬结影响药物的吸收。持续注射用药容易产生耐药和药物依赖，当镇痛效力下降后仍渴望用药。故度冷丁只可用于短时的急性疼痛，对需要长期连续应用的慢性疼痛或癌症疼痛应属禁忌。度冷丁治疗急性疼痛一般100～150mg肌内注射，或50～100mg静脉注射，每2～4小时1次。由于哌替啶的有效镇痛时间短，患者容易感到疼痛反复出现。

4. 适应证

（1）急性创伤性疼痛。

（2）术后疼痛。

（3）麻醉前用药。

5. 禁忌证

（1）度冷丁与单胺氧化酶抑制药物同时使用时，能引起兴奋、谵妄、惊厥及呼吸抑制，注意避免同时使用。

（2）不推荐用于癌症疼痛的治疗。

6. 注意事项

（1）度冷丁的用药量是有限度的，由于其特有的副作用，超过200mg每3小时一次的剂量，明显增加中枢神经系统的不良反应，因此度冷丁不能作为替代吗啡的药物使用。

（2）度冷丁肌内注射后，血浆药物浓度波动大，容易造成患者的耐药和药物依赖。

（3）度冷丁过量使用能引起呼吸抑制，可以使用纳洛酮拮抗。

（4）度冷丁用于癌症疼痛治疗时，具有作用时间短、血药浓度不稳定、迅速耐药、注射局部疼痛及吸收不确切等缺点，所以不适合用于慢性癌痛治疗，应该避免在癌症疼痛患者中使用。

（五）丁丙诺啡（buprenorphine）

1. 概述　丁丙诺啡是天然阿片生物碱蒂巴因的衍生物，为混合型激动-拮抗剂，在20世纪80年代已经在欧美广泛使用的镇痛药物。我国与上时间90年代应用临床，主要用于中重度疼痛的治疗。具有脂溶性高、作用时间长、副作用小等特点，作用强度属于强阿片类镇痛药物，但使用剂量有峰顶效应。由于对μ受体结合力强，大约是吗啡的50倍，可置换结合于μ受体的麻醉性镇痛药，从而产生拮抗作用，因而不适合与吗啡等完全激动剂同时使用。同时丁

丙诺啡是部分 μ 受体激动剂，镇痛作用强，是吗啡的 30 倍（0.3mg 相当于 10mg 吗啡的镇痛作用）。

2. 临床药理 丁丙诺啡与阿片受体相互作用的动力学过程比较缓慢，尤其是解离速度很慢，作用持续时间长（7～8 小时）。丁丙诺啡一旦与受体结合就不容易解离而维持较长时间的药理作用。在含有阿片受体的平滑肌制备上，丁丙诺啡一旦对电刺激平滑肌的收缩产生抑制效应就难以被阿片受体拮抗剂和用洗脱的方法翻转，表明其与阿片受体相互作用存在不可逆性。从整体药效拮抗试验也可看出丁丙诺啡与受体结合后难解离的动力学特征。当阿片受体拮抗剂二丙诺啡与丁丙诺啡同时用药，就能对抗丁丙诺啡的镇痛作用，若先用丁丙诺啡，30 分钟后给二丙诺啡，则需要 10 倍剂量的二丙诺啡才能对抗丁丙诺啡的镇痛作用达到前述相同的程度。

丁丙诺啡主要在肝脏代谢，首过效应明显，生物利用度低，口服没有临床价值。舌下含服吸收良好，生物利用度为 50%，30 分钟显效，1～2 小时达到作用高峰，持续时间为 6～8 小时，舌下含化是方便有效的给药途径，适合需长期用药的患者。注射用药起效快，15 分钟显效，30～40 分钟达作用高峰，维持 4～6 小时。

本品药效学特征不是由药代动力学决定，受体结合特征起重要作用，即血药浓度与镇痛作用间的相关性差。

3. 使用方法 丁丙诺啡是部分 μ 受体激动剂，中长效强效镇痛剂，可用于中重度疼痛的治疗。如术后镇痛，癌痛，心肌梗死的疼痛等。由于可通过胎盘和血脑屏障，对新生儿有不可逆的呼吸抑制，因此不宜用于妊娠疼痛控制。

4. 适应证

(1) 中重度癌症疼痛。

(2) 术后疼痛。

(3) 可用于非恶性疼痛。

5. 禁忌证

(1) 本品不以能用于呼吸抑制、呼吸道阻塞性疾病、瘫痪患者、胃排空迟缓、急性肝炎和对吗啡过敏的患者。

(2) 本品不能用于孕妇、老年患者。

(3) 轻微疼痛和疼痛病因不明的患者不宜使用。

6. 注意事项

(1) 注意丁丙诺啡一般不能与吗啡联合使用，否则可以降低吗啡的镇痛效价。

(2) 丁丙诺啡的副作用与吗啡类似，但较吗啡轻些和少些。在临床镇痛剂量下首次用药有头晕、恶心呕吐等不良反应，但不良反应比吗啡、度冷丁轻。对心、肝、肾等重要脏器功能无明显损伤，被认为是心肌梗死患者使用的安全镇痛药。

（3）呼吸抑制轻，用药安全。虽然它也有呼吸抑制效应，但与吗啡、度冷丁的呼吸抑制作用有重要区别。一是对血液气体氧分压和二氧化碳分压的影响比吗啡轻，也比度冷丁小；二是呼吸抑制不随给药量的增加而加深，肌注0.3mg和一次含化0.8mg不出现呼吸抑制；三是高剂量丁丙诺啡的呼吸抑制发作慢，一次用量达到临床推荐镇痛剂量的70倍仍然能很好耐受。丁丙诺啡过量产生的呼吸抑制，不需要大剂量纳洛酮（10倍常规量）拮抗，必要时使用呼吸兴奋剂。

（4）一般认为丁丙诺啡很少产生身体依赖，但在临床患者使用中可以看到部分患者对该药有一定的渴望。

（六）可待因

1. 概述　可待因是阿片中的天然成分，其止痛效力大约是吗啡的1/12，为弱阿片类典型药物，主要用于轻度至中度的止痛。

2. 临床药理　可待因口服吸收良好，生物利用率大约平均为40%，与吗啡相仿。其止痛作用主要通过部分在体内生物转化成吗啡而产生，临床主要使用口服片剂，一般不主张大剂量使用。

3. 应用方法　可待因32mg和阿司匹林600mg的止痛效力难以区分，当二者合用时，有明显的相加作用，因此在临床常以联合用药的方法使用。可待因是一种弱阿片类药物，往往增加用药量后，增加副作用而不增加疗效，因此不宜以增大剂量来治疗剧烈的疼痛，而是改用吗啡来治疗较剧烈的疼痛。常用剂量30～90mg，q4～q6h。治疗肺癌引起的咳嗽应控制剂量在30～60mg，q4～q6h。

4. 适应证

（1）轻中度癌症疼痛。

（2）可短时间用于中度非癌性疼痛的治疗。

（3）可用于治疗严重咳嗽，尤其是肺癌引起的干咳，对于痰多的患者要慎重使用。

5. 禁忌证　过量使用可待因可以引起神经中枢系统的兴奋，甚至引起惊厥。

6. 注意事项

（1）可待因的副作用与吗啡类似，最常见的副作用是便秘，但较吗啡轻。恶心呕吐较少见。正常使用可待因很少发生呼吸抑制。

(2) 有资料表明，可待因的中毒剂量为500～1000mg，过量使用可待因可以引起神经中枢系统的兴奋，甚至引起惊厥。

(3) 可待因的生理依赖性较吗啡弱，在临床上癌痛患者基本无身体依赖或成瘾现象，但极少数患者改用吗啡后仍不愿意停用可待因，患者自觉继续服用可待因感到舒适，一般向患者说明合理使用镇痛药的意义，均可以顺利停用可待因。

(4) 可待因的副作用较吗啡少而且轻微，绝大多数的患者可以很快适应，一般不会因为副作用而停药。

(5) 可待因是一种弱阿片类药物，值得注意的是应加用非甾类药物如扑热息痛、阿司匹林和布洛芬等，而并不是使用可待因代替非甾类药。

三、阿片受体阻断剂

(一) 纳洛酮

1. 概述　纳洛酮是羟氢吗啡酮的衍生物，系阿片受体的拮抗药，与μ受体有很强的亲和力，与κ受体和δ受体也有一定的亲和力。结合后能置换与受体结合的阿片激动剂，但本身无激动效果。

2. 临床药理　纳洛酮拮抗阿片类药物的强度是烯丙吗啡的30倍，既可以拮抗完全阿片受体激动剂，也可以拮抗阿片受体激动-拮抗剂，但对丁丙诺啡的拮抗作用较弱。纳洛酮脂溶性是吗啡的30倍，在脑脊液的浓度是血浆浓度的4.6倍，而吗啡脑内浓度是血浆内的1/10倍。因此，纳洛酮具有起效快、拮抗阿片类药物作用强的特点。

纳洛酮静脉注射后2～3分钟达到血药浓度高峰，维持30～45分钟。肌内注射后10分钟达到最大效应，维持2.5～3小时。纳洛酮主要在肝内代谢，经转化与葡萄糖醛酸结合后从尿中排泄，药物的半衰期30～78分钟。

3. 使用方法　纳洛酮属于短效药，起效快，但作用时间较短。逆转长效阿片类药物引起的呼吸抑制时，注意呼吸恢复后的再抑制问题，在逆转呼吸抑制后，必要时持续点滴纳洛酮每小时每公斤5μg，直至阿片类药物作用消失。在逆转呼吸抑制时，可将纳洛酮0.4mg用生理盐水10～20ml稀释，经静脉缓慢注射，同时观察呼吸恢复情况，如果呼吸恢复到10次以上，可以暂时停止注入，防止药物诱导暴发痛的出现。

4. 适应证

(1) 纳洛酮最主要的作用是治疗阿片类药物过量导致的呼吸抑制。

(2) 用于拮抗阿片类药物引起的过度镇静。

(3) 纳洛酮逆转脊髓使用阿片后所发生的呼吸抑制。

(4) 纳洛酮缓解阿片类药物引起的严重便秘。

(5) 纳洛酮缓解阿片类药物引起的瘙痒、尿潴留等。

(6) 纳洛酮可以逆转昏迷和缺氧性脑血管病变。

5. 禁忌证　慎用于高血压、嗜铬细胞瘤、心血管和脑血管病变的患者。

6. 注意事项

(1) 纳洛酮属于短效药，起效快，但作用时间较短。逆转长效阿片类药物引起的呼吸抑制时，注意呼吸恢复后的再抑制问题。

(2) 纳洛酮拮抗呼吸抑制后，如果剂量不当，可以引发痛觉突然恢复。患者表现为交感神经兴奋的症状，血压升高、心率加快、心律失常、甚至肺水肿或心室纤颤。患者感到疼痛剧烈，非常恐惧。

(3) 纳洛酮可以逆转椎管内使用阿片类药物引起的呼吸抑制、瘙痒、尿潴留、恶心呕吐等不良反应，合理用药一般不会影响镇痛效果。

(二) 纳曲酮 (naltrexon)

纳曲酮结构是在纳络酮基本结构衍化而来，药理作用也与纳络酮相似。其拮抗阿片受体作用强度是纳络酮的2倍，口服有效，作用时间长。此药仅有口服制剂，主要用于戒毒后维持治疗，也可用于酒精成瘾患者，临床上对麻醉和疼痛治疗无应用价值。

四、其他临床常用镇痛药物

(一) 曲马多

1. 概述　曲马多（曲马朵）是一种人工合成的中枢性镇痛剂，其对中枢的阿片受体具有较弱的亲和力，另外通过抑制脑内单胺递质的重摄取和激活脊髓内的胆碱能系统发挥镇痛作用；也抑制神经元突触对去甲肾上腺素的再摄取，并增加神经元外5-羟色胺浓度，从而影响痛觉传递产生镇痛效果。因此，曲马多的镇痛是复杂的综合的结果。

2. 临床药理　口服吸收良好，生物利用度大约为70%～80%，肌注用药的效价约为吗啡的1/10，和度冷丁相仿，口服用药一般按吗啡的1/10效价使用，但曲马多的生物利用度高些，有文献认为可以按吗啡的1/4效价使用。曲马多口服后20～30分钟起效，2小时达到血药浓度高峰，维持时间约6小时。肌内注射后1～2小时到达血药高峰，镇痛时间维持5～6小时。临床治疗剂量多不引起呼吸抑制，镇咳作用是可待因的1/2，一般不引起药物的耐受性和依赖性。

3. 应用方法　曲马多的生物半衰期约为6小时，曲马多的使用剂量为50～100mg，q4～q6h，大剂量使用缺乏确切的研究和经验，因此每日的总剂量不宜超过400mg。近年来，有许多临床研究使用曲马多椎管内给药治疗疼痛，其作用于脊髓上的吗啡受体而发挥镇痛作用。镇痛效果与度冷丁相当，但不如吗啡有效。而其副作用较少，在疼痛治疗中可以根据患者的病情，恰当的应用。

4. 适应证

（1）中度癌症疼痛和慢性疼痛。

（2）中度急性疼痛和术后疼痛。

5. 禁忌证

（1）对阿片类药物过敏者慎用。

（2）与酒精、镇静剂、镇痛剂或中枢神经系统药物联合使用容易出现药物中毒。

（3）不能与单胺氧化酶抑制剂同时使用。

（4）孕妇和哺乳期妇女谨慎使用。

6. 注意事项

（1）曲马多主要用于急慢性疼痛，由于该药很少出现身体依赖，广泛用于良性急慢性疼痛。临床上可以用于轻中度癌症疼痛，其尚不能替代吗啡用于严重的癌症疼痛。

（2）曲马多的副作用与吗啡类似，但较吗啡轻些和少些。

（3）曲马多在临床治疗剂量无呼吸抑制，也无明显的心血管系统副作用，对老年人和患有呼吸道疾病的患者尤为适合。

（二）氯胺酮

1. 概述　氯胺酮为环乙哌啶衍生物，于1965年首次应用临床至今已有30多年的历史。目前仍然是唯一的非巴比妥类静脉麻醉药中具有确切镇痛作用的麻醉药。氯胺酮的镇痛作用强、呼吸循环抑制轻，小剂量氯胺酮对循环有轻度兴奋，阈下剂量氯胺酮镇痛作用显著，在麻醉领域广泛使用的同时逐步应用于疼痛治疗，尤其近年来的研究进展表明，氯胺酮是可以用于临床的N-甲基-D-天门冬氨酸（NMDA）受体拮抗剂，可用于神经病理性疼痛，及癌症等慢性顽固性疼痛的治疗。

2. 临床药理　小剂量的氯胺酮作用部位似乎在非特异性丘脑-新皮层系统，可阻断脊髓网状束与痛觉有关的传入信号。可扩张支气管树，适合用于有哮喘患者的治疗。氯胺酮剂量达到1mg/kg以上几乎均有升压反应。氯胺酮具有精神副作用，可以引起梦感、漂浮感、幻觉、谵妄等。

3. 使用方法　氯胺酮的使用方法较多，包括静脉、肌肉、皮下、硬膜外腔、蛛网膜下腔、黏膜和口服等。其中静脉给药最为常用，一般采取持续小剂量滴注的方法，将氯胺酮注射剂200～300mg加入5%葡萄糖500ml，以15滴～30滴持续点滴，滴数根据患者疼痛缓解的程度调整。另外，单纯使用氯胺酮镇痛常常需要较大的剂量，会出现过度镇静和烦躁等副作用，疼痛患者不能耐受，在临床上经常使用氯胺酮与吗啡联合应用，经静脉给药，采用PCA的方法，根据疼痛的程度患者自己给药。硬膜外给药剂量为20～30mg（单次给药量）。在使用中副作用往往与剂量有关，小剂量氯胺酮（0.25～0.5mg/kg）的副作用轻微。

4. 适应证

（1）适用于神经源性疼痛。

（2）与阿片类镇痛药物联合用于对阿片类药物镇痛不敏感的内脏痛。

（3）难治性癌痛。

5. 禁忌证

（1）各种原因导致的高血压、严重的心血管病变。

（2）慎用于急慢性酒精中毒、颅内压增高、眼内压增高者。

（3）慎用于甲状腺功危象、甲状腺功能亢进、精神异常（精神分裂或错乱）。

6. 注意事项　在镇痛治疗中，药物的副作用与给药途径、患者的年龄、给药的剂量等影响因素有关。

（三）强痛定

1. 概述　本品为速效镇痛药，镇痛作用为吗啡的1/3，但比解热镇痛药强，为氨基比林的4～20倍。对皮肤、黏膜、运动器官（包括关节、肌肉、肌腱等）的疼痛有明显的抑制作用，对内脏器官疼痛的镇痛效果较差。无抑制肠蠕动作用，对平滑肌痉挛的镇痛效果差。与吗啡相比，本品不易成瘾，但有不同程度的耐受性。

2. 应用方法　本品口服后，易由胃肠道吸收，口服后10～30分钟起效，镇痛效果维持3～6小时。成人，一次30～60mg，一日90～180mg；小儿，一次1mg/kg；疼痛剧烈时用量可适当增加。肌内注射剂量为100mg，4～6小时一次。本品主要以代谢形式从尿与粪便中排出。

3. 适应证　本品为中等强度的镇痛药。适用于偏头痛、三叉神经痛、牙痛、炎症性疼痛、神经痛、关节病、外伤性疼痛、手术后疼痛，以及癌症痛等。

4. 禁忌证　因对妊妇及哺乳期妇女用药的影响尚不明确，应审慎使用。

5. 注意事项

（1）强痛定的副作用一般不严重，少数患者可见有恶心、眩晕或困倦、黄视、全身发麻感等，停药后可消失。

（2）本品引起依赖性的倾向与吗啡类药相比为低，据临床报道，连续使用本品，可发生耐受和成瘾，故不可滥用。

（3）本品为国家特殊管理的麻醉药品，必须严格遵守国家对麻醉药的管理条例，按规定开写麻醉药品处方和供应、管理本类药品，防止滥用。

第三节 局部麻醉药

一、概　　述

（一）化学结构和分类

常用局麻药的化学结构由3个基本部分组成，即芳香族环、胺基团和将二者连接起来的中间链。中间链可分为脂链和酰胺链，据此将局麻药分为脂类和酰胺类。脂类和酰胺类局麻药在临床上的差异在于产生不良反应的可能性和代谢机制均不相同。脂类局麻药（普鲁卡因、可卡因、氯普鲁卡因和丁卡因）的脂键可被血浆胆碱酯酶水解，在循环中的半衰期很短。其主要代谢产物是对氨基苯甲酸。酰胺类局麻药（利多卡因、甲哌卡因、布比卡因、依替卡因和罗哌卡因）主要在肝脏内代谢，通过微粒体酶系水解。严重肝脏病患者对酰胺类局麻药更易发生不良反应。

（二）作用机制

局麻药通过阻滞神经轴突动作电位的传导，而起到神经阻滞作用。它们对静息电位和阈电位无影响，但可降低动作电位上升的速率而使其不能达到阈电位。局麻药产生神经阻滞的确切机制仍未明了。在诸多学说中受体学说最受重视，该学说认为局麻药直接作用于 Na^+ 通道上的特异受体，阻断 Na^+ 内流，从而降低去极化速率达到神经阻滞作用。

局麻药为弱碱基，其解离常数的负对数值（pKa），接近生理pH值。因此在体内以离子状态和非离子状态自由碱基两种形式存在。不同局麻药各有其固定的pKa值，普鲁卡因为9.0，利多卡因为7.9。在体内pKa低的局麻药其非解离形式的分子多，容易穿透神经膜，因而起效快。脂溶性与局麻药麻醉效能有关，脂溶性越高，效能越强。蛋白结合率高的局麻药作用时间长。

二、临 床 药 理

（一）神经纤维的阻滞和差异性阻滞

局麻药能够抑制神经冲动的传导。但一些解剖和化学因素可影响神经纤维对局麻药的敏感性，决定了局麻药的起效时间、最大阻滞效能和阻滞时间。离体的细神经纤维很容易被浓度为100μmol/L的局麻药阻滞，然而临床常用的局麻药浓度为10～30mmol/L。这是为了补偿局麻药从注射部位向作用部位弥散过程中所损失的部分。弥散过程中，局麻药不断被组织液稀释，被血管和淋巴管吸收，而且大部分局麻药还可和非神经组织结合在一起。一般来说，局麻药的脂溶性越高，神经阻滞起效越慢。为避免起效太慢，应尽可能靠近所要阻滞的神经给药。在局麻药中加入肾上腺素或其他血管收缩剂可延缓吸收，延长阻滞时间。

阻滞不同神经纤维的传导所需局麻药的最低浓度是不同的。细神经纤维比粗神经纤维更易被阻滞。但局麻药只需在郎飞结处起作用，故有髓鞘的神经纤维比无髓鞘的神经纤维更易被阻滞。通过选择适当的局麻药浓度，有可能阻滞痛觉和温度觉（A-δ和C纤维），而最大限度地减少运动纤维阻滞（A-α）。但不易做到真正的选择性神经阻滞。

（二）抗心律失常作用

局麻药能降低去极化最大速率（0期），增加膜稳定性，降低心肌细胞对兴奋的反应性，从而起到抗心律失常的作用。普鲁卡因胺属于Ⅰa类（延长不应期），利多卡因属于Ⅰb类（缩短不应期）。

普鲁卡因胺对心脏的影响基本和奎尼丁一样，即降低自主节律性，延长心肌不应期及抗胆碱能作用。通常口服给药（250mg/4～6h），也可静脉给药（25～50mg/min，极量1g），需要心电监测下给药。注意低血压和过敏反应的发生。

利多卡因具有和奎尼丁类似的膜稳定作用，但又和奎尼丁有所区别，能缩短心肌不应期。利多卡因主要用来治疗室性心律失常。在急性心梗发作时，预防性给予利多卡因能降低早期室颤的发生率。治疗剂量的血药浓度为2～5μg/ml。治疗心律失常时，先以1mg/kg静脉注射，以后必要时每间隔8～10分钟追加0.5mg/kg，可加至总量为3mg/kg。气管内给予利多卡因2mg/kg也可达到治疗剂量的血药浓度。

（三）抗惊厥作用

局麻药抗惊厥的剂量和血药浓度低于它引起惊厥时的剂量和浓度。然而，由于抗惊厥作用治疗窗相对较窄，利多卡因不作为癫痫发作时的首选药物。因局麻药的毒性作用可以叠加，利多卡因不能用于治疗局麻药本身引起的惊厥发作。

（四）对中枢性疼痛的治疗作用

静脉给予局麻药可缓解神经痛和其他中枢性疼痛。

（五）抗炎作用

酰胺类局麻药可抑制炎症病理生理过程中的许多环节。一些研究证实利多卡因可抑制无菌性炎症时的多核粒细胞向炎症区域的聚集，减轻炎症反应。临床应用中发现局麻药也具有抑菌或杀菌的作用。

三、临床应用

（一）神经阻滞

1. 局部注射疗法　理论上各种局麻药均可用于局部行注射疗法，临床上常用0.25%～0.5%利多卡因，其次选用0.5%普鲁卡因。

2. 外周神经阻滞　将局麻药注射到外周神经或神经丛附近可以阻滞其传导。外周神经被阻滞后，相应支配区域的感觉功能消失。局麻药对外周神经的阻滞程度以及作用时间决定于局麻药种类、剂量和浓度。

3. 硬膜外阻滞　将局麻药注入硬膜外间隙，局麻药可直接作用位于侧方的脊神经根，发挥神经阻滞作用。由于脊神经根被硬膜鞘覆盖，硬膜外阻滞较蛛网膜下腔阻滞起效慢，对感觉与运动神经的阻滞程度也小于蛛网膜下腔阻滞。局麻药也可通过硬膜被摄取进入脑脊液。硬膜外麻醉以节段方式发生，可实施选择性阻滞。通过采用不同浓度的局麻药可以灵活地调整感觉和运动神经的阻滞程度。1%～2%利多卡因可同时获得良好的感觉和运动阻滞，0.125%～0.25%布比卡因可为急性疼痛提供满意的镇痛，而对运动神经的阻滞非常轻微。

4. 蛛网膜下腔阻滞　注入到蛛网膜下腔的局麻药可直接作用于裸露在脑脊液中的脊神经根，使感觉消失，肌肉松弛。由于传导感觉的神经纤维比较粗的运动神经纤维更易被阻滞，所以感觉阻滞平面要高于运动阻滞平面。为防止穿刺针损伤脊髓，通常于第2腰椎以下水平穿刺。为便于调节阻滞平面，通常采用重比重的局麻药液，注药后通过调整患者的体位控制阻滞平面。

（二）体表用药

将局麻药喷洒或涂抹于黏膜、皮肤表面使其感觉消失，以达到镇痛效果。2%～10%利多卡因制剂（溶液、喷雾剂、凝胶、乳剂）常用于各种黏膜的感觉阻滞。利多卡因和丙胺卡因的混合液可有效地用于皮肤表面的镇痛，常用于小儿静脉穿刺时的局部无痛。

（三）局部静脉用药

将局麻药注入用止血带阻断的远端静脉，可阻滞该区域的外周神经末梢。止血带松开后，正常的感觉和运动功能通常很快就能恢复，同时残留在血管内的局麻药会很快进入全身循环，经常会出现轻微的中枢神经系统中毒症状。因此应选用毒性低的局麻药。临床上最常用的是0.5%利多卡因和丙胺卡因。松开止血带时应采用反复间断放气、再充气的方法，使局麻药缓慢从远端进入体循环。

选择局麻药时必须考虑神经阻滞方法、部位、局麻药的毒性和禁忌证，根据患者的年龄、体重、体质、病情等因素调整所用药物的剂量和浓度。

四、局麻药的不良反应及防治

（一）变态反应

真正由局麻药引起的变态反应很少，需要与常见的非变态反应（如晕厥和血管迷走神经反应）鉴别。脂类局麻药的代谢产物-对氨基苯甲酸，可导致变态反应。另外，对磺胺类药或噻嗪类利尿药敏感的患者易由此引起变态反应。酰胺类局麻药基本上不可能发生变态反应。若局麻药中含有防腐剂如羟苯甲酯，则也有可能对防腐剂发生变态反应。局部变态反应的症状有局部红斑、荨麻疹、水肿或皮炎，严重者可出现广泛的红斑、水肿、支气管哮喘、低血压甚至循环衰竭。治疗时对症处理和全身支持疗法。

（二）局部毒性反应

组织毒性反应少见。大量高浓度或化学污染的局麻药误入蛛网膜下腔可引起神经毒性反应。据报道，5%利多卡因用于蛛网膜下腔麻醉的神经毒性反应发生率增加。因此，应避免高浓度或含有防腐剂的局麻药注入蛛网膜下腔。

（三）全身毒性反应

局麻药全身毒性反应的原因主要是药物注入静脉内或用药过量。毒性反应主要表现在中枢神经系统和心血管系统。不同局麻药的毒性大小不同。

1. 中枢神经系统（CNS）毒性　局麻药的CNS毒性和其麻醉效能呈正相关。静脉缓慢注射局麻药时，中毒表现的症状和体征首先从轻微的症状开始，如头晕、耳鸣、金属异味、目眩、舌唇发麻等，接着是嗜睡和肌肉颤搐，最后发展到惊厥、意识消失或昏迷。高二氧化碳血症、缺氧和酸中毒时可使CNS毒性加剧。

局麻药误入血液时，中枢神经系统出现的轻微先兆症状可能很短暂，容易被忽略，发现时已直接表现为惊厥和意识消失。在颈部注射局麻药时，如果将局麻药直接注入动脉内，CNS中毒症状迅速出现，而血药浓度可能并未达到中毒水平。

2. 心血管毒性　心血管系统对局麻药的耐受性比CNS强，但往往严重且治疗困难，死亡率更高。局麻药的直接心血管效应是降低心肌收缩力，降低心肌传导系统的传导速率及外周血管扩张作用。局麻药对心血管系统还有间接作用，这是由交感神经介导的。相对小剂量的局麻药可使交感神经和心血管系统兴奋，随着局麻药浓度增加，才逐渐表现为心血管系统受抑制，以致循环衰竭。

局麻药的负性肌力作用通常和其麻醉效能相关。然而，不同的局麻药在心血管的毒性方面存在着很大的差异，与其麻醉效能和CNS毒性不一致，尤其是布比卡因和依替卡因。布比卡因引起绵羊出现心血管毒性反应时的剂量仅为CNS毒性反应时的4倍（利多卡因为7倍）。布比卡因影响心脏传导系统的潜能大约是利多卡因的70倍，而其阻滞神经传导的效能仅为利多卡因的4倍。与利多卡因不同，布比卡因和依替卡因还能引起室性心律失常。临床上，因布比卡因毒性引起的严重室性心律失常和循环衰竭的处理非常困难，复苏成功率极低。缺氧和酸中毒会明显加重局麻药的心血管毒性。

（四）局麻药全身毒性反应的防治

1. 预防　局麻药的CNS毒性反应的突出表现是惊厥。此时，由于胸部、腹部肌肉不协调和强烈的收缩，严重影响呼吸和循环功能，可危及生命。因此应积极防止其毒性反应的发生：

（1）使用局麻药的安全剂量和浓度；

（2）以“低浓度、小剂量、慢给药”为原则给药；

（3）避免将局麻药误注入血管内，反复抽吸确认无血液回流；

（4）在注入全剂量前，先注入试验剂量以观察反应；

（5）注药时密切观察患者的反应，及时发现毒性反应的先驱症状；

（6）阻滞前可口服地西泮5～10mg或其他苯二氮䓬类药。

2. 治疗　通常CNS毒性反应发生较早。一旦发现毒性反应的早期征象，就应立即停药，给氧，必要时进行辅助或控制呼吸。如果发生惊厥影响通气或持续时间较长时，应给予咪达唑仑1～2mg或硫喷妥钠50～200mg，注意用药剂量避免循环抑制。需要气管插管时，可给予琥珀胆碱（氯琥珀胆碱）。发生心血管毒性反应时，除给氧外，应输液并应用血管收缩药提升血压，必要时给予心脏正性肌力药。如有指征，应紧急进行心肺复苏。局麻药诱发的心律失常不易治疗，但只要维持患者的血流动力学稳定，随着时间推移会逐渐缓解。利多卡因不适宜用于治疗局麻药毒性反应引起的室性心律失常，一些学者建议此时可用溴苄胺取代利多卡因。心脏复苏时所需的肾上腺素剂量要加大。布比卡因等药物引起的心脏骤停可能需要维持长时间的心肺复苏，直至药物再分布后，心脏毒性消退方能停止。

五、常用局麻药

（一）普鲁卡因（procaine，novocaine）

普鲁卡因为短效酯类局麻药。起效较快，作用时间短，麻醉强度较低，弥散能力差。在体内主要由血浆假性胆碱酯酶水解，代谢速度快，消除半衰期短，代谢产物多由肾脏排泄。

临床应用：常用0.5%溶液进行局部注射，一次最大剂量不超过1000mg。蛛网膜下腔阻滞用3%～5%溶液，常规剂量一般不超过150mg。

副作用：可引起变态反应。血药浓度过高有明显抑制心脏传导和心肌力的作用。

（二）氯普鲁卡因（chloroprocaine）

氯普鲁卡因与普鲁卡因相似，在血中水解的速度较普鲁卡因快4倍，故毒性低，起效快，时效为30～60分钟。

临床应用：1%溶液可用于局部浸润麻醉，一次成人最大剂量800～1000mg。

副作用：氯普鲁卡因溶液的pH为3.3，若不慎将大量的药液注入蛛网膜下腔有可能引起严重的神经并发症；与布比卡因或依替卡因混合应用时，氯普鲁卡因的代谢有可能受到抑制，增加其神经毒性。

（三）利多卡因（lidocaine，xylocaine）

利多卡因为酰胺类中效局麻药。具有起效快，弥散广，穿透性强，无明显扩张血管作用的特点。主要通过肝脏微粒体氧化酶和酰胺酶代谢，代谢速度较慢，消除半衰期为1.6小时。代谢产物经肾脏排泄，小量经胆汁分泌到肠道排出，3%～5%以原形随尿排出。

临床应用：常用2%～4%溶液行黏膜表面麻醉与镇痛；局部注射疗法用0.25%～0.5%溶液，成人一次最大剂量不超过400mg；神经阻滞和硬膜外阻滞用0.5%～1%溶液，出现镇痛作用约需5分钟，作用完善约需15分钟，时效90～120分钟；治疗室性心律失常时，先静注负荷量1～2mg/kg，再以15～50μg/(kg·min)的速度持续静脉点滴。

副作用：利多卡因的毒性表现与血药浓度关系密切。硬膜外阻滞用量为400mg时，其血药浓度达2～4μg/ml。出现毒性症状时，其浓度多已超过5μg/ml；出现惊厥症状，则已达7μg/ml以上。

（四）甲哌卡因（mepivacaine，carbocaine）

甲哌卡因的麻醉效能和毒性均与利多卡因相似。主要在肝内代谢为主，代谢速度较慢，消除半衰期为1.9小时。代谢产物由肾脏排泄，16%以原形由尿中排出。

临床应用：局部注射用0.25%～0.5%溶液；神经阻滞和硬膜外阻滞用0.5%～1%溶液，起效时间和作用时间与利多卡因相似。

副作用：经胎盘向胎儿转移迅速，不适合产科应用；神经毒性较大。

（五）布比卡因（丁哌卡因，bupivacaine，marcaine）

为酰胺类常效局麻药，麻醉效能强，作用时间长。主要在肝脏代谢，代谢速度慢，消除半衰期为3.5小时。大部分代谢后经肾脏排出，仅6%以原形由尿排出。

临床应用：局部注射疗法用0.1%～0.25%溶液；周围神经阻滞用0.125%～0.5%溶液；硬膜外阻滞用0.5%～0.75%溶液；硬膜外镇痛可选用0.125%～0.25%溶液。为保持运动功能，尽可能选用低浓度；蛛网膜下腔阻滞时，可选用不同比重的溶液，即0.75%重比重溶液、0.5%等比重溶液和0.1%～0.25%轻比重溶液，用量为8～15mg。

副作用：心脏毒性较强，循环衰竭往往与惊厥同时发生；易引起室性心律失常，甚至心室纤颤。一旦心跳停止，复苏十分困难。

（六）依替卡因（etidocaine）

为酰胺类局麻药。起效快，作用持久。麻醉效能为利多卡因的2～3倍，皮下注射的毒性为利多卡因的2倍，静脉内注射的毒性可增至4倍。

临床应用：0.5%～1.0%溶液适用于神经阻滞；1.0%～1.5%则适用于硬膜外阻滞，成人一次用量300mg。起效时间4分钟，完善节段扩散约为10分钟，作用时间可达2～4小时。

副作用：局部注射的初始，因药液pH较低，有局部刺激痛。

（七）罗哌卡因（ropivacaine）

为酰胺类局麻药，起效时间和作用时间与布比卡因相同，麻醉效能比布比卡因稍弱。心脏毒性比布比卡因小。使用高浓度时可产生有效的麻醉作用，感觉和运动神经均受到阻滞；低浓度时，产生较好的镇痛作用，而对运动神经影响较小。主要在肝脏代谢降解，代谢速度较快，静注消除半衰期为1.8小时。代谢产物主要经肾脏排出。

临床应用：局部注射疗法及硬膜外镇痛用0.125%～0.25%溶液；硬膜外阻滞用0.25%～0.5%溶液，随着用药浓度的增加，可产生较强的运动神经阻滞。

副作用：引起惊厥和心脏毒性的剂量介于利多卡因和布比卡因之间，即其毒性大于利多卡因，而小于布比卡因。

第四节 抗癫痫药

抗癫痫药可作为治疗神经痛的辅助用药。

一、卡马西平（carbamazepine）

（一）概述

卡马西平又称酰胺咪嗪。本品合成于1952年，通过增强钠离子通道的非活动性，减轻动作电位重复放电的频率发挥抗癫痫作用。自 20 世纪 60 年代欧洲在临床应用以来，已逐渐成为最主要的一线抗癫痫药物。

（二）临床药理

本品口服后 4～8 小时血药浓度达峰值，服用 3～4 天以后可达稳态血药浓度，生物利用度和蛋白结合率均为 75%～85%。脑组织与血浆的药物浓度比值为 1.1～1.5，有效血药治疗浓度 4～8μg/ml，$t_{1/2}$为 18～30 小时。

（三）应用方法

每日 7～15mg/kg，分 2～3 次口服。

（四）适应证

局灶性癫痫、癫痫全身发作、三叉神经痛、带状疱疹后疼痛等。卡马西平对中枢痛症（三叉神经痛和舌咽神经痛）的疗效优于苯妥英钠。

（五）禁忌证

对本品过敏者禁用。

（六）注意事项

1. 可出现头晕、嗜睡、视物模糊、共济失调、皮疹、粒细胞减少等不良反应。

2. 妊娠癫痫妇女服用后新生儿发生致畸的比例为 0%～2%。

二、丙戊酸钠（sodium valproate）

（一）概述

本品在 20 世纪 60 年代开始欧洲研制，70 年代广泛用于临床的新型广谱抗癫痫药，作用机制为增强 GABA 能的抑制作用，对膜的兴奋性起稳定作用。

（二）临床药理

空腹服用后 1～2 小时血药浓度达峰值，蛋白结合率 80%～95%，易通过血脑屏障，口服 1～4 天可达稳态血药浓度，有效治疗浓度为 50～100μg/ml。$t_{1/2}$为 15 小时，单药治疗患者的血药浓度明显高于多药治疗者。

（三）应用方法

常用剂量为 20mg/(kg·d)，分 3 次口服。

（四）适应证

失神发作、肌阵挛癫痫、癫痫全面发作、可用于预防偏头痛发作。

（五）禁忌证

严重凝血机制障碍者禁用。

（六）注意事项

1. 常见的不良反应有恶心、呕吐、体重增加、凝血机制障碍和肝脏功能损害。

2. 女性患者长期服用可出现月经周期紊乱或闭经。

3. 本品可增加苯巴比妥的药物浓度，降低苯妥英钠和卡马西平的血药浓度。

4. 与卡马西平合用时，通过增加丙戊酸钠的清除，可降低其血药浓度。

三、妥吡酯（topiramate）

（一）概述

妥吡酯为氨基磺酸盐转换的单糖，20 世纪 80 年代用于临床，具有增强 GABA 受体活动、抑制兴奋性氨基酸受体红藻酸和 AMPA 受体、阻断 Na^+ 通道的作用，同时还具有阻断 Ca^{2+} 通道的作用。

（二）临床药理

本品口服后 2 小时血药浓度达峰值，生物利用度 80%，蛋白结合率 13%～17%，呈线性药代动力学关系。该药无活性代谢产物，$t_{1/2}$ 为 20～30 小时，用药后 4 天可达稳态血药浓度，故不需要监测血药浓度。

（三）应用方法

本品可采用单药治疗或与传统抗癫痫药物共同使用的添加治疗，均从每日 25mg 的初始剂量起，每周增加 25mg，每日剂量分两次口服，在 4～8 周之内逐渐递增本品的剂量，达到每日剂量 200～400mg 时为有效的维持剂量，可使各种类型的癫痫发作频率减少 50%～75%，特别是儿童和成人的难治性癫痫。

（四）适应证

各种类型的难治性癫痫、儿童癫痫、三叉神经痛等。

（五）禁忌证

对本品过敏者禁用；肾结石患者禁用。

（六）注意事项

1. 常见的不良反应有厌食、体重下降、头晕、嗜睡、肢体麻木、找词困难、精神运动迟缓和出汗减少。

2. 本品有弱的碳酸酐酶抑制作用，使用者中 1.5%可出现肾脏结石。

3. 与传统抗癫痫药物卡马西平、苯巴比妥和苯妥英钠配伍，可使本品的血药浓度下降。

4. 本品与苯妥英钠同时服用，可使部分患者苯妥英钠的血药浓度增高。

5. 本品使雌激素的代谢增加，导致育龄女性避孕失败。

四、拉莫三嗪（lamotrigine）

（一）概述

本品为 NMDA 受体突触前 Na^+ 通道阻滞剂，可抑制兴奋性氨基酸递质的释放，阻断突触前膜的去极化，稳定细胞膜，抑制癫痫放电的扩散，目前作为抗惊厥药物使用。

（二）临床药理

本品口服后吸收完全，蛋白结合率为55%，$t_{1/2}$为29小时。

（三）应用方法

第1～2周25mg每日一次口服，第3～4周50mg每日一次口服，以后每日维持剂量100～200mg每日一次或两次口服。

（四）适应证

各种类型的难治性癫痫和癫痫综合征。

（五）禁忌证

12岁以下儿童不推荐使用；肝肾功能障碍患者慎用；妊娠妇女慎用。

（六）注意事项

1. 服药后可出现头痛、疲乏、皮疹、血管神经性水肿、恶心、眩晕、嗜睡或失眠等不良反应。

2. 与传统抗癫痫药物如苯妥英钠、卡马西平和苯巴比妥等诱导肝脏药物代谢酶药物合用，可加快本品的代谢；与丙戊酸钠合用因抑制肝脏药物代谢酶，可降低本品的代谢。

五、加巴喷丁（gabapentin）

（一）概述

本品化学结构与GABA相似，于20世纪70年代用于临床，作用机制可能是影响细胞膜氨基酸的转换或细胞内代谢而发挥抗癫痫作用。

（二）临床药理

口服吸收快，2～3小时达到峰值，全部以游离形式存在，不被肝脏代谢，不与血浆蛋白结合，脑内及CSF浓度分别为血浆的80%和20%。80%的药物以原形经肾排出，$t_{1/2}$ 6～7小时，成人有效血药浓度为4～8.5mg/ml。

（三）应用方法

初始剂量每次0.3g，第1日口服1次，第2日口服2次，第3日口服3次，第4日开始每次0.4g，每日3次口服。其后每次加量0.1g，逐渐达到常用剂量每日0.9～1.8g，最大剂量可达每日4.8g，分3～4次服用。

（四）适应证

各种类型的难治性癫痫和癫痫综合征、三叉神经痛、带状疱疹后疼痛等。

（五）禁忌证

对本品过敏者禁用。

（六）注意事项

1. 主要的不良反应有嗜睡、头晕、复视、共济失调、眼球震颤、恶心和呕吐。

2. 本品对失神发作无效，可能使Lennox-Gastant综合征的临床发作加重。

六、苯妥英钠（phenytoin sodium）

（一）概述

本品为1938年用于临床的一线抗癫痫药物，至今仍是世界上使用最广泛的抗癫痫药物之一。作用机制是阻断细胞膜上的钠离子通道，在去极化过程中阻止钠离子从细胞外进入到神经元内，抑制突触前刺激导致的反复放电。

（二）临床药理

口服后4～8小时血药浓度达峰值，蛋白结合率90%，需1周左右的时间达到稳态血药浓度，有效治疗浓度为10～20μg/ml，$t_{1/2}$为20小时。

（三）应用方法

每日5～10mg/kg，分3次口服。

（四）适应证

局灶性癫痫、失神发作、癫痫全身发作、各种癫痫综合征、三叉神经痛等。

（五）禁忌证

对本品过敏者禁用。

（六）注意事项

1. 儿童长期服用可导致齿龈增生。

2. 大剂量服用可出现头晕、眼球震颤、共济失调等不良反应。

3. 妊娠癫痫妇女服用后新生儿发生致畸的比例为9%～15%。

七、巴氯芬（baclofen）

（一）概述

本品为脊髓单突触和多突触反射中γ-神经元抑制剂，可缓解因脊髓上运动神经元损伤所致的肢体肌张力增高。

（二）临床药理

口服后容易吸收，少量药物在肝脏内被代谢，大部分以原形从尿中排泄。

（三）应用方法

从每次5mg，每日2～3次的小剂量开始，每2～3天增加5mg，于第2～

3周增加至每次10～20mg，每日3次。

（四）适应证

各种病因所致脊髓上运动神经元病变引起的肢体肌张力增高、严重的三叉神经痛和带状疱疹后神经痛。

（五）禁忌证

消化道溃疡、严重精神病、癫痫、肾功能不全、正在接受抗高血压治疗的患者和脑血管病患者慎用。

（六）注意事项

常见的不良反应有困倦、恶心、呕吐、意识模糊、眩晕、幻觉、排尿障碍、肝功能异常。

第五节 抗抑郁药

一、三环类抗抑郁药

（一）丙咪嗪（imipramine）

1. 概述　本品可减少突触前膜对NA和5-HT的再摄取，使突触后膜受体部位游离的神经递质浓度增高，调整因NA和5-HT含量减少所致的抑郁情绪，同时有轻度的抗胆碱作用。

2. 临床药理　口服后从胃肠道吸收，生物利用度29%～77%，可透过血-脑脊液屏障，蛋白结合率为76%～96%，血药浓度与临床疗效之间呈线性相关，$t_{1/2}$为9～24小时。

3. 应用方法　每次25～75mg，每日2～3次口服。

4. 适应证　抑郁症、强迫症、恐惧症、发作性睡病、神经性厌食。

5. 禁忌证　前列腺肥大及青光眼患者禁用。

6. 注意事项　主要的不良反应有震颤、口干、便秘、头晕、心悸、出汗、视物模糊等。

（二）阿米替林（amitriptyline）

1. 概述　本品对5-HT再摄取的抑制作用较强，对NA的抑制作用稍差，通过减少5-HT和NA的再摄取，使突触后膜受体部位的神经递质浓度增高，起到调整情绪的作用，还具有较强的镇静和抗Ach作用。

2. 临床药理　口服后2～12小时血药浓度达峰值，生物利用度为31%～61%，在肝脏进行氧化后，形成有药理活性的代谢产物，$t_{1/2}$为17～40小时。

3. 应用方法　开始剂量每次25mg，每日2次口服，逐渐增加剂量，1周后达到每日维持剂量 100～250mg，有效治疗时间为 3 个月。维持剂量每日 25～100mg。

4. 适应证　各种类型的抑郁症、神经痛。

5. 禁忌证　严重心血管疾病、青光眼、肝肾疾病、尿潴留患者禁用。

6. 注意事项

(1) 主要的不良反应有口干、嗜睡、便秘、视物模糊、排尿困难、体位性低血压等。

(2) 长期服用可使 10%～20%的患者出现心脏传导功能异常。

(3) 不宜与单胺氧化酶抑制剂合用，可发生中毒性精神病。

(三) 多塞平 (doxepin)

1. 概述　本品抑制 NA 和 5-HT 的再摄取作用弱，有较强的镇静和抗 Ach 作用。

2. 临床药理　口服后胃肠道吸收容易，生物利用度 13%～45%，$t_{1/2}$为 8～24 小时。

3. 应用方法　开始剂量 25mg，每日 1～3 次口服，1 周和逐渐增加至每日 150～300mg，分 3 次口服，治疗应持续 4～8 周，维持剂量为每日 50～150mg。

4. 适应证　各种抑郁症、焦虑症、神经痛。

5. 禁忌证　肝功能不全、青光眼、癫痫及严重心血管疾病患者慎用。

6. 注意事项　常见的不良反应有嗜睡、口干、便秘、视物模糊、头晕、心悸、出汗、低血压、尿潴留和性功能减退。

二、5-HT 再摄取抑制剂 (SSRI)

(一) 氟西汀 (fluoxetine)

1. 概述　本品为丙胺类化合物，可选择性抑制 5-HT 在突触间隙的再摄取，通过增强 5-HT 能神经传导发挥抗抑郁作用。

2. 临床药理　口服吸收完全，血药浓度于 6～8 小时达峰，蛋白结合率 95%，一般服药后需经 3～4 周才能出现临床治疗作用 (起效)，连续用药 4 周左右达到稳态血药浓度，体内的活性代谢产物为去甲氟西汀，具有与母体相似的生物活性，本品 80%经肾脏排泄，15%经大便排出。氟西汀的 $t_{1/2}$为 24～72 小时，去甲氟西汀的 $t_{1/2}$为 7～15 天。

3. 应用方法　治疗抑郁症 20～40mg，每日上午 1 次口服；治疗强迫症 40～60mg，每日上午 1 次口服。对于合并焦虑的患者可采用 10mg 每日 1 次作为开始剂量，1 周后加量至 20mg。平均疗程 4～6 个月。

4. 适应证　抑郁症、强迫症、抑郁焦虑症等。

5. 禁忌证　躁狂症患者禁用；肝、肾功能障碍患者慎用。

6. 注意事项

（1）常见的不良反应主要有恶心、呕吐、厌食、焦虑、失眠、性功能障碍、皮疹等，极个别患者出现出凝血时间延长、白细胞减少和脱发现象。

（2）不得与单胺氧化酶抑制剂同时使用。

（二）帕罗西汀（paroxetine）

1. 概述　本品为高度选择性的SSRI类药物，通过增加突触间隙5-HT含量达到抗抑郁治疗作用。

2. 临床药理　口服后胃肠道吸收完全，2～10小时血药浓度达峰值，血浆蛋白结合率95%，连续用药7～10天达到稳态血浆浓度，$t_{1/2}$为24小时。

3. 应用方法　每日1次，20mg/次，早餐顿服。

4. 适应证　各种类型的抑郁症。

5. 禁忌证　对本品过敏者禁用；有癫痫和躁狂病史者慎用；妊娠和哺乳妇女不宜服用。

6. 注意事项

（1）主要的不良反应有口干、恶心、厌食、便秘、头痛、头晕、震颤、失眠、性功能障碍和锥体外系反应。

（2）与苯妥英钠合用可降低本品的血药浓度；与法华林合用可增加出血的危险。

（3）与三环类抗抑郁药和吩噻嗪类药物合用时，因本品抑制肝脏细胞色素P450同工酶的活性，可使这些药物的血药浓度增高。

（三）舍曲林（sertraline）

1. 概述　本品为萘酯胺衍生物，是SSRI药物中最新的品种，其对5-HT再摄取的抑制作用比氟西汀强5倍，具有快速的抗抑郁作用，对NA、H和Ach受体无亲和力。

2. 临床药理　本品口服吸收缓慢，服药后4～8小时血药浓度达峰值，蛋白结合率99%，1周左右可达到稳态血药浓度。母体主要在肝脏内代谢为去甲舍曲林，代谢产物对5-HT再摄取的抑制作用仅为母体的1/10，母体的$t_{1/2}$为25～26小时，代谢产物的$t_{1/2}$比母体长25倍。

3. 应用方法　开始剂量为50mg每日上午1次口服，1周内症状无改善可逐渐增加至100～200mg每日上午1次口服。

4. 适应证　中重度抑郁症、伴有失眠的抑郁症。

5. 禁忌证　躁狂症患者禁用；癫痫患者、肝肾功能障碍患者慎用。

6. 注意事项　常见的不良反应有恶心、腹泻、头痛、口干和性功能障碍。

（四）氟伏沙明（fluvoxamine）

1. 概述　本品为唯一单环结构的SSRI药物，对多巴胺和去甲肾上腺素摄取无影响，在体内无活性代谢产物，对细胞色素P450无抑制作用。

2. 临床药理　口服吸收率为94%，生物利用度50%，服药后2～8小时血药浓度达峰值，蛋白结合率77%，$t_{1/2}$为15小时。

3. 应用方法　开始剂量50mg每晚1次口服，其后根据患者病情适当增加至每日100～300mg，分2次口服。

4. 适应证　抑郁症、强迫症。

5. 禁忌证　对本品过敏者禁用；癫痫患者、肝肾功能障碍患者慎用；妊娠及哺乳期妇女慎用。

6. 注意事项

（1）主要的不良反应有头痛、焦虑、失眠、腹痛、恶心、呕吐、震颤和偏头痛等。

（2）严禁与单胺氧化酶抑制剂合用。本品不宜与影响血小板功能的药物合用。

（五）西肽普蓝（citalopram）

1. 概述　本品为对5-HT受体重摄取位点亲和力较高和清除半衰期中等的SSRI类药物，对肝脏代谢酶无明显的抑制作用。

2. 临床药理　口服后经胃肠吸收，血浆蛋白结合率80%，$t_{1/2}$为36小时。

3. 应用方法　常规剂量：20mg，口服，每日1次，根据患者病情可适当增加至每日40或60mg。

4. 适应证　各种类型的抑郁症。

5. 禁忌证　癫痫患者、糖尿病患者慎用；妊娠及哺乳期妇女慎用。

6. 注意事项

（1）常见的不良反应有恶心、出汗、口干、头痛、困倦、腹泻及性功能障碍等。

（2）个别患者可发生5-羟色胺综合征，表现为焦虑、发热、意识障碍、震颤及肌阵挛。

（3）与单胺氧化酶合用可导致血压增高和5-羟色胺综合征；与西咪替丁合用可增加本品的血药浓度。

三、单胺氧化酶抑制剂（MAOI）

（一）司来吉林（selegiline）

1. 概述 本品的化学名为丙炔苯丙胺，是选择性MAO-B抑制剂，早期曾作为抗抑郁剂用于临床，后来发现可减轻帕金森患者的临床症状。动物实验证实，本品抑制MAOB的作用能够减少MPTP代谢成为有毒性的产物MPP+，防止MPTP导致的帕金森综合征，其作用机制被认为与抑制神经元凋亡有关。

2. 临床药理 口服后迅速从胃肠道吸收，可通过血脑屏障，并在体内代谢为L-苯丙胺和L-甲基苯丙胺。

3. 应用方法 开始剂量5mg，每日2次，口服；2～3周后，根据症状缓解情况，适当调整为10mg，每日2次或3次，口服。

4. 适应证 合并有抑郁症状的帕金森病和神经系统变性疾病。

5. 禁忌证 特发性震颤、舞蹈病、晚期帕金森病患者合并体位性低血压、痴呆或意识障碍者。

6. 注意事项

(1) 主要的不良反应有恶心、胃肠不适、低血压、兴奋、失眠、幻觉、妄想等。

(2) 严禁与度冷丁和阿片类药物合用。

(二) 吗氯贝胺 (moclobemide)

1. 概述 本品为选择性、可逆性的MAO-A抑制剂，一次口服200mg药物，2小时后，可使80%的MAO活性受到抑制，降低单胺类神经递质的代谢，使NE和5-HT浓度增加，改善因抑郁症所致的情绪低落和精神活动迟滞，24小时后MAO活性完全恢复。

2. 临床药理 口服后吸收完全，具有肝脏首过效应，生物利用度为85%，蛋白结合率50%，$t_{1/2}$为1～2小时。

3. 应用方法 开始剂量每次100～150mg，每日2～3次饭后口服，从第2周开始，增加至150～200mg，每日3次饭后口服，用药4～6周。

4. 适应证 各种类型的抑郁症。

5. 禁忌证 儿童、嗜铬细胞瘤患者、意识障碍者禁用。

6. 注意事项

(1) 常见的不良反应有失眠、头晕、头痛、恶心、出汗、震颤等。

(2) 避免与5-HT再摄取抑制剂、肾上腺素、左旋多巴、可待因、度冷丁合用。

(3) 本品可增强降糖药的作用；延长巴比妥、水合氯醛及酒精的作用时间。西咪替丁可使本品的血药浓度增加，合用时剂量应减半。

(4) 用药期间应避免摄入含有大量酪胺的食品。

(三) 托洛沙酮 (toloxatone)

1. 概述　本品为可逆性 MAO-A 抑制剂，MAO 活性受到抑制后，增加 NE 和 5-HT 的浓度，改善因抑郁症所致的情绪低落和精神活动迟滞。

2. 临床药理　口服后吸收迅速，30～60 分钟血药浓度达峰值，蛋白结合率 50%，服药后 8 小时，尿中排泄率达 87%，$t_{1/2}$为 55～90 分钟。

3. 应用方法　每次 200mg，每日 3 次，在进餐同时口服。

4. 适应证　各种类型的抑郁症。

5. 禁忌证　躁狂和谵妄患者禁用；妊娠妇女慎用。严禁与其他类型的 MAO 抑制剂配伍。

6. 注意事项

(1) 常见的不良反应有恶心、呕吐、消化不良、头晕、头痛等。精神病患者服用后可出现谵妄。

(2) 服药期间注意观察血压的变化。如果患者接受外科手术治疗，应在全身麻醉术前 6 小时停药。

(3) 用药期间应避免摄入含有酒精的饮料。如果患者曾使用过其他类型的 MAO 抑制剂，需停药 15～20 天后再使用本品。

(四) 异卡波肼 (isocarboxazid)

1. 概述　本品通过抑制 MAO 活性，对抗 NA 和 5-HT 的氧化代谢，增加脑内神经末梢 NA 和 5-HT 的含量发挥抗抑郁作用。

2. 应用方法　每次 10mg，每日 3 次口服。

3. 适应证　抑郁焦虑症、对于三环类抗抑郁药物治疗无效的抑郁症。

4. 禁忌证　老年患者、癫痫、青光眼、肝脏功能损害患者慎用。

5. 注意事项

(1) 常见的不良反应有头痛、失眠、眩晕、食欲减退、体位性低血压、口干、视物模糊、震颤、皮疹、尿潴留等。

(2) 应避免与三环类抗抑郁药物合用。

(3) 服药期间避免同时进食干酪、酵母和含有酒精的饮料。

四、其他抗抑郁药

(一) 马普替林 (maprotiline)

1. 概述　本品可阻断中枢和外周对 NA 的再摄取，但对 5-HT 无明显作用，具有镇静、抗组胺和抗 Ach 作用。

2. 临床药理　口服后 9～16 小时血药浓度达峰值，生物利用度为 37%～67%，$t_{1/2}$为 27～58 小时。

3. 应用方法　开始剂量为每日 25～75mg，分 2～3 次口服，2 周后逐渐加量，治疗剂量每日 150～200mg，用药 4～5 周生效。

4. 适应证 抑郁焦虑症、强迫症。

5. 禁忌证 癫痫、青光眼、急性心肌梗死、束支传导阻滞、尿潴留、哺乳期妇女禁用。

6. 注意事项

(1) 常见的不良反应有困倦、乏力、大剂量服用本品有导致癫痫发作的危险。

(2) 本品可增强去甲肾上腺素、肾上腺素、苯丙胺对心血管的作用；加强抗胆碱药物和左旋多巴的作用。

(3) 本品可加强酒精的中枢抑制作用；加强安定类药物的镇静作用。

(4) 抗癫痫药物巴比妥、苯妥英钠和卡马西平可加快本品的代谢。

(5) 与泼尼松和心得安合用可使本品的血药浓度升高。

(二) 盐酸曲唑酮 (trazodone)

1. 概述 本品为四环结构的三唑吡啶衍生物，可选择性的抑制突触 5-HT 的再摄取，长期服用可下调 5-HT 和 NA 受体，无抗 Ach 作用。

2. 临床药理 口服后吸收良好，1～2 小时后血药浓度达峰值，治疗 1～2 周后，大部分患者临床症状明显改善，$t_{1/2}$为 3～9 小时。

3. 应用方法 开始剂量 50mg，每日 3 次口服，每隔数日增加 50mg，治疗和维持剂量每日 150～600mg。

4. 适应证 各种类型抑郁症、焦虑症。

5. 禁忌证 未成年患者、妊娠及哺乳期妇女、严重肝肾功能障碍者禁用。

6. 注意事项 主要的不良反应有疲劳、困倦、头痛、直立性低血压、心动过缓、阴茎异常勃起等。

(三) 万拉法新 (venlafaxine)

1. 概述 本品为一种新型抗抑郁药物，对 5-HT 和 NA 的再摄取均有较强的抑制作用，抗抑郁疗效与 TCA 持平甚至超过后者，没有抗胆碱和抗组胺的作用，不出现明显的口干、镇静和低血压等不良反应。

2. 临床药理 口服后 1～2 小时血药浓度达峰，蛋白结合率 27%，90%经由肾脏排泄，$t_{1/2}$为 4.9 小时。

3. 应用方法 开始剂量每次 25mg，每日 2 次口服，逐渐在 1 周之内增加至每次 50～100mg，每日 3 次口服。

4. 适应证 抑郁焦虑症。

5. 禁忌证 儿童和妊娠期妇女禁用；癫痫和血液疾病患者慎用；肝肾功能不全患者酌情减量。

6. 注意事项

(1) 常见的不良反应有口干、便秘、失眠、头昏、头痛、恶心、厌食、视物模糊、体重增加、心动过速等。

(2) 本品严禁与单胺氧化酶抑制剂合用。

(四) 黛力新 (deanxit)

1. 概述 本品为三氟噻吨 (flupentixol) 0.5mg 和四甲蒽丙胺 (melitracen) 10mg 的复方制剂。三氟噻吨为硫杂蒽类的抗精神病药物，主要作用于突触前膜 DA 自身调节受体 (D2)，促进其合成和释放，使突触间隙 DA 的含量增加；四甲蒽丙胺为新型三环类 (杂环类) 的抗抑郁药物，它可以抑制突触前膜对 NA 和 5-HT 的再摄取，提高突触间隙的单胺类递质的含量，还具有拮抗组胺受体、镇痛和抗惊厥作用，但无抗精神病作用。

2. 临床药理 口服后血浓度峰值时间分别为 4 和 3.5 小时，经肝脏代谢，两者均有少量通过胎盘及进入乳汁，主要由粪便和尿中排出，$t_{1/2}$分别为 35 小时和 19 小时。

3. 应用方法 每次 1～2 片，早晨 1 次顿服或分为早、中各 1 片口服。

4. 适应证 焦虑症、躯体形式障碍、慢性疼痛等。

5. 注意事项 少见的不良反应有面部肌肉和咀嚼肌痉挛、迟发性运动障碍。长期服用患者可出现减量或停药困难。

第六节 预防和治疗偏头痛的药物

一、5-羟色胺受体激动剂

(一) 舒马曲坦 (sumatriptan)

1. 概述 本品为 5-HT_1D 受体激动剂，可迅速缓解偏头痛患者的头痛、恶心等症状，还因具有较强烈的血管收缩作用，使偏头痛发作期出现的血管收缩和舒张异常导致的脑血液循环障碍得到恢复，口服后 30～40 分钟，70%以上的患者疼痛得以缓解。

2. 应用方法 口服，每次 100mg。

3. 适应证 有先兆偏头痛和普通偏头痛的急性发作期。

4. 禁忌证 高血压、冠心病患者慎用。

5. 注意事项 主要的不良反应有头晕、恶心、皮肤温热感。

(二) 佐米曲普坦 (zolmitriptan)

1. 概述 本品为高度选择性的 5-HT_1B_1D 受体激动剂，通过激动中枢和外周的5-HT受体引起头颅的血管收缩，减少局部血流量，并通过三叉神经-血管系统抑制神经肽的释放，迅速缓解偏头痛的发作，减轻与偏头痛发作有关的恶心、呕吐、畏光和畏声症状。

2. 临床药理　口服后1小时血药浓度可达峰值的75%，有效浓度可维持6小时，生物利用度为40%，蛋白结合率25%。$t_{1/2}$为2.5～3小时。

3. 应用方法　头痛发作时服用2.5mg，如果症状持续不缓解，可在2小时后再服用2.5mg，24小时之内最大剂量不得超过15mg。

4. 适应证　有或无先兆的偏头痛发作急性期。

5. 禁忌证

(1) 儿童和65岁以上的老年患者、过敏体质、血压未得到控制的高血压患者禁用。

(2) 冠心病、心律失常、帕金森病患者慎用。

6. 注意事项

(1) 主要的不良反应有恶心、头晕、嗜睡、温热感、感觉异常、肌肉无力和口干。

(2) 在服用本品12小时之内不得使用其他5-HT_1D受体激动剂。

(3) 对于同时服用单胺氧化酶抑制剂的患者，24小时之内最大剂量不得超过7.5mg。

(4) 对于同时服用西咪替丁、氟伏沙明和喹诺酮类抗生素等药物的患者，24小时之内最大剂量不得超过5mg。

二、5-羟色胺受体拮抗剂

(一) 酒石酸麦角胺 (ergotamine tartrate)

1. 概述　本品为作用较弱的5-HT_1A受体拮抗剂，具有收缩偏头痛患者已发生扩张的颅内血管的作用，在有先兆的偏头痛患者出现先兆后立即服用，可缓解发作急性期因血管扩张而导致的剧烈头痛和恶心。

2. 临床药理　本品在胃肠道内吸收不良，与咖啡因配伍后可增加吸收率，服药后0.5～3小时血药浓度达峰，在肝内代谢，其中90%的药物以代谢物的形式从胆汁中排出，少量从尿和粪便中排出，$t_{1/2}$为2小时。

3. 应用方法　每次1～2mg口服，1～2小时后可重复给药，24小时之内总量不得超过6mg，每周总量不得超过12mg。

4. 适应证　有先兆偏头痛。

5. 禁忌证　高血压、周围血管病、甲状腺功能亢进、肝肾功能不全、妊娠及哺乳妇女禁用。

6. 注意事项 常见的不良反应有恶心、呕吐、肌肉无力酸痛、肢端麻木、胸痛、血压波动。

（二）苯噻啶（pizotifen）

1. 概述 本品为5-HT_1A受体拮抗剂，对5-HT_2受体和组胺受体也有较强的拮抗作用，对Ach受体有较弱的作用，具有镇痛、镇静和抗抑郁作用，临床常用来预防反复发作的偏头痛和丛集性头痛。

2. 临床药理 口服后5小时药物浓度达峰值，蛋白结合率90%，经过肝脏代谢，50%从尿中排泄，消除$t_{1/2}$为23小时。

3. 应用方法 预防偏头痛发作开始剂量每晚0.5mg口服，3～5天后改为0.5mg，每日3次口服，用药2周后发挥作用，服药时间4～6个月。

4. 适应证 反复发作的偏头痛、丛集性头痛、红斑性肢痛、血管神经性水肿、慢性荨麻疹。

5. 禁忌证 青光眼、前列腺增生患者及孕妇禁用；驾驶员及高空作业者慎用。

6. 注意事项

（1）60%的患者在用药2周之内出现嗜睡、食欲亢进和体重增加。

（2）其他不良反应有肌肉疼痛、面部潮红、性欲减退、月经紊乱和白细胞减少。

三、钙离子拮抗剂

（一）氟桂利嗪（flunarizine）

1. 概述 本品为哌嗪的双氟化衍生物，属于第四类钙通道阻滞剂，可选择性阻止钙离子进入血管平滑肌和内皮细胞膜，对血管活性物质引起的血管收缩有持续的抑制作用，并能透过血脑屏障，防止因钙超载所致的神经细胞损伤。

2. 临床药理 口服后2～4小时血浆浓度达峰值，90%药物与血浆蛋白结合，5～6周达稳态血药浓度，原形和代谢产物40%～80%均经胆汁排泄，$t_{1/2}$为18天。

3. 应用方法 5～10mg每晚口服1次，2个月为1个疗程。

4. 适应证 预防偏头痛发作。

5. 禁忌证 抑郁症、帕金森病、其他锥体外系疾病禁用。

6. 注意事项

（1）常见的不良反应有困倦、嗜睡、乏力、情绪低落和体重增加，老年人用药超过4周可出现震颤。

（2）与酒精和镇静安眠药物合用时，可出现中枢神经系统过度镇静。

（二）尼莫地平（nimodipine）

1. 概述　本品为二氢吡啶类衍生物，可抑制钙离子内流，调节血管平滑肌的张力，预防和消除多种血管活性物质所引起的血管痉挛，通过扩张脑血管和增加脑供血，保护神经元，促进学习和记忆功能的改善。

2. 临床药理　口服吸收迅速，有明显的肝脏首过效应，生物利用度为5％～13％，血浆蛋白结合率为98％，脑脊液中的药物浓度为血液的10％，$t_{1/2}$为1.7～7.2小时。

3. 应用方法　每次20～40mg，每日3次口服，连续用药3～6个月为1个疗程。

4. 适应证　预防偏头痛发作。

5. 禁忌证　低血压、心功能不全、严重肝肾功能障碍、常规服用抗癫痫药物者、妊娠期妇女禁用。

6. 注意事项

（1）主要的不良反应有血压下降、心动过缓、面红、头晕、头痛、恶心、胃肠不适、末梢水肿、失眠、情绪激动或抑郁、血小板减少和肠麻痹等。

（2）本品不宜与丹曲林和维拉帕米合用。

（3）与肾上腺素能受体拮抗剂合用可导致低血压。

四、肾上腺β受体阻滞剂

普萘洛尔（propranolol）

（一）概述

本品为非选择性β_1和β_2受体阻滞剂，无内在活性，具有膜稳定作用。可减慢心率，抑制心肌收缩力，减少心排出量，减慢房室传导、降低血压，对β_2受体的阻断作用表现为支气管和血管平滑肌收缩，可减轻因血管舒缩功能障碍而发生的颅外血管扩张和偏头痛。

（二）临床药理

口服吸收率达90％以上，具有肝脏首过效应，生物利用度30％，蛋白结合率大于90％。口服后血浆浓度在1～3小时达峰值，$t_{1/2}$为2～5小时。

（三）应用方法

每次10～20mg，每日3次口服，连续用药3～6个月为1个疗程，老年及肝肾功能减退者适当减少剂量。

（四）适应证

用于预防偏头痛发作。

（五）禁忌证

1. 支气管哮喘、窦性心动过缓、房室传导阻滞、低血压患者禁用。

2. 心、肝、肾功能不全患者慎用。

（六）注意事项

1. 常见的不良反应有心动过缓、血压下降、房室传导阻滞、哮喘、恶心、呕吐、头晕、乏力、失眠、抑郁等。

2. 与硝苯地平、呋塞米、西咪替丁、氯丙嗪和奎尼丁等药物同时服用，可使本品的血药浓度增高。

第七节 胶 原 酶

一、概 述

胶原酶是胶原蛋白水解酶（collagenase）的简称，目前生产药用胶原酶主要是由溶组织梭状芽胞杆菌特殊提取，能在生理条件下破坏天然胶原分子的三维螺旋结构，目前临床主要用于髓核化学溶解术，可有效溶解髓核和纤维环中的胶原蛋白，既降低椎间盘内压力，又溶解椎间盘突出物，解除硬膜囊和神经根压迫，达到治疗目的。

二、适 应 证

1. 临床症状、体征与影像学相一致的颈、胸、腰椎间盘突出症患者。
2. 患者能充分理解胶原酶溶解术，求治心情迫切。
3. 某些术后症状复发病例。

三、禁 忌 证

1. 严重肝肾功能障碍禁用。
2. 严重代谢性疾病禁用。
3. 过敏体质者禁用。
4. 孕妇和14周岁以下的儿童禁用。
5. 症状、体征及影像学不吻合的颈、胸、腰椎间盘突出症禁用。
6. 突出物严重钙化的颈、胸、腰椎间盘突出症禁用。
7. 患者顾虑重重或求治不迫切者禁用。
8. 患者合并感染或重要器官功能不全禁用。
9. 有精神疾患者禁用。

四、应用方法

1. 盘内法　注射 600 单位，稀释至 1.5～2ml。

2. 盘外法　1200～2400 单位，稀释至 2～5ml。一次最大量不能超过 2400 单位。

五、注意事项

1. 胶原酶是一种异体蛋白生物制剂，有发生过敏反应的可能，多为轻微皮肤过敏反应、低热等，发生率低，有自限性。用药前、用药后 4 天内需要抗过敏治疗。

2. 过敏性休克尚无报道，但多次注射（3 次以上）可能出现过敏性休克。故注射次数不宜超过 3 次，注射后 1 小时内要严密观察病情变化，做好抢救准备。

第八节　造　影　剂

X 线造影剂分为阳性和阴性造影剂两大类。阳性造影剂有碘剂和钡剂，阴性造影剂为气体，其中以碘类造影剂应用最广。临床疼痛中常用的是碘类造影剂。碘类造影剂分为水溶性和脂溶性两类。其中水溶性含碘造影剂又分为离子型、非离子型、无机碘类，脂溶性含碘造影剂有碘化油等。

一、离子型造影剂

（一）概述

此类造影剂是在三碘苯甲酸原子团上连接钠盐或葡胺，主要经过肾脏排泄，由静脉注射后大部分药物呈游离型并迅速经肾脏排泄，尿中浓度可达到显影要求。静脉注射药物不易透过血脑屏障，故脑脊液中的浓度较低。口服很少吸收，胃肠道可显影。常用药物有泛影葡胺、泛影酸钠、碘酞葡胺（碘他拉葡胺）等。

（二）适应证

1. 用于静脉尿路造影，可使肾盂、输尿管、膀胱显影。

2. 用于逆行输尿管造影，可使整个尿路显影。

3. 直接灌注，用于心脏大血管造影、周围血管造影以及胃肠道、胆道、瘘道、瘘管等造影。加一定赋形剂后可用于支气管造影和子宫输卵管造影。

4. 口服后用于胃肠道造影。

（三）禁忌证

肝肾功能严重不全、严重失代偿性心功能不全、甲状腺功能亢进、活动性肺结核及碘过敏者忌用。

（四）应用方法

1. 泛影酸钠

（1）逆行肾盂造影，20%，6～10ml；静脉尿路造影，50%，20～30ml；脑血管造影，45%以下溶液，10ml；心脏大血管造影，50%，40ml。

（2）副作用：用后可有恶心、呕吐、流涎、眩晕、荨麻疹等反应。因其毒性较大，现已很少单独用做心脏大血管造影。泛影酸钠不宜作脑血管造影。

2. 泛影葡胺（安其格纳芬） 毒性较低，用途广泛，可用于静脉和逆行尿路造影，亦可用于关节腔、瘘管、子宫输卵管、精囊造影。

（1）静脉尿路造影：成人：30ml，最大剂量可增至60ml；儿童：1岁前8～12ml；1～2岁12～15ml；2～6岁，15～20ml；6～10岁，20～25ml；10～15岁，20～30ml；血管造影，剂量取决于被检查血管的部位；CT增强：头部1～2ml/kg，体部80～100ml。

（2）副作用：血管内注射后有恶心、呕吐、气喘、荨麻疹、喷嚏、流泪等，严重者出现末梢血管扩张、血压下降、反射性心动过速、呼吸困难，发绀、意识模糊，甚至意识丧失。

（3）注意事项：骨髓瘤应该慎用，权衡检查的利弊。嗜铬细胞瘤使用时可产生高血压危象，应该先给予α-受体阻滞剂；妊娠及盆腔炎时禁行子宫、输卵管造影。

3. 碘酞葡胺 为泛影葡胺的同分异构体，不良反应少，粘稠度低。用量用法同泛影葡胺。

（五）注意事项

1. 大剂量快速血管内注射时，毒性加大，这是临床上心脏大血管造影时毒性反应较多、较重和死亡率较高的原因之一。

2. 做药物碘过敏试验。

3. 静脉尿路造影时，注射速度亦应缓慢。

二、非离子型造影剂

此类造影剂毒性较低，对神经组织及血脑屏障的损害轻，本品用于脑室、脊髓造影吸收和排泄均较快，用于脊髓造影后不产生蛛网膜炎性粘连等，而且显影质量高、效果较普通离子型造影剂好。疼痛常用药物有三碘三酰苯（欧乃派克、碘海醇）、碘曲仑等。

（一）三碘三酰苯（欧乃派克）

1. 适应证　主要用于血管造影、尿路造影，CT增强扫描，脊髓、椎管造影、关节腔、子宫输卵管等造影。

2. 禁忌证　明显的甲状腺功能亢进，妊娠及急慢性盆腔炎禁行子宫输卵管造影。

3. 应用方法　腰及胸脊髓造影（腰椎穿刺）：10～15ml（180mg/ml）或8～12ml（240mg/ml）；颈段脊髓造影（腰椎穿刺）：10～12ml（240mg/ml）或7～10ml（300mg/ml）；颈段脊髓造影（颈侧面穿刺）：6～10ml（210mg/ml）或6～8ml（300mg/ml）。

另外，疼痛治疗中常用硬膜外腔造影，每2ml在硬膜外腔可扩散2～3个椎体，可根据实际情况使用，但总碘量不超过3g。

4. 注意事项

（1）使用前常规做碘过敏试验。

（2）大脑痉挛性疾患为脊髓造影的相对禁忌证。潜在性甲状腺功能亢进及良性结节性甲状腺肿患者慎用。

（二）碘曲仑

是第一个非离子型二聚体水溶性造影剂，使用方便，显影好，耐受性较好，主要经肾脏排泄。

1. 适应证　脊神经根造影，腰段脊髓包括脊髓圆锥造影，胸段脊髓造影，颈段脊髓造影，全脊髓造影、脑室造影、CT评价脑脊液循环，尤其在脑积水时，可用于CT脑池造影、体腔造影等检查。

2. 禁忌证　同欧乃派克。

3. 应用方法　脊髓造影：腰骶段：10～15ml（190mg碘/ml）；胸段10～15ml（240mg碘/ml）；全脊髓10～15ml（300mg碘/ml）；脑室造影：3～5ml（300mg碘/ml）；体腔造影、口服食管、胃肠造影：10～100ml（300mg碘/ml）；硬膜外腔造影同欧乃派克。脊髓和硬膜外腔造影最大剂量不超过碘4.5g。

4. 注意事项

（1）使用前常规做碘过敏试验。

（2）大脑痉挛性疾患为脊髓造影的相对禁忌证。潜在性甲状腺功能亢进和良性结节性甲状腺肿患者慎用。

第九节　神经破坏性阻滞药

神经破坏性阻滞药物依据其性质、浓度与剂量对神经组织有程度不等的直接破坏作用，其对周围神经的破坏作用是使神经细胞脱水、变性，导致神经组织的传导功能中断，痛觉消失而实现镇痛。用乙醇和苯酚实施的神经破坏性阻滞，已得到广泛应用，主要用于癌性疼痛与某些顽固性疼痛的治疗。与外科手术相比，神经破坏性阻滞操作比较简单，可重复治疗，并发症少，持续镇痛时间长，适合于年老体弱的肿瘤患者。

临床常用的神经破坏性阻滞药物主要是乙醇和苯酚。阿霉素、甘油溶液、亚甲蓝等亦有神经破坏性阻滞作用，但是临床应用较少。

一、乙　醇

（一）概述

乙醇又名酒精，是临床最常用的神经破坏性阻滞药。此种神经破坏性阻滞也被称为“化学性神经切断术”、“神经松解术”或“持久性神经阻滞术”。

（二）临床药理

将乙醇内的水除去，便成为无水乙醇。药典规定的无水乙醇纯度应在99.5%以上，含甲醇不得超过0.1%，比重0.789，分子量为46.05。乙醇为无色透明液体，沸点78.3℃，易燃。无水乙醇对水的亲和力很强，能迅速吸收水分，必须分装在致密容器中，如果频繁从大容器中开口抽吸，其浓度便降低。

乙醇与生物组织细胞接触，可引起细胞脱水、变性、硬化，丧失功能。乙醇对神经细胞的作用与此类似，神经根和髓鞘也产生退行性变。在神经干内注射乙醇，可使神经纤维完全变性失去功能。神经细胞受损后，胞质膨胀，神经原纤维断裂、消失。人体有髓神经纤维2～12个月后可再生，无髓神经纤维不易再生。神经细胞坏死后，神经纤维也消失，且不能再生。在神经节内注射乙醇，神经细胞破坏后不会再生。但注药后不会破坏所有的神经细胞。

蛛网膜下腔脊神经破坏术是利用比重与体位的因素，破坏患侧后根（感觉根），而不影响两侧前根（运动根）。神经破坏药依据与脑脊液比重的比较，可分成轻比重与重比重两种。95%～99%乙醇在38℃时比重为0.78～0.79，属轻比重，在脑脊液中上浮。

蛛网膜下腔注入乙醇后，脊髓后根出现脱髓鞘和变性，后根轴索也可发生变化，注药附近的后根神经节中度肿胀、染色质溶解。因此，剩余的神经细胞及神经纤维便再生，以代偿其功能。神经纤维受损后，自受损部位分别向末梢和中枢（神经细胞）侧发生变性。末梢方向发生 Waller 变性，即损伤后 1～3 日，从损伤部位至末梢全部轴索肿胀、断裂、消失，有髓纤维 10 日左右也发生脱髓鞘反应。损伤数月后，神经纤维再生。在轴索消失的部位，首先是雪旺细胞分裂形成空腔，由神经细胞开始神经原纤维沿此腔向末梢延伸。从神经细胞到受损部位，神经原纤维生长较慢，0.25mm/d。此后，到末梢，则以 3～4mm/d 的速度生长。随着轴索的再生，髓鞘也再生，1 年左右再生完毕，感觉便逐渐恢复。

（三）应用方法

按注入部位的不同，乙醇的浓度和体积应有所不同。详细的操作方法请参阅神经破坏性阻滞等章节。

1. 蛛网膜下腔阻滞用 100％乙醇（无水乙醇）；
2. 硬膜外阻滞用 30％～50％乙醇；
3. 腹腔神经丛阻滞用 50％～100％乙醇；
4. 交感神经节阻滞用 50％～100％乙醇；
5. 神经根阻滞用 30％～100％乙醇；
6. 末梢及周围神经阻滞用 50％～100％乙醇；
7. 垂体阻滞用无水乙醇；
8. 肿瘤体内注射用 100％乙醇。

（四）适应证

1. 癌性疼痛，包括良性肿瘤侵及神经根或压迫神经干，用药物或其他各种无创镇痛方法难以缓解者；
2. 各种常规方法难以控制的顽固性剧烈疼痛，如三叉神经痛、带状疱疹后神经痛、顽固性腰神经后支痛等；
3. 某些需多次重复进行神经阻滞的疾病，如交感神经持续性疼痛或严重的血栓闭塞性脉管炎可行腰交感神经节破坏术；
4. 瘤体内注射，破坏肿瘤组织；
5. 颈交感神经破坏性阻滞治疗顽固性心绞痛；
6. 顽固性瘙痒症；
7. 肾囊肿、肝囊肿、腱鞘囊肿内注射；
8. 痔疮内或血管瘤内注射。

（五）禁忌证

1. 一般疼痛性疾病，能用药物或其他常用方法治愈者，不应采用神经破坏药物治疗者禁用；

2. 穿刺部位及邻近部位有感染的患者禁用；

3. 有出血性疾病或出凝血功能异常的患者禁用；

4. 不能配合治疗或有精神异常的患者禁用；

5. 乙醇过敏者禁用。

（六）注意事项

1. 应用神经破坏药有一定的并发症，如在痛觉消失的同时，触觉也消失，局部麻木不适，有的并发症还很严重，如运动麻痹或截瘫，难免也损伤正常组织，须严格掌握其适应证。

2. 神经破坏性阻滞需由有经验的医生操作，以使治疗安全、准确。

3. 神经破坏性阻滞应尽可能在X光引导下操作。

4. 神经破坏性阻滞要严格按照操作规程实施。

5. 治疗之前，应充分向患者或家属说明术前诊断和治疗的内容、预期的疗效、原有其他系统器质性疾病在治疗期间可能加重、神经破坏性阻滞可能发生的不良反应及并发症等内容，并解答患者或家属提出的问题。应备有相关的知情同意书，列明上述事项，在患者或家属充分理解的基础上，履行签字手续确认后方可治疗。未经患者或家属书面同意，不应进行神经破坏性阻滞。

6. 有其他系统器质性疾病的患者，在实施神经破坏性阻滞之前，应全面检查，评估其原发病的状态，并尽可能给予纠正，在治疗中给以密切监护，原发病在神经破坏性阻滞术中加重，应及时处理，必要时停止操作。

二、苯　　酚

（一）概述

简称酚或称石碳酸，也是临床最常用的神经破坏性阻滞药。

（二）临床药理

苯酚的沸点182℃，熔点41℃，易溶于有机溶剂。在25℃时100g水仅能溶解6.7g苯酚，68℃以上时可完全溶于水，在常温下，酚水溶液难以配制成高浓度。当需要高浓度强效制剂时，应以50%水和甘油作为溶媒配成合剂，以加速溶解。临床制剂有5%～8%酚水溶液。为延缓其吸收，亦可配制成5%、10%、15%酚甘油溶液，其效果相应增强。注药后酚从甘油中逐渐释放出来，被神经组织摄取，发挥作用。5%～7%酚甘油比重约为1.068，7.5%～10%酚甘油比重约为1.25。

1%～2%酚溶液具有局麻作用，3%～6%酚水溶液有较强的选择性神经破坏作用。5%溶液可使组织蛋白凝固。酚有剧毒，不可口服。进入体内的剂量超过 8g 可出现惊厥等毒性反应。酚在肝及其他组织中代谢，经肾脏排出体外。

蛛网膜下腔脊神经破坏术是利用比重与体位的关系，破坏患侧后根（感觉根），而不影响两侧前根（运动根）。神经破坏药依据与脑脊液比重的比较，5%～7%苯酚甘油溶液，比重为 1.25，属重比重，在脑脊液中下沉。调节体位使患侧脊神经后根处于最低点，注射酚甘油溶液，即可达到破坏后根，而不影响前根的效果。动物实验表明，1%～7%注射酚甘油溶液，脊髓不发生损伤，脑脊液无改变。

对晚期肿瘤患者蛛网膜下腔注射苯酚后的组织学研究显示：后根神经纤维产生脱髓鞘作用和退行性改变，脊髓后柱亦呈退行性变化。脑脊液压力升高，白细胞与白蛋白稍增加，10 日左右恢复正常。后根的轴突亦出现变性，靠近注射点的后根神经节呈中度肿胀和染色质溶解。由于调整治疗体位，使苯酚主要作用于神经根，而不是脊髓，后根的变化尤其明显。可阻滞感觉传导，对运动功能较少影响。剂量过大或浓度过高时可能出现神经根的大面积变性及脊髓受损，从而导致运动麻痹与截瘫。

（三）应用方法

1. 蛛网膜下腔阻滞根据部位的不同，用 5%～10%酚甘油溶液；

2. 硬膜外腔阻滞根据部位的不同，用 10%～15%酚甘油溶液或 7%酚水溶液；

3. 交感神经节阻滞用 10%酚甘油溶液或 5%～7%酚水溶液；

4. 神经根阻滞用 10%～15%酚甘油溶液或 5%～8%酚水溶液；

5. 末梢神经阻滞用 5%酚甘油溶液或 3%～5%酚水溶液。

苯酚的适应证、禁忌证和注意事项同乙醇。

三、其他可用于神经破坏性阻滞的药物

除了应用乙醇和苯酚外，在某些临床情况下，也应用其他一些具有神经破坏性阻滞作用的药物治疗顽固性疼痛，但是其应用还不普及。这些药物应由经过训练的有经验的医生在特殊的病例中使用。

1. 甘油 有脱髓鞘作用，可破坏神经纤维，使轴突溶解。甘油直接注入半月神经节或三叉神经池对三叉神经痛有良好的治疗效果。此药对粗大的神经纤维影响较明显，故有的患者面部触觉得以保留。注射时应使用结核菌素蓝芯注射器，每次 0.05ml，分次注射，直到疼痛消失，总量以 0.5ml 为限，需在 X 光引导下进行。

2. 阿霉素　是抗生素类肿瘤化疗药，对神经组织有亲合性，可进入神经内沿轴浆逆行转运，对神经组织有直接的破坏作用。在半月神经节内注射，对三叉神经痛的治疗效果良好，也可用于治疗癌痛。

3. 亚甲蓝　即美蓝，具有神经破坏性阻滞作用，持续时间较长。与乙醇和苯酚不同，此药不使蛋白质凝固，不引起细胞膜损害，神经纤维仅有轻度脂滴形成，神经细胞内有小空泡变，轻度间质性炎症。提示亚甲蓝不是神经破坏药，仅影响神经细胞的代谢，与局麻药的作用类似。临床用 2%浓度治疗时，其作用是可逆的，并不造成永久性损害。

62检